D1877083

Haug

Die Herausgeberinnen

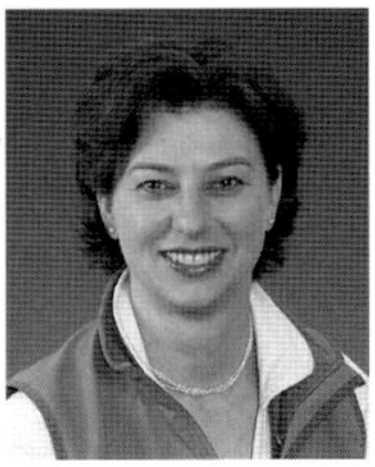

Birgit Blumenschein

- Dipl.-Medizinpädagogin
- Diätassistentin, DKL/DGE
- Dozentin des Berufsverbandes Verband der Diätassistenten – Deutscher Bundesverband e.V. für Existenzgründungsseminare
- Wissenschaftliche Mitarbeiterin an der Mathias Hochschule Rheine im Studiengang „Clinical Nutrition/Ernährungsmanagement, B.Sc."
- Dozentin an den Paracelsus Schulen Deutschland GmbH
- freiberuflich tätig seit 2003

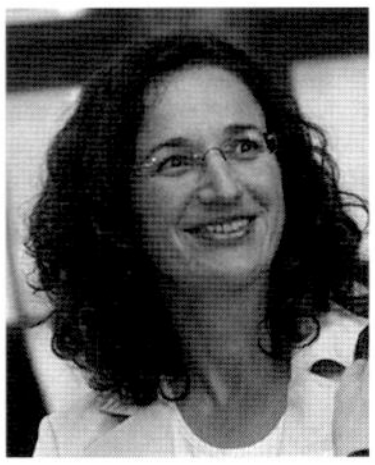

Dr. Susanne Klein

- Master Coach (European Mentoring and Coaching Council, EMCC) im Bereich Führung und Gesundheit
- Coachausbilderin
- Leitung des Internationalen Teams für Qualität in Coachausbildungen des EMCC
- Psychologin und Psycholinguistin
- HP Psychotherapie
- Psychotherapeutische Zusatzausbildungen

Birgit Blumenschein, Susanne Klein (Hrsg.)

Erfolgreich selbstständig als Ernährungsfachkraft

Unter Mitarbeit von
Susanne Hagedorn
Suzan Ulusal
Suzanne Weiler

13 Abbildungen

Karl F. Haug Verlag · Stuttgart

Bibliografische Information der Deutschen Nationalbibliothek
Die Deutsche Nationalbibliothek verzeichnet diese Publikation in der Deutschen Nationalbibliografie; detaillierte bibliografische Daten sind im Internet über http://dnb.d-nb.de abrufbar.

Anschrift der Herausgeberinnen:
Birgit Blumenschein
Havixbeckerstr. 22A
48161 Münster

Dr. Susanne Klein
Martinstr. 86
64295 Darmstadt

Oswald-Hesse-Str. 50, 70469 Stuttgart

Unsere Homepage: www.haug-verlag.de

Printed in Germany

Zeichnungen: Christine Lackner, Ittlingen
Umschlaggestaltung: Thieme Verlagsgruppe
Umschlagfoto: ONOKY/F1online
Satz: stm | media GmbH, Köthen
Satzsystem: Adobe InDesign CS5.5
Druck: AZ Druck und Datentechnik, Kempten

ISBN 978-3-8304-7392-3 1 2 3 4 5 6

Auch erhältlich als E-Book:
eISBN (PDF) 978-3-8304-7602-3
eISBN (ePub) 978-3-8304-7603-0

Vorwort

Liebe Leserinnen, liebe Leser,

mit dem Buch, das Sie nun in Ihren Händen halten, möchten wir Ihnen (fast) alle Themen, Fakten, Tipps, Fehler, Erfahrungen und Meinungen bieten, die aktuell für eine Existenzgründung in der Ernährungsberatung wichtig, interessant oder notwendig sind.

Das stellte uns natürlich vor ganz spezielle Probleme: Jahr für Jahr entstehen neue Berufe und Qualifizierungen für Ernährungsberater. Mal davon abgesehen, dass es gefühlt täglich neue Ernährungsempfehlungen gibt, die für oder gegen die Aussagen von Ernährungsfachkräften sprechen. Was also sollten wir für unser Buch sammeln? Und wie kommen wir am besten an die relevanten und verlässlichen Informationen?

Bislang gibt es lediglich Seminare, Workshops und Vorträge, die das Thema „Selbstständigkeit" in diesem konkreten Bereich an den Mann und an die Frau bringen. Allerdings werden viele der Angebote von fachfremden Personen, also „Nicht-Ernährungsfachkräften", durchgeführt und gehalten.

Es war und ist längst die Zeit für einen Leitfaden, quasi eine (nachhaltige) Handreichung, für die einzelnen Schritte auf dem Weg in die selbstbestimmte und zukunftsträchtige Form qualitätsgesicherter Ernährungsberatung. Das vorliegende Buch will die Existenzgründung in Bezug auf konkrete Beispiele der Ernährungsberatung, Diättherapie sowie der Zusammenarbeit mit Ärzten, Krankenkassen und weiteren Gesundheitsinstitutionen betrachten.

Trotzdem möchten wir Sie aber auch um Vorsicht bei diesen generellen Betrachtungen bitten: In jedem deutschen Bundesland gibt es für Ernährungsfachkräfte und -beratung unterschiedliche Vorgehensweisen bezüglich der Verordnungen, Abrechnungen, Anforderungen, Erstattungen und Zulassungen vonseiten der Krankenkassen, Behörden und Praxen. Und manche dieser Vorgehensweisen werden fortwährend aktualisiert, modifiziert oder gestrichen, je nach politischen Situationen, Finanzengpässen oder Rationalitätsgedanken der Verantwortlichen. Informieren Sie sich als Existenzgründer und Selbständiger stets auch über die Belange, Vorgaben und Gesetze in Ihrem Bundesland, Ihrem Landkreis oder Ihrer Stadt! Die Empfehlungen in diesem Buch sind zu Ihrer Orientierung gedacht und den dynamischen Gegebenheiten des sich stetig weiter entwickelnden Gesundheitsmarktes unterworfen, erheben also nicht den Anspruch auf Vollständigkeit.

Bei unserer Arbeit an diesem Buch haben uns viele liebe Menschen unterstützt und begleitet. Wir möchten uns bei allen ganz herzlich bedanken.

Unser besonderer Dank gilt Andrea Scheidacker, Ulrich Träger, Jens Sonnabend und Jens Hofmann für so manchen entscheidenden Hinweis. Ihr kritisches Auge, ihre Impulse und Rückmeldungen haben das Buch entscheidend beeinflusst und geprägt. Ein großer Dank geht natürlich auch an alle Mitautoren für die tolle Mit- und Zuarbeit sowie an die Berufsverbände und -organisationen ebenso wie an die Verantwortlichen des BDEM, VDD, VDOE und VFED für viele konstruktive Vorschläge und große Rückendeckung. Bei Frau Silvia Mensing und Herrn von Grumbkow vom Haug Verlag möchten wir uns herzlich für die Geduld und Hingabe bedanken, mit der sie uns begleitet haben. Und natürlich ein Dank an alle Teilnehmer unserer Seminare, die uns mit ihren Fragen erst darauf aufmerksam gemacht haben, dass sich die Arbeit an diesem Buch lohnt. Der größte Dank geht an Michaela Pohl, ihre seelische wie moralische, freundschaftliche, liebevolle und auch fachliche Unterstützung zu nahezu jeder Tages- und Nachtzeit hat es erst möglich gemacht, den Löwenanteil des Buches zu kreieren und zu schreiben.

Zum Schluss noch ein Wort an unsere Leser: Selbstständigkeit als Ernährungsfachkraft ist eine Herausforderung, die Sie schaffen können. Neben fachlicher Kompetenz gehört z. B. viel Mut, Ideenreichtum, Selbst- und Zeitmanagement dazu, diesen Schritt zu gehen. Wir wünschen uns, dass dieses Buch Ihnen Anregungen gibt. Es soll Sie ermutigen und Ihnen Kraft verleihen,

Ihr großes Projekt zu beginnen und beständig weiterzuentwickeln. Sicher wird es auch einmal Durststrecken geben, für die wir Ihnen viel Energie wünschen und die – sind sie erst überwunden – einen Erkenntnis- und oft auch Kraftgewinn darstellen.
Gutes Gelingen!

Münster, Darmstadt im Frühsommer 2012
Birgit Blumenschein und Susanne Klein

Inhalt

1 Vor der Entscheidung

Birgit Blumenschein

Frei sein. Eigene Entscheidungen treffen. Kreativ sein dürfen. Wäre das nicht klasse? Mehrmals im Monat essen gehen (man kann die Rechnung ja absetzen). Selbst Chef sein. Jeder hat schon mit diesen Gedanken gespielt. „Oh, jetzt wird jemand größenwahnsinnig!" Oder „Kennst du die Übersetzung von Selbstständigkeit?" So mancher führt mithilfe seines eigens entwickelten Ernährungs-(Stoffwechsel-)Konzeptes „Diäten für oder gegen den Schlaf", erfolgreich verlegter Bücher über den nächsten metabolischen Burner in Ananas und Papaya oder reihenweise verkaufter Presslinge mit lebensnotwendigen Vitalstoffen ein finanziell gut gesichertes Leben. Was läge näher, als dem offensichtlichen und zukunftsorientierten Trend auf dem Gesundheitssektor zu folgen und die Dienstleistung „Ernährungsberatung" freiberuflich anzubieten? Das Arbeitsmodell „Selbstständig als Ernährungsfachkraft" ist eines der Zukunft. Sich aus der großen, grauen Masse vieler Ernährungsberater herauszustellen und gutes Geld damit zu verdienen – das können Sie schaffen. Aber – was steht am Anfang?

1.1 Selbstständig als Ernährungsfachkraft – warum eigentlich nicht?

Wenn Sie dieses Buch in der Hand halten, beschäftigen Sie sich bereits mit dieser Frage. Sie sehen es ganz genau vor sich: eigenverantwortlich professionelle Ernährungsberatungen durchführen, Schulungen gestalten, Vorträge zu Themen wie Gesundheit, Essen und Trinken halten, Einkaufstrainings und Kochseminare anbieten. Endlich das tun, was man mit viel Schweiß und Mühe gelernt hat. Und dabei zugleich frei in den Entscheidungen sein, wann, wo und wie lange diese Beratungen, Schulungen oder Vorträge dauern. Und das Beste: davon leben können – wäre das nicht herrlich?

1.1.1 Die gute Nachricht: Sie sind nicht allein!

Diese Wunschvorstellungen sind verständlich, wenn man sich Entwicklungen im Arbeitsalltag von Ernährungsfachkräften ansieht:

- Die **Perspektiven**, in einem Krankenhaus, einer Rehaklinik oder gar bei einer Krankenkasse für Ernährungsberatung angestellt zu werden, sind weniger gut als noch vor Jahren. Überall muss gespart werden, der Trend geht

zum sogenannten **Outsourcing** dieser Dienstleistung. Immer mehr feste Stellen werden gestrichen oder nicht neu besetzt.
- Arbeitszeiten im Angestelltenverhältnis sind festgelegt und Arbeitsbereiche in Kliniken und im hauswirtschaftlichen Bereich teilweise sehr familienunfreundlich.
- Viele Arbeitsstellen für Ernährungsfachkräfte basieren meist nicht nur auf Beratung, sondern sind häufig mit Küchen- bzw. Produktionsdienst verknüpft.

Die **Unzufriedenheit im Beruf**, die **Angst vor drohender Arbeitslosigkeit** und viele andere Motive bewegen immer mehr Ernährungsfachkräfte, sich mit dem Thema Selbstständigkeit auseinanderzusetzen. Sie finden viele Gleichgesinnte, wenn Sie sich diese oder ähnliche Gedanken machen. Und Sie finden durch die Möglichkeit der Freiberuflichkeit mögliche (bessere) Alternativen zu manchmal trüben Aussichten im Angestelltendasein.

1.1.2 Die schlechte Nachricht: Sie sind nicht allein!

Der Arbeits- und Gesundheitsmarkt unterliegt immer einem Wandel (▸ **Kap. 1.4**). Im Bereich Ernährungsberatung und -therapie wird dieser Wandel aktuell noch unterstützt durch den (fast schon überholten) **Trend nach Wellness** und die stärker wachsende Zahl an **ernährungsbedingten Erkrankungen**. Immer mehr Diätassistenten, Ökotrophologen, Ernährungswissenschaftler sowie Ernährungsmediziner (als bereits etablierte und entsprechend qualifizierte Ernährungsfachkräfte) bieten die Dienstleistung „Ernährungsberatung" auf dem freien Markt an.

Die Konkurrenz jedoch schläft nicht, sondern wächst ständig. Ernährungstipps darf heutzutage jeder geben. Das Spektrum der Ernährungsberater, die diese Dienstleistung ohne gesetzlich fundierte Ausbildung bzw. fachspezifisches Studium anbieten, reicht von A(pothekern) über F(itnesstrainer), H(auswirtschafterinnen), K(öchen) und W(ellnessberatern) bis Z(ahnärzten). Der Markt der sogenannten „Ernährungsberater" ist eben auch ein großes Gebiet für Quereinsteiger (▸ **Kap. 1.2.5**) und damit vielen potenziellen Mitanbietern.

1.1.3 Ernährungsberater versus Ernährungsfachkraft

Ernährungsberater bieten in nicht direktiven, partnerschaftlichen Gesprächssituationen allgemeine Informationen und individuelle Entscheidungshilfen zu Fragen bezüglich Lebensmittel, Essverhalten, gesundheitlichem Verbraucherschutz und dem Reduzieren von Risikofaktoren an. Diese Form der Beratung richtet sich in erster Linie an gesunde Verbraucher.

Hier liegt der Unterschied zu ernährungsmedizinisch oder -wissenschaftlich ausgebildeten bzw. studierten Fachkräften (▸ **Kap. 2.4**). Diese sind durch eine staatlich anerkannte Ausbildung oder ein Studium qualifizierte Berater und somit **Ernährungsfachkräfte** im eigentlichen Sinne. Sie können und dürfen über die allgemeine Ernährungsinformation hinaus pädagogisch-therapeutische Konzepte anbieten und Arbeit mit Kranken bzw. Patienten leisten.

Definition

Unter Ernährungsfachkräften werden Diätassistenten, bei gleichwertiger Qualifikation auch Ökotrophologen oder Ernährungswissenschaftler verstanden.

Gefordert wird aktuell, dass diese sowohl formale als auch fachliche und organisatorische Bestimmungen erfüllen, um **delegierte ärztliche Leistungen**, die durch die Bundesärztekammer (BÄK) festgelegt wurden, durchzuführen [40, 106].

Infobox

Delegation von ärztlichen Leistungen an nicht ärztliche Mitarbeiter

„Leistungen, die der Arzt wegen ihrer Art oder der mit ihnen verbundenen besonderen Gefährlichkeit für den Patienten oder wegen der Umstände ihrer Erbringung, insbesondere der Schwere des Krankheitsfalles, nicht höchst persönlich erbringen muss, darf er an nicht ärztliche Mitarbeiter delegieren.
Die Entscheidung, ob und an wen der Arzt eine Leistung delegiert [...] muss der Arzt von der **Qualifikation** des jeweiligen Mitarbeiters abhängig machen. Will der Arzt eine Leistung an einen Mitarbeiter delegieren, der über eine

▼

▼

abgeschlossene, ihn dazu befähigende Ausbildung in einem Fachberuf im Gesundheitswesen verfügt, kann er sich regelmäßig darauf beschränken, diese formale Qualifikation des Mitarbeiters festzustellen [...].
Verfügt der Mitarbeiter, an den der Arzt delegieren will, **nicht über eine abgeschlossene Ausbildung** in einem Fachberuf im Gesundheitswesen, die die zu delegierende Leistung einschließt, muss der Arzt zunächst prüfen, ob der Mitarbeiter aufgrund seiner Fähigkeiten für eine Delegation der betreffenden Leistung geeignet ist.
[...] Auch nachdem er sich davon überzeugt hat, dass der Mitarbeiter die Durchführung der betreffenden Leistung beherrscht, muss der Arzt ihn dabei regelmäßig **überwachen.**" [40]

Diagnose und Behandlung von Krankheiten sind in Deutschland an eine Erlaubnis gebunden. **Ärzte** und Heilpraktiker erhalten diese Erlaubnis nach erfolgreich absolviertem Studium bzw. staatlicher Prüfung vor einem Amtsarzt [6, 57]. **Heilpraktiker**, auch nach absolvierter Zusatzqualifikation oder Weiterbildung im Bereich Ernährung, zählen nicht offiziell zu den Ernährungsfachkräften. Heilpraktiker dürfen zwar kranke Menschen behandeln bzw. therapieren, sind aber aufgrund der bundesweit nicht einheitlich geregelten Ausbildung aus Sicht von Experten nur für die sogenannte Ernährungskommunikation geeignet. Das Recht zur Therapie ist damit auch nicht eindeutig ein Qualifikationsmerkmal dafür, dass die Ernährungsberatung bzw. ähnliche Leistungen kompetent durchgeführt werden und Gesundheitsinstitutionen oder Krankenkassen diese unterstützen. Der Unterschied ist in der allgemeinen Bevölkerung weitgehend unbekannt.

Merke: Die Bezeichnung „Ernährungsfachkraft" ist in Deutschland kein gesetzlich geschützter Berufsbegriff.

Traditionell und aktuell gehören zu den typischen, durch staatlich anerkannte Ausbildung bzw. Studium absolvierten und in diesem Buch definierten **Ernährungsfachkräften** [157, 198]:

- Bachelor/Master of Science mit Schwerpunkt Lebensmittel und Ernährung,
- Diätassistenten,
- Diplom-Ingenieure mit Schwerpunkt Ernährung,
- Ernährungsmediziner,
- Ernährungswissenschaftler sowie
- Ökotrophologen.

Gleichgestellt sind diejenigen Fachkräfte, die außerhalb von Deutschland einen Abschluss erworben haben, der in Deutschland als mindestens gleichwertige Kompetenz anerkannt ist.

1.1.4 Neue Berufe und Qualifikationen entstehen

Im Zuge internationaler Entwicklungsprozesse im Bereich der Bildung allgemein und speziell auf dem Sektor der Ausbildung von Gesundheitsfachleuten bilden sich neue Strukturen, Berufe und Abschlüsse heraus. Die Leistungen im Gesundheitswesen werden damit, so die Experten, professionalisiert, und das kommt Kunden und Patienten zugute:

- Stufe 1 dieses Prozesses ist die Entwicklung weiterer **Bachelor-Studiengänge**.
- Stufe 2 bedeutet das Absolvieren des sogenannten **Master of**.

In den nächsten Jahren wird es mehr Fachkräfte geben, die aus unterschiedlichen Grundprofessionen heraus Qualifikationen auf wissenschaftlicher Basis und dies spezialisiert auf dem Sektor der Ernährungsberatung, -therapie sowie -medizin bieten:

- Bachelor of Arts (B.A.) für Medizinalfachberufe
- Bachelor of Science (B.Sc.) in Health Communication
- B.Sc. in Ernährungsmanagement und Diätetik
- B.Sc. in Clinical Nutrition/Ernährungsmanagement

Dies sind nur einige der neuen Studienangebote, die sich für die qualifizierte Ernährungsberatung und Diättherapie herauskristallisieren und sich durchaus auf dem freiberuflichen Beratungssektor etablieren können.

1.1.5 Neue, häufig interdisziplinäre Strukturen entstehen

Die Entwicklungen auf dem Gesundheitsmarkt geschehen parallel zur demografischen Veränderung unserer Gesellschaft: Die drastische Zunahme ernährungsbedingter Krankheiten wie Übergewicht und Adipositas in jedem Lebensalter spielt im Bereich allgemein- sowie ernährungsmedizinischer Versorgung eine immer größere Rolle. Hier entwickeln sich Arztpraxismodelle und sogenannte **Schwerpunktpraxen** für Ernährungsmedizin (▶ **Kap. 2.7.2**), diabetologische oder onkologische Spezialisierungen oder medizinische **Versorgungs- und Gesundheitszentren**, die ein interdisziplinäres therapeutisches Team stellen.

Ärzte und Heilpraktiker suchen nach innovativen, breit gefächerten und manchmal auch lukrativen neuen Angeboten für ihre Patienten. Das Bedürfnis ihrer Klientel nach ganzheitlicher Behandlung wird durch begleitende Ernährungsberatung in der modernen schulmedizinischen wie auch naturheilkundlichen Therapie erfüllt. Freiberuflich tätige Ernährungsfachkräfte unterstützen diesen ganzheitlichen therapeutischen Ansatz und damit das moderne Praxisgeschehen.

Vielerorts werden Strukturen geschaffen, die verschiedenen Professionen (Bewegungstherapeuten, Psychologen und immer mehr Ernährungsfachkräfte) Kooperationen mit den Ärzten ermöglichen. Diese **Kooperationsmodelle** basieren heute für nicht ärztliche Berufsgruppen meist auf Honorarbasis, also im Rahmen einer freiberuflichen Zuarbeit für Praxen und Institutionen – eine Chance für die freiberufliche Ernährungsfachkraft (▶ **Kap. 2.7**).

1.2 Welche Motive bewegen Sie?

Um zu klären, ob und wie aus dem Traum auch Wirklichkeit werden kann, ist es ein guter 1. Schritt, sich über die eigenen Motive klar zu werden.

Übung

Nehmen Sie sich ein wenig Zeit und überlegen Sie, warum Sie sich selbstständig machen möchten. Mögliche **Motive** sind z. B.

- eine pfiffige Geschäftsidee
- eigenverantwortliches Arbeiten
- Unzufriedenheit mit der aktuellen beruflichen Situation
- drohende Arbeitslosigkeit
- ein Wiedereinstieg in den Beruf
- freiere Zeiteinteilung
- bessere Verdienstmöglichkeiten
- zufriedenstellende Tätigkeit in einem interdisziplinären Team
- das Hobby zum Beruf machen

Was bewegt Sie?

1.2.1 Sie haben eine pfiffige Geschäftsidee?

Toll! Denn das unterscheidet Sie schon von vielen sogenannten Allround-Ernährungsberatern. Aus zündenden Geschäftsideen haben sich bereits viele Erfolgskonzepte entwickelt:

- eine **Online-Rezeptdatenbank** für spezielle Ernährungsthemen, die stetig wächst und sowohl von Betroffenen als auch Interessierten und Fachkräften „gespeist" wird,
- ein **Institut**, das Fort- und Weiterbildungen mit jeweiligen Spezialisierungen ausschließlich für Ernährungs- und Sportfachkräfte anbietet,
- eine Ernährungsinformation in Form einer **Einkaufsberatung**, die Menschen im Alltag trifft,
- **Kochtrainings** am eigenen Herd, bei denen die Ernährungsfachkraft als mobiler Service arbeitet und Klienten zuhause coacht,
- ein **Gesundheits- oder Ernährungs-Talk** im Radio und Fernsehen.

Unbekanntes lockt die Kunden ebenso wie die Möglichkeit, mehr Bequemlichkeit in ihren Ernährungsalltag zu bekommen. Wenn Sie als Ernährungsfachkraft **neue Bedürfnisse erkennen** und zu einer Geschäftsidee umwandeln, können Sie die nächsten Schritte der Existenzgründung engagiert angehen. Also träumen oder besser, **„visionieren"** Sie mit Ihren Ideen.

1.2.2 Sie sind unzufrieden im Beruf oder von Arbeitslosigkeit bedroht?

Ernährungsberatung hat zwar mit Lebensmitteln und Kochen zu tun, aber nicht ausschließlich. Zeitgemäße Ernährungsberatung beinhaltet das methodisch-didaktisch **professionelle Vermitteln von Ernährungswissen** und weitergehende **Begleitung** bei notwendigen therapeutischen, manchmal auch langwierigen Maßnahmen und Prozessen im Alltag der Klienten.

Wenn Sie in einer Klinik in der Ernährungsberatung tätig sind, ist dies mitunter unbefriedigend und ineffektiv. Die Liegezeiten der Patienten in den Klinken erlauben, wenn überhaupt (!), kurzfristig angesetzte und knappe Ernährungsgespräche und Aufklärung. Beratungen, die dann stattfinden, wenn die Patienten bereits auf gepackten Koffern sitzen, sind weder für diese noch für die Ernährungsfachkraft effektiv und zufriedenstellend. Eine Umstellung von Ernährungs- und damit auch Lebensgewohnheiten geschieht nicht auf dem Boden einer einzigen Beratung. Eine Modifikation des Ess- und Trinkverhaltens muss in den Alltag integriert werden. Dies gelingt deutlich und effizient in mehrmaligen und aufeinander abgestimmten Ernährungsberatungen bzw. -schulungen. Diese Vorgehensweise ist im stationären Geschehen kaum mehr möglich und erwünscht – ein Plus für die ambulante (freiberufliche) Ernährungsberatung.

Einsparpotenzial im Gesundheitsbereich bedeutet, dass Krankenkassen bestehende Versorgungsverträge mit Kliniken kündigen, um neue finanzielle (und damit preiswerte) Konditionen zu erreichen. Dies zwingt Klinikverwaltungen dazu, an Therapeuten und deren Leistungen zu sparen. Ernährungsfachkräfte gehören zu einer der therapeutischen Disziplinen, die solchen Sparmaßnahmen immer häufiger zum Opfer fallen.

Merke: Unzufriedenheit im Beruf oder drohende bzw. bestehende Arbeitslosigkeit sind häufige und legitime Gründe für den Weg in die Selbstständigkeit. Aber nicht jeder, der aus der Arbeitslosigkeit heraus in die freiberufliche Ernährungsberatung gehen möchte, ist der geborene Unternehmer.

Vorsicht: Sogenannte „Notgründungen aus der Arbeitslosigkeit“ sind nachweislich nicht besonders erfolgreich [263]. Prüfen Sie, welche beruflichen sowie familiären Voraussetzungen passen bzw. angepasst werden können. Bewahren Sie auch in Situationen mit derartigem Druck einen kühlen Kopf und beleuchten Sie den möglichen Weg zur erfolgreichen Selbstständigkeit von allen Seiten.

1.2.3 Sie möchten Ihr berufliches Leben aus persönlichen Gründen ändern?

Traditionsgemäß – auch heute noch – wird Ernährungsberatung überwiegend von **Frauen** angeboten bzw. durchgeführt. Erziehungszeiten und Familienphasen können für diese Ernährungsfachkräfte oft eine Hürde im Berufsleben werden (▶ **Kap. 2.5**). Ein **Wiedereinstieg** der Mütter nach der Elternzeit mit geringerem, verändertem oder flexiblem Stundenprofil oder zeitlich entkoppelt von Produktionszeiten scheint schwierig. Freiberufliche Ernährungsberatung bietet die Möglichkeit, selbstständiges und flexibles Zeitmanagement mit Vor- bzw. Nachbereitungs-, Beratungs- und Vortragszeiten.

Merke: Erfolgreiche Selbstständigkeit setzt voraus, dass die Familie und das Umfeld das Vorhaben zu 100 % unterstützen! Frauen benötigen für diese Situationen eine bessere Infrastruktur für die Kinderbetreuung durch Netzwerke und Serviceangebote.

1.2.4 Sie wünschen sich ökonomische Selbstbestimmung?

Viele Ernährungsberater machen sich über **finanzielle und organisatorische Unabhängigkeit** und damit die Möglichkeit nach persönlicher Weiterentwicklung Gedanken. Derzeit sind weder die Ernährungsberatung noch die Diättherapie ein anerkanntes Heilmittel (▶ **Kap. 1.4.2**), und sie unterliegen damit aktuell nicht dem Abrechnungsmodus der Krankenkassen. Das bedeutet, dass die Preise für eine Ernährungsberatung beliebig kalkuliert werden (▶ **Kap. 5.1**). Selbstständige Ernährungsberater sind derzeit frei in ihrer Preis-

und damit Honorargestaltung. Das klingt auf den ersten Blick verlockend.

Merke: Erfahrungsgemäß dauert es 2–5 Jahre, bis Sie als freiberufliche Ernährungsfachkraft gewinnbringend arbeiten.

Mancher zögert nun und überlegt, ob allein mit Ernährungsberatung langfristig kostendeckend gearbeitet und erfolgreich viel Geld verdient werden kann. Überlegen ist wichtig, sollte aber dann auch zu Entscheidungen führen.

1.2.5 Sie sind ein sogenannter Quereinsteiger?

Neben dem offiziellen beruflichen Ehrgeiz gibt es viele andere mögliche Motive, sich als „Quereinsteiger" auf dem Ernährungsberatungsfeld niederzulassen, z. B. um

- nach einem überstandenen Schicksalsschlag noch einmal ganz neu anzufangen,
- die nie geliebte andere berufliche Tätigkeit hinter sich zu lassen oder
- sich mit seinem langjährigen „Hobby" und großem Interesse für Essen, Trinken und Ernährung professioneller zu beschäftigen.

Manchmal überlegen Eltern, deren Kind nach der Geburt oder im Laufe seines Lebens an Nahrungsmittelunverträglichkeiten, Allergien, ADS oder Stoffwechselerkrankungen leidet, sich mit dieser Thematik beruflich zu beschäftigen und sich auf diesem Gebiet zu engagieren. Die meisten Gründer, unabhängig von Beruf und Sparte, sind laut Bundesministerium für Wirtschaft und Technologie (BMWi) „Meister ihres Fachs". Nicht jede freiberufliche Tätigkeit benötigt einen bestimmten Ausbildungs- oder Studienabschluss.

Definition

Im Berufe-Lexikon [17] ist das Berufsbild des Ernährungsberaters wie folgt beschrieben:

Ernährungsberater ist kein gesetzlich geschützter Begriff für Berufe, die sich mit Ernährungsberatung beschäftigen. Er stellt keinen staatlich anerkannten Ausbildungsberuf dar und erfährt dadurch keine bundeseinheitliche Regelung. Ein Ausbildungsberuf ist ein, gemäß dem Berufsbildungsgesetz der Bundesrepublik Deutschland, bundesrechtlich anerkannter Beruf, für den nach einer festgelegten Ausbildungsordnung ausgebildet werden muss. In der Ausbildungsordnung sind Berufsbezeichnung, Ausbildungsdauer, Prüfungsanforderungen sowie die zu erlernenden, erforderlichen Kenntnisse und Fertigkeiten vorgegeben. Ein Bestandteil der Ausbildungsordnung ist auch der Ausbildungsrahmen, sprich ein Curriculum, das die sachlichen und zeitlichen Gliederungen der Berufsausbildung festlegt [193].

1.2.6 „Titel gesammelt" – ein Gründungsmotiv?

Private Bildungsträger bieten in Kursen, Fernlehrgängen und Studienseminaren entsprechende **Aus-, Fort- bzw. Weiterbildungen zum „Ernährungsberater"** an. Die Dauer dieser Maßnahmen schwankt erheblich zwischen 2 und 14 Monaten. Die Teilnahme an den Lehrgängen oder Seminaren ist sowohl an Werktagen als auch an Wochenenden als Vollzeit- oder Teilzeitunterricht möglich. Prüfungsmodalitäten werden intern, also **nicht staatlich oder einheitlich geregelt** und unterscheiden sich von Schule zu Institut oder Einrichtung sehr.

Aus-, Fort- und Weiterbildungseinrichtungen schmücken sich immer häufiger mit **Zertifikaten**, die sie nach dezidierten Qualitätsnormen erhalten haben. Diese Zertifizierungen gelten in der Regel für Rahmenbedingungen und Abläufe des Betriebes, nicht für die eigentliche Leistung an Teilnehmern und Absolventen.

Auf den Internetseiten der Agentur für Arbeit gibt es Informationen über Ernährungsberater, allerdings als eine **Weiterbildungsmaßnahme der Deutschen Gesellschaft für Ernährung** (DGE), explizit für Fachkräfte, die vorab eine medizinische Fachausbildung oder ein ernährungswissenschaftliches Studium absolviert haben [36].

Merke: Die Bezeichnungen „Zertifikat" und „Diplom" sind in Deutschland keine geschützten Begriffe für Qualifikation, Abschluss, Beruf oder Fachbereich. Sie dienen meist als Nachweis für Anerkennungsverfahren.

Mit einer genialen und fundierten Geschäftsidee und großem Mut und Tatendrang finden Ernährungsberater auch hier den Weg in die erfolgreiche selbstständige Ernährungsberatung, diesen dann meist in die sogenannte Ernährungsinformation und nicht in die Diättherapie. Persönliches Interesse, Erfahrungen und Engagement sind Eckpfeiler für die selbstständige Ernährungsberatung, reichen heutzutage jedoch nicht mehr aus, das „Unternehmen Freiberuflichkeit" in dieser Branche erfolgreich zu gestalten. Der Umfang und die Notwendigkeit der Aneignung qualifizierter Informationen, Zusatzqualifikationen von Ausbildung(en) sowie Berufserfahrung sind sehr hoch (▸ **Kap. 2.4**).

Merke: Eckpfeiler für eine erfolgreiche und moderne selbstständige Ernährungsberatung wie fachlich fundierte ernährungsphysiologische, -medizinische sowie lebensmittelkundliche und -technologische Kenntnisse müssen sich viele Quereinsteiger durch Aus-, Fort- und/oder Weiterbildung aneignen. Kommunikative sowie methodisch-didaktische Fähigkeiten und Fertigkeiten gehören ebenso zum freiberuflichen Beratungsalltag wie kaufmännische Kenntnisse und Marktanalysen.

Der Hinweis sei erlaubt: Informationsdefizite über den Gesundheits- und Beratungsmarkt sowie mangelnde Qualifikation sind häufige Ursachen, an denen freiberufliche Ernährungsberater wie auch Fachkräfte scheitern (▸ **Kap. 3.4**).

1.3 Sind Sie ein Unternehmertyp?

Haben Sie sich auch schon einmal überlegt, welche **Anforderungen** eine Freiberuflichkeit an Sie als Person stellt? Das beste Startkapital für die Selbstständigkeit ist die eigene Person.

Der Businessplan, die Finanzierung und das fachliche Know-how können noch so gut sein – die **Persönlichkeit** der Ernährungsfachkraft ist eine wichtige Voraussetzung für erfolgreiche Selbstständigkeit. Persönliche Fähigkeiten und Fertigkeiten wie

- Belastbarkeit,
- Durchsetzungsvermögen,
- Ehrgeiz,
- emotionale Stabilität,
- großes persönliches Engagement,
- kaufmännische Grundkenntnisse,
- Kommunikationsgeschick,
- Konfliktfähigkeit,
- Organisationstalent,
- Risikobereitschaft,
- soziale Kompetenz,
- Verantwortungsbewusstsein und
- Zuverlässigkeit

unterstützen Sie für das „Unternehmen" Freiberuflichkeit. Aber: Nicht jeder Selbstständige hat bereits zu Beginn und im Laufe seines Unternehmerdaseins all diese Eigenschaften parat. Eine Bestandsaufnahme der eigenen **Stärken und Schwächen** ist unerlässlich.

P Praxistipps

Welche Fähigkeiten braucht ein Unternehmer Ihrer Ansicht nach besonders? Um Ihr **eigenes Profil** besser einschätzen zu können, gibt es viele sogenannte Gründertests. Sie eruieren Potenziale und Defizite. Ihr fachliches Know-how wird ebenso hinterfragt wie das unternehmerische. Die **Reflexion** der Ergebnisse ergibt meist, ob Sie erfolgversprechende Gründe für eine Selbstständigkeit haben oder z. B. nur aus Unzufriedenheit handeln. Trauen Sie sich! Nehmen Sie sich ein wenig Zeit für einen solchen Gründertest [25, 26].

1.3.1 Ernährungsinformation aus „bester" Hand

Moderne freiberufliche Ernährungsfachkräfte benötigen **innovative und überzeugende Ideen** für das Spektrum in der Ernährungsberatung. Die Flut von Gesundheitsinformationen ist mittlerweile allgemein und im Besonderen bezogen auf Ernährung unüberschaubar. Heutzutage hat ein Ratsuchender selbst kaum noch die Möglichkeit, gute von schlechten Ernährungsempfehlungen zu unterscheiden.

Zeitgemäße und erfolgreiche Ernährungsfachkräfte zeichnet besonders aus, dass sie

- aktuelle Empfehlungen und Erkenntnisse in Beratungen, Schulungen und Vorträgen ein- und umsetzen,
- kreativ und flexibel sind und deshalb reagieren,
- den Ratsuchenden neue Impulse geben,
- persönliche Konzepte und Pläne aufstellen,
- individuelle Ernährungsperspektiven eröffnen,
- neue Ess- bzw. Ernährungs-Bedürfnisse aufspüren und
- keine unseriösen Ernährungsversprechen propagieren.

Die Motivation, sich und andere für gesundheitsförderndes Essen und Trinken stetig und immer wieder zu aktivieren, sind weitere **persönliche Voraussetzungen** für den Freiberufler im Ernährungssektor. **Selbstüberschätzung**, besonders bei jungen Gründern, gilt in Unternehmerkreisen als ein Kardinalfehler im Aufbau der Freiberuflichkeit. Schätzen Sie Ihre **Kapazitäten** und **Grenzen**, auch die körperlichen, ehrlich ein. Selbstständige Ernährungsfachkräfte benötigen viele Kompetenzen in **Zeit- und Selbstmanagement** (▸ Kap. 10 und 11).

1.3.2 Ideen mit Diplom oder Examen

Der Berufs- oder Studienabschluss führt viele aus den Bereichen Ökotrophologie, Ernährungswissenschaft, Diätassistenz, Lebensmitteltechnologie/-hygiene oder auch Naturheilkunde und künftig auch noch aus den vorab beschriebenen neuen Studienabschlüssen in Gesundheit, Diätetik und Ernährungsmanagement (▸ Kap. 1.1.4) in die freiberufliche Ernährungsberatung. Ausgestattet mit aktuellem **Fachwissen** sowie vielen guten Ideen haben die Absolventen definitiv Vorteile. Dennoch gelten die gleichen Anforderungen und Notwendigkeiten wie für andere Gründer: Selbstständige Unternehmer, auch im Ernährungsberatungsbereich, benötigen **kaufmännisches Wissen** (▸ Kap. 5 und 9), **Kooperationspartner, Netzwerke** (▸ Kap. 2.7.5) und **Kapital** (▸ Kap. 5.3). Unerlässlich ist es, sich weitere Kenntnisse zu verschaffen (▸ Kap. 8.2).

Merke: Großes Fachwissen und gute Gründungsideen reichen nicht aus, eine Unternehmerpersönlichkeit zu werden. Hier sind nicht nur angeborene Persönlichkeitsmerkmale gemeint, sondern erlernbare Handlungsstrategien, sprich unternehmerisches Denken, das Sie als Gründer entwickeln.

Potenzielle Hindernisse auf dem Weg zum eigenen Ernährungsberatungs-Unternehmen kennenzulernen, sich darüber z. B. auch bei erfahrenen Gründern und Alt-Unternehmern zu informieren, hilft, sich nicht zu überschätzen und die Konkurrenz oder Mitanbieter nicht zu unterschätzen (▸ Kap. 3.4).

P Praxistipps

Kooperationspartner und Netzwerke fördern die Gründung sowie die Gründerperson. Beratung ist in diesem Fall kein Nachhilfeunterricht, sondern Entscheidungshilfe. Unterstützung bieten z. B. das BMWi [69], hier besonders das sogenannte **Existenzgründerportal** [70], die Industrie- und Handelskammern sowie die Berufsverbände.

1.4 Wie ist die Entwicklung des Beratungsmarkts einzuschätzen?

Spontan gesagt: „Gut bis sehr gut." Paläo-Diät, Flexitarier, Bio-Trend, Slow Food, FlexPoints®, Kochclubs, aber auch Ernährungsmedizin, klinisches Ernährungsmanagement, Versorgungsstrukturen im ambulanten und onkologischen Bereich – die **Themenvielfalt** über Ernährungsgewohnheiten, Qualifizierung und Professionalisierung wird nicht weniger – im Gegenteil. Qualität, Regionalität sowie nachhaltige Ernährung liegen beim Verbraucher im **Trend**. Ernährungsberatung, vor allem qualifizierte, individualisierte und sogar personalisierte Ernährungsinformationen werden immer stärker nachgefragt [262]. Umfragen im Jahr 2009 belegen: Gespart wurde seit der Wirtschaftskrise der vergangenen Jahre bei Urlaubsreisen, Autos, Mode, Alkohol und Tabak. Mehrausgaben wurden dagegen geplant für Wohnen und Wohlbefinden, Sport, Aus- und Weiterbildung, privater Gesundheitsvorsorge und – Ernährung [151].

1.4.1 Demografischer und epidemiologischer Wandel und Ernährungsberatung

„Wir werden weniger, älter, bunter und individueller", so Wolfgang Wähnke von der Bertelsmann Stiftung [195]. **Steigende Lebenserwartung, Veränderungen in der Altersstruktur**, in den **Haushaltsgrößen** sowie im **Lebensstil** sind Themen, mit denen der gesamte Ernährungs- und Lebensmittelsektor beschäftigt ist. Multimorbidität und Einschränkungen der Lebensqualität durch Zunahme chronischer Krankheiten haben enormen Einfluss auf das Einkaufs-, Ess- und Trinkverhalten. Die Heterogenität der Lebenslagen, z. B. durch ganztägige Berufstätigkeit von Männern und Frauen, neue Gesundheits- und vor allem Genussorientierung sowie ein breites Krankheitsspektrum, stellen Ernährungsindustrie wie Gesundheitsinstitutionen und Fachkräfte vor große Herausforderungen.

„In den nächsten Jahren wird mehr **Sanity Food** und **Health Food** (Hygiene- bzw. Gesundheitsessen) und weniger Junk Food nachgefragt werden", so auch die Meinung von Prof. Dr. H. Heseker [163].

- Wer, wenn nicht Sie als Ernährungsfachkraft, gibt diese gewünschten Informationen über gesundheitsförderliche Lebensmittel und Speisen weiter?
- Wer, wenn nicht Sie als Angehöriger dieser Berufsgruppe, ist umfassend medizinisch grundgebildet und berät in dieser Hinsicht ernährungsphysiologisch und diätetisch kompetent?
- Wer, wenn nicht Sie als Selbstständiger im ambulanten Ernährungsbereich, kann durch Kochseminare Kompetenzverluste in der Nahrungszubereitung auffangen und neue Kompetenzen schaffen?
- Wer, wenn nicht Sie als Ernährungsspezialist, gibt durch Einkaufstraining Überblicke über ernährungsphysiologische Qualitäten von Lebensmitteln und Speisen, unabhängig ob aus konventionellem oder biologischem Anbau?

Hier sehen nicht nur Experten große Potenziale gerade für selbstständige Ernährungsfachleute.

1.4.2 Qualifizierte Beratung ist gefragt

Immer mehr Menschen interessieren sich für Ernährungsempfehlungen von etablierten Institutionen ebenso für alternative Ernährungsformen und Zukunftsmodelle. Die Hintergründe der Empfehlungen und Lehren müssen modern aufbereitet werden. Es reicht nicht (mehr) aus, nur Broschüren oder Flyer über Lebensmittel und deren Einsatzmöglichkeiten sowie Gesundheitswirkungen zu drucken und auszugeben oder das Internet als Infoquelle für Ernährungsinformation zu nutzen. Relevant ist und wird künftig, diese Fakten in Realität umzubilden.

Gesundheits- und Ernährungsinteressierte wollen nicht mehr nur wissen, sondern auch **verstehen**. Moderne Kunden wollen **individualisierte** Informationen und Empfehlungen. Es interessiert sie, ob es geeignete Tageszeiten für die Mahlzeiteneinnahme gibt, wo welche der empfehlenswerten Lebensmittel eingekauft werden können u. v. m. Menschen, die das „neue" Ernährungsverständnis nicht erreichen, leiden unter einer **„Informationsüberladung"** und können wichtige Empfehlungen nicht mehr von unwichtigen unterscheiden. Besonders hervorzuheben sind vor allem **Glaubwürdigkeit** der Ernährungsbotschaften und eine **positive Vorbildwirkung** der beratenden Personen. Hier setzt professionelle und qualifizierte Ernährungsberatung an. Sie bietet Unterstützung für mündige, kompetente, autonome und souveräne Klienten.

Besonders die **Diättherapie** wird in Zukunft noch weiter an Bedeutung gewinnen, die Nachfrage und der Bedarf sind groß. Für Kranke (z. B. Allergiker, Menschen mit schwerem Übergewicht, mit und nach Krebserkrankungen, Diabetes mellitus) sorgen Ernährungsfachkräfte in enger Abstimmung mit Ärzten und Heilpraktikern dafür, **ernährungstherapeutische Konzepte** zu erstellen und gemeinsam mit den Patienten anzuwenden.

Ernährungstherapeutische Leistungen
Ernährungstherapeutische Leistungen in diesem Sinne zählen als sogenannte Diättherapie. Diese wurde 2000 vom Bundessozialgericht (BSG) als Heilmittel beurteilt und zur Entscheidung der Ausführung an den Gemeinsamen Bundes-Ausschuss (G-BA) weiterverwiesen (28. Juni 2000 B6KA26/99R, BSG) [285]. „Noch offen ist die Aufnahme der Diättherapie in die Heil- und Hilfsmittelrichtlinie. [...] Der G-BA muss in einem förmlichen Verfahren über die Aufnahme der Diättherapie [...] in die Heil- und Hilfsmittelrichtlinie (§ 92 Abs. 1 Nr. 6 SGB V) entscheiden." [285]
Würde die Diättherapie in diese Kategorie der Krankenkassenleistungen aufgenommen, wäre das eine offizielle Anerkennung einer im Sozialgesetzbuch verankerten Dienstleistung, wie es z. B. in der Physio- oder Ergotherapie oder der Logopädie mit deren Therapien der Fall ist [286]. Positive Auswirkung einer solchen gesetzlichen Entscheidung wäre eine Absicherung der Diättherapie in der Krankenkassen- und damit Gesundheitslandschaft.

Die Anerkennung der Diättherapie könnte für Sie als Ernährungsfachkraft wichtig und unterstützend in der Phase der Gründung und im Ernährungsberatungsunternehmen sein. Derzeit (Stand 2012) sind die Beratungen des G-BA noch nicht abgeschlossen und ergo nichts verabschiedet. Es ist jedoch in den nächsten Jahren damit zu rechnen, dass diese Anerkennung für definierte Krankheitsbilder erfolgt. Dies könnte einen Mehrbedarf an ernährungsmedizinisch grundgebildeten Ernährungsfachkräften bedeuten, verstärkt in ambulanten Strukturen und Kooperationen.

1.4.3 Prävention ohne Ernährungsberatung geht nicht – Therapie auch nicht

Kostendruck sowie Konzepte, die ansteigenden Kosten im Gesundheitswesen in den Griff zu bekommen, werden täglich in den Nachrichten und in der Bevölkerung diskutiert. Versicherte werden immer häufiger durch Zusatzbeiträge oder Eigenbeteiligungen zur Kasse gebeten. Als aktueller und künftiger **Investitionsschwerpunkt im Gesundheitswesen** werden Prävention bzw. präventive Maßnahmen in den Vordergrund gerückt. „Es ist allemal besser, Krankheiten durch gezielte Prävention zu vermeiden, als sich vorwiegend auf die Behandlung der Symptome zu beschränken. [...] Sie [Anm. d. Hrsg.: die Ernährungsberatung] spielt eine entscheidende Rolle, um Adipositas und chronischen Erkrankungen so früh wie möglich zu begegnen, Ihren Ausbruch nach Möglichkeit zu verhindern oder zumindest ihren Verlauf positiv zu beeinflussen. So können unnötige Krankenhausaufenthalte vermieden werden – die für Patienten natürlich belastend sind. Die professionelle Ernährungsberatung ist [...] deshalb unverzichtbarer Bestandteil der gesundheitlichen Prävention und ernährungsmedizinischen Therapie." [145]

Krankenkassen fordern im aktuellen **„Leitfaden Prävention"**, dass Anbieter für Leistungen im Bereich Setting-Ansatz und Ernährung über adäquate Qualifikationen verfügen sollen [157] (► **Kap. 2.4.5**). Damit wird der Ruf nach Fachkräften laut, die unterstützend und motivierend sowohl für §§ 20 (Prävention) als auch 43 (Therapie) SGB V helfen, diese angestrebten Ziele zu erreichen.

1.4.4 Ambulante Diättherapie – moderner denn je

Die Aufenthaltsdauer von Patienten in Kliniken ist immer kürzer. Für Betroffene, Patienten wie Angehörige, die Ernährungsinformationen und Begleitung benötigen, finden diese Beratungen oder Schulungen oft gar nicht mehr oder nur zwischen Tür und Angel statt. Weiterführende Behandlungen, Schulungen und Diättherapien, werden in den häuslichen Bereich verlegt. Das hat gerade für freiberufliche Ernährungsfachkräfte Vorteile: Ambulante Ernährungsberatung und Diättherapie bietet **mehr Zeit**, **besseren Raum** und **effektivere Strategien**, weil sie **alltagstauglichere Hilfestellungen** geben kann.

Der moderne Gesundheitsmarkt eröffnet immense Chancen für Arbeitsfelder, die nach dem Prinzip **„ambulant vor stationär"** arbeiten. Dies wurde bereits 2010 in den USA diskutiert: „Finally, the number of dietition positions in nursing care facilities is expected to decline, as these establishments continue to contract with outside agencies for food services. However, employment is expected to grow rapidly in contract providers of food services, in outpatient care centers, and in offices of physicians and other health practitioners." [274] Was sich in den USA nicht mehr nur als Trend erweist, lässt sich bereits in Deutschland beobachten. „Steigende Nachfrage, hohe Qualität in der Hilfsmittelversorgung, Fachkräftemangel und sich ständig verändernde Finanzierungsmodelle stellen die Leistungserbringer in der Homecare-Versorgung vor große Herausforderungen", so Martin Buhl-Wagner, Geschäftsführer der Leipziger Messe [181]. Mithilfe moderner Medizintechnik und deren Weiterentwicklung werden in den nächsten Jahren im Home-Care-Bereich viele Fachkräfte auf dem Gebiet der freiberuflichen Ernährungsberatung und Diättherapie benötigt.

1.4.5 Der Gesundheitsmarkt als Jobmotor

Das Thema Ernährung boomt. Ernährungsberatung wird zunehmender Teil der **Gesundheitserziehung und -förderung**. Je früher eine gesundheitsfördernde Ernährung ansetzt, umso positiver entwickeln sich Gesundheit und Wohlbefinden in der Gesellschaft. Freiberuflich arbeitende Ernährungsprofis können hier bereits ansetzen und Kindertageseinrichtungen, Kindergärten und Schulen Angebote machen. In Baden-Württemberg z.B. gibt es seit Jahren die Qualifizierung „BeKi-Fachfrau für Kinderernährung" [205]. Speziell für Kindergärten wurde das Konzept „Komm mit ins gesunde Boot" [10] entwickelt. Absolventen dieser Maßnahmen übernehmen Ernährungserziehung in Kindergärten und Schulen. Diese Modell könnte und sollte sich bundesweit durch- und umsetzen, besonders mit freiberuflichen Ernährungsfachkräften.

Themenbezogene Diskussionen in Kochshows, Funk und Fernsehen, die steigende Zahl von einschlägigen Ratgebern und vieles mehr zeigen, dass die gesundheits- und gesellschaftspolitische Relevanz der Ernährung ein Dauerbrenner ist. Der Wirtschaftstheoretiker Leo A. Nefiodow verdeutlicht: „In der Fortentwicklung des Gesundheitswesens schlummern die größten Produktivitäts- und Wachstumsreserven." [216] Der Deutschland-Report 2030 der Prognos AG zeigt auf, dass das Thema Gesundheitspflege bis zum Jahr 2030 einen jährlichen Zuwachs von knapp 3 % verzeichnen kann und wird – neben Kommunikationstechnik – ein großer Konsumfaktor (der Durchschnitt des gesamten Konsums wird auf ca. 1,1 % pro Jahr berechnet) [24].

1.4.6 Aktuelle Entwicklung der Ernährungsberatung in Ihrem Umfeld

Gesundheitsdienstleistungen sind auf dem Vormarsch. In Großstädten finden sich sogenannte **Gesundheitshäuser** oder **Institute**, die mehrere medizinische und therapeutische Fachdisziplinen anbieten, mehr und mehr auf Ernährung und gesunde Lebensführung bezogen. In kleineren Städten und Gemeinden entwickeln sich Kooperationen mit Krankenkassen, Fitnessstudios, Familienbildungsstätten, Volkshochschulen und vielen weiteren Einrichtungen mit einem modernen Verständnis für Gesundheitsförderung. Das Angebot von Ernährungsberatung und -dienstleistung wird nicht in jeder Region Deutschlands gleich stark nachgefragt. In ländlichen Gebieten tut man sich noch schwer, obwohl sie genau hier ebenso gebraucht werden.

- Wissen Sie, wie weit fortgeschritten das Ernährungsberatungsangebot in Ihrem geplanten Umfeld ist und wer diese anbietet?
- Wer macht das, was und wie Sie es vorhaben, schon jetzt (▸ **Kap. 8.2**)?
- Wie können Sie sich in diese Beratungslandschaft hinein entwickeln?

Visionieren Sie ruhig ein wenig. Stellen Sie sich Ihr künftiges Unternehmen vor, denn es gibt Philosophien, die der Meinung sind: „Alles, was Sie denken, ziehen Sie an. […] Alles, was wir denken und fühlen, erschafft unsere Zukunft." [88]

1.4.7 Von der Einschätzung zur Entscheidung

Sie haben bis hierher gelesen und schätzen Ihr Motiv als positiv, zielorientiert und ausreichend ein? Gut! Sie haben Ihre Stärken und Schwächen analysiert und festgestellt, dass Ihr Potenzial groß und ein Defizit nur gering ist? Prima! Die Rahmenbedingungen in Ihrem Umfeld (beruflich wie privat) stimmen und die Entwicklungen auf dem Gesundheits- und Ernährungsberatungssektor beflügeln Sie? Dann sind Sie Ihrem Vorhaben mit der Existenzgründung in der Ernährungsberatung schon näher gekommen.

Oder aber: Sie sind zum Ergebnis gekommen, dass Ihr Vorhaben einer Selbstständigkeit in der Ernährungsberatung aus diversen Gründen durchaus noch etwas warten soll oder kann? Dann stürzen Sie sich nicht leichtfertig in ein „Abenteuer"! Wenn das Erreichen Ihrer Ziele und Planungen aus finanziellen Gründen, dem Zeiteinsatz, mangelnder Fachkompetenz oder anderer Faktoren länger dauert, bringen Sie sich, Ihren (evtl. aktuellen) Job, Ihre Familie und Angehörigen nicht unnötig in Gefahr. „Sich mal eben selbstständig zu machen" – damit ist es nicht getan, dafür ist der aktuelle Gesundheits- und Beratungsmarkt bereits zu hart umkämpft.

Zu Recht definiert Swantje Kallenbach in Ihrem Buch zur Existenzgründung für Heilpraktiker: „Selbstständigkeit ist Verantwortungsübernahme für die gesamte eigene Existenz in jeder Hinsicht." [182] Eine **klare Einschätzung** der verschiedenen motivationalen, fachspezifischen, buchhalterischen, organisatorischen, rechtlichen wie steuerrechtlichen Faktoren und danach eine **durchdachte Entscheidung** für oder gegen die Selbstständigkeit bilden den Unterschied zwischen einem wirtschaftlich und auf Gewinnerzielung angelegten Unternehmen oder sogenannter **Liebhaberei**. Letztere wird vom Finanzamt spätestens nach 3 Jahren nicht nur scharf gerügt, Sie müssen sogar rechtliche Konsequenzen fürchten.

P Praxistipps

Nebenberufliche Selbstständigkeit in der Ernährungsberatung ist gerade für junge Mütter und Familien oder auch Berufsanfänger interessant (▶ Kap. 2.5). Hier scheinen die „Risiken" nicht so groß wie bei einer hauptberuflich orientierten Freiberuflichkeit. Der Aufbau eines Ernährungsberatungsunternehmens entwickelt sich „nebenberuflich" erfahrungsgemäß langsamer. Ernährungsberatung „nebenbei" anzubieten, liegt sehr im Trend. Dennoch müssen viele der vorangegangenen Überlegungen angestellt und gezielte Entscheidungen getroffen werden (▶ Kap. 6), damit es am Ende kein böses Erwachen gibt und sich die engagierte (Neben-) Arbeit nicht auszahlt. Wägen Sie die Fakten für oder gegen eine Teilselbstständigkeit also gut ab.

1.4.8 Vom Tellerwäscher zum Millionär? Vorsicht!

„Sich selbstständig machen" ist in Deutschland bei Weitem nicht so üblich wie in anderen Ländern. Das Beispiel USA mit seiner **„Selfmademan-Kultur"** stellt eine ganz andere staatliche und auch gesellschaftliche Basis für Gründer dar. Ein Berufsfeld auf selbstständige Weise auszuprobieren, wird dort neugierig und neidvoll beäugt, sowohl vom persönlichen als auch beruflichen Umfeld. Dennoch weiß in den USA jeder: „Jede Existenzgründung ist ein Risiko! Wer behauptet, dass das nicht so ist, ist ein Träumer – oder ein Millionär." [182]

Parallel dazu gibt es in Deutschland viele **bürokratische Wege und Hürden**, die den Start und erste Schritte der Selbstständigkeit erheblich beeinflussen, ja sogar hemmen können. Wenn die Praxisgründung nicht erfolgreich anläuft, Ihr Unternehmen oder Sie nicht effektiv oder produktiv genug wirtschaften, wird das, gesellschaftlich gesehen, in Deutschland (leider) negativ bewertet. Sollten Sie die Selbstständigkeit wieder einstellen müssen, entstehen Ihnen finanzielle Schäden, von potenziellen Langzeitproblemen wie Schuldenrückzahlung ganz zu schweigen.

P Praxistipps

In einem Existenzgründer-Seminar formulierte eine Teilnehmerin einmal, dass sie sich für alle Inhalte des Seminars interessiere: Sie brauche alle Informationen, aber sie wisse schon viel, denn sie befände sich seit 12 Jahren in der Gründungsphase.

Eine langjährige Gründung ist falsch. Nehmen Sie sich Zeit, von den Überlegungen zur Einschätzung Ihrer Geschäftsidee und dann zur Entscheidung zu kommen. Überstürzen Sie nichts, entscheiden Sie sich nach angemessener Vorbereitungs- und Bedenkzeit. Erfahrungen sammeln Sie (auch) im Tun.

2 Praxiskonzepte

Birgit Blumenschein

Anhand Ihrer Qualifikationen und Kompetenzen durch Aus-, Fort- und Weiterbildungen sowie Spezialisierungen planen Sie das Leistungsspektrum Ihrer künftigen Ernährungsberatungspraxis sowie potenzielle Kooperationsmöglichkeiten. Das aktuelle Kapitel bietet hierfür Ideen und Hilfestellungen.

2.1 Was kann ich – was bin ich?

Sie antworten jetzt bestimmt: Ich kann kompetent beraten, abwechslungsreiche Gruppenberatungen durchführen, interessante Vorträge halten, individuelle Ernährungspläne entwerfen, spezifische Nährwerte berechnen und vieles mehr. Und Sie antworten vielleicht: Ich bin der Dreh- und Angelpunkt für die Themen Ernährung, Essen und Trinken. Diese Antworten sind gut. Sie sind tolle Voraussetzungen für die nächsten Schritte. Aber was bedeutet das konkret?

Ist Ihr Name noch unbekannt, dann ist Ihre „Visitenkarte" – und für viele Kunden bzw. Patienten ein Entscheidungskriterium – unter anderem, welchen beruflichen Hintergrund oder kompetenten anderweitigen Zugang Sie zu Ihrem Angebot und Leistungsspektrum bieten.

Übung

Stellen Sie sich vor, Sie müssten einem potenziellen Auftraggeber, egal ob Einzelperson oder Betrieb, persönlich oder am Telefon einen kurzen Überblick über Ihr Können und Ihre Arbeit geben, ähnlich einem Portfolio oder wie bei einem kurzen, knackigen Fahrstuhlgespräch (sogenannter **„Elevator Pitch"**). Wie würde diese Kurzpräsentation aussehen?

Sie würden beschreiben, was Sie als Ernährungsprofi können und was Sie bieten. Entscheidend wird sein, wie Sie es schaffen, Ihre Qualifikation und Ihr Angebot darzustellen – durch Eloquenz, gedankliche Bilder, Vergleiche, Beispiele und Besonderheiten. Werden Sie nicht ausschweifend! Beim Elevator Pitch kann das in **30–45 Sekunden** geschehen. Probieren Sie es einmal aus.

Notieren Sie, wer Sie sind und was Sie bieten (wollen):

____

____

____

____

____

____

____

____

Wie bereits beschrieben, unterliegt eine allgemeine Ernährungsberatung als Dienstleistung in Deutschland keiner gesetzlichen Regelung (▸ **Kap. 1.1.2**). Sie darf von jedem Menschen angeboten und durchgeführt werden. Als Ernährungsberater begegnen dem Ratsuchenden Angehörige **unterschiedlichster Berufsgruppen**, und der aktuelle Beratungsmarkt lässt keine Wünsche nach (vermeintlich geeigneten) Ernährungsfachkräften offen. Bezeichnungen wie

- Ernährungsexperte, -trainer, -coach, -therapeut,
- Fachberater für Ernährung bzw. Kinderernährung,
- Gesundheits- oder Wellnessberater etc.

geben keine Garantie für die jeweilige ernährungsphysiologische, -medizinische, -wissenschaftliche und/oder naturheilkundliche Kompetenz.

Merke: Formulieren Sie nicht zu allgemein. Das manövriert Sie in den Pool der „Alles-Könner-und-alles-Anbieter", und das ist nicht effektiv und schon gar nicht effizient.

2.2

Welche Leistungen möchten Sie anbieten?

Die Angebote in einer modernen Ernährungsberatungspraxis sind vielfältig. Das Spektrum reicht von Individualberatungen über Gruppenschulungen, Online-Beratungen, Workshops und/oder Einkaufsberatungen bis hin zu mobilem Service und mehr.

Merke: Überfrachten Sie Ihre Kunden nicht. Überlegen Sie, welche Ihrer Leistungen, die Sie aufgrund Ihrer Erfahrungen und Qualifikationen anbieten wollen, optimal zusammengestellt und aufeinander abgestimmt sind. Ein Bauchladenangebot ist nicht, was die Menschen wollen.

Hinterfragen Sie sich und Ihre Qualitäten: Einzelne Freiberufler sind geschaffen für Gruppenberatungen, Vorträge und Unterricht, für das Arbeiten vor und mit einem Plenum. Andere hingegen brillieren in der Durchführung von Einzelberatungen und sind erfreut, nicht in zu viele Gesichter gleichzeitig blicken zu müssen. Manche Ernährungsfachkräfte sind prädestiniert für die persönliche und kommunikative Beratung und Begleitung spezieller Krankheitsbilder, einige andere kochen und basteln an Rezepten und Kreationen für sich selbst und für Online-Rezeptdatenbanken oder mit anderen in Kochkursen.

Wenn Sie als Selbstständiger keine Freude an der einen oder anderen Dienstleistung haben, bieten Sie sie nur dezent oder gar nicht an. Negativ erlebte Einheiten, egal welcher Art, sind für Teilnehmer stets Diskussionsthemen mit anderen Menschen in ihrer Umgebung, und das hat eventuell negative Konsequenzen für Sie. Schlechte Publicity darf und kann sich kein guter Unternehmer leisten, Sie auch nicht! Ein **klares Angebot** bzw. Leistungsspektrum mit **transparenter Übersicht über Ihr Können** macht Sie in den Augen Ihrer Kunden **unverwechselbar** (▸ **Kap. 8.3.3**).

Infobox

Ideen für Ihr mögliches **Leistungsspektrum** könnten eine oder mehrere der folgenden Maßnahmen sein:

- qualifizierte Ernährungsberatung
- qualifizierte Diättherapie
- Gruppenschulung
- Informationsveranstaltung/ Workshop/ Aktionstag
- Ernährungsseminar/-kurs
- Vortrag
- Einkaufstraining
- Kochseminar
- Unterricht
- Vorlesung
- Projekte/Managementfunktionen
- Presse- und/oder Autorentätigkeit
- Onlineberatung
- Auftritte in Funk und Fernsehen
- mobiler Service

Mit einer Palette verschiedener Leistungen können Sie für ganz viele Menschen und Institutionen aktiv werden. Aber: **Verzetteln Sie sich nicht** in Ihrer Angebotspalette. Wenn in Ihrem direkten Umfeld bereits einige dieser Dienstleistungen angeboten werden (▸ **Kap. 1.4.6** und **8.2**), überlegen Sie gut, welches **Firmenprofil** Sie sich geben.

- Bieten Sie möglichst etwas an, was andere nicht in ihrem Leistungsspektrum haben.
- Finden Sie für sich ein oder mehrere sogenannte **Alleinstellungsmerkmale**, eine Marktlücke, das macht Ihr Unternehmen attraktiv (▶ **Kap. 7.2.3**).
- Gestalten Sie transparent, ob und auf welchem Gebiet Sie spezialisiert sind.

Es beginnt bei der Klärung der Frage, ob Sie „nur" allgemeine Ernährungsberatungen bieten oder zusätzlich therapeutisch tätig sein können und dürfen.

2.2.1 Qualifizierte Ernährungsberatung

Eine Ernährungsberatung ist eine **persönliche und individuelle Gesprächssituation**, in der das Ess- und Trinkverhalten genau eruiert wird. Inhalte einer individuellen Ernährungsberatung sind u. a.:

- eine individuelle Zielvereinbarung,
- die Analyse der persönlichen Ess- und Trinkgewohnheiten,
- das Erarbeiten von Ernährungskriterien für spezielle Bedürfnisse sowie
- praktische Informations- bzw. Arbeitsmaterialien.

Der Begriff „qualifiziert" bekräftigt die besondere Auszeichnung durch Sachkenntnis und deren Überprüfung.

Definition

Die Rahmenvereinbarung zur Qualitätssicherung in der Ernährungsberatung und Ernährungsbildung definiert „qualifizierte Ernährungsberatung" als eine an Menschen gerichtete Dienstleistung ohne ärztliche Weisung [198] (▶ **Kap. 13.3.1**).

Ernährungspsychologen formulieren, dass Ernährungsberatung in dieser Form ein kommunikatives Wechselspiel ist, in dem es darum geht, Empfehlungen zum Thema Essen und Trinken in Einklang mit den Bedürfnissen des Klienten zu bringen [232]. Diese Form der Beratung ist für **Gesunde** konzipiert und erfolgt in der Regel aus **Interesse** und **auf freiwilliger Basis**.

2.2.2 Qualifizierte Diät- bzw. Ernährungstherapie

Diät- bzw. Ernährungstherapie erfolgt auf sogenannte (ärztliche) Anordnung und meist in mehreren Gesprächseinheiten.

Ziele der Diättherapie sind u. a.:

- Analyse und Bewertung des aktuellen Ernährungszustands,
- Motivation und Einsicht zum Einstieg in eine Ernährungs- und Verhaltensänderung,
- individuelle Informationen über ausgewogenes Essen und Trinken,
- schrittweises Trainieren neuer Ess- und Trinkgewohnheiten sowie durchdachtes Einkaufen und Zubereiten,
- Unterstützung bei der Stabilisierung neuer Ess- und Trinkgewohnheiten,
- Motivation und Einsicht zu mehr körperlicher Aktivität sowie
- Verbesserung der Lebensqualität.

Definition

Die Rahmenvereinbarung zur Qualitätssicherung in der Ernährungsberatung und Ernährungsbildung definiert „qualifizierte Ernährungstherapie" als eine Behandlung im Zusammenhang mit krankheitsbedingten Ernährungsproblemen und in Kooperation mit Heilmittelerbringern [198] (▶ **Kap. 13.3.1**).

Für die Diät- bzw. Ernährungstherapie ist grundsätzlich eine **ärztliche Notwendigkeitsbescheinigung** (▶ **Kap. 9.2.2**) erforderlich, ggf. erfolgt sie in Absprache mit Therapeuten anderer Fachdisziplinen. Hier sind nach „allgemeiner Verkehrsauffassung" Ernährungsfachkräfte gefragt (▶ **Kap. 1.1.3** und **2.4.1**). Andere Berufsgruppen sowie nicht medizinisch oder wissenschaftlich ausgebildete Ernährungsberater dürfen nicht automatisch therapeutisch tätig werden.

Therapie ist nach allgemeiner Rechtsauffassung **Teil der Heilkunde.** Die freie Ausübung der Heilkunde ist in Deutschland nur approbierten Ärzten erlaubt. Mit festgelegten Einschränkungen dürfen auch Heilpraktiker Kranke behandeln. Ausnahmsweise werden spezielle Bereiche der Diagnostik und Therapie auch (meist **per Delegation** von Ärzten und Heilpraktikern; ▶ **Kap. 1.1.3**) von

Angehörigen der Gesundheitsfachberufe, auch **Medizinalfachberufe**, durchgeführt [57, 307]. Es gelten hohe Anforderungen an diese Ernährungsfachkräfte und an den dann zu erfolgenden Therapieprozess. Deshalb sind eine adäquate Ausbildung bzw. ein Studium und kontinuierliche Fort- und Weiterbildung mehr als empfehlenswert.

2.2.3 Gruppenberatung

Interaktiv gestaltete Treffen mit mehreren Teilnehmern zu Themen wie „Gesundes Essen und Trinken", Gewichtsreduktion, Trenddiäten, bestimmte Krankheitsbilder und vieles mehr ermöglichen den Teilnehmern, sich gegenseitig zu aktivieren und gleichsam emotionalen Rückhalt von anderen Teilnehmern zu bekommen.

Infobox

Inhalte in Gruppenberatungseinheiten können u. a. sein:

- die Analyse der persönlichen Ess- und Trinkgewohnheiten,
- Informationsaustausch und Diskussion innerhalb der Gruppe über ausgewählte Themenbereiche, z. B. Fette, Kohlenhydrate, Ernährungsempfehlungen, verschiedene Diäten, dick machende Ess- und Trinkgewohnheiten, Bewegung und Ernährung etc.,
- gemeinsames Erarbeiten von Ernährungskriterien für die eigenen Bedürfnisse sowie
- praktische Informations- bzw. Arbeitsmaterialien.

Gruppenberatungen dieser Art sind in den Angeboten von Volkshochschulen, Gesundheitszentren, Familienbildungsstätten und Krankenkassen seit Jahren etabliert. Die Gruppenberatungen finden meist im wöchentlichen oder 14-tägigen Rhythmus für 60–90 Minuten statt. Die Institutionen sind froh über jede Fachkraft, die sich für aktuelle, aber vielleicht auch außergewöhnliche Ernährungsthemen für ihre Klientel engagiert.

2.2.4 Informationsveranstaltung – Workshop – Aktionstag

Um Ihre Profession und Ihr Leistungsspektrum anzubieten, können Sie einen „Tag der offenen Tür" (▶ **Kap. 8.3.9**) veranstalten oder sich an entsprechenden Aktionen anderer (Gesundheits-) Anbieter beteiligen. Themen über gesunde bzw. eher ungesunde Lebensmittel, Empfehlungen für Diabetiker, Allergiker oder andere Krankheitsbilder oder neue Ess-Trends etc. lassen sich thematisch hierfür sehr gut aufbereiten. Diese Aktionen dienen der **Kontaktaufnahme** mit potenziellen neuen Kunden ebenso wie zur **Kontaktpflege** zu bestehenden Kunden (▶ **Kap. 8.3**).

Die Chance zur **Selbstdarstellung** und **Präsentation** Ihrer Dienstleistung, vielleicht sogar erlebnisorientiert mit Parcours (▶ **Abb. 2.1**), Quiz, Gewinnspielen oder Degustationen ist ein Anlass, die **Aufmerksamkeit** Ihrer Kunden einmal auf eine andere Art zu erreichen. Workshops und Aktionstage eignen sich für Kindergartengruppen, Schulklassen, Projekttage/-wochen, für Vereine, Firmenaktionen und auch für Apotheken. Sie können hierfür viele Ideen und Vorschläge über Info-Stände, Ernährungsparcours, BMI- und Körperfettmessungen, Zucker- und Fettmengen-Darstellungen und vieles mehr entwickeln.

Infobox

Es gibt offizielle bundesweite und internationale **Aktionstage**, die von kleinen oder großen Institutionen oder Kampagnen organisiert und durchgeführt werden. Der „Welt-Rheuma-Tag" oder „Welt-Osteoporose-Tag" oder die „Herzwoche der Deutschen Herzstiftung" sind Plattformen, deren **überregionale Aufmerksamkeit** Sie nutzen können (▶ **Kap. 8.3.9**). Im Internet finden Sie diverse Listen von Gedenk- und Aktionstagen [280, 311].

2.2.5 Ernährungsseminar

Ein Seminar dieser Art ist meist eine einmalige **Veranstaltung zu einem gesundheitsbezogenen Thema** mit aktiver Beteiligung der Teilnehmer. Für bestimmte Themen bietet es sich an, mehrere Einheiten à 60–90 Minuten durchzuführen.

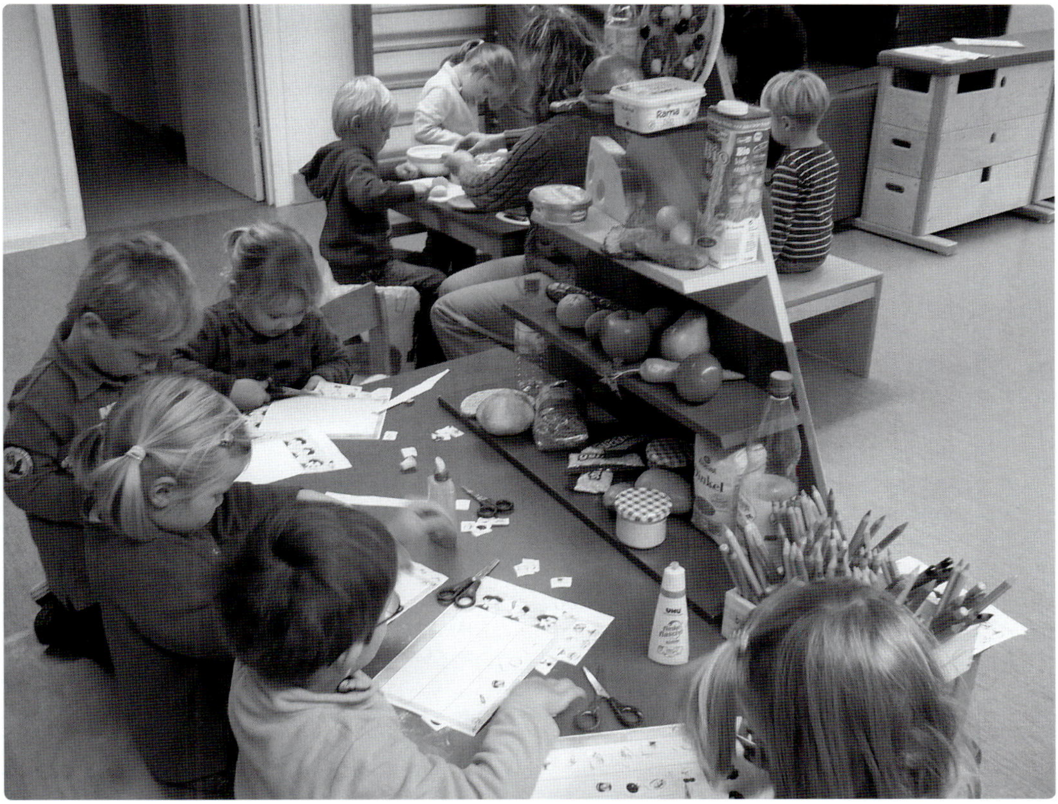

▶ **Abb. 2.1** Erlebnis- und Sinnesparcours im Kindergarten.

Infobox
Beispiele für Seminar- oder Kursthemen sind neben „Gesunde Ernährung" u. a.:
- Bio- und Naturkost
- Cholesterin und Blutfette
- Diabetes mellitus
- genmanipulierte Lebensmittel
- intelligent Einkaufen und Nährwertkennzeichnung
- Osteoporose
- Sport und Ernährung
- Wasser als Gesundheitsmittel

Biomärkte entdecken die Ernährungsinformation auf diese Art und bieten künftig immer mehr Plattformen. **Betriebliche Gesundheitsförderung** ist ein zukunftsträchtiges Gebiet für Seminare. Bringen Sie sich in die verschiedenen Einrichtungen ein, entwickeln Sie neue Ideen und Themen.

2.2.6 Einkaufstraining

Der Besuch im Lebensmittelmarkt, Reformhaus oder Biosupermarkt mit intensiver und detaillierter **Beratung** und diversen **Aufgabenstellungen** wird immer häufiger nachgefragt. Nach vorab geklärten Kriterien wird das Lebensmittelangebot quasi entdeckt und analysiert. Sie fördern so bei den Teilnehmern das **Qualitätsbewusstsein** für Lebensmittel, und ein geschmack- und genussvoller, gesundheitsbewusster Einkauf wird eingeübt. Einkaufstraining können Sie im Rahmen von Individual- oder Gruppenberatungen, aber auch als eigenständige Einheit anbieten. Es empfiehlt sich, Marktleiter und Mitarbeiter vorher zu informieren.

Infobox

Mögliche Themen oder Aufgabenstellungen für ein **Einkaufstraining** (▶ **Abb. 2.2**) können u. a. sein:

- Welche fettarmen Naschereien gibt es im Supermarktregal?
- Was bekommen Sie, wenn Sie Vollkornbrot, Mehrkornbrötchen oder Dinkelbrot kaufen?
- Welche Fettangaben gibt es auf den Käsepackungen? Was bedeuten sie?
- Welche Lebensmittel liegen im Kassenbereich und warum?
- Was steht auf dem Etikett? Was nicht?
- Was sagt das Bio-Siegel konkret aus und was nicht?
- Welche Lebensmittel bleiben mir bei einer XX-Unverträglichkeit?

Sie können das Einkaufstraining auch so gestalten, dass sie nacheinander jede Lebensmittelgruppe für sich oder Regal für Regal besprechen und dazu passend einzelne gesetzliche oder ernährungsphysiologische Hinweise erläutern.

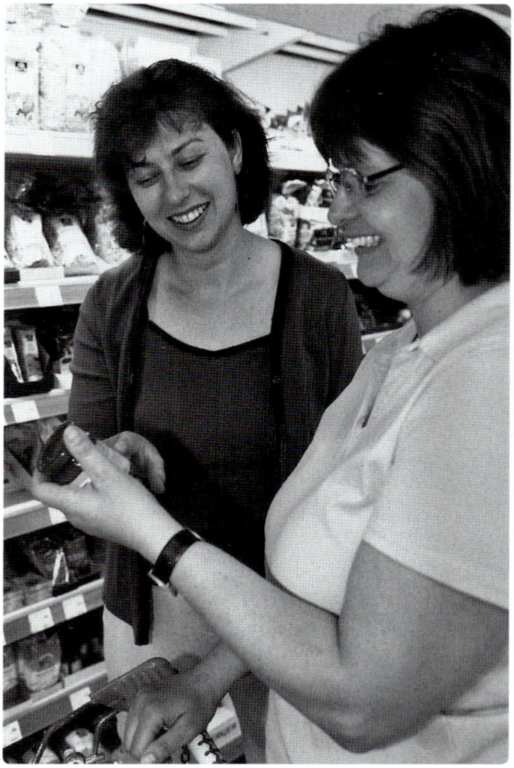

▶ **Abb. 2.2** Einkaufstraining im Supermarkt.

Merke: Achten Sie auf Bedarfe und Interessen Ihrer Kunden sowie auf Trends und Modethemen.

2.2.7 Kochseminar

Kochseminare (▶ **Abb. 2.3**) zeigen dem Teilnehmer einen gezielten und gesundheitsbewussten Umgang und Einsatz mit verschiedenen Kochgeräten, -geschirren und Lebensmitteln und dies zu ausgewählten Gesundheits- oder Krankheitsthemen, praktisch geschmack- und genussvoll verknüpft.

P Praxistipps

Als Themen von **Kochseminaren** können Sie z. B. anbieten:

- „Grillen – Leckeres ganz ohne Fleisch“
- „Dose und Co. – Schnelle und gesunde Küche“
- „Gesunde Sommerküche – lecker und leicht“
- „Essen wie am Mittelmeer – und dabei gesund bleiben“
- „Nudelvariationen – Vollkorn auch mal anders“
- „Cholesterinarme Weihnachtsbäckerei“

Kochseminare bedeuten strukturierte Planung und zeitintensive Dienstleistung. **Rezepte**, als Broschüre, ggf. selbst hergestellt, für das Seminar sollten **vorab getestet** sein. Der Einkauf der Lebensmittel und die Vorbereitung in der Küche sind **zeitlich gut zu planen**, ebenso wie das sogenannte Aufräumen und Verstauen der Reste und übrig gebliebenen Lebensmittel. Berücksichtigen Sie **Zeit- und Platzkapazitäten**. Küchen oder Küchenzeilen können z.B. über Volkshochschulen, allgemeine Schulen, einige Gesundheitseinrichtungen und manche Küchenstudios angemietet werden. Oder Sie richten sich ein eigenes Kochstudio in eigener Immobilie ein (▶ **Kap. 3.2**).

2.2.8 Vortrag

Häufig werden Ernährungsfachkräfte für Messen, Agenturen, Apotheken, Fachfortbildungs- oder ähnliche Veranstaltungen angefragt, einen Vortrag zu halten. Spezielle Themen aus der eigenen Beratungspraxis, Fallbearbeitungen, neue

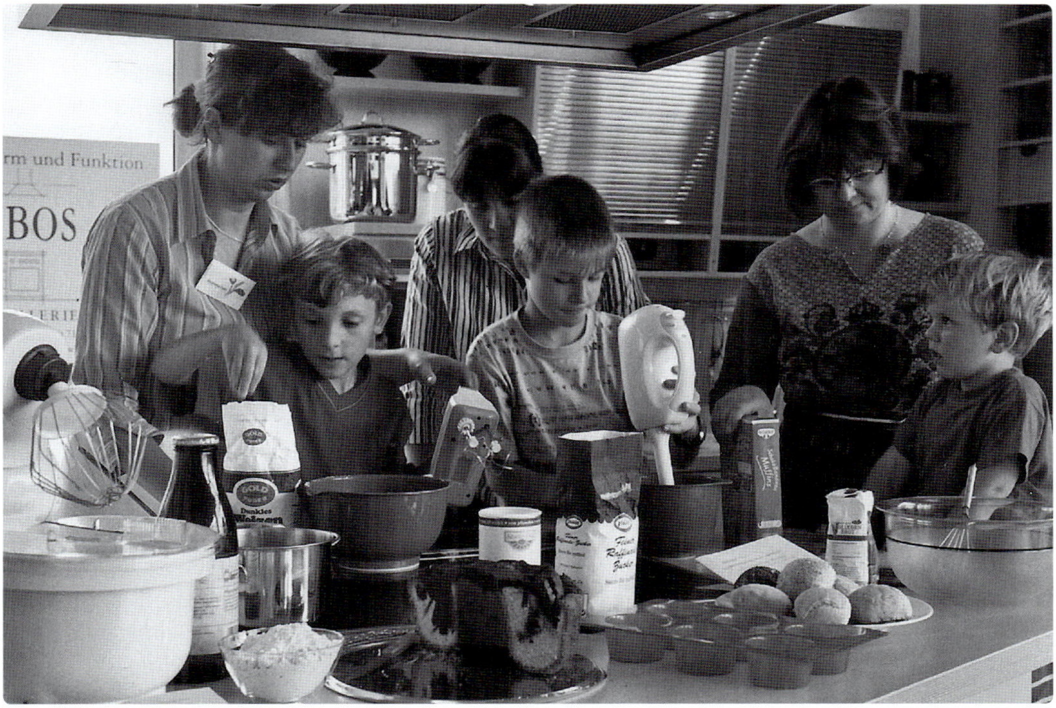

▶ **Abb. 2.3** Kochseminar mit Kindern.

wissenschaftliche bzw. ernährungsmedizinische Erkenntnisse in Fachforen oder Gremien vorzustellen, ist eine wunderbare Möglichkeit, **Ihr Können unter Beweis zu stellen**. Vor Interessierten, Selbsthilfegruppen oder anderen Plattformen zu sprechen, bedeutet, **sich zu zeigen** und besonders wichtig: **neue Kontakte zu knüpfen** und parallel dazu (meist) ein Honorar in Rechnung stellen zu können. Als eine Art Multiplikatorenschulung für Ärzte, Mitarbeiter und Kursteilnehmer, aber auch in freier Kooperation, sind Vorträge zu aktuellen Lebensmittel-, Gesundheits- sowie Krankheitsthemen eine mögliche Einnahmequelle. Mögliche Einnahmequelle deshalb, weil manche Auftraggeber auf Spendenbasis arbeiten (▶ **Kap. 5.1.10**) oder kein Honorar bezahlen, dafür jedoch Unterkunft, Verpflegung und Reisekosten erstatten. Erreichen Sie mit Ihrem Vortrag und den Kundenkontakte eine **Öffentlichkeitsarbeit**, die sich anderweitig bezahlt macht, können Sie ggf. teilweise oder ganz auf Honorar verzichten.

2.2.9 Unterricht/Vorlesung

Bildungseinrichtungen, Ausbildungsstätten, Fachhochschulen und Universitäten sind potenzielle Auftraggeber für selbstständige und entsprechend qualifizierte Ernährungsfachkräfte. Spezialgebiete wie z. B. Sporternährung, ernährungsmedizinische Forschung, Pädagogik und Psychologie bieten häufig eine zusätzliche Möglichkeit für Bachelor-/Master-Absolventen im Bereich Ernährung, Lebensmittel und Gesundheit, Diätassistenten und Ernährungsmediziner, sich mit dieser Leistung die Selbstständigkeit mitzufinanzieren. Berücksichtigen Sie, inwieweit Sie diese Leistung anbieten (können und dürfen), ob und wie eine **Rentenversicherungspflicht** besteht und welche steuerlichen Fallstricke Sie ggf. finden (▶ **Kap. 5.2.6** und **6.6.2**). Die Freude und ein (öffentlichkeitswirksames und kompetentes) positives Image über diese Art von Dienstleistung sollte nicht getrübt werden durch potenzielle Nachteile. Wägen Sie hier Vor- und Nachteile gründlich ab.

2.2.10 Projekte/Managementfunktion

Kliniken, Alten- und Pflegeheime sowie andere Gesundheitseinrichtungen suchen immer häufiger nach kompetenten Ernährungsfachkräften, die Ihnen **Ernährungs- und/oder Verpflegungskonzepte** modifizieren und optimieren. Kliniken, Betriebe und Gesundheitseinrichtungen werden durch überwachende bzw. zertifizierende Stellen (z.B. Medizinischer Dienst der Krankenversicherung [MDK]) immer stärker kontrolliert und aufgefordert, entsprechende **Ernährungsmanagement-Systeme** entweder einzuführen oder zu modernisieren. **Gesundheitsmanagement** im Betrieb, besonders in Bezug auf Ernährung, eröffnet die Chance, mit zufriedenen, motivierten und vor allem leistungsfähigen Mitarbeitern Engagement und Produktivität zu steigern. Zudem profitieren Unternehmen seit 2009 davon, ihren Mitarbeitern einkommenssteuerfrei Maßnahmen zur Verbesserung des allgemeinen Gesundheitszustandes (Präventionskurse) im Rahmen betrieblicher Gesundheitsförderung anbieten zu können [53].

Als ernährungsqualifizierter Freiberufler, ggf. mit Fort- und/oder Weiterbildung im Bereich Coaching und Management, sind Sie die ideale Besetzung für den Bereich des **Betrieblichen Gesundheitsmanagements** (BGM). Als externe Fachkraft wären Sie beispielsweise als **Moderator** oder **Prozessbegleiter** beteiligt an

- dem Kontakt zum Betrieb (mit/ohne Krankenkassen),
- der Entwicklung von Konzepten,
- der Unterstützung per Analysen und Befragungen,
- der Moderation von Gesundheitszirkeln,
- Führungskräfteschulungen,
- am Initiieren von Info- und Motivierungskampagnen,
- an der Umsetzung von Präventionsmaßnahmen und
- der Evaluierung.

Infobox

Als Maßnahmen und Aktionen einzig über **Betriebliche Gesundheitsförderung** gibt es:

- Aktionstage (z.B. „Gesundheitsmarkt“ mit Schnupperangeboten)
- Gesundheits-Checks
- Gesundheitsmessen und -wettbewerbe
- Gruppenberatungen und Inhouse-Schulungen
- Informationsportale und Online-Beratungen
- Kantinenaktionen
- Kochkurse/-trainings
- Vorträge und Workshops

2.2.11 Presse- und Autorentätigkeit

Viele Ernährungsfachkräfte sind „Schreiberlinge“. Sie verfassen **Artikel**, **Broschüren** oder **Bücher** über Ihre Arbeiten, Forschungsergebnisse und Spezialgebiete. Redaktionelle Beiträge für ortsansässige oder überregionale Zeitungen, berufsgruppenspezifische Fachzeitschriften, Mitarbeit an einem Nährwert-Tabellenwerk oder an Online-Magazinen, Entwicklung von Broschüren für Firmen in der Lebensmittelindustrie sind möglich.

Aufforderungen zum Verfassen von Artikeln, Broschüren und Büchern werden zu annähernd 100% über **Mundpropaganda** und **persönliche Kontakte** an Ernährungsfachkräfte herangetragen. Sind Sie als Ernährungsspezialist z.B. auf Fachtagungen, Kongressen, in Gesprächsforen und interdisziplinären Teams präsent, und wird Ihre **eloquente Art der Kommunikation** geschätzt, kann Ihnen ein Kontakt entweder sofort oder später einen journalistischen Auftrag einbringen. Auch Anfragen über das Internet sind mittlerweile üblich geworden.

Die Mehrzahl der Autoren in der Ernährungsberatung schreibt „ehrenamtlich“, sprich ohne dafür ein Honorar zu erhalten. Sollte das bei Ihnen anders laufen, umso besser. Dennoch lohnen sich diese häufig „kostenlosen“ Aktivitäten für viele Ernährungsfachkräfte, denn sie eröffnen **neue Kontakte** und verbessern Ihre **Außendarstellung** (▶ **Kap. 8.3**). Sie erreichen mit Veröffentlichungen zwar nur eine dezidierte Anzahl interessierter Verbraucher, aber Sie haben damit u.a. die Möglichkeit, Ihre eigene **Homepage aufzuwerten**. Presse- und Autorentätigkeit vermittelt **Glaubwürdigkeit** und **Kompetenz** – etwas, das Sie als guter Unternehmer stets ausstrahlen.

Merke: Der Anteil an Presse- und Autorentätigkeit, gemessen an weiteren Dienstleistungen innerhalb der qualifizierten Ernährungsberatung, beträgt bei den meisten Selbstständigen lediglich 1–5 %. Nutzen Sie für Ihr Konzept und Angebotsspektrum unbedingt auch andere Leistungen.

2.2.12 Online-Beratung

Immer mehr Menschen, die nicht persönlich zu Ernährungsberatungen oder Seminaren gehen möchten oder können, oder mit ihren Anliegen zum Thema Essen und Trinken **anonym** bleiben wollen, entscheiden sich für Online-Beratungen (► **Abb. 2.4**). Die Kommunikation ist hierbei auf den **schriftlichen Austausch** reduziert. Das erfordert für Beratungsfachkräfte zusätzliche Kompetenzen im Umgang mit PC, Internet, Chat und E-Mail. Schambesetzte Themen können hier leichter ausgesprochen bzw. geschrieben werden. Die Nutzung dieser Beratungsprozesse kann sowohl anspruchsvolle als auch niederschwellige Themen berühren und sowohl hohe als auch niedrige Erwartungen wecken bzw. erfüllen. Ernährungsberater, die sich auf diese Dienstleistung spezialisieren, benötigen hierfür zusätzlich zum **technischen Know-how** besonderes **psychologisches Geschick** und **Einfühlungsvermögen**, das sich ohne Face-to-Face-Situation ausdrücken muss.

2.2.13 Auftritte in Funk und Fernsehen

Oft werden von den Machern der Magazine und Informationssendungen, in Reportagen oder Talkshows in Funk und Fernsehen Ernährungsfachkräfte für **Stellungsnahmen** und **Aufklärung** benötigt – das könnten Sie sein. Mediale Ratgeber profitieren von Fachkräften, die über gesunde bzw. geeignete Ernährung, Trends oder Themen sprechen, die die Menschen in diesem Bereich direkt und aktuell betreffen oder etwas Neues aufdecken. Mit Radiobeiträgen können Sie eher regionale Interessenten ansprechen. Auftritte im Fernsehen sind eine überregionale Werbung für Sie. „Im Fernsehen können Sie als Experte auftreten, Sie können Interviews geben, Ratschläge erteilen und an Diskussionsforen teilnehmen. Voraussetzung ist aber, dass Sie sich [...] genau Gedanken machen, ob Sie die richtige Person für einen Beitrag sind, mit den erwarteten Kompetenzen." [324] Meist entstehen die

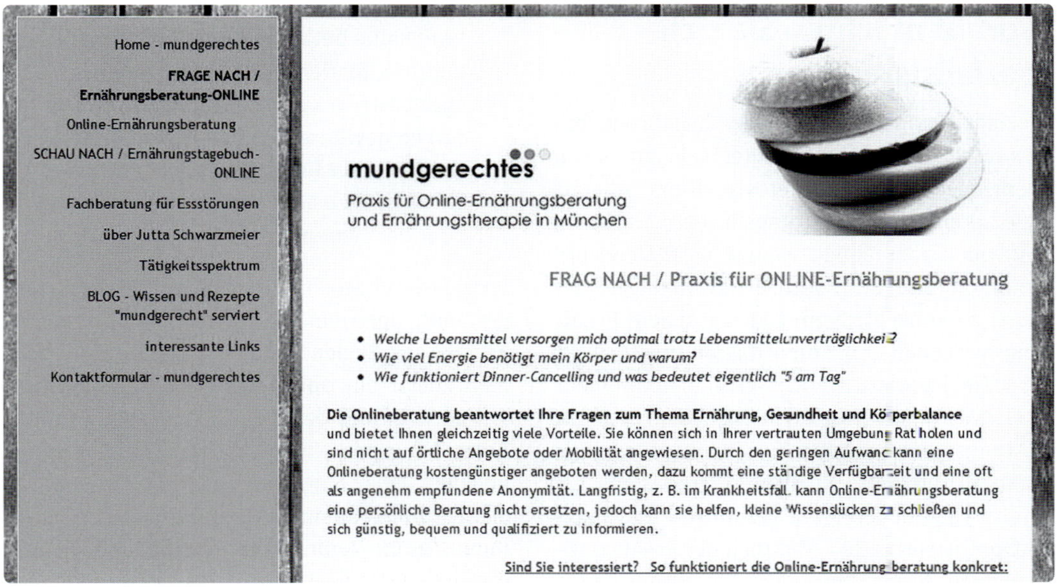

► **Abb. 2.4** Onlinepraxis für Ernährungsberatungen.

Kooperationen zu Radio- und Fernsehmachern durch **Mund-zu-Mund-Propaganda**, sprich Auftraggeber von Ihnen, die mit Ihren Leistungen sehr zufrieden waren und Sie weiterempfehlen (▶ **Kap. 8.3**).

2.2.14 Mobiler Service

Immobile Patienten oder Kunden, die sich Ihre Dienstleistung nach Hause kommen lassen wollen, sind Auftraggeber für einen mobilen Service, den Sie als Ernährungsfachkraft anbieten können. „Personal Training" liegt im Trend. Warum also nicht die Ernährungsberatung bei den Kunden zuhause, Kühlschrank-Check inbegriffen? Manchmal lohnt sich ein „Kochkurs am eigenen Herd" (hier ist der „Herd" der Kunden gemeint) sogar mehr, als das Anmieten einzelner Küchen oder Kochnischen. Viele Anschlussheilbehandlungen werden aus Kliniken heraus in den heimischen Bereich verlegt (▶ **Kap. 1.4.4**). Sie sind als mobiler Service flexibler und individuell abrufbar, die Kosten für Benzin und die Zeit, in der Sie **„außer Haus und auf der Strecke"** sind, müssen Sie jedoch gut kalkulieren. Vielleicht ist das ein Alleinstellungsmerkmal, das Sie anbieten können (▶ **Kap. 7.2.3**).

2.3 Worauf möchten Sie sich spezialisieren?

Spezialisierung im Bereich der Ernährung und Gesundheitsförderung bedeutet, sich auf nur ein Themengebiet (z.B. Diabetes mellitus, Allergologie, alternative Ernährungsformen, Marketing o.Ä.) oder aber einige wenige (z.B. Gewichtsreduktion und Stoffwechselerkrankungen und Sport) zu konzentrieren. Laut aktuellem Ernährungsbericht gilt z.B. Adipositas weltweit „als das am schnellsten wachsende Gesundheitsproblem" [111]. Was liegt näher, als dieser Zielgruppe das Leistungsspektrum einer Ernährungsberatungspraxis anzubieten? Nichts – aber das machen bereits viele andere! Die gefühlte – und durch Stichproben erfragte – Mehrheit der Ernährungsfachkräfte beschäftigt sich mit den Themen Übergewicht und Adipositas [32]. Wenn Sie sich nur mit dieser Krankheits- und Ernährungssituation beschäftigen, heißt das konkret, sich darauf zu spezialisieren. Auch das haben schon viele andere vor Ihnen getan. Es wurden Institute gegründet und Konzepte entwickelt, die diesen übergewichtigen und adipösen Menschen Programme, Beratungen und Schulungen bieten. Was können Sie also noch **Spezielles**, **Neues**, **Zusätzliches** oder **Spektakuläres** für diese Zielgruppen gestalten?

2.3.1 Viel hilft viel

Der **Trend** mancher Ernährungsberatungsunternehmen in den vergangenen Jahren, ein möglichst großes, sprich **breites Themenspektrum** anzubieten, hat sich nicht bewährt. Vielseitigkeit im Beratungsangebot bedeutet, mehr Kunden ansprechen zu können, in seinen Aktionen variabel zu sein und damit vermeintlich mehr zu erwirtschaften. Auf dem Gesundheits- und Ernährungsberatungsmarkt eignet sich diese Strategie jedoch nicht. Ein Angebot von bis zu 15 oder 20 verschiedenen Themen- und Therapiemethoden erscheint den Kunden in der Auswahl oft **zu groß** und **nicht individuell** genug.

Merke: Viele Kunden wünschen sich für ihre individuellen Ernährungsbedürfnisse eine Fachkraft, die ein breites Aktionsspektrum anbietet. Die Ernährungsfachkraft sollte bei allem Angebot fundierte, aktuelle, moderne und, wenn möglich, spezialisierte Kenntnisse und Kompetenzen im gewünschten Bereich aufweisen. Das bedeutet für Sie als Fachkraft: Bieten Sie nicht allzu viele verschiedene Themen oder gar Lehren an.

Spezialisierungen, richtig und professionell angewandt, üben eine große Anziehungskraft für Kunden aus. Finden Sie für sich und Ihr Unternehmen zuerst ein **optimales Leistungsspektrum** (▶ **Kap. 2.2**) und dann ein darauf abgestimmtes Themenangebot. Nur so können Sie überzeugen und die Kunden langfristig begeistern. Orientieren Sie sich zuerst an Ihrem Berufsabschluss, dann an Ihren Zusatz- und Schlüsselqualifikationen und weiter an Erfahrungen und Interessen.

Infobox

Spezialisierungen für eine Ernährungsberatungspraxis können u. a. sein:

- Allergologie und Nahrungsmittelunverträglichkeiten
- Allgemeine Pädiatrie
- Altenhilfe und Geriatrie
- Alternative Ernährungsformen
- Betriebliche Gesundheitsförderung
- Diabetes mellitus
- Enterale/parenterale Ernährung
- Ernährung für spezielle Personengruppen (Schwangere, Stillende, Vegetarier, Schichtarbeiter etc.)
- Ernährungssoziologie
- Ernährungswissen aus dem bzw. im Internet
- Essstörungen
- Existenzgründungsberatung
- Gastroenterologie
- Gesundheitsbildung/Pädagogik
- Haushaltstechnik/Hauswirtschaft
- Lebensmittelrecht
- Mangelernährung
- Marketing
- Nahrungsergänzung und Functional Food
- Nephrologie
- Prävention/Salutogenese/Gesunde Ernährung
- Presse- und Öffentlichkeitsarbeit
- Qualitätskontrolle/-management
- Sport/Fitness/Wellness
- Übergewicht/Adipositas
- Umweltschutz/Abfallberatung
- Verpflegungsmanagement
- …

2.3.2 Spezialisierungen schaffen Synergien

Frei nach Aristoteles „Das Ganze ist mehr als die Summe seiner Teile“ gilt: Wenn Sie auf einem Fachgebiet spezialisiert sind, kann das für eine weitere Gesundheitseinrichtung oder Praxis **komplementär** sein. Da nicht jede Ernährungsfachkraft in der Lage ist, auf allen Beratungs- und Schulungsgebieten up to date zu sein, können hier Kooperationen entstehen, die sich für alle Beteiligten im wahrsten Sinne des Wortes auszahlen. Verschiedene oder zugrunde liegende bzw. mitbeteiligte Erkrankungen stellen heutzutage die Notwendigkeit von **interdisziplinären Ernährungsteams**, auch im ambulanten Sektor, außer Frage. Kooperationen mit anderen Fachdisziplinen sind erforderlich (▶ **Kap. 2.7**). Für die Thematik „Übergewicht und Adipositas“ beispielsweise ist heutzutage gefordert und unerlässlich, interdisziplinär zusammenzuarbeiten [102].

P Praxistipps

Wagen Sie sich als Ernährungsfachkraft an **Kooperationen**. Ihre Spezialisierungen bringen auch anderen Heil- und Gesundheitsfachberufen Vorteile. Ärzte und Heilpraktiker, die nicht selbst ernährungsmedizinisch fort- oder weitergebildet sind, können mit ihrer Unterstützung ein noch größeres Leistungsspektrum anbieten und damit Sie und ihre eigene Arbeit und Qualität aufwerten (▶ **Kap. 2.7**). Schauen Sie über Ihren Tellerrand.

2.4 Welche Aus-, Fort- oder Weiterbildungen gibt es?

Nachdem Sie mit Hilfe des Elevator Pitch (▶ **Kap. 2.1**) herausarbeiten konnten, was Sie können, welches Leistungsangebot Sie bieten möchten, und überlegt haben, welche Spezialisierungen möglich sind, stellt sich nun die Frage, welche (zusätzlichen) Qualifikationen und Zertifikate dafür nötig sind.

2.4.1 „Ausbildung“ für Ernährungsfachkräfte

Dietitians, in Deutschland dem Beruf der **Diätassistenten** zugeordnet und durch die Europäische Föderation der Verbände der Ernährungsberater (EFAD) [140] als „Leader in Nutrition in Europe“ bezeichnet, zählen zu den üblichen und traditionellen Ernährungsfachkräften. Gemäß dem Gesetz über den Beruf der Diätassistenten [42] werden an derzeit 51 staatlich anerkannten (Ersatz-) Schulen und Bildungsträgern Diätassistenten ausgebildet [36]. Die Ausbildung dauert inkl. Vollzeitunterricht und praktischer Ausbildung 3 Jahre und befähigt die Absolventen „zur eigenverantwortlichen Durchführung diättherapeutischer und ernährungsmedizinischer Maßnahmen auf ärztliche Anordnung oder im Rahmen ärztlicher Verordnung wie dem Erstellen von Diätplänen, dem Planen, Berechnen und Herstellen wissenschaftlich anerkannter Diätformen sowie dazu, bei der Prävention und Therapie von Krankheiten mitzuwirken und ernährungstherapeutische Beratungen und Schulungen durchzuführen.“ [43] Staatlich anerkannte Diätassistenten können sich nach erfolgreichem Abschluss der Ausbildung selbstständig machen. Der Berufsverband der Diätassistenten bietet für Mitglieder nach erfolgreichem Examen, entsprechender Fort- oder Weiterbildung sowie nach interner Prüfung ein **VDD-Fortbildungszertifikat** an, das zur Anerkennung der Anbieterqualifikation bei den Krankenkassen eingereicht werden muss (▸ **Kap. 2.4.5**).

Die Ausbildung von **Ökotrophologen, Ernährungs- und Lebensmittelwissenschaftlern** (Diplom/Bachelor/Master) erfolgt in Deutschland an Universitäten und Fachhochschulen (FH). Das Fach kann eigenständig, aber auch als Schwerpunkt innerhalb von Studiengängen im Gesundheitsbereich absolviert werden. Darüber hinaus ist in der Ökotrophologie das Studium im Rahmen von Lehramtsstudiengängen möglich. Derzeit bieten 16 (Fach-)Hochschulen den Studiengang für Ernährung, 21 für Ernährungswissenschaft und 13 für Lebensmitteltechnologie an. Einige FHs und Universitäten haben 2011 im Hinblick auf moderne Bedarfe im Ernährungs- und Gesundheitssektor Umstrukturierungen in der Fächer- bzw. Modulauswahl vorgenommen.

Studiengänge, die entsprechend neue und zusätzliche Fächerkombinationen ermöglichen (z. B. Dienstleistung und Gesundheit, Gesundheit und Ernährungsmedizin, Gesundheit und Beratung), schaffen Voraussetzungen, sich noch mehr im Bereich der Ernährungstherapie und klinischen Ernährung einzubringen. Eine Übersicht über die Studieneinrichtungen findet sich auf der Homepage der Bundesagentur für Arbeit [35]. Die Regelstudienzeit ist mit mindestens 6–7 Semestern angegeben. Ökotrophologen und Ernährungswissenschaftler können sich nach erfolgreichem Studienabschluss selbstständig machen. Der Verband der Oecotrophologen e.V. (VDOE) zertifiziert die Absolventen der Studiengänge auf der Grundlage des „Curriculums Ernährungsberatung“ des DGE-Arbeitskreises „Berufe in der Ernährungsberatung“ und vergibt damit eine Anerkennung der Anbieterqualifikation, die bei Krankenkassen und anderen Gesundheitseinrichtungen gefordert wird (▸ **Kap. 2.4.5**) [293].

In den nächsten Jahren werden **weitere Berufsgruppen**, nach Absolvieren einer dezidierten Ausbildung oder nach einem Studium, die Anerkennung als Ernährungsfachkraft erhalten. **Diätologen** sind derzeit (Stand 2012) ausschließlich Ernährungsexperten, die Ihre Ausbildung lt. Gesetz an einer „Fachhochschule für Diaetologie“ oder der „Akademie für den Diätdienst und ernährungsmedizinischen Beratungsdienst“ absolviert haben. Dies ist zurzeit nur in Österreich möglich. Ernährungsfachkräfte, die diesen Berufstitel in Deutschland tragen, sind entweder Absolventen des Studiengangs in Österreich oder konnten sich ihre deutsche Ausbildung zum Diätassistenten durch Leben und Arbeiten in Österreich anerkennen lassen.

Merke: Ausbildungsangebote für Ernährungsfachkräfte gibt es mittlerweile viele. Kommunikations- und Kritikfähigkeit, psychologisches und pädagogisches Geschick sowie Flexibilität und Empathie werden von Kunden meist noch höher bewertet als der reine Ausbildungsstand eines Beraters. Da nicht alle Kompetenzen innerhalb der Ausbildung bzw. des Studiums erlernt, erprobt und vertieft werden können, sind Fort- und Weiterbildungen vonnöten.

2.4.2 Fortbildung für Ernährungsprofis

Als selbstständige Ernährungsfachkraft ist es wichtig, bereits zur Zeit der Existenzgründung das Leistungsspektrum festzulegen. Firmenpapier, Logo und Visitenkarten, die diese Informationen beinhalten, werden nicht alle paar Wochen neu entwickelt, geschweige denn gedruckt (▸ **Kap. 8**). Also ist bereits im Vorfeld zu klären, in welchen Themenbereichen Ihre künftigen Tätigkeiten angesiedelt sind oder sein sollten. Fort- und Weiterbildungen können Sie dann gezielt auswählen, buchen und absolvieren.

Merke: Im Rahmen eines Beratungsvertrages sind Sie sogar verpflichtet, sich fortzubilden (▸ Kap. 4.3.2).

15, 50, 90 oder 120 Punkte – Ernährungsfachkräfte müssen sammeln

Fortbildungen werden von **Arbeitgebern** und von **Berufsverbänden** organisiert und manchmal für Arbeitnehmer verpflichtend gemacht. Laut **Berufsbildungsgesetz** wird vorausgesetzt, dass jeder Mensch im Laufe seines Berufslebens solche Möglichkeiten zur Erweiterung beruflicher Kompetenzen wahrnimmt. Für Selbstständige im Ernährungsbereich sind Fortbildungen, trotz des oft anstrengenden Tagesgeschäfts, **ein qualitätssicherndes Muss.** Die alleinige physische Anwesenheit wird meist ebenso mit Punkten honoriert wie eine engagierte Mitarbeit, die Ihnen fachliche Kompetenz und Verantwortungsbewusstsein für Ihre Selbstständigkeit beschert.

Die Anzahl an Fortbildungsmöglichkeiten und -anbieter im Bereich Gesundheit, Ernährung, Ernährungsmedizin sowie Beratung und Coaching ist immens und für diesen Leitfaden nur auszugsweise zu erfassen. **Berufsverbände**, **Bildungseinrichtungen**, **Volkshochschulen**, **Messen**, **Firmen** selbst und viele mehr bieten als Fortbildungsveranstaltung Vorträge, Inhouse-Schulungen, sogenannte Stammtische/Netzwerktreffen, Supervision, Seminare und Workshops an. Aber auch über **Online-Fortbildungen** und **Webinare** kann ein Freiberufler vom Arbeitsplatz oder von zuhause aus „Punkte sammeln" [136] (▸ **Kap. 13.3.3 Informationen zum Thema Fort- und Weiterbildung für Ernährungsfachkräfte**). Fortbildungen schließen in der Regel mit **Bescheinigungen** oder **Zertifikaten** ab. Für die Teilnahme an derartigen Veranstaltungen werden sogenannte **Fortbildungspunkte** vergeben. Einige wenige Institutionen wie z. B. die Deutsche Gesellschaft für Ernährung (DGE) oder die Deutsche Gesellschaft der qualifizierten Ernährungstherapeuten und Ernährungsberater (QUETHEB) sowie alle Berufsverbände stellen für nachgewiesene Fort- und Weiterbildung Zertifikate aus.

2.4.3 Weiterbildung = Bildung + Bildung

Weiterbildungen werden von Berufsverbänden, verschiedenen Bildungsträgern, Instituten und Hochschulen angeboten. Das Spektrum für angestellte und selbstständige Ernährungsfachkräfte ist ebenso vielfältig wie bei den Fortbildungen. Häufig ist eine Weiterbildung mit größeren finanziellen Aufwendungen verknüpft, für Selbstständige ein **Entscheidungskriterium**, wann und ob überhaupt eine solche Maßnahme absolviert werden kann.

Inwieweit Weiterbildungsmaßnahmen **Bedeutung für Ihre berufliche Zukunft** haben (können) und welche **Entscheidungskriterien** für eine fachlich qualifizierte und qualitativ hochwertige Maßnahme wichtig sind, können Sie mittels einer **Checkliste** eruieren. Das Bundesinstitut für berufliche Bildung (BIBB) hat eine solche Checkliste erarbeitet und unter dem Titel „Qualität beruflicher Weiterbildung" veröffentlicht [46].

In Ernährungsfachkreisen werden Weiterbildungen auch als **„Zusatzqualifikation"** bezeichnet, angelehnt an die Definition der **„Leistungserbringer"** in den Anforderungen der Krankenkassen [157]. Zusatzqualifikationen für Diätassistenten, Diplom-Ingenieure (Schwerpunkt Ernährung) und Ökotrophologen/Ernährungswissenschaftler, die gleichzeitig Spezialisierungen darstellen, werden derzeit u. a. für folgende Fachbereiche angeboten:

- Adipositastherapie
- Allergologie
- Angeborene Stoffwechselerkrankungen
- Betriebswirtschaftslehre
- Diabetologie
- Enterale Ernährung
- Ernährungspsychologie
- Ernährung und Verpflegung von Senioren
- Gastroenterologie
- Hygiene
- Nephrologie
- Pädiatrie
- Pädagogik
- Parenterale Diättherapie
- Public Health

Weiterbildungsmaßnahmen für **beratende bzw. schulende Tätigkeiten**, die derzeit angeboten und offiziell anerkannt sind, finden Sie im Anhang (▶ **Kap. 13.3.3**). Lehrgänge, Seminare oder ein Studium für **leitende und/oder lehrende Tätigkeiten** sind dort ebenso aufgeführt.

Die Qualifikation **Ernährungsmediziner/in DAEM/DGEM®** bei der Deutschen Akademie für Ernährungsmedizin kann nach erfolgreich abgelegter Prüfung für „Ernährungsbeauftragte/r Arzt/Ärztin" und angeschlossenem Seminar mit Fallbearbeitung beantragt werden. Die Bundesärztekammer bietet diese Form der Fachqualifikation in Zusammenarbeit mit weiteren anerkannten Institutionen seit 2002 für ihre Berufsgruppenangehörigen über ein 100-stündiges Curriculum („Curriculum Ernährungsmedizin") in Seminarblöcken an [104]. Diese Qualifikation war ursprünglich für Ärzte gedacht, denen in Krankenhäusern das Führen der Diätabteilung und Ernährungstherapie obliegt. Aktuell rekrutieren sich die Teilnehmer der Qualifizierung überwiegend aus niedergelassenen Praxen. Vielfach nutzen Mediziner diese Weiterbildung auch für die Standortsicherung ihrer Ambulanz und die geforderte Anerkennung der Anbieterqualifikation der Krankenkassen [103]. „Inzwischen wurden mehr als 3000 Mediziner zum Ernährungsmediziner DAEM/DGEM® ausgebildet." [273] Auf Anfrage teilt der **Berufsverband Deutscher Ernährungsmediziner e.V.** Mitgliederadressen der Absolventen mit.

2.4.4 Qualifizierung als Qualitätssicherung

Zusätzliche Qualifikation und Qualität der Ernährungsfachkräfte schaffen die Grundlagen für die **Anerkennung bei Krankenkassen**. Diese Anerkennung ist wiederum Basis für **finanzielle Zuschüsse** von Beratungsleistungen. Und sie ist für Kunden oft ein Entscheidungskriterium, eine Ernährungsberatung aufzusuchen oder nicht. Finanzielle Zuschüsse oder Erstattungen der Krankenkassen für Indikationen, die eine Ernährungsberatung oder Diättherapie benötigen, erhalten aktuell meist nur diejenigen Kunden, die sich Ernährungsfachkräften mit nachgewiesener Anbieterqualifikation anvertrauen [172, 198]. Neben ihrer Ausbildung müssen selbstständige Fachkräfte über Fort- und Weiterbildung ihre Qualifikation und Qualität in der Ernährungsberatung sichern, und dies wird über Zertifikate und Registrierungen nachgewiesen.

2.4.5 Qualifikationsanforderungen der Krankenkassen – die „Anbieterqualifikation"

Experten aus der Pädagogik und Ernährungsmedizin bestätigen, dass sich fehlende berufliche Qualifikation in der Beratung entsprechend negativ bemerkbar macht und qualitätsmindernd wirkt. In einer der wenigen konkreten Beschreibungen der für die Ernährungsberatung und Diättherapie gewünschten beruflichen Qualifizierung (neben der oben aufgeführten Rahmenvereinbarung zur Qualitätssicherung in der Ernährungsberatung und Ernährungsbildung) gibt der **Leitfaden Prävention** mit der sogenannten **Anbieterqualifikation** Anforderungen für die Leistungserbringer für Maßnahmen, die die Ernährung betreffen, vor [172]. Der Berufsgruppe der Heilpraktiker wird im Hinblick auf Ernährungsberatung bzw. Diättherapie kein Recht für die Durchführung von Maßnahmen im Handlungsfeld Ernährung anerkannt, daher findet sie sich hier in diesen Regularien nicht wieder.

Infobox

Als Anbieter der von den Krankenkassen bereit gehaltenen **Konzepte zur Schaffung gesunder Lebens- und Arbeitsbedingungen** [172] werden für die Ernährungsberatung im Bereich Prävention einer Mangel- und Fehlernährung sowie zur Vermeidung und Reduktion von Übergewicht derzeit **ausschließlich Fachkräfte** mit einer staatlich anerkannten Ausbildung im Bereich Ernährung in Betracht bezogen, dazu zählen

- Diätassistenten,
- Ökotrophologen (ernährungswissenschaftliche Ausrichtung; Abschlüsse: Diplom, Bachelor/Master of Science),
- Ernährungswissenschaftler (Abschlüsse: Diplom, Bachelor/Master of Science),
- Diplom-Ingenieure Ernährungs- und Hygienetechnik, Schwerpunkt „Ernährungstechnik",

▼

- Diplom-Ingenieure Ernährung und Versorgungsmanagement, Schwerpunkt „Ernährung“ sowie
- Bachelor of Science Lebensmittel, Ernährung, Hygiene, Schwerpunkt „Lebensmittel und Ernährung“
- mit gültiger Zusatzqualifikation entsprechend einem der den folgenden Zertifikaten zugrunde liegenden Curricula:
- Ernährungsberater/DGE, Ernährungsmedizinischer Berater/DGE
- VDD-Fortbildungszertifikat
- Zertifikat „Ernährungsberater VDOE“
- VFED-Zertifizierung
- QUETHEB-Registrierung

sowie Ärzte mit gültigem Fortbildungsnachweis gemäß dem Curriculum Ernährungsmedizin der Bundesärztekammer. Zusätzlich kann hier der Nachweis der QUETHEB-Registrierung erbracht werden [157].

Wichtig: Einmal ein Zertifikat zu erwerben, heißt für Ernährungsfachkräfte nicht, sich danach bequem zurückzulehnen. In **regelmäßigen Abständen** werden diese Dokumente von Gesundheitseinrichtungen und Krankenkassen eingefordert. Da die **Gültigkeit** der aktuell zu erreichenden Zertifikate **begrenzt** ist, bedeutet dies, kontinuierlich Fortbildungen und ggf. auch Weiterbildungen zu besuchen. Reflektieren Sie, welche Zertifikate für Sie in naher Zukunft, aber auch langfristig in Betracht kommen (können).

2.4.6 Zertifikat – der Schlüssel zum Erfolg?

Wie bereits beschrieben ist „Zertifikat“ kein geschützter Begriff für konkrete Qualifikationen oder einen konkreten Beruf, Abschluss oder Fachbereich. Neben den Berufsverbänden der Diätassistenten, Ernährungswissenschaftler, Oekotrophologen und Ernährungsmedizinern zertifizieren auch interdisziplinär zusammengesetzte Vereinigungen wie der Verband für Ernährung und Diätetik (VFED), die DGE und das QUETHEB. Die Zertifizierungsrichtlinien unterscheiden sich bei den verschiedenen Verbänden und Institutionen, sind nicht grundsätzlich vergleichbar, aber alle von den Krankenkassen anerkannt. Weitere, nicht offiziell erwähnte qualifizierte Berufsgruppenangehörige können über Einzelprüfungen anerkannt und als Anbieter zugelassen werden.

Zertifikate für Diätassistenten und Ökotrophologen, Haushalts- und Ernährungswissenschaftler

Vom Berufsverband der Diätassistenten gibt es auf Antrag das **VDD-Fortbildungszertifikat** für kontinuierliche Fort- und Weiterbildung im Bereich Diätetik und Ernährungswissenschaft. Den Absolventen mit den im Leitfaden Prävention genannten Abschlüssen wie Diplom, Bachelor bzw. Master (Schwerpunkt Ernährung), die die DGE-Zulassungskriterien erfüllen [107], bietet der Berufsverband VDOE das **Zertifikat „Ernährungsberater/in VDOE“** an (► Abb. 2.5).

Zertifikate ohne Zugehörigkeit zu einem Berufsverband

Als Ernährungsfachkraft mit qualifizierter Ausbildung oder einem abgeschlossenem Studium gibt es auch **ohne eine Zugehörigkeit zu einem Berufsverband** die Möglichkeit, ein sogenanntes Zertifikat zu erwerben. Die im Anhang aufgeführten Anbieter und Informationen werden von offiziellen Gesundheitseinrichtungen und Krankenkassen anerkannt. Die DGE als größte deutsche Institution für den Bereich der Ernährung, Ernährungs- und Gesundheitsbildung wie -forschung und Beratung und vergibt ihr Zertifikat an Absolventen des von ihr angebotenen Lehrgangs zum „Ernährungsberater oder -beraterin/DGE“ [107]. Dieser Zertifikatslehrgang ist eine offizielle Weiterbildung, die mittlerweile von vielen Berufsgruppenangehörigen in Anspruch genommen wird. Nach erfolgreicher Zertifizierung werden diese Absolventen auf der Homepage der DGE veröffentlicht.

Der VFED vergibt sein Zertifikat als **„Qualifizierte(r) Diät- und Ernährungsberater(in) VFED“** unter bestimmten Voraussetzungen auf Antrag an Diätassistenten, Ökotrophologen (ernährungswissenschaftliche Ausrichtung, Abschlüsse: Diplom, Master, Bachelor), Ernährungswissenschaftler (Abschlüsse: Diplom, Bachelor, Master) und Dipl.-Ing. Ernährungs- und Hygie-

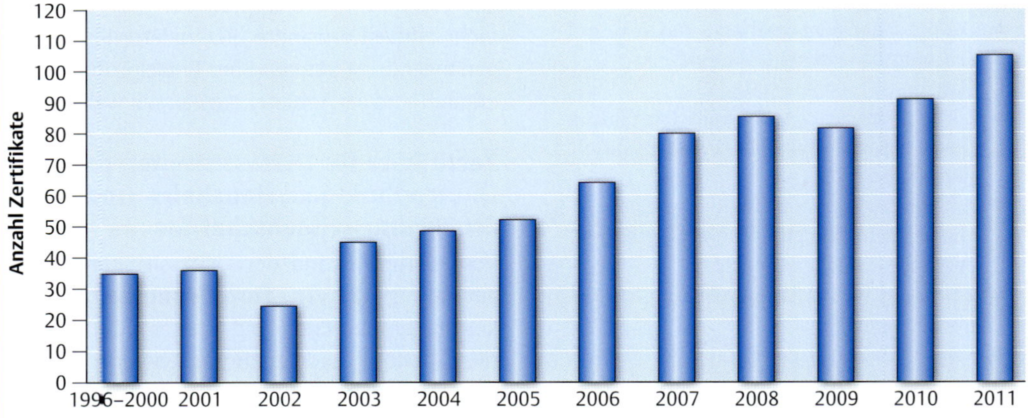

► **Abb. 2.5** Entwicklung des Neuerwerbs Zertifikat Ernährungsberater/in VDOE 2011.

netechnik (Schwerpunkt „Ernährungstechnik") sowie Dipl.-Ing Ernährung und Versorgungsmanagement (Schwerpunkt „Ernährung"). Für die Zulassung von Absolventen ökotrophologischer und ernährungswissenschaftlicher Studiengänge zur Zertifizierung sind die Studieninhalte ausschlaggebend, die anhand eines Kriterienkatalogs überprüft werden.

Eine weitere Art der Zertifizierung für Ernährungsfachkräfte, in diesem Fall auch für Ärzte, ist die sogenannte **QUETHEB-Registrierung**. Grundsätzlich wird hier unterschieden zwischen der

a. Registrierung zur „qualifizierten Ausübung der Ernährungsberatung" und der
b. Registrierung zur „qualifizierten Ausübung der Ernährungsberatung und Ernährungstherapie".

Das anerkannte **„Zertifikat" für Ärzte** ist, wie vorab beschrieben, der gültige Fortbildungsnachweis gemäß dem Curriculum Ernährungsmedizin der Bundesärztekammer.

Zertifikate und Zusatzqualifikationen für Heilpraktiker und Quereinsteiger – wichtig?

Ja, ganz eindeutig ja. Denn Heilpraktiker und sogenannte Quereinsteiger in die Ernährungsberatungspraxis erhalten durch (Aus-,) Fort- und Weiterbildungen die ernährungsphysiologischen, -medizinischen und lebensmittelrechtlichen Grundlagen, die die Ernährungsfachkräfte bereits in Ausbildungen bzw. im Studium erhalten haben. Für **Heilpraktiker** stehen Lehrgänge, Seminare und Studium als Fort- und Weiterbildungsmaßnahmen zur Verfügung. Heilpraktikerschulen sowie andere Bildungsträger/-einrichtungen bieten seit Jahren verstärkt **„Ernährungsberatung" als Zusatzqualifikation** an. Es wird für diese Berufsgruppe deutlich formuliert, dass eine derartige Kompetenzerweiterung für eine Selbstständigkeit im Bereich Beratung, Ernährungsinformation und -bildung notwendig erscheint.

Merke: Quereinsteiger können ohne Berufsausbildung bzw. Studium nicht in den einschlägigen Berufsverbänden organisiert sein. Meist werden sie auch nicht in offizielle Gesundheitsinstitutionen wie z. B. die DGE als Mitglied aufgenommen.

Deshalb ist es für diese Zielgruppe schwierig, überhaupt anerkannte Zusatzqualifikationen zu erlangen. Stiftung Warentest hat im November 2005 Tests von Quereinsteiger-Kursen durchgeführt. Zur Evaluation der Bewertungskriterien wurde von Stiftung Warentest ein „Anforderungsprofil für die Weiterbildung von Quereinsteigern für den Bereich der Ernährungsberatung gesunder Menschen" entwickelt [265]. Ergebnis war u. a., „dass Quereinsteiger, die weder über eine ernährungsbezogene Berufsausbildung noch über anatomisch-physiologische Grundkenntnisse verfügen oder nur eines von beiden vorweisen können und Ernährungsberaterwissen nur über eine Weiterbildung erwerben, aus fachlicher und Verbraucherschutzsicht von vornherein nur in bestimmten Bereichen der Ernährungsberatung tätig sein sollen." [266] Ausgehend von diesen Bewertungen werden **Quereinsteigern** auf jeden Fall noch Fortbildungen und ggf. zusätzliche Weiterbildungen empfohlen.

Qualifizierungen sind immer hilfreich ...

Diverse Bildungseinrichtungen, Gesundheitsinstitutionen und Vereine bieten Aus-, Fort- und Weiterbildungen sowie Zertifizierungen an, die keinen direkten Einfluss auf die beschriebene „Anbieterqualifikation" der Krankenkassen haben (► **Kap. 2.4.5**). Ein Beispiel sind die Aus- und Fortbildungen des **Verbands für Unabhängige Gesundheitsberatung (UGB)**. Der UGB bietet für ausgebildete und studierte Ernährungsfachleute, aber auch für Personen ohne ernährungsmedizinische oder -wissenschaftliche Grundlagen, spezialisierte Seminare an [300]. Eine Besonderheit des UGB ist das Angebot an praktischen Ausbildungen und Seminaren im Bereich der Vollwerternährung und dabei das der Kochpraxis. Über die Anerkennungen einzelner dieser Maßnahmen entscheiden die Berufsverbände (VDD, VDOE, BDEM) sowie QUETHEB und der VFED individuell auf Antrag.

... und das ohne Geld?

Na ja, fast ohne Geld. Es gibt für viele junge Ernährungsfachkräfte eine Möglichkeit, Weiterbildungen zu absolvieren, die finanziell bezuschusst werden. Das Zauberwort heißt **„Begabtenförderung"**. Das Bildungsministerium für Bildung und Forschung (BMBF) vergibt ein sogenanntes **Weiterbildungsstipendium** [238]. Die Förderung dürfen **Absolventen von Gesundheitsfachberufen** (im Fall der Ernährungsfachkräfte Diätassistenten) in Anspruch nehmen. Sie müssen u. a. zum Zeitpunkt der Bewerbung **Berufsabschlussprüfung mit besser als „gut"** (Durchschnittsnote 1,9 oder besser) bestanden haben oder aufgrund eines **begründeten Vorschlags einer Berufsschule** eine besondere Qualifikation nachweisen. Bei Aufnahme in das Förderprogramm dürfen die Bewerber **nicht älter als 25 Jahre** sein und „entweder mit einer wöchentlichen Arbeitszeit von mindestens 15 Stunden berufstätig [...] oder bei der Arbeitsagentur als arbeitssuchend gemeldet sein. Vollzeitstudierende ohne regelmäßige Berufstätigkeit und Hochschulabsolventen/-innen können nicht aufgenommen werden." [238] Scheuen Sie sich auch als junger Existenzgründer nicht, sich bereits früh mit Qualifizierungen zu beschäftigen, selbst wenn das Budget nicht mitspielt – es gibt Unterstützung.

2.5 Einstieg mit Teilselbstständigkeit

Das Risiko einer Selbstständigkeit ist groß. Nicht jeder Freiberufler ist dafür geschaffen, dieses Risiko sofort und zu 100% zu tragen. Welches sind die Vor- oder Nachteile einer nebenberuflichen Selbstständigkeit? Sie denken vielleicht: „Ich habe ja einen Job, über den ich sozialversichert bin und der mir erst einmal weiterhin ‚sicheres' Geld bringt." Sie würden also neben Ihrem Hauptjob oder Ihrer Familie teilselbstständig aktiv werden wollen? Da sind Sie in guter und vor allem großer Gesellschaft. Mehr als die Hälfte der Deutschen gründen laut Angaben von Statistiken „nebenbei" [206, 267]. Vielleicht denken Sie auch, dass die sofortige und hauptberufliche Selbstständigkeit ein großer Aufwand oder ein zu großes Risiko zu sein scheint. Sie stellen sich die Frage, ob Sie dem ganzen Projekt Selbstständigkeit zu 100% mit all seinen Höhen und Tiefen eines Ernährungsberatungsunternehmens schon gewachsen wären, geschweige denn davon leben könnten? Warum also nicht erst einmal klein anfangen und sich nebenberuflich herantasten? Offiziell ist das eine **„Nebenerwerbsgründung"**.

2.5.1 Nebenbei tätig und doch mit aller Energie gefordert

Selbstständige Ernährungsberatung als Dienstleistung in Teilzeit aufzubauen, bedeutet wie die hauptberufliche Selbstständigkeit eine **große Herausforderung** und **enorme Mehrbelastung**.

Eventuell kostet sie das sogar mehr Energie, weil Familie, Zeit und vor allem der Hauptjob gleichmäßig und zusätzlich Aufmerksamkeit fordern. Potenziell ist sie aber auch die Lösung für Sie, Ihre persönlichen Rahmenbedingungen und Vorstellungen.

Übung

Nehmen Sie sich wieder ein wenig Zeit und überlegen Sie, warum Sie sich konkret für eine Teilselbstständigkeit entscheiden würden. Mögliche **Motive** wären z. B.

- nach einer Familienphase wieder (langsam) in den Beruf einzusteigen,
- trotz Familie beruflich, aber zeitlich flexibel aktiv zu sein,
- weiter Berufserfahrungen zu sammeln,
- das Unternehmenskonzept erst zu prüfen, bevor ein Haupterwerb aufgegeben wird,
- ohne Druck einen Stamm an Kunden und Patienten aufzubauen,
- ein finanzielles Zubrot zum Haupterwerb und/oder zur Familiensituation,
- ein zusätzliches Muss, da der Hauptjob nur eine Teilzeitstelle ist,
- ein zusätzliches Muss, da der Hauptjob befristet ist und Sie an weiteren beruflichen Perspektiven arbeiten,
- keine Angestelltensituation mehr, aber dennoch berufliche Tätigkeiten auszufüllen, auch ohne Familie oder
- keine Möglichkeit für Teilzeitfestanstellungen im Umfeld oder aufgrund von Einschränkungen durch Familie.

Was bewegt Sie?

2.5.2 Nebenberufliche Ernährungsberatung hat Tradition

Die Nebentätigkeit in der Ernährungsberatung ist ein sehr **traditionelles Modell** der Freiberuflichkeit im Gesundheitssektor. Viele Ernährungsfachkräfte, weil häufig Frauen, arbeiten seit Jahren während der **Elternzeit** und neben ihrer **Familienphase** nur stundenweise, um mehr Zeit für Familie und Kinder zu haben. Auftraggeber für diese Fachkräfte sind viele Krankenkassen, die Gruppenschulungen und Individualberatungen für ihre Versicherten nicht mehr durch angestellte Ernährungsfachkräfte abdecken (können) und **stundenweise** oder **projektbezogen** auf externe Fachkräfte auf Honorarbasis zurückgreifen. Über solche Gelegenheiten oder auch über sogenannten Publikumsverkehr im Vollzeitjob der Ernährungsberater ergibt sich häufig die Situation, dass die Interessierten nach „mehr“ fragen. Patienten möchten z. B. nach stationären Aufenthalten weiter beraten und begleitet werden und das doch gerne von der schon bekannten Beratungsfachkraft. Erfahrene, nebenberuflich selbstständige Kollegen formulieren diese Entwicklung als ein regelrechtes „Hineingleiten“ in diese Form der Selbstständigkeit, spätere hauptberufliche Tätigkeit nicht ausgeschlossen.

2.5.3 „Drum prüfe, wer sich ewig bindet“

Die Idee, das Konzept des künftigen Ernährungsberatungsunternehmens erst einmal zu prüfen, bevor ein sozusagen „sicheres“ finanzielles Einkommen freiwillig aufgegeben wird, verfolgen einige Ernährungsprofis – diese allerdings laut Erfahrungen der Experten zu Unrecht. Mitunter ist eine nebenberufliche Tätigkeit sogar steuerbegünstigt und passt daher optimal in Ihren Arbeits- und Finanzrahmen (▶ **Kap. 5.2.6**).

Aus Gesprächen mit Existenzgründungsberatern lässt sich ableiten, dass von den Ernährungsfachkräften, die erst mal „testen“, die wenigsten den großen Sprung in die „Vollzeit-Selbstständigkeit“ wagen. Die meisten verbleiben in ihren gewählten nebenberuflichen Strukturen oder gehen gar in Angestelltenverhältnisse zurück. Die Gründe sind vielfältig. Experten vermuten, **dass das Etablieren** einer Teilselbstständigkeit **viel länger dauert** als von den Ernährungsfachkräften vermutet bzw. erwartet und geplant, und viel zu früh knickt dann die Motivation ein. Es fehlt an **finanziellem Durchhaltevermögen**. Wenn die Entwicklung der hauptberuflichen Selbstständigkeit allerdings tatsächlich nicht wie erwartet funktioniert, ist es besser, das Ernährungsberatungsunternehmen erst einmal auf kleinerem Niveau weiterzuführen und sich „nebenbei“ eine weitere, meist finanzielle Sicherheit zu schaffen.

2.5.4 Was genau heißt entgeltliche Teilselbstständigkeit bzw. Nebentätigkeit?

Grundsätzlich kann Ihnen ein Arbeitgeber bzw. Vorgesetzter einen **„Zweitjob"** nicht (prinzipiell) verbieten. Eine entgeltliche Nebentätigkeit kann (nicht muss!) anzeige- bzw. je nach Tätigkeit vom Arbeitgeber bzw. Vorgesetzten **genehmigungspflichtig** sein. **Betriebsvereinbarungen** oder **tarifrechtliche Regelungen** müssten ggf. zusätzlich von Ihnen geprüft werden. Was ist formal gesehen eine entgeltliche Teilselbstständigkeit bzw. Nebentätigkeit?

Infobox

Teilselbstständigkeit

Eine entgeltliche Teilselbstständigkeit bzw. Nebentätigkeit ist jede Tätigkeit, die der Arbeitnehmer außerhalb seiner Arbeit ausübt, die er für einen Hauptarbeitgeber erfüllt. Das können z. B. sein:

- Tätigkeiten bei einem anderen Arbeitgeber
- ein zweiter Job beim Hauptarbeitgeber (aber Vorsicht bei „Scheinselbstständigkeit")
- selbstständige Nebenbeschäftigungen

Laut **Arbeitsrecht** ist unter selbstständiger Nebentätigkeit auch Folgendes zu verstehen:

- Einsatz eigenen Kapitals
- eigenes Unternehmer- und Haftungsrisiko
- weisungsungebundenes Arbeiten
- keinerlei Urlaubs- oder Lohnfortzahlungsansprüche
- keine Eingliederung in den Betrieb des Auftraggebers

Nach Artikel 12 des Grundgesetzes haben alle Deutschen das Recht, Beruf, Arbeitsplatz und Ausbildungsstätte frei zu wählen [80]. Grundsätzlich können Sie Ihre Freiberuflichkeit haupt- wie nebenberuflich gestalten. Ein paar Aspekte sind dennoch zu beachten, damit Sie nicht in rechtswidrige Situationen geraten.

Infobox

Pflichten gegenüber dem Arbeitgeber

Sie dürfen in Ihrer entgeltlichen Nebentätigkeit

- Ihrem Arbeitgeber keine Konkurrenz machen oder die Informationen aus dem Arbeitsverhältnis nutzen („Wettbewerbsverbot"),
- Ihre Hauptarbeit nicht vernachlässigen,
- nicht während Ihres regulären, vertraglich zugesicherten Erholungsurlaubs arbeiten und daher für die Hauptarbeit müde und unkonzentriert sein (es darf sich laut Bundesurlaubsgesetz [§ 8 BUrlG] während des Urlaubs keine „dem Urlaubszweck widersprechende" Erwerbstätigkeit ergeben) und/oder
- nicht offiziell vom Hauptjob krankgeschrieben sein und trotzdem arbeiten [80].

Verwechseln Sie eine Nebentätigkeit nicht mit einer **„geringfügigen Beschäftigung"** (auch „Minijob" genannt). Diese ist laut deutschem Recht, im Vergleich zu einem üblichen Arbeitsverhältnis, eine regulär angemeldete Beschäftigung mit geringem Lohn oder von kurzer Dauer (▸ **Kap. 2.7.3**).

2.5.5 Der Arbeitgeber hat auch Recht(e)

Auch wenn Ihr Arbeitgeber kein Recht hat, Ihnen eine Nebentätigkeit grundsätzlich einzuschränken, ist es dennoch ratsam, potenziellen Anforderungen dieses Vorgesetzten gerecht zu werden (z. B. durch das Einholen einer Zustimmung und/oder zeitliche und örtliche Reglementierungen). **Sprechen Sie sich im Vorfeld mit Ihrem Arbeitgeber** über die von Ihnen geplanten neuen Rahmenbedingungen und Aktionen und riskieren Sie nicht Ihren Arbeitsplatz.

Unzulässig ausgeübte Nebentätigkeiten sind meist erst dann ein Diskussionsthema, wenn der Arbeitgeber bzw. Vorgesetzter die Nebentätigkeit zum Anlass nimmt, den Arbeitnehmer abzumahnen oder zu kündigen. Ob gerechtfertigt oder nicht, muss im Einzelfall geklärt werden und hängt von einer potenziellen Verletzung einer Rechtspflicht ab. Sollten Sie als nebentätig aktive Ernährungsfachkraft eine **Rechtspflicht verletzt** haben, könnte das Schaden an Ihrem Namen bzw.

Unternehmen anrichten. **Negative Mundpropaganda** oder anderweitige Berichterstattung sollte sich jedoch kein Selbstständiger leisten, egal ob in der Haupt- oder Nebentätigkeit.

Infobox
Meldung der Nebentätigkeit
- Sollte in Arbeitsverträgen eine sogenannte Nebentätigkeitsklausel verankert sein, könnte das Ihre entgeltliche Teilselbstständigkeit einschränken oder verbieten.
- Wenn Sie eine Genehmigung beantragen, tun Sie dies immer schriftlich und erläutern Sie Art und Umfang der geplanten Nebentätigkeit.
- Sollte Ihr Antrag vom Arbeitgeber abgelehnt werden, können Sie Widerspruch und/oder Klage einreichen.
- Angestellte im öffentlichen Dienst benötigen aufgrund gesetzlicher Rahmenbedingungen meist eine offizielle Genehmigung des Dienstherrn [175, 176, 200].

2.5.6 Voraussetzungen für Nebentätigkeiten sind rechtlich geregelt

Viele „Spielregeln" sind dieselben wie bei hauptberuflicher Selbstständigkeit. **Voraussetzungen** für das Ausüben einer Nebentätigkeit finden Sie im § 3 des Arbeitszeitgesetzes (▶ **Kap. 13.3.5**).

In der Ernährungsberatung und -schulung, mit allen vor- und nachbereitenden Arbeiten, kommt unter Umständen recht schnell eine hohe wöchentliche („Neben"-)Arbeitszeit zustande. In der bereits angesprochenen Berufsfeldanalyse wurde von den Selbstständigen sogar angeben, dass sie insgesamt durchschnittlich 22,1 Stunden pro Woche nebenberuflich tätig waren [32]. Es ist also wichtig, sich gut zu überlegen, wie Sie sich als zukünftige Teilzeit-Ernährungsfachkraft zeitlich (auch aus rechtlicher Sicht) organisieren.

Infobox
Nebentätigkeit im öffentlichen Dienst
Ernährungsfachkräfte arbeiten häufig in Einrichtungen, die Verträge und Arbeitsbedingungen nach dem Tarifvertrag für den öffentlichen Dienst (TVöD) ausrichten. Daher ist für die Teilselbstständigkeit für Sie folgender Passus wichtig zu wissen:
TVöD § 3, Abs. 3:
1. Nebentätigkeiten gegen Entgelt haben die Beschäftigten ihrem Arbeitgeber rechtzeitig vorher schriftlich anzuzeigen.
2. Der Arbeitgeber kann die Nebentätigkeit untersagen oder mit Auflagen versehen, wenn diese geeignet ist, die Erfüllung der arbeitsvertraglichen Pflichten der Beschäftigten oder berechtigte Interessen des Arbeitgebers zu beeinträchtigen [101].

2.5.7 Nebentätigkeit in der Ernährungsberatung: Wägen Sie Vor- und Nachteile ab

Der **Trend** der vergangenen Jahre zeigt, dass es die Mehrzahl der ausgebildeten und/oder studierten Ernährungsfachkräfte verstärkt in die **Teilselbstständigkeit** drängt. Überlegen Sie, welche Entwicklungsmöglichkeiten Ihre Geschäftsidee zulässt und welches Endziel Sie verfolgen. **Zeitliche und körperliche Verfügbarkeit** wird in der freiberuflichen Ernährungsberatung und im Gesundheitssektor per se groß geschrieben. Die Anforderungen an **gesund aussehende** und **vital agierende** Ernährungsfachkräfte sind hoch. Es ist mitunter schwer, diese Erfordernisse für Kunden, Patienten und Auftraggeber mit einem nebenberuflichen und damit eingeschränkten Engagement, weil Schwerpunkt Hauptjob und/oder Familie, zu erfüllen. Das gilt vor allem in Gesundheitsfach- und Heilberufen mit ihrem Kundenpotenzial.

Wollen Sie mithilfe einer Nebentätigkeit erst einmal aus der **Arbeitslosigkeit** heraus, darf der zeitliche Umfang Ihrer Teilselbstständigkeit **15 Stunden pro Woche** nicht überschreiten. In diesem Fall kann Ihnen das Arbeitslosengeld gekürzt oder gestrichen werden. Dies sind nicht unerhebliche finanzielle Überlegungen. Wohl durchdacht sollten Sie auch Investitionen für Ihre Teilselbstständigkeit planen. Für den Fall, dass diese nur teilweise genutzt werden, kosten Sie den vollen Betrag und sind dann ggf. nicht wirtschaftlich. Bis Sie dann ausreichende Einkünfte erwirtschaften, kann es länger als bei den hauptberuflich orientierten Freiberuflern dauern. Bei einer Nebentätigkeit rechnet man bestenfalls nach 2–3 Jahren damit. Suchen Sie sich also ein Konzept der Nebentätigkeit, das möglichst **geringe laufende Kosten und Investitionen** (▸ **Kap. 5.3.1**) erfordert, und halten Sie diese Kosten so niedrig wie möglich.

Wenn Sie beim berufstätigen Ehe- oder Lebenspartner versichert sind, schauen Sie genau auf die Einkommenszahlen und die vom Gesetzgeber und den Sozialversicherungen angegebenen Grenzen. Erkundigen Sie sich auch nach Steuern und Formalien, damit Ihre Nebentätigkeit nicht am Ende mehr kostet als sie einbringt.

> **P Praxistipps**
> Prüfen Sie gut, ob Ihr Konzept für eine Teilselbstständigkeit in allen Belangen tragfähig und realisierbar ist. Vielleicht ist eine Gründung einer hauptberuflichen Selbstständigkeit rentabler.

2.6 Welches Konzept könnten Sie verwirklichen?

Wenn Sie in der Ernährungsberatung **neu gründen**, starten Sie praktisch von Null. Der Gesundheits- und Ernährungsberatungsmarkt kennt Sie noch nicht. Sie müssen sich diesen Markt erobern und Ihre Position festigen. Eine elementare Frage ist: Mit welchem Konzept ist das für Sie am besten möglich?

> **P Praxistipps**
> Konzepte und Ideen gibt es viele. Prüfen Sie für sich rechtzeitig, welches Konzept und welche Form des Unternehmens Sie in den kommenden Monaten und Jahren glücklich macht, mit welchem Sie „alt werden wollen". Scheuen Sie sich nicht, und befragen Sie erfahrene selbstständige Ernährungsberater. Hospitieren Sie in anderen guten, solide eingeführten Ernährungsberatungsunternehmen.

Ihre eigenen Vorstellungen sind unter Umständen mit einer **eigenen Praxis** (▸ **Kap. 2.6.1** und **3.2.1**) am besten zu verwirklichen. Ihr Plan könnte auch sein, wie bei Ärzten und Heilpraktikern üblich, eine bestehende **Praxis** zu **übernehmen** (▸ **Kap. 2.6.2**). Alternativ könnte Ihr Unternehmensentwurf auch sein, die Selbstständigkeit mithilfe eines **Franchising-Unternehmens** aufzubauen (▸ **Kap. 2.6.3**) und auf deren Leistungs-, Organisations- und Geschäftskonzepte zurückzugreifen. Oder Sie gründen sogar ein **eigenes Institut** (▸ **Kap. 2.6.4**). Ihnen stehen auf dem Gesundheits- und Beratungssektor (noch) viele Wege offen, jeder davon birgt Chancen wie Risiken. Die Art Ihres Konzeptes und des ganzen Ernährungsberatungsunternehmens muss in jedem Fall zu Ihrer Persönlichkeit, Ihren Qualitäten und Fähigkeiten passen.

> **Übung**
> Beantworten Sie in Vorbereitung für sich, welche Faktoren in Bezug auf den Entwurf Ihres Unternehmens für Sie wichtig sind:
> - Wie viel Gestaltungsspielraum wollen Sie haben?
> - Wie können Risiken minimiert werden?
> - Können und möchten Sie eine bestehende Ernährungsberatungspraxis übernehmen?
> - Ergibt ein „Konzept gegen Gebühr" mehr Sinn für den Einstieg in die Selbstständigkeit?
> - Können und wollen Sie hauptsächlich von zuhause aus arbeiten und schreiben?
> - Lohnt es sich, oder ist es angemessen für Sie, Produkte bzw. Präparate zu verkaufen?

2.6.1 Eigene Praxis – ja oder nein?

Eine eigene Praxis, ein eigenes Praxisschild, Parkplätze vor der Tür und Kunden, die nach Vereinbarung kommen – das ist die Vorstellung von vielen qualifizierten Ernährungsberatern. Eine eigene Beratungspraxis zu besitzen, ist keine Pflicht und bundesweit noch nicht üblich – aber schön und effektiv. Das klingt für Existenzgründer besonders attraktiv.

Neben Ihren persönlichen Rahmenbedingungen und Voraussetzungen ist für ein eigenes Beratungsunternehmen z. B. die **Standortwahl** einer solchen Praxis von großer Bedeutung. Überlegen Sie konkret: Ist in Ihrer (Wunsch-)Umgebung noch „Raum" für eine Praxis Ihrer Planung, Größenordnung und/oder mit Ihren Leistungsangeboten? „Der richtige Standort hat Einfluss auf den späteren Erfolg der Praxis. Eine besonders große Rolle spielt die vorhandene Konkurrenz.“ [24] (▶ **Kap. 8.2**). Manche Ernährungsfachkräfte haben die Möglichkeit, ihre Praxis in eine **eigene Immobilie** bzw. ins **Eigenheim** zu integrieren. Das ist sehr gut, nutzen Sie in einem solchen Fall die Gelegenheit. Beachten Sie jedoch, dass Sie dafür **vom Privatbereich getrennte Räume** arrangieren oder sogar eine eigene Etage nutzen (▶ **Kap. 3.2.7**).

Berücksichtigen Sie in jedem Fall die gesetzlichen Richtlinien, die Sie beim Führen einer eigenen Praxis hinsichtlich Mitarbeiter, hygienischen Kriterien und biologischen Arbeitsstoffen zu berücksichtigen und einzuhalten haben (▶ **Kap. 3.3.8** und **4**).

P Praxistipps

Lassen Sie sich unbedingt zusätzlich von einem **Steuerberater, Unternehmensberater** und/oder **Banker** erläutern, wie Sie eine eigene Praxis und Ihr Eigentum **finanzieren** und **steuerlich organisieren** können und müssen. Oder belegen Sie ein entsprechendes **Seminar**, das exakt dieses Thema beinhaltet.

2.6.2 Praxis- bzw. Unternehmensübernahme

In den vergangenen Jahren wurden schon viele Ernährungsberatungsunternehmen gegründet. Ernährungsprofis, die hauptberuflich freiberuflich arbeiten, wählen überwiegend die Rechtsform „Einzelunternehmen“ (▶ **Kap. 4.4.1**). Häufig wird dieses „Unternehmen“ zu Beginn **ohne eigene Praxis** bzw. Praxisräumlichkeiten gegründet. Das ist kein Nachteil. Wenn nun eine Ernährungsfachkraft, aus welchen Gründen auch immer, dieses Unternehmen nicht weiterführt, kann es übergeben bzw. verkauft werden. Was muss beachtet werden?

Auf dem Gebiet der Ernährungsberatung ist der **Verkauf** von Unternehmen oder einer Praxis noch unüblich, da sich dieser Zweig der ambulanten Ernährungsberatung erst in den vergangenen Jahrzehnten ernsthaft entwickelt und etabliert hat. Dennoch könnte es bei Ihnen, während Sie diesen Ratgeber lesen, bereits der Fall sein. Sie könnten ein Kaufangebot erhalten haben oder danach Ausschau halten – und dafür sind hier einige wichtige Hilfestellungen und Überlegungen zusammengestellt.

Merke: Das vorliegende Buch berücksichtigt lediglich die Situation der Unternehmens- bzw. Praxisübernahme von Ernährungsfachkräften, nicht die der Ärzte und Heilpraktiker (HP). Ernährungsmediziner, Ärzte und HP sollten weiterführende Informationen über Praxisübernahmen und deren spezielle Gegebenheiten recherchieren. Gleichwohl wurden Aspekte aus deren Erfahrungen und Gepflogenheiten eingearbeitet [7].

Unternehmens- oder Nachfolgebörsen für Beratungsunternehmen, über die Sie geeignete Objekte und Projekte finden könnten, gibt es im Bereich der Ernährungsberatung derzeit nicht. **Ausschreibungen und Zulassungsbeschränkungen bzw. -ausschüsse**, wie z.B. bei Ärzten, gibt es ebenfalls (noch) nicht.

Infobox

Hilfestellungen zur Praxisübernahme

Das BMWi hat zusammen mit der KfW Mittelstandsbank sowie Vertretern von Verbänden, Institutionen und Organisationen der Wirtschaft, des Kreditwesens und der freien Berufe eine Initiative gegründet. Diese bietet konkrete Hilfestellung bei Vorbereitung und Umsetzung einer Unternehmensübernahme und heißt **NEXXT** [221]. In der Zukunft wird sich der aktuell bundesweit größte **„Marktplatz“ für interessierte Nachfolger und Unternehmer** bestimmt auch für die Sparte der Ernährungsberatungsdienstleistung öffnen [222].

Einer nach dem anderen …

Eine Praxisübernahme bedeutet, auf bestehenden Vorgaben und Strukturen aufbauen zu können oder neu aufbauen zu müssen. Der Neuaufbau muss kein Nachteil sein – im Gegenteil.

Gute Berater-Kunden-Beziehungen und ein **treuer Kunden- und Auftraggeberstamm** in einer bestehenden Ernährungsberatungspraxis sind Gold wert. Individuelle Ernährungsberatung ist nicht grundsätzlich, wie bei Ärzten oder Heilpraktikern, darauf ausgerichtet, die Kunden oder Patienten über Jahre zu betreuen. Sind die Kunden jedoch zufrieden mit Ihrer Dienstleistung, kann und wird sich hieraus ein immer größerer Kundenkreis rekrutieren. Erscheinen Ihnen die Dienstleistungen der zu übernehmenden Ernährungsberatungspraxis etabliert, mit stabilen oder noch besser steigenden Kundenzahlen, dann ist das eine wunderbare Ausgangsbasis. Allerdings muss das nicht zwangsläufig auf Sie und Ihre künftige Praxis „überschwappen“. Nutzen Sie unbedingt Ihr Potenzial und Ihre Geschäftsidee samt Leistungsspektrum und versuchen Sie, diese Kunden zukünftig charismatisch und motiviert zu fesseln und letztlich zu binden.

Zum Scheitern verurteilt?

Ärzte und Heilpraktiker haben die Möglichkeit, zuerst als **Angestellter oder Partner** in den Praxisbetrieb einzusteigen. Diese Methode empfiehlt sich auch für Ernährungsberatungsunternehmen. Der Ernährungsprofi (und damit künftiger Praxisbesitzer) lernt so die Abläufe, Räume, Rahmenbedingungen und vor allem den Kundenstamm kennen. Diese Art der Übernahme stellt eine **gestaffelte Übernahme** und damit eine elegante Maßnahme dar, mit der neuen und später eigenen Praxis vertraut zu werden.

> **P Praxistipps**
> Wenn eine zu übernehmende Ernährungsberatungspraxis als „Schnäppchen winkt“, ist das verlockend. Prüfen Sie jedoch kritisch, warum ein bisheriger Inhaber seine Praxis übergeben möchte. Alarmzeichen sollten für Sie sein, wenn der aktuelle Praxisinhaber mit (zu) großer **Konkurrenz** zu tun hat oder Kunden bzw. Auftraggeber Probleme mit seiner **Erreichbarkeit** diskutieren. Eine **veraltete Praxiseinrichtung** und nur wenige **gut ausgebildete Mitarbeiter** können ein Zeichen für unsichere oder evtl. sogar schlechte Auftragslage sein. Derartige Probleme würden ggf. auch Sie als Unternehmer treffen.

Was kostet die (neue) Welt?

Mit dem Kauf einer bestehenden Praxis können Sie sich beruflich so einbringen, wie Sie es sich vorstellen und auf elegante Weise gleichzeitig Unternehmer werden. **Das Risiko eines Scheiterns kann minimiert werden.** Allerdings ist eine Unternehmens- bzw. Praxisübernahme kein Pappenstiel: Die Schätzung des Kaufpreises, das Aufsetzen eines Kaufvertrages, Fehler bei der Abwicklung und weitere finanzielle Aspekte im Anschluss an den Kauf können Herausforderungen und Schwierigkeiten bereithalten.

Die **Kalkulation des Kaufpreises** stellt erfahrungsgemäß ein großes Aktions- und mitunter auch Unruhepotenzial dar. Die Erfahrung zeigt, dass nach einer Praxisübernahme evtl. mit einem Rückgang der Einnahmen zu rechnen ist. Hier müssen weiterführende Kalkulationen und Finanzierungen bereits zum Kaufpreis aufmerksam und kompetent gesichtet werden. Der bisherige Praxisinhaber muss für seinen bisher geschaffenen Wert entschädigt werden. Dieser Wert kann lediglich eine Annäherung an den tatsächlichen Kaufpreis sein. Die Höhe der Aufwendungen des aktuellen Inhabers und damit auch der Wert des Unternehmens lassen sich über verschiedene Methoden ermitteln. Von der Wirtschaftsprüferkammer und in Existenzgründerseminaren wird empfohlen, die sogenannte **Ertragswertmethode** anzuwenden.

> **P Praxistipps**
> Kalkulieren Sie entsprechende Zahlen und Kosten mit **Unterstützung von Sachverständigen und Bankern**. Überprüfen Sie die Berechnungen auch noch einmal mit eigenen Kalkulationen, die rechtlich und steuerlich für Sie passend sind, ggf. mithilfe anderer Fachdisziplinen wie Steuerberater, Existenzgründungscoachs. Unternehmerforen bieten hierfür auch Seminare an [237].

Sind Sie sich über den Kaufpreis einig, muss ein **Kaufvertrag** aufgesetzt werden. Vordrucke oder Standards für derartige Kaufverträge gibt es nicht, da jeder Kauf individuell angepasst werden muss (▶ **Kap. 4.2.4**).

Eine komplette Neugründung mit all ihren Vor- und Nachteilen kostet viel Geld und Kraft. Die Übernahme einer bestehenden Praxis bzw. eines Ernährungsberatungsunternehmens auch. Informieren Sie sich rechtzeitig, planen Sie gut und sinnvoll, auch mit Unterstützung durch Steuerberater, Rechtsanwälte, Banker und Unternehmensberater. Mithilfe einer **sorgfältigen Planung und Abwicklung** steht Ihnen bei einer Unternehmensübernahme nichts im Weg.

2.6.3 Franchising

Auf die Frage nach dem Grund für die Entscheidung und den Einstieg in ein Franchise-Unternehmen antwortete eine Ernährungsberaterin: „Ich wollte von der Erfahrung des Konzeptes und des Unternehmens profitieren und zu Beginn nicht so alleine dastehen." Existenzgründer im Bereich der Ernährungsberatung haben die Möglichkeit, bereits **bestehende Programme und Geschäftskonzepte** zu **kaufen** und damit ihr Unternehmen zu starten. „Wir bieten Ihnen die notwendigen Bausteine für Ihre selbstständige Tätigkeit in der Ernährungsberatung (ohne Produktverkauf)." [128] Dieses und ähnliche Angebote gibt es für qualifizierte Ernährungsfachkräfte [191, 236].

Definition

Franchising ist prinzipiell ein System, bei dem ein Unternehmen (Franchise-Geber) Name, Marke, Know-how und Marketing für einen anderen Unternehmer (Franchise-Nehmer) hergibt. Es ist eine besondere Form der Zusammenarbeit zwischen rechtlich selbstständigen Unternehmen.

Zum Einstieg bieten Franchise-Geber eine Schulung bzw. ein Programm zur Schulung, sogenannte **Starterpakete**. Später erfolgen regelmäßige **Trainings** und **Fortbildungsveranstaltungen**. Gegen eine regelmäßige Gebühr oder **Lizenz** räumt er dem Franchise-Nehmer das Recht ein, Ernährungsberatungsdienstleistungen zu verkaufen und persönlich davon zu profitieren. Als Gewähr sichert der Franchise-Geber meist zu, dass in dem von ihm lizenzierten Gebiet kein weiterer Mitanbieter dieselbe Ernährungsberatungsdienstleistung offeriert. In der Regel wird der Franchise-Nehmer vom Stammunternehmen betreut, und dieses unterstützt so den stufenweisen Aufbau des neuen Ernährungsberatungsunternehmens.

Erfolgreiches Franchising ist ein „Geben" und „Nehmen"

Für eine einmalige **Einstiegsgebühr** bekommen Sie als Franchise-Nehmer ein **Start- bzw. Leistungspakt** und ein **Handbuch** mit Geschäfts-, Organisations- und Absatzkonzept. **Checklisten** für das Vorgehen bei Kunden- und Patientenkontakten weisen Ihnen den Weg. Standardisierte **Formulare** unterstützten Ihre Dokumentation. Regelmäßige **Newsletter** informieren Sie über aktuelle Geschehnisse und Fragestellungen. Vorformulierte **Pressetexte** und Vorlagen für **Präsentationen** können Sie nutzen, um Ihren Bekanntheitsgrad zu steigern. Die unternehmerischen Gestaltungsmöglichkeiten bewegen sich in einem **festgelegten Rahmen**, das Franchise-System gibt die Strukturen vor.

Vorteile, die Sie als Franchise-Nehmer haben können:

- evaluierte, erprobte und anerkannte Beratungs- und Schulungskonzepte
- kompetentes Know-how des Franchise-Gebers und viele Erfahrungen aus dem Franchise-System
- bereitgestellte Qualitätsstandards und Werbemittel
- Kostenbeteiligung bei Marketing und Aktionen
- (rasche) Anbindung an Krankenkassen und deren Auftragspool
- unterstützende Akquise bei Auftraggebern z. B. Betrieben
- rascher Aufbau eines Patienten- und Auftraggeberkreises
- Unterstützung bei der Standortanalyse (sofern Analyse nicht bereits durch den Franchise-Geber erfolgt ist)
- „Gebiets- bzw. Bestandschutz"
- betriebswirtschaftliche Unterstützung
- überschaubare Investitionskosten
- Einstiegsschulung
- regelmäßige Fortbildung
- kontinuierliche Betreuung
- Erfahrungsaustausch mit anderen Franchise-Nehmern im System-Netzwerk/Intranet

Bedenken Sie aber auch: Franchise-Systeme haben oft einen schlechten Ruf. Dass dieses nicht unbegründet ist, macht ein **Ethikkodex** des Deutschen Franchise-Verbands e.V. (DFV) deutlich.

Dieser Kodex beschreibt die **Richtlinien für den fairen Umgang zwischen Franchise-Geber und Franchise-Nehmer** [117]. Zudem gibt es auch ein Prüfsiegel, das vom Deutschen Franchise-Nehmer-Verband e.V. vergeben wird [116]. Franchise-Unternehmen im Bereich der Ernährungsberatung wurden noch nicht geprüft. Das bedeutet jedoch nicht, dass hier ein Ethikkodex verletzt wird oder wurde.

Es gibt Franchise-Unternehmen, die Ernährungsberater mit Gründungsabsichten mit Aussagen wie „ausgezeichnete Kapitalrenditen bei niedrigem Investment“, „klare Positionierung und geringer Wettbewerbsdruck“ und „ein ausgesprochen profitabler Wachstumsmarkt“ ködern [89]. Inwieweit diese Aussagen tatsächlich zutreffen, ist schwer nachprüfbar. Sichern Sie sich vor Abschluss eines Franchise-Vertrages unbedingt gründlich ab, indem Sie die Regularien, Rahmen- und Vertragsbedingungen, Kosten und Nachteile unter die Lupe nehmen und sich juristischen Rat über die Fakten und geplanten Vereinbarungen einholen.

Nachteile, mit denen Sie als Franchise-Nehmer ggf. rechnen bzw. umgehen müssen:

- festgelegtes Konzept, evtl. nicht für Sie persönlich genau passend oder beeinflussbar
- hohe Einstiegskosten
- regelmäßig anfallende (hohe) Lizenzgebühren
- langjährige vertragliche Verpflichtungen
- Provisions-Abgaben für die Vermittlung von Aufträgen
- (zu) hohe Gewinnerwartungen

P Praxistipps

- Wählen Sie als Ernährungsfachkraft sorgfältig aus, welches Franchise-Konzept zu Ihrer Geschäftsidee und Ihrem geplanten Leistungsspektrum und vor allem zu Ihrem Finanzrahmen passen würde.
- Tauschen Sie sich mit aktuellen Franchise-Nehmern aus, um einen Einblick in die Strukturen des Arbeitens, die gebotenen Leistungen, Chancen und Risiken des Franchisings zu bekommen.
- „Aufschlussreich ist auch die Information, wie viele Betriebe der Kette schon wieder aufgegeben haben.“ [320]

Für Sie persönlich und Ihr künftiges Beratungsunternehmen sollte die Zusammenarbeit ein faires und gleichwertiges Geben und Nehmen darstellen. In Existenzgründerunterlagen des BMWi gibt es Checklisten und Aufstellungen über Anhaltspunkte, worauf bei der Franchise-Auswahl und Partnersuche zu achten ist und welche vertraglichen Mindestanforderungen gegeben sein müssen [71]. Im Anhang finden Sie informative „typische Stolpersteine“, auf die Sie als künftige Franchise-Nehmer achten sollten (▶ **Kap. 13.3.8**).

Finanzen und Gebühren beim Franchising

Das Franchise-Konzept lebt von der im Vorfeld entwickelten Geschäftsidee des Franchise-Gebers. Das Konzept wurde kreiert, Tests unterzogen und so aufbereitet, dass Franchise-Nehmer davon auch für ein eigenes Unternehmen profitieren können. Mancher Franchise-Geber hatte hier für die Vorarbeit geschätzt bis zu einer Million Euro an Kosten und Gebühren aufzuwenden. Diese Kosten, werden nun an die Franchise-Nehmer weitergegeben, um die eigene Refinanzierung zu realisieren.

Infobox

Franchisegebühren

Folgende Gebühren und Kosten könnten, je nach Unternehmen und Branche, zu berücksichtigen sein:

- Eintrittsgebühren (einmalig): 500–17 000 € (ja, Sie lesen richtig)
- Franchise- bzw. Lizenzgebühren (monatlich): 50–600 € (auch das ist kein Tippfehler)
- Werbegebühren: 1 € oder 4 % des Werbeetats oder keine
- Eigenkapital: 1000–15 000 €
- Investitionskosten: 1000–55 000 € (alle Beträge zzgl. Mehrwertsteuer)

Je nachdem, ob ein Produktverkauf zum Konzept dazugehört, müssen Kosten für Lagerkapazität, evtl. Kühlung, Kfz-Kosten für den Vertrieb der Produkte etc. dazugerechnet werden. Weiterführende Kontaktadressen zum Thema Franchising, Infoadressen und Unternehmen, die für die Ernährungsberatung seriöse Konzepte anbieten, finden Sie im Anhang (▶ **Kap. 13.3**).

Merke: Eine komplette Neugründung mit all ihren Vor- und Nachteilen kostet viel Geld und Kraft. Der Einstieg in ein Franchise-Konzept allerdings auch. Informieren Sie sich rechtzeitig, planen Sie mit Sachverständigen und unabhängigen Experten. Nur bei sorgfältiger Planung und einem gesicherten und exzellenten Vertragsabschluss können Sie für Ihre Selbstständigkeit mittel- und langfristig profitieren.

2.6.4 Gründung eines eigenen Instituts

Als „Institut für Ernährungsberatung oder Diättherapie" aufzutreten, mag für manche Ernährungsfachkraft verlockend erscheinen. „Institut" klingt seriös, glaubwürdig und suggeriert – von der ursprünglichen Verwendung ausgehend – Lehr- und Forschungseinrichtungen, eine kulturelle oder wirtschaftliche Organisationen.

Merke: Der Begriff „Institut" ist gesetzlich weitgehend ungeschützt und nur für bestimmte in der Rechtsprechung vorkommende Fälle (z. B. bei einer GmbH oder einem e. V.) eingeschränkt oder gar verboten (▶ Kap. 3.1).

Für ein Unternehmen in der Ernährungsberatung gibt es hierzu **kaum Vorgaben**, Sie können Ihr Unternehmen bzw. die Praxis „Institut für ..." nennen. Beachten Sie dabei,

- dass Sie keinen Institutsnamen nutzen, der **bereits vergeben** ist (z. B. Robert-Koch-Institut für Ernährung).
- dass der Titel des Instituts keine **falschen Annahmen wecken** oder in der Eigenwerbung **irreführend** sein darf.

Viele nicht wissenschaftliche Unternehmen nutzen den Instituts-Begriff. Er dient dabei meist der Außenwirkung, denn er klingt nicht zu medizinisch und wissenschaftlich, aber auch nicht zu platt für ein kompetentes Dienstleistungsunternehmen. Die Gründung eines Institutes wird formal und rechtlich gehandhabt wie die Gründung einer eigenen Praxis.

2.6.5 Verkauf von Gütern und/oder Präparaten

Wenn Sie sich neben Ihrer angebotenen Dienstleistung noch **zusätzliche Einnahmequellen** überlegen, kommen Sie im Ernährungssektor ohne Umwege und rasch auf das Thema „Verkauf von Nahrungsergänzungsmittel". Der Vertrieb dieser Präparate ist auf dem Gesundheits-, Fitness- und Ernährungsmarkt mittlerweile an der Tagesordnung. Aber nicht nur der.

Infobox

Mögliche Produkte zum Verkauf

Neben den Nahrungsergänzungsmitteln können noch weitere Produkte bzw. Güter im Ernährungsberatungsunternehmen offiziell verkauft werden. Dazu gehören:

- Bücher
- Broschüren
- CDs und DVDs
- Handbücher bzw. Teilnehmerunterlagen für Schulungen
- Küchengeräte und -utensilien
- Lebensmittel, z. B. Öle, Süßungsmittel, Tee, Kräuter, Gewürze etc.
- Nährwerttabellen
- Rezepte
- Sportgeräte wie
  - Pulsuhren
  - Schrittzähler
  - Sport-Dehn-Bänder
- Aromaöle und Pflegeprodukte
- Heil- und Hilfsmittel (Ernährungsmedizinern bzw. Heilpraktikern vorbehalten)
- ...

Achtung: Verbot

Ob Sie zu der großen Gruppe der Produktverkäufer gehören möchten, sollten Sie sich gut überlegen. Zum einen darf die Verkaufstätigkeit **nicht mehr als 5 % Ihres Erlöses** ausmachen, sonst werden Sie als **Gewerbetreibender** eingestuft (▶ **Kap. 5.2.2**). In diesem Fall geht Ihnen der **Status als Freiberufler verloren**, und das kann sich steuerlich negativ auswirken.

Zum anderen gibt es im Zusammenhang mit der Anbieterqualifikation der Krankenkassen für die Leistungserbringer ein Verbot des

Verkaufs von Produkten und Präparaten [157]. In Fachkreisen ist der Verkauf von Nahrungsergänzungsmitteln verpönt, erweckt er doch den **Anschein einer unnötigen oder unseriösen Industrieabhängigkeit**. Grundsätzlich müssen Sie bei seriöser Arbeit als Ernährungsdienstleister beim Verkauf entsprechender Güter und Produkte bzw. Präparate auf **Neutralität** achten. **Berufsrichtlinien bzw. -ordnungen** sowie **Qualitätsstandards** regeln für Ernährungsfachkräfte den Umgang mit diesen Präparaten in Beratungen und mit Informationen aus der Lebensmittel- und Pharmaindustrie [281, 288].

Achtung: Wettbewerbsvorteil

Es gibt Situationen bzw. Organisationsformen, da scheint ein **Verkauf von Waren** sowohl für Sie als auch für Ihre Kunden und Patienten sogar sinnvoll. Bevor ein Kunde nach der Beratung umständlich zur Buchhandlung geht, können Sie interessante Literatur bzw. Handbücher vorhalten. Oder Sie bieten während Ihrer Schulungen einen entwässernden Tee oder säurearmen, bekömmlichen Kaffee an, und diese ausprobierten Produkte können die Teilnehmer nach einer Schulungseinheit gleich mitnehmen. Wenn andere Ernährungsberater in Ihrem Umfeld auf diese Art der Zusatzleistung verzichten, ist das für Sie ggf. ein seriöses **Alleinstellungsmerkmal**. Das wiederum kann neue Kunden generieren. Dennoch gelten die bereits erwähnten Zweifel.

P Praxistipps

Beachten sollten Sie folgende **Hinweise**, wenn Sie **als Freiberufler Waren oder Präparate verkaufen** (wollen):

- Wenn Sie für Kursteilnehmer bestimmte Waren (z. B. Handbücher zur Schulung) in bestimmter Anzahl bestellen, und Sie bekommen **vom Händler einen Rabatt**, ist Ihr Status als Freiberufler nicht gefährdet. Wenn Sie diese Ware ohne Gewinnaufschlag an die Teilnehmer weiter verkaufen, gelten Sie als **„Sammelbesteller“**. Einnahmen und Ausgaben können Sie hier unter „Sonstiges“ verbuchen und gelten nicht als Gewerbetreibender.

▼

▼

- Wenn Sie in Ihrer Praxis oder in den Räumen, in denen Sie die Dienstleistung anbieten, Güter oder Präparate (z. B. Bücher, CDs oder Broschüren) auslegen und die Teilnehmer diese Waren anschauen und ausprobieren können, gibt es zwei Varianten:
  1. Teilnehmer kaufen angeschaute bzw. ausprobierte Ware: Dann gelten dieselben Regularien wie bei der „Sammelbestellung“.
  2. Die Muster sind unverkäuflich: Dann sollten diese auch entsprechend gekennzeichnet sein (z. B. „Muster nicht zum Verkauf bestimmt“). Damit sind Sie auf der sicheren – freiberuflichen – Seite.
- Wenn Sie nicht nur auf (Sammel-)Bestellung verkaufen, sondern bestimmte Waren und Produkte bevorraten, dann gilt dies als gewerbliche Tätigkeit (z. B.: Kunden und Patienten können vor oder nach jeder Beratung bzw. Schulung entsprechende Waren kaufen oder mitnehmen).
- Wenn zwischen dem Verkauf der Dienstleistung und dem Vertrieb der Waren ein wirtschaftlicher Zusammenhang besteht, wird dieses vom Finanzamt als „gemischte Tätigkeit“ angesehen. Die steuerliche Einordnung obliegt dann der Behörde. Sie sind hier aufgefordert, dem Finanzamt glaubhaft zu erläutern, ob es einen wirtschaftlichen Zusammenhang gibt oder nicht.

Achtung: Abgrenzungsschwierigkeiten

Je nachdem, was Sie aus solchen Verkäufen als Einnahmen verzeichnen und was Sie dafür an Ausgaben aufzuwenden haben, müssen Sie auf Ihre **Einnahmen-Ausgaben-Berechnung** achten (► **Kap. 5.2.1**) und sauber zwischen freiberuflicher Arbeit und der dann verknüpften gewerblichen Tätigkeit trennen (► **Kap. 5.2.2**).

P Praxistipps

Klären Sie mit Unterstützung eines Steuerberaters oder entsprechenden Experten, inwieweit Sie die freiberuflich genutzten und gewerblich organisierten Posten Ihrem Umsatz entsprechend aufführen oder staffeln. Häufig wird eine

▼

▼

prozentuale Zuordnung von Einnahmen aus der freiberuflichen Tätigkeit und der gewerblichen Aktivität gewählt, mit der das Finanzamt konform geht.

Achtung: Steuerregelungen

Wenn Ihre Einnahmen aus der gewerblichen Aktivität auf das Jahr bezogen ein bestimmtes Limit überschreiten (2011 waren das 17 500 €), gelten Sie nach den derzeitig aktuell geltenden Gesetzen als Gewerbetreibender und müssen Mehrwertsteuer erheben. Anders verhält es sich, wenn Sie neben dem Verkauf von Produkten oder Präparaten Dienstleistungen anbieten, die mit Mehrwertsteuer belegt werden müssen (dies bezieht sich auf Tätigkeiten im Rahmen der Prävention oder auf bestimmte Berufsgruppenangehörige unter den Ernährungsfachkräften), dann verhält sich ein derartiger Verkauf ganz anders (▶ **Kap. 5.2.6**).

Achtung: Multi-Level-Marketing

Besonders häufig im Zusammenhang mit Ernährung und Nahrungsergänzungen taucht der Begriff Multi-Level-Marketing (MLM) auf. Dieses Konzept funktioniert nach dem Prinzip, dass z. B. Nahrungsergänzungsmittel, die für Privathaushalte bestimmt sind, über sogenannte **Networker** vertrieben werden. „Dabei baut sich ein ‚Struktur'-Vertrieb auf, der über mehrere Ebenen strukturiert ist. Der jeweils in der Hierarchie höher eingestufte Verkäufer verdient an den Umsätzen seiner ‚Downline' kräftig mit. Ziel ist es, möglichst schnell möglichst viele Networker zu gewinnen, damit sich rasch eine Struktur ergibt." [74] Problem hierbei ist, dass oft **unseriös** mit utopischen Einkunftsmöglichkeiten geworben wird. Nicht selten steckt ein **Schneeballsystem** dahinter, das in den meisten Ländern mittlerweile verboten wurde. Prüfen Sie derartige Konzepte gründlich. Zu Ihrer Unterstützung bietet das BMWi eine Checkliste „Multi-Level-Marketing" [71].

Merke: Gerade bei Franchise-Konzepten gibt es häufig die Vorgabe, Produkte, Waren bzw. Präparate mit zu verkaufen. Recherchieren Sie vorab gründlich,

▼

▼

kalkulieren Sie danach aufmerksam und entscheiden Sie dann, ob ein Produktverkauf für Sie und Ihr Unternehmen Sinn ergibt. Sichern Sie sich gegen jegliche Komplikationen und Stolperfallen in Bezug auf steuerliche und rechtliche Fakten gut ab.

2.7 Alleine starten oder mit Partnern?

Sie stellen sich vielleicht die Frage, ob Sie alleine gründen sollen oder, wenn schon kein Franchise-Unternehmen, dann evtl. mit Partner? Hier gibt es keinen allgemeingültigen Tipp. Fragen Sie sich:

- Wo oder in welchem Maß könnten Sie und ein Partner von einer Kooperation profitieren?
- Erreichen Sie Ihre Ziele (nur) mit einer Kooperation?

Bevor Sie sich entscheiden, wägen Sie allgemeine **Vor- und Nachteile** sowie **Risiken** einer Gründung mit anderen Menschen oder Institutionen ab. Sie könnten sich als Ernährungsprofi mit Berufsgruppenangehörigen oder verwandten Berufsdisziplinen **austauschen** und mit ihnen **netzwerken**, oder Sie gründen mit einer oder mehreren Personen, fachlich verwandt oder auch nicht, ein Unternehmen. Interdisziplinäre Arbeit in therapeutischen Teams ist Alltag geworden, so verwundert es nicht, dass sich verschiedene Berufe zu Kooperationen zusammenschließen. „Fast vier von zehn der neuen Selbstständigen sind Frauen, und etwa jede fünfte Gründung erfolgt im Team." [125]

Infobox

Auf dem Gebiet der Ernährungsberatung haben sich in den vergangenen Jahren **Kooperationen** gebildet, die sich zu folgenden Formen zusammenfassen lassen:

- Praxisgemeinschaften
- Gemeinschaftspraxen
- Schwerpunktpraxen

„Zusammenschlüsse können sehr sinnvoll sein, wenn Partner unterschiedliche Fertigkeiten und Fähigkeiten ins Team einbringen und sich somit gut ergänzen können." [320] Jedoch sollte bei den Kooperationspartnern die „Chemie" stimmen. Freundschaft oder Partnerschaft muss kein Erfolgsrezept für geglückte geschäftliche Zusammenarbeit sein. Im Gegenteil: Das Sprichwort „Bei Geld hört die Freundschaft auf" gilt es hier besonders zu beherzigen.

Vorteile, die Kooperationen mit anderen Partnern, egal welcher beruflichen Herkunft außer in betriebswirtschaftlicher Hinsicht, haben können:

- Ausgleich fachlicher oder kaufmännischer Defizite
- Erleichterung bei der Finanzierung
- Gewinnerhöhung durch zusätzliche Kunden
- kompetenter Marktauftritt
- Kinderbetreuung (z. B. durch Tagesmutter)
- Nutzen von Synergien, breiteres Leistungsspektrum bzw. breitere Angebotspalette
- (potenzielle) Erhöhung des Eigenkapitals zur Gründung
- rationelles Arbeiten
- Senken von Personalkosten
- Teilzeiteinstieg für die einzelnen Partner oder Teilen der Arbeitszeit
- Teilen der Investitionen und/oder der Kosten

Nachteile bzw. Risiken, die Kooperationen mit anderen Partnern, egal welcher beruflichen Herkunft, haben können:

- (emotionale) Abhängigkeiten
- erschwerte Entscheidungsprozesse
- mangelhafte Kommunikation und Leistungen der Partner
- Nutzen-Aufwand-Verhältnis verschiebt sich zu Ungunsten eines Partners
- unterschiedliche Temperamente, Erwartungen und Ziele der Kooperationspartner
- unklare Vereinbarungen über Aufteilung der Arbeit, Termine, Kosten
- Übertragung von Know-how an Partner, der sich mit dem Wissen verselbstständigt

2.7.1 Praxisgemeinschaft – Gemeinschaftspraxis

Eine Kooperation kann unterschiedlich erfolgen: als Praxisgemeinschaft oder Gemeinschaftspraxis, was so viel bedeutet wie eine Sozietät bzw. Gesellschaft bürgerlichen Rechts (▸ **Kap. 4.1.2**).

Eine **Praxisgemeinschaft**, oft auch als Teamgründung oder Bürogemeinschaft bezeichnet, ist im Unterschied zu der Gemeinschaftspraxis keine reguläre Rechtsform. Es sind vielmehr zwei oder mehr eigenständige Unternehmen. Sie und ein oder zwei (oder mehr) weitere Selbstständige mieten sich lediglich gemeinsam Büro- und/oder Seminarräume an und teilen sich die hierfür anfallenden Kosten sowie den weiteren Aufwand für Hilfsmittel und evtl. Mitarbeiter. Nach außen hin firmiert jedes Unternehmen selbstständig für sich und haftet für sich. Auch die Rechnungsstellung erfolgt jeweils auf getrenntem, separatem Briefkopf. Demgegenüber arbeiten bei einer **Gemeinschaftspraxis** alle Beteiligten auf gemeinsame Rechnung, alle Einnahmen werden von der Gemeinschaftspraxis kassiert, egal wer sie erwirtschaftet hat.

Die Kooperation in Form einer **Praxisgemeinschaft** hat den **Vorteil**, dass jeder der Beteiligten für sich selbstständig und damit rechtlich und steuerlich unabhängig bleibt, die Kosten für das eigene Unternehmen jedoch minimiert werden können. Der **Nachteil** einer Praxisgemeinschaft besteht darin, dass Sie sich natürlich bei der Inanspruchnahme oder Änderung von Mitteln wie z. B. Seminarräumen oder Personal mit den anderen Unternehmensinhabern absprechen müssen. Sie können hier nicht völlig losgelöst, obwohl rechtlich eigenständig, agieren, da die anderen an den Kosten beteiligt sind. Jeder an dieser Praxisgemeinschaft beteiligte Selbstständige, ein eigenes Unternehmen, ist naturgemäß an seiner eigenen Gewinnmaximierung interessiert. Diese wird u. a. durch die anfallenden Kosten minimiert. Sollte nunmehr nicht genau geklärt sein, wer z. B. wie oft einen gemeinsamen Seminarraum zu welchen Kosten benutzen darf oder wie weit die Inanspruchnahme gemeinsamen Personals z. B. einer Sekretärin gehen darf, könnten hier Unstimmigkeiten entstehen, die dann auch das Arbeitsklima belasten. Daher ist es wichtig, alles gemeinsam in Anspruch Genommene und die Kosten hierfür genau zu regeln.

P Praxistipps

Wenn Sie sich für eine Praxisgemeinschaft entscheiden, klären Sie vorab **schriftlich in einem Vertrag**, wer in welcher Höhe für welche Kosten aufzukommen hat und wie sich die jeweiligen Rechte und Pflichten, bezogen auf die gemeinsam verwendeten Mittel, verteilen.

Kooperationsfelder

Das Angebot der Praxisgemeinschaft aller Beteiligten könnte aus Ernährungsberatung, Schulungen oder Kochtrainings etc. bestehen. Oder Sie bieten die Informationen und Beratung rund um die Ernährung, und Ihre Kooperationspartner ergänzen Ihr Angebot mit weiteren Gesundheits-, Wellness, Lebensmittel- oder Medizinthemen. Außergewöhnlich, aber nicht unmöglich, sind Kooperationen mit Buchhandlungen oder Künstlern bzw. Musikern, mit denen sich der Jahreszeit angemessen oder thematisch entsprechende Aktionen planen lassen. Zum Thema Fasten können sich Buchhandlungen mit ihrem eigenen Angebot hervorragend in Ihre ernährungsphysiologische Kreativität einbringen. Ernährung, insbesondere Essen und Trinken, lässt sich auch toll mit Design und damit mit Künstlern verknüpfen.

P Praxistipps

Bewährt haben sich u. a. bereits **Kooperationen aus folgenden Bereichen**:

- Ernährung und Ernährung (z. B. Pädiatrie und Allergologie)
- Ernährung und Sport
- Ernährung und Naturheilkunde
- Ernährung und Psychologie bzw. Entspannung
- Ernährung und Pädagogik/Bildung

„Ohne dass jemand ins eigentliche Unternehmen einsteigt, arbeitet man doch nicht mehr allein, hat Austausch und AnsprechpartnerInnen." [12] Wenn Sie Kooperationspartner aus der Ernährungsberatung bzw. -wissenschaft oder -medizin haben, können Sie sich **gegenseitig vertreten**, dies ein Vorteil beispielsweise bei Kinderbetreuung, Krankheit oder sonstigen Verhinderungen. Banken und Lieferanten bevorzugen aus haftungsrechtlichen Gründen häufig die Praxisgemeinschaft (▶ **Kap. 4.1.3**).

P Praxistipps

Achten Sie in der **Außendarstellung einer Praxisgemeinschaft** auf folgende Sachverhalte: Jeder Partner der Praxisgemeinschaft

- nutzt eigene Schilder, Hinweise und/oder Orientierungshilfen am Eingang zu den Räumen,
- verwendet eigene Unternehmensunterlagen wie z. B. Briefpapier, Logo oder Portfolio,
- organisiert sich eigene Telefon- und Faxanschlüsse,
- macht Werbung mit eigenem Namen, nicht mit dem Namen der jeweiligen Kooperationspartner und
- achtet bei Außendarstellungen, selbst oder über Medien initiiert, dass die eigenverantwortliche Arbeit korrekt dargestellt wird.

Dienstliche Kontaktbörsen

Der Kollegenkreis ist eine erste Anlaufstelle für Anfragen über kooperationswillige Kollegen und Mitstreiter. In Seminaren, Workshops oder auf Messen treffen Sie potenzielle Interessenten und Selbstständige, mit denen Sie über derartige Vorhaben sprechen können. Nutzen Sie Informationen der Berufsverbände und bestehender Gemeinschaften (▶ **Kap. 2.7.4**). Schauen Sie sich in den modernen Netzwerken um (Stichwort Social Media, ▶ **Kap. 8.3.5**).

Je weiter Sie sich in den Vorbereitungen zur Gründung befinden und von außen Hilfe und Informationen holen, desto häufiger treffen Sie auf Gleichgesinnte. Sollten Sie noch keinen Kooperationspartner über die berufsspezifischen Plattformen gefunden haben, sich aber dennoch für diese Form der Zusammenarbeit interessieren, gibt es die Initiativen des **Business Angels Netzwerk Deutschland** (BAND), der **Deutschen Börse** und der **KfW**, die einen **virtuellen Marktplatz** managementerfahrener Privatpersonen mit innovativen Gründern zusammenbringen [87].

Merke: Kooperationen zu schließen ist ein absolut probates Mittel, um Ihr Unternehmen und Ihr Auftragsvolumen zu vergrößern und gleichzeitig (potenzielle) Risiken auf mehrere Schultern zu verteilen.
Zudem bietet es gerade über einen Teilzeiteinstieg so manchen Ernährungsfachkräften gute Startmöglichkeiten in die Selbstständigkeit. Praxisgemeinschaften sind in der Welt der Ernährungsberatung derzeit noch selten zu finden. Wagen Sie sich auch an solche Unternehmensformen. Vielleicht lässt sich Ihr Geschäftskonzept damit besser, leichter und sogar preiswerter umsetzen.

2.7.2 Schwerpunktpraxen

Viele Institutionen haben das Thema Gesundheit, Ernährung, Bewegung und Entspannung für sich entdeckt. Die fachlich versierteste Art zu kooperieren scheint in einem Modell zu liegen, das weitergebildete und zertifizierte Ärzte seit dem Jahr 2000 konsequent verfolgen: den Schwerpunktpraxen.

„Die Entwicklung von Leitlinien, die Einrichtung von Kompetenzzentren und Netzwerken und daraus resultierende Schwerpunktbildungen mit komplexen Zertifizierungsprozessen kennzeichnen die Entwicklung der Medizin in den vergangenen 10 Jahren. Die Entwicklung der Schwerpunktpraxis Ernährungsmedizin war eine logische Konsequenz.“ [86]

Definition

Eine Schwerpunktpraxis stellt eine Praxis dar, in der hauptsächlich ein medizinisches Spezialgebiet behandelt wird. Beispiele dafür sind: Diabetes mellitus, Adipositas sowohl bei Kindern und Jugendlichen als auch bei Erwachsenen, Allergologie, Gastroenterologie, Rheumatologie, Onkologie, Hepatologie und HIV.

„Der ‚Sachverständigenrat zur Begutachtung der Entwicklung im Gesundheitswesen‘ hat in seinem Gutachten aus dem Jahr 2007 mit dem Titel ‚Kooperation und Verantwortung – Voraussetzung einer zielorientierten Gesundheitsversorgung‘ die zunehmende Bedeutung der Arbeitsteilung und Teambildung hervorgehoben.“ [314] Da liegt die Schwerpunktpraxis Ernährungsmedizin als Arbeitsfeld für qualifizierte Ernährungsfachkräfte besonders nah.

Teambildung und Schnittstellen

Der Bundesverband Deutscher Ernährungsmediziner (BDEM) organisiert die Entwicklung der Schwerpunktpraxen und zertifiziert sie. „Die Zahl der zertifizierten Praxen ist ansteigend [...]. Mittlerweile sind gut 60 Praxen zertifiziert.“ [86].

Hier bieten sich künftig weitere Arbeitsfelder für freiberufliche Ernährungsfachkräfte. Die Zulassung des multimodalen und interdisziplinären Therapieprogramms **DOC WEIGHT®** durch den MDK und damit eine bundesweite Anerkennung und Übernahme der Kosten durch die Krankenkassen erfolgte im August 2011 [84]. Das Behandlungsteam für dieses Adipositas-Programm besteht aus Ernährungsfachkräften, Diplom-Psychologen, Ernährungsmedizinern und Physiotherapeuten/Bewegungstherapeuten (▶ **Abb. 2.6**). Wenn nicht bereits in Ihrem Ernährungsberatungsunternehmen, dann spätestens in und mit den Schwerpunktpraxen sind Zusammenarbeit und Vernetzung angezeigt [184, 186]. Die Arbeit in solchen Kooperationen umfasst u. a. Einzelberatungen, Präventionskurse nach § 20, DMP-Schulungen, Therapieprogramme für übergewichtige Kinder und Jugendliche, das Therapieprogramm für Adipositas DOC WEIGHT® und Adipositas-Chirurgie [312].

Es gibt verschiedene Möglichkeiten, sich Schwerpunktpraxen im Bereich Ernährung und Ernährungsmedizin zu erschließen. Üblich und eine einfache Art der Zusammenarbeit sind **Zuweisungen** der Patienten zur Ernährungsberatung per Verordnung an Sie als (externe und eigenständig arbeitende) Fachkraft. Voraussetzung ist, dass der Inhaber der Praxis Sie kennt und Ihre Arbeit schätzt. Sie können als Ernährungsfachkraft in einer entsprechenden Schwerpunktpraxis auch auf **Honorarbasis**, vielleicht sogar in den Praxisräumen arbeiten, oder **offiziell (stundenweise) angestellt** werden. Je nach Fokus der Praxis, Patientenvolumen und Beratungs-/Schulungsbedarf sind hier **rechtlich wie organisatorisch keine Grenzen** gesetzt. Seien Sie interessiert und mutig und sprechen

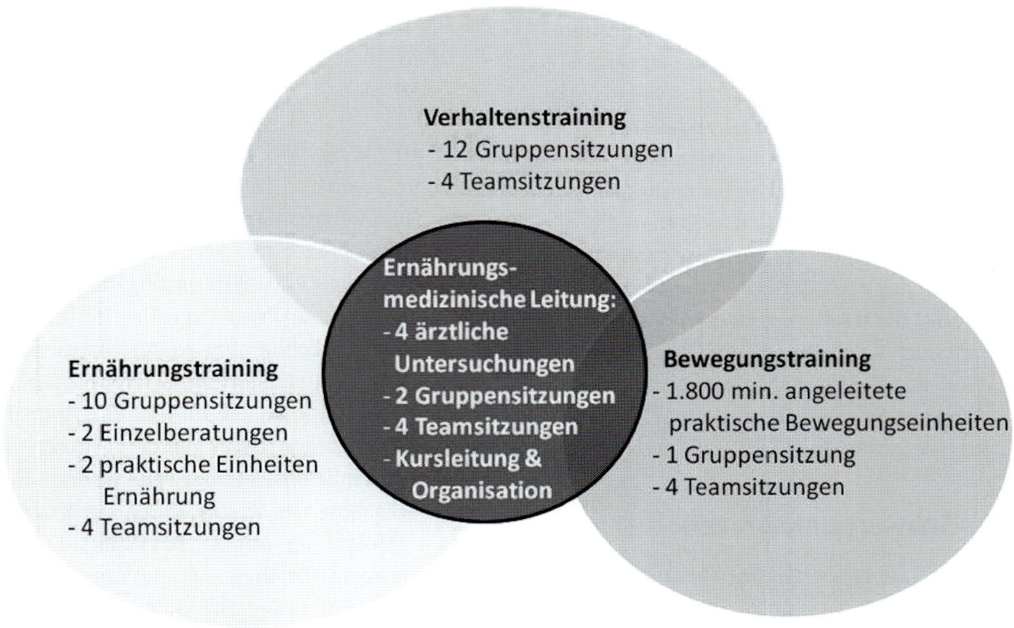
Verhaltenstraining
- 12 Gruppensitzungen
- 4 Teamsitzungen
Ernährungs-
medizinische Leitung:
- 4 ärztliche
Untersuchungen
- 2 Gruppensitzungen
- 4 Teamsitzungen
- Kursleitung &
Organisation
Ernährungstraining
- 10 Gruppensitzungen
- 2 Einzelberatungen
- 2 praktische Einheiten
Ernährung
- 4 Teamsitzungen
Bewegungstraining
- 1.800 min. angeleitete
praktische Bewegungseinheiten
- 1 Gruppensitzung
- 4 Teamsitzungen

► **Abb. 2.6** Das interdisziplinäre Therapieprogramm DOC WEIGHT® setzt sich aus verschiedenen Schulungsbausteinen zusammen. Aus: Schilling-Maßmann, B. Die Adipositas-Welle rollt – ist sie zu stoppen? Der Hausarzt 2012; Heft 2: 28 – 31. Mit freundlicher Genehmigung der Autorin und der Springer Science + Business Media.

Sie mit den Ernährungsmedizinern und weiteren Kooperationspartnern über diese Formen der **Zusammenarbeit**, um Ihr Unternehmen auf stabile Säulen zu stellen.

Merke: Nutzen Sie Plattformen und Kooperationsfelder als Freiberufler, denn hier profitieren Sie als Unternehmer ebenso wie die Auftraggeber, die Ernährungsmediziner, aber besonders die Kunden und Patienten.

2.7.3 Mitarbeiter

Wahrscheinlich überlegen Sie nicht von Beginn an, ob und wann Sie Personal einstellen oder ob Sie sich Mitarbeiter zur Unterstützung an die Seite stellen. Sie grübeln vorrangig darüber, wie Sie sich selbst und Ihre Geschäftsidee mit Arbeit ausstatten und finanzieren und noch nicht darüber, wie Sie sich **Wettbewerbsvorteile** verschaffen? Dann ist dieser Abschnitt ganz wichtig für Sie und Ihre Perspektiven.

Stellen Sie sich vor, Sie erhalten große und „gehaltvolle“ Nährwertberechnungsaufträge, die Nachfrage an Ernährungsberatung und -schulung etc. nimmt zu – was tun Sie? Sie beschäftigen sich mit der Frage und natürlich auch der Antwort, ob es mit professioneller Unterstützung nicht einfacher, schneller und effizienter geht.

Merke: Personalplanung, -einstellung und -entwicklung werden in allen Sparten der Einzelunternehmen meist vernachlässigt, ebenso wie die Kalkulation entsprechender Kosten, obwohl diese bereits zur Gründungsplanung gehören bzw. gehören sollten.

Die Einstellung eines Mitarbeiters oder die Suche nach Honorarkräften wird akut, wenn das **Auftragsvolumen** für Sie alleine zu groß ist. Versuchen Sie frühzeitig zu erkennen, wann das Arbeitspensum Ihre eigenen **Zeit- und Kraftkapazitäten** überschreitet und Sie Ihr Ernährungsberatungsunternehmen durch kompetente Mitarbeiter halten und ausbauen. Es muss ja nicht sofort eine Festanstellung sein, Mitarbeiter können auf Honorarbasis, quasi „auf Abruf", mit Minijobs, als 400-Euro-Kraft oder im Zeitarbeitsverhältnis gute Dienste leisten.

Üblich in medizinischen Unternehmen oder in der Schwerpunktpraxis sind Angestellte, die entweder eine medizinische Grundbildung haben oder zumindest Schreib- oder Reinigungsarbeiten, Telefondienste oder Terminorganisation übernehmen. Das ist nicht nur eine **Imagefrage**. In der Zeit, in der Ihnen ein Mitarbeiter zur Hand geht, können Sie auf Ihrem Ernährungsberatungsgebiet brillieren und „einfach" Geld verdienen. Diese erwirtschaftete Einnahme geht dann zum Teil als Honorar oder Lohn an das Personal. Es bleibt also gut kalkuliert noch etwas übrig.

P Praxistipps

Planen Sie **vorausschauend und nicht spontan**, ob und wann Sie welche Mitarbeiter in Ihr Dienstleistungsunternehmen aufnehmen könnten. Überlegen Sie, welche Positionen bzw. Aufgaben vom Personal übernommen werden könnten und Ihnen damit **zeitliche und körperliche Reserven schaffen** können. Sie könnten damit Ihre Angebotspalette erfüllen und präsent bleiben, ein wichtiges Kriterium für dauerhafte Öffentlichkeitsarbeit und Kundenpflege (► **Kap. 8**). Wenn Sie Nebentätigkeiten Ihrer Praxis stets selbst erledigen oder nicht alle Kunden „bedienen" können, dabei potenzielle Aufträge und Einkommen verloren gehen, ist das **Sparsamkeit an der falschen Stelle**.

Jobbörse

Personelle Fehlgriffe kann sich heute kein Unternehmen mehr leisten, ein junges und kleines Ernährungsberatungsunternehmen schon gar nicht. „Weil der Erfolg eines jeden Unternehmens ganz maßgeblich von qualifizierten und motivierten Mitarbeitern abhängt, bezeichnet man diese zu Recht als die wichtigste Ressource eines Unternehmens." [29]

Merke: Sie und Ihr Unternehmen sind auf dem Beratungsmarkt so gut wie Ihre Mitarbeiter.

Wo und wie kommt man also an gute, sprich motivierte und qualifizierte Mitarbeiter? Über Berufs- und Fachverbände im Ernährungs- und Gesundheitssektor, in deren Fachzeitschriften und Stellenbörsen sich Ernährungsfachkräfte und verwandte Berufsdisziplinen finden. Arbeitsagenturen und private Jobvermittlungen sind weitere Plattformen, auf künftige, aber auch auf nichtfachspezifische Mitarbeiter aufmerksam zu werden.

Positionierung

„Mitarbeiter verursachen erhebliche Kosten. Daher muss deren Einsatz intensiv geplant werden." [24] Und die Kosten entstehen – egal ob gute oder schlechte Arbeit geleistet wird. Es ist für Sie als (junger) Unternehmer erst einmal schwer, den **tatsächlichen Personalbedarf** und das **Auftragsvolumen** einzuschätzen. Vielleicht kann die Auslastung der Mitarbeiter zu Beginn nicht jederzeit gewährleistet werden. Von großer Bedeutung ist daher, eine **größtmögliche Flexibilität** mit Ihrer Dienstleistung zu bieten und sich nicht gleichzeitig durch zu hohe Personalkosten in finanzielle Engpässe zu manövrieren.

P Praxistipps

Klären Sie ab, welchen **Status** ein Mitarbeiter bekommen kann und soll:

- Festangestellter (Teil-/Vollzeitkraft)
- freier Mitarbeiter bzw. Honorarkraft
- geringfügig Beschäftigter (Mini-Job)
- „Midi-Jobber"
- Praktikant
- Arbeiter als behinderter Mensch

Freier Mitarbeiter bzw. Honorarkraft

Ein freier Mitarbeiter bzw. eine Honorarkraft arbeitet **auf eigene Rechnung** und hat neben Ihnen noch weitere Kunden und Auftraggeber. Freie Mitarbeiter mit gleichem oder ähnlichem beruflichen Hintergrund können Sie bei Urlaub oder Krankheit **vertreten**. Die Arbeitskraft des freien Mitarbeiters wird für ein **bestimmtes Auftragsvolumen** festgelegt oder bis **auf Widerruf** so angelegt, dass Sie je nach Beratungs- oder Schulungsaufkommen auf die Zu- und Mitarbeit **flexibel** zurückgreifen

Kapitel 2

können. Freie Mitarbeiter und Honorarkräfte sind eigenständig für Ihre Sozialabgaben zuständig. Sie haben als Auftraggeber **keine weiteren Zahlungspflichten**, weder für die Sozialversicherung, noch für Berufsgenossenschaften u. a. – so Sie das in einem Vertrag festlegen.

Mini- oder Midi-Job

Eine weitere Möglichkeit, flexibel auf entsprechende Auftragsvolumina zu reagieren, sind sogenannte **Mini-Jobs**. Menschen, die diese Arbeitsform nutzen, gelten als geringfügig Beschäftigte und dürfen mit diesem Job nicht mehr als 400 € pro Monat verdienen. Für diese geringfügig Beschäftigten müssen Sie als Auftrag- bzw. Arbeitgeber neben den eigentlichen Lohnkosten bis 400 € sämtliche Abgaben übernehmen. Hierzu gehören Sozial- und Lohnsteuerzahlungen und Umlagen für Lohnfortzahlungsversicherungen bei Krankheit und Mutterschutz in Höhe von aktuell ca. 31 % des Verdienstes. Weitere Informationen und Sachverhalte bezüglich privaten Kranken- und Rentenversicherungen sowie Umlagen, den Eigenanteilen, die ein Minijobber bezahlen könnte oder müsste, gibt die **Minijob-Zentrale** [122].

Unter einem **Midi-Job** ist ein Niedriglohn-Job zwischen 400,01 und 800 € Gehaltszahlung pro Monat zu verstehen. Der Arbeitgeber bezahlt die regulären Sozialversicherungsbeiträge von derzeit ca. 25 % (Stand 2012), der Arbeitnehmer bezahlt einen progressiv steigenden Beitrag, je nach Lohnhöhe und Lohnsteuerklasse.

Teilzeit- bzw. befristetes Arbeitsverhältnis oder Vollzeitkraft

Jeder Mitarbeiter, der mehr als 800 € im Monat verdient oder mehr als nur geringfügig beschäftigt ist, ist eine **sozialversicherungspflichtige Arbeitskraft**. Sie muss von Ihnen an verschiedenen Stellen als Arbeitgeber **angemeldet** werden, z. B. bei der Krankenkasse, der Berufsgenossenschaft und beim Finanzamt. Es gelten die **arbeitsrechtlichen Mindestbedingungen**. Sie können selbstständig bestimmen, für wie viel Arbeitszeit und welchen Lohn ein Mitarbeiter regulär bei Ihnen angestellt wird. „In den ersten 4 Jahren des Bestehens eines neu gegründeten Unternehmens können Existenzgründer befristete Arbeitsverhältnisse ohne sachlichen Grund der Befristung bis zu 4 Jahre abschließen.“ [65]

Merke: Leisten Sie sich für solche Arbeitssituationen einen Steuerberater oder Lohnbuchhalter, das spart ihre Nerven und Zeit und Sie und Mitarbeiter sind in Bezug auf Formalien und Rechtskriterien sicher.

Arbeitsplatz für Praktikanten und/oder Menschen mit Behinderungen

Viele Bildungsträger sind stetig auf der Suche nach Betrieben, die für ihre Auszubildenden oder Studenten einen Praktikumsplatz anzubieten haben. Nutzen Sie hier die Gelegenheit, gerade **berufsspezifische Unterstützung** zu bekommen. Sie haben in der Regel keine Kosten (außer evtl. Betreuungskosten bei Verpflegung etc.). Die Praktikanten sind über die **Bildungsträger versichert,** und Sie können somit relativ risikofrei und unentgeltlich testen, ob z. B. eine spätere Zusammenarbeit infrage käme. Überlegen Sie, ob Sie Unterstützung und damit Entlastung suchen oder ob Sie zusätzlich zu Ihrem Arbeitsvolumen einen Bildungsauftrag erfüllen wollen und können. Praktikanten in der Ernährungsberatung sind in der Regel sehr dankbare und hilfreiche Wesen. Vielleicht ergibt sich durch ein erfolgreiches Praktikum eine **kooperative und konstruktive Mit- und/oder Zusammenarbeit**, egal ob angestellt oder nicht.

Wenn Sie Menschen mit Behinderungen ausbilden oder Ihnen einen Arbeitsplatz anbieten, können Sie vom Integrationsamt Ansprechpartner und Unterstützung sowie Beihilfen und Zuschüsse zu Lohn und Sozialabgaben bekommen [22].

2.7.4 Berufsverbände und Interessenvertretungen

Berufsständische Vertretungen für Ernährungsfachkräfte setzen sich für qualitätsgesicherte Ernährungsberatung und -therapie ein und verhelfen ihren Mitgliedern und Berufsgruppenangehörigen zu Anerkennung und Etablierung der Kompetenzen im Gesundheitssystem. Berufsverbände und Interessenvertretungen von Ernährungsfachkräften organisieren und entwickeln berufspolitische, berufliche und fachspezifische Belange sowie Fort- und Weiterbildungen für Sie als Ernährungsfachkraft. Nicht jeder einzelne Praxisinhaber kann sich z.B. mit jeder privaten und gesetzlichen Krankenversicherung auseinandersetzen. Übergeordnete Berufs- und Interessensorganisationen erzielen bessere Erfolge, Effektivität und größere Publizität.

Mitglied im Berufsverband oder in anderen Ernährungsinstitutionen

Vorteilhaft für Sie als Mitglied in einem Berufsverband oder einer entsprechenden Interessenvertretung ist zum einen, dass Sie über entsprechende berufspolitische und fachspezifische Entwicklungen in Ihrem Berufsfeld sowie im Gesundheitssektor **aktuell informiert** werden. Weitere Vorteile einer Vernetzung mit Berufsvertretungen sind deren **Kontakt- und Auftragsbörsen.** Als engagiertes Mitglied können Sie Angebote und Aufträge, die an die Berufsorganisation herangetragen werden, rasch erfahren und sich einbringen.

Merke: Sie sind als Selbstständiger nicht verpflichtet, Mitglied in einer berufsständischen Organisation zu sein. Da in diesen Vereinigungen Ihre Interessenvertretung und Unterstützung zur Praxisgründung organisiert werden, ist eine Zugehörigkeit zu einem Verband bzw. einer Interessenvertretung sinnvoll.

Aktive Mitarbeit innerhalb einer Institution kann Einfluss auf verbandsinterne Entscheidungen haben, die am Ende wieder Ihnen als Freiberufler und Unternehmer im Alltag und Gesundheitssektor zugute kommen.

Gesundheitsorganisationen, Krankenversicherungen und Institute, die z.B. im Namen der Bundesregierung für Aktionspläne zum Thema Gesundheit, Ernährung und Bewegung Akteure suchen [231], wenden sich gerne und häufig an berufsständische Vertretungen, da sie dort zu Recht kompetente, engagierte und flexible Fachkräfte vermuten und vorfinden. Wenn Sie in den Geschäftsstellen und auf den Websites der Verbände und Interessenvertretungen z.B. im **„Expertenpool"** gelistet sind, werden Sie dort von Verbrauchern, Kunden und Patienten als kompetente Ernährungsfachkraft gefunden. Das ist in Bezug auf **Öffentlichkeitsarbeit und Akquise** enorm wichtig (► **Kap. 8.3.2**).

Kompetente Ansprechpartner

Berufsständische Vereinigungen zertifizieren Sie als Fachkraft bzw. eine Schwerpunktpraxis nach entsprechenden Qualitätsrichtlinien (► **Kap. 2.4.6**). Spezifische Fragen über die Ernährungs[beratungs]branche werden Ihnen in der Regel nicht bei Existenzgründeragenturen oder IHK o.Ä. beantwortet. **Berufsverbände und Institutionen**, die sich detailliert mit Ernährungsbelangen beschäftigen und diese vertreten, helfen Ihnen auf Ihrem Weg zum Ernährungsberatungsunternehmen konkret und spezialisiert. An Berufsverbände und berufsständische Vertretungen **angeschlossene Spezialisten**, z.B. aus dem Bereich Versicherung, Recht und Marketing sind für Sie als Mitglied kompetente Ansprechpartner. Über alle diese Interessenvertretungen erhalten Sie ohne Umwege **Berufsordnungen und Informationen über Bundesgesetze**, die mit der Ernährungsberatung und -therapie verknüpft sind oder werden. Die Vereinigungen halten für Ihre Mitglieder **Verordnungen, Checklisten, Preisübersichten, Formularvordrucke, Dokumentationshilfen, Info-Mappen** und weitere sinnvolle Instrumente für Ihre unternehmerische Arbeit in der Ernährungsberatung bereit (► **Kap. 9**).

Infobox

Berufsständische Vertretungen im Bereich der qualifizierten Ernährungsberatung sind national und international derzeit u.a.:

- Bundesverband Deutscher Ernährungsmediziner (BDEM)
- European Federation of the Associations of Dietitians (EFAD)
- International Confederation of Dietetic Associations (ICDA)
- Schweizerischer Verband dipl. ErnährungsberaterInnen (HF/FH SVDE)
- Verband der Diätassistenten – Deutscher Bundesverband e.V. (VDD)
- Verband der Oecotrophologen e.V. (VDOE)
- Verband der Diaetologen Österreichs

▼

Seriöse Interessenvertretungen, im Bereich der qualifizierten Ernährungsberatung etabliert, geben Informationen über berufliches wie ernährungstherapeutisches Arbeiten heraus und können Kooperationspartner für Sie sein:

- Arbeitsgemeinschaft der qualifizierten ernährungsberatend und ernährungstherapeutisch tätigen Berufsgruppen Deutschlands (AQED)
- Deutsche Gesellschaft für Ernährung (DGE)
- Fachgesellschaft für Ernährungstherapie und Prävention e. V. (FET)
- Deutsche Gesellschaft der qualifizierten Ernährungstherapeuten und Ernährungsberater e. V. (QUETHEB)
- Institut für ernährungsmedizinische Betreuung (IFEB Deutschland)
- Verband für unabhängige Gesundheitsberatung (UGB)
- Verband für Ernährung und Diätetik e. V. (VFED)

Arbeitsgruppen speziell für die Freiberuflichkeit

In allen Interessenvertretungen, Verbänden und berufsständischen Organisationen gibt es speziell für die Freiberuflichkeit bzw. Praxisgründung eingerichtete **Gruppen und Netzwerke**. Sie sind auf deren Website z. B. beim VDD zu finden unter der „AG Freiberuflichkeit", beim Verband der Oecotrophologen als „VDOE-E-Netzwerk" und für Ernährungsmediziner unter „Schwerpunktpraxis Ernährungsmedizin BDEM". Diese speziellen Arbeitsgruppen bieten Ihnen als Mitglied **Informationen, Hilfestellungen, Checklisten** und **Handreichungen** auf dem Weg Ihrer Existenzgründung bzw. Entwicklung einer Schwerpunktpraxis.

2.7.5 Netzwerke

„Netzwerke sind dazu da, jedes Problem mit 3 Telefonaten zu erledigen." [192] Gerade in der Gründungsphase entwickeln Sie vielleicht das Gefühl, dass sich die Probleme bei Ihnen häufen. Oder nach einigen Jahren der Selbstständigkeit bricht ein wichtiger Auftraggeber weg, und Sie müssen sich rasch und effektiv neue Einnahmequellen erschließen. Dann ist es enorm wichtig, sich kompetente und schnelle Hilfe zu organisieren.

Als gewiefte Unternehmer gelten diejenigen, die wissen, wo sie sich in solchen Fällen rasch Unterstützung holen. Im Bereich der Ernährungsberatung sind das zum einen **Netzwerke von und mit Ernährungsfachkräften** und weiteren berufsverwandten Disziplinen mit gleichen oder ähnlichen Interessens- und/oder Arbeitsschwerpunkten. Diese Netzwerke gibt es sowohl via Internet als auch „analog" über **Regional- und Arbeitsgruppen** bzw. **Stammtische**. Zum anderen gibt es auch **berufsfremde Plattformen**, die Sie nutzen können. Sie bieten in vielen Lebens- und Unternehmenslagen Unterstützung. „Erfolgreiche Netzwerker kommen schneller an ihr Ziel. Sie erhalten häufig schneller und unbürokratischer benötigte Informationen als ‚Einzelkämpfer' […]. Sie kommen schneller, leichter und preiswerter an Aufträge, weil ihre Netzwerkpartner auch gleichzeitig Multiplikatoren sind […]" [29].

Netzwerke selbst haben einen geringen Erfolgsdruck. Sie leben von den beteiligten und engagierten Mitgliedern. **Kooperationen** auch – aber diese sind auf langfristige und regelmäßige Zusammenarbeit ausgelegt. Netzwerke hingegen sind Zusammenschlüsse, die durch das Generieren und Weitergeben ihrer Potenziale die Wahrscheinlichkeit von Erfolgen erhöhen – sporadisch und immer dann, wenn nötig.

Regionalgruppen, örtliche Gruppen

Informelle oder fachspezifische Netzwerke von Ernährungsfachkräften finden sich auch häufig unter Begriffen und Namen wie **Stammtisch**, **Club** oder **Unternehmer-Zentrum**. Die Berufsverbände der Diätassistenten, Ökotrophologen und Ernährungsmediziner haben seit Jahren Arbeitsgruppen, regionale und örtliche Gruppen bzw. Netzwerke installiert. Diverse Arbeitsgruppen und Qualitätszirkel der Berufsverbände und weiterer Organisationen und Institute (VFED, QUETHEB, UGB), die themenspezifischen Foren bzw. Netzwerken übergeordnet sind, halten für deren Mitglieder fachspezifische Informationen und Materialien bereit.

Infobox

Themen- und fachspezifische Foren, Plattformen und Netzwerke für Ernährungsfachkräfte sind u. a.:

- Adipositas-Netzwerk
- AG Altenhilfe und Geriatrie
- AG Freiberuflichkeit
- AG für Pädiatrische Diätetik (APD)
- Arbeitskreis Diätetik in der Allergologie
- Arbeitskreis „Tag der gesunden Ernährung“
- Arbeitskreis „Mangelernährung“
- Diabetes-Netzwerk
- Ernährungsexperten Hessen/Nordbaden
- KONEK-ted – KompetenzNetz Ernährung Köln
- Netzwerk Ernährung in Bayern
- Netzwerk qualifizierter Ernährungsberaterinnen in Schleswig Holstein
- PR-Netzwerk
- Qualitätszirkel Ernährung Rheinland-Pfalz (Qze)
- Qualitätszirkel Ernährungstherapie und Ernährungsberatung Nordrhein (QUEEN)

Kontakte knüpfen bedeutet erfolgreich starten

Sie können sich als Ernährungsfachkraft sogenannten **Gründer-Netzwerken** anschließen, um sich in Ihrer Startphase kompetente Unterstützung an die Seite zu stellen. Das BMWi und seine Existenzgründerplattform bieten hier das größte Potenzial an Kontaktdaten über viele hilfreiche Netzwerke [65]. Neue Projekte, Geschäftskontakte und Aufträge können über solche Plattformen gesucht und ggf. generiert werden. Diese Netzwerke bieten neben der üblichen Unterstützung zur Gründung allgemein auch sogenannte Business- und Kontaktbörsen, Übersichten und Informationen über Branchen, Frauennetzwerke und vieles mehr. Allerdings sind diese Netzwerke nicht auf Ernährungsfachkräfte spezialisiert. In Gründungszeiten, wie später im Verlauf des Unternehmens, benötigen Sie andere Berufsgruppen und deren Experten, um Ihre Firma zu promoten, evtl. finanziell zu stabilisieren, zu bewerben, zu erweitern. Kontakte über derartige Netzwerke motivieren und unterstützen Sie für Ihre berufliche und persönliche Entwicklung. Das ist nicht nur emotional wichtig. Hieraus ergeben sich nicht selten wichtige und hilfreiche Kooperationen, die Sie auch für Ihren Ernährungsbereich nutzen können – andere Unternehmer, ihre Familie und Kontakte sollten gesund bleiben und sich gesund ernähren.

Sollte es in Ihrer Region (noch) keine adäquate Möglichkeit der Vernetzung oder sogar bestehende Treffen geben – so fangen Sie doch damit an. Stellen Sie ein erstes Treffen auf die Beine, laden Sie Gleichgesinnte ein, egal ob Fachkollegen oder Gründer. Informationen über ein „künftiges“ Netzwerk geben Sie über Berufsverbände, Presse, Krankenkassen, Ärzte und/oder andere Kanäle bekannt. Sie bringen sich dadurch ins Gespräch, das ist ein toller Anfang.

Social Media

Sie können sich weiteren Plattformen und Gemeinschaften anschließen, die Ihnen zum generellen, gegenseitigen Austausch von Meinungen, Erfahrungen und Eindrücken rund um Gründung, Beruf, Gesundheitsmarkt etc. dienen. Modern und üblich ist diese Art von Vernetzung über Communitys, heute immer mehr via Internet (sogenannte **„Online-Communitys“**) (▶ Kap. 8.3.5). Aber auch hier gilt: Schalten Sie Ihren gesunden Menschenverstand ein. **Kommunikation über derartige Plattformen ist mitunter schwierig, weil missverständlich.** Denken Sie daran: Potenzielle Auftraggeber recherchieren, suchen und finden Sie über diese Netzwerke. Schauen Sie einmal bei YouTube zum Thema Social Media nach, was in und hinter modernen Netzwerken steckt. „Ihre Inhalte und die der anderen lassen sich in Ströme verwandeln, die unzählige Menschen erreichen.“ [212]. Nutzen Sie diese Möglichkeiten zur Gründungszeit, aber auch später im Arbeitsalltag (▶ **Kap. 8**).

Merke: Sie können als Ernährungsfachkraft nicht an allen Informations-, Wissenschafts- und Auftragsfronten gleichzeitig präsent sein. Nutzen Sie Informationen, Synergien, Kompetenzen und Kooperationen, die durch Netzwerke entstehen. Finden Sie für sich die allgemeinen, themen- und fachspezifischen Ernährungs-Plattformen und beteiligen Sie sich am Miteinander. Das kann sich für Sie in barer Münze bezahlt und auch Freude machen.

3 Der Weg zum „Unternehmen Ernährungsberatung“

Birgit Blumenschein

So langsam nimmt Ihre Entscheidung Fahrt auf: Sie werden Unternehmer – prima. Ihr Unternehmerprofil ist durch die bisherigen Reflexionen geschärft, Ihr Leistungsspektrum systematisiert, Ihr Konzept diskutiert – Ihr Unternehmen gewinnt an Struktur. Welches sind die nächsten Schritte?

Zunächst brauchen Sie einen **Namen**. Dann einen **Standort** (zumindest für postalische Zwecke) und Ihr Unternehmen oder Ihre Praxis eine **Ausstattung**. Im Folgenden sind Informationen aufbereitet, die so manchen Anfängerfehler in Bezug auf Namens-, Schutz- und Urheberrechte sowie die Geräteausstattung vermeiden helfen. Und Sie haben jetzt ggf. noch mehr Zeit, diese wichtigen (Vor-)Arbeiten zu erledigen. Später fordern Kunden und Termine Ihr Zeit- und Energiekontingent.

3.1 Wie soll das Unternehmen heißen?

Entweder fallen Ihnen spontan ganz viele Namen ein, die Sie sich und Ihrem Unternehmen geben würden, oder Sie sitzen da und fragen sich: Welcher **Name** bzw. welche **Bezeichnung** wäre gut und würde zu mir passen? „Wenn Sie sich über die Bezeichnung Ihres Unternehmens Gedanken machen, gilt es also verschiedene Aspekte und rechtliche Rahmenbedingungen zu beachten. Nicht jeder Name, der unter Marketingaspekten […] interessant wäre, genügt auch rechtlichen Anforderungen.“ [29] Wenn Sie sich bei der „optimalen“, „öffentlichkeitswirksamen“ und „legalen“ Namensfindung eher schwer tun, ist das nicht unüblich, denn dieser Sachverhalt ist wirklich nicht zu unterschätzen.

Infobox

Einige **beispielhafte Namen** bzw. **Bezeichnungen** für Ernährungsberatungsunternehmen, die es bereits gibt:

- „Bewegungs- und Ernährungskonzepte“
- „Bewusst essen“
- „Coaching und Training für Ernährung“
- „Diät- und Ernährungsberatung“
- „Die Ess-Berater“
- „Ernährungsschule“
- „Ess- und Diätberatung“
- „Gesundheitsoase“
- „In Balance“
- „Institut für Ernährung“
- „Medizinische Ernährungsberatung“
- „Praxis für Ernährungsberatung und Ernährungstherapie“
- „Studio für Ernährung und Sport“

Manche der aufgeführten Betitelungen sind zusätzlich mit dem [Nach]Namen des Unternehmers verbunden. Ob Sie nun eine allgemeingültige Bezeichnung, z.B. „Ernährungsberatung“ oder „Praxis für ...“ für Ihr Unternehmen wählen oder ob Sie einen ganz neuen (vielleicht) Fantasienamen kreieren, ist Ihre Entscheidung. Allerdings hängt diese z.B. von der von Ihnen gewählten **Rechtsform Ihres Unternehmens** oder von einem **Eintrag in ein Handelsregister** ab (▶ **Kap. 4.1**). Berücksichtigen Sie neben dem Handelsrecht auch das **Marken- und Wettbewerbsrecht** (▶ **Kap. 4.5**). Eine weitere Besonderheit ist ein **Domain-Name** für eine eigene Webseite (▶ **Kap. 4.5.6**).

3.1.1 Nomen est Omen

Es liegt nahe, Ihren **eigenen (Nach-)Namen** zu verwenden oder zumindest in die Bezeichnung des Unternehmens einzubinden. Dafür spricht, dass Sie damit in der Regel unverwechselbar sind. Sollten Sie noch vorhaben, den Namen z.B. durch Heirat zu verändern, könnte das (evtl. namentlich) von Nachteil sein. Sie geben Ihrem Unternehmen ja nicht nur eine Bezeichnung, sondern auch ein **„Merkmal“** und damit eine **„Bedeutung“**. Dieser Name steht auf Visitenkarten, Briefpapier, Broschüren, evtl. weiteren Marketingunterlagen und auf einer Website. Mal eben die **Unternehmensbezeichnung** zu ändern, beinhaltet, alle diese Instrumente und Unterlagen zu modifizieren. Eine **Namensänderung** kann, neben finanziellem Aufwand, einen **Imageverlust** bedeuten, zumindest aber eine Verunsicherung ihrer bereits gewonnenen Kunden. Außerdem bringt dies **zusätzlichen Marketingaufwand** mit sich (▶ **Kap. 8.3.3**), bis die Kunden Sie wieder automatisch mit dem neuen Namen verknüpfen. Die **sorgfältige Auswahl** des Namens für Ihr Unternehmen ist wichtig, weil dieser für längere Zeit bestehen bleibt.

Oft erscheint es werbewirksam, im Unternehmensnamen auf Ihre **Tätigkeit** bzw. **Branche** hinzuweisen. Das tun schon sehr viele. Doch mit dem Begriff „Ernährungsberatung“ (▶ **Kap. 1.2.5**) werden Sie aus der großen Masse von (seriösen wie unseriösen) Anbietern nicht hervorstechen. Viele Ernährungsprofis überlegen, Zusätze wie z.B. „Food Coaching für Jedespaar“, Buchstabenkombinationen wie „E&S Musterfrau“ (als Abkürzung für Ernährung und Sport) oder sogar Fantasiebegriffe wie „trinkess“ zu nutzen. Testen Sie in Ihrem Umfeld, ob der Name **ansprechend** und **verständlich** klingt. Er muss auch für Laien **einprägsam** und **wirksam** sein.

Merke: „Ganz wichtig, wenn Sie Zusatzbezeichnungen verwenden: Vergewissern Sie sich, ob diese nicht schon am Markt, vielleicht sogar in derselben Branche, verwendet werden.“ [280] Prüfen Sie nach Branchenbereich und Namenszusatz, ob die Bezeichnung „geschützt“, sprich als Marke im Marken- und Patentamt eingetragen ist. Hier helfen Patentanwälte weiter. Informieren Sie sich unbedingt über diese Details z.B. beim Institut für Freie Berufe (IFB) (▶ Kap. 4.5.6).

3.1.2 Seriös, flippig, wissenschaftlich – in jedem Fall individuell

Als Einzelunternehmen und ohne Eintrag in ein Handelsregister müssen Sie unter **Ihrem Nachnamen und einem ausgeschriebenem Vornamen** zeichnen, z.B. Ernährungsberatung Maria Musterfrau. „Firma XY ist für Einzelunternehmen nicht erlaubt und Sie dürfen auch nicht das firmentypische „&“-Zeichen verwenden.“ [320] Der Name Ihres Unternehmens muss lt. Handelsgesetzbuch (HGB) grundsätzlich zu Ihrer Kennzeichnung sein und **Unterscheidungskraft** besitzen. Setzen Sie also beim Unternehmensnamen auf **Individualität**, auch wenn das bedeutet, dass es etwas Zeit und Systematik benötigt, bis der Name steht. Wenn nun Ihr bürgerlicher Name alleine nicht so klangvoll oder gar ein „Allerweltsname“ ist, und Sie ihn nicht für Ihr Unternehmen zeichnen lassen wollen, ergänzen Sie ihn mit einem flotten (nicht flippigen!) Zusatz. Wählen Sie einen Namen, der leicht verständlich, einprägsam und gut auszusprechen ist und der zur Ernährungs- und Gesundheitsbranche passt.

Infobox

Namensgebung

Sie haben in Bezug auf die Namensgebung Ihres Unternehmens (unter Einbeziehung der Regeln

▼

▼

der §§ 18 ff HGB in puncto **„keine Irreführung"**) folgende Vorgaben, aber auch Möglichkeiten:

- **Personenname** = bürgerlicher Name ist gleichzeitig auch Name des Unternehmens,
- **Sachunternehmen** = Name der Unternehmens enthält eine Hinweis auf die Branche,
- **Fantasiename** = Name Ihres Unternehmens ist frei erfunden oder
- **Mischname** = beliebige Kombination aus den obigen Möglichkeiten.

Vorsicht ist geboten bei Geographiebezeichnungen wie z.B. Ernährungstherapie Rhein-Ruhr. Es suggeriert einen großen geschäftlichen Umfang, der zwar legitim, aber irreführend wirken kann. **Wissenschaftlichen Bezug** können Sie ebenso nutzen wie akademische Grade/Titel, natürlich vorausgesetzt, Sie sind berechtigter Inhaber solcher Bezeichnungen. Die **Berufsbezeichnung** mit in den Unternehmensnamen einzubinden ist marketingstrategisch zu überlegen, denn nicht geschützte Bezeichnungen verwenden viele, auch unseriöse Ernährungsberater. Berufsbezeichnungen wie Diätassistent oder Ökotrophologe wiederum werden entweder negativ assoziiert, oder sie klingen für die Kunden zu wissenschaftlich oder zu wenig (emotional) ansprechend (▸ **Kap. 8.3.3**).

Für Ihre Unternehmensbezeichnung können und dürfen Sie, ohne Regeln zu verletzen, die Begriffe: **„Studio"**, **„Praxis"** oder **„Institut"** verwenden. Die deutsche Rechtsprechung greift beim Begriff „Institut" ein, wenn es sich beim gewünschten Namen z.B. um eine „eigenständige" Rechtspersönlichkeit handelt „und wenn durch die weitere Gestaltung des Namens fälschlicherweise ein Eindruck von Wissenschaftlichkeit oder öffentlicher Trägerschaft erweckt wird. Eine Irreführung kann dadurch ausgeschlossen werden, dass weitere Namenszusätze oder die sonstige Eigenwerbung falsche Annahmen richtig stellen (zum Beispiel Impressum)." [310] (▸ **Kap. 2.6.4**). Der Begriff „Praxis für …" bedeutet (strenges) Einhalten bestimmter Richtlinien, auch was räumliche Gegebenheiten betrifft (▸ **Kap. 3.2.8**). Eher **unübliche** und evtl. **problematische** Begriffe sind in der Branche **„Zentrum"** oder **„Gesellschaft"**. Hierfür müssen Sie nachweisen, dass Bedeutung und Größe Ihres Unternehmens in Relation zur Größe der Stadt/des Ortes bzw. der Region steht, in der Sie Ihr Unternehmen eröffnen. Informieren Sie sich bei den Berufs- und Interessenverbänden sowie den Industrie- und Handelskammern vor Ort, damit Sie nicht gegen das „Gesetz gegen den unlauteren Wettbewerb" verstoßen (▸ **Kap. 4.5.1**).

3.1.3 Eintrag ins Handelsregister – wie wichtig?

Wenn Sie als Unternehmen in das **Handelsregister** eingetragen werden, haben Sie offiziell eine **Firma.** „Mit der Eintragung wird der Firmenname gegenüber gleichen oder ähnlich lautenden Namen geschützt." [65] Im Bereich der Ernährungsberatung sind derzeit nur wenige Unternehmen aufgrund ihrer Rechtsform oder bestimmter weiterer Kriterien im Handelsregister eingetragen (▸ **Kap. 4.1**).

3.1.4 Ich bin eine „Marke"

Die Überlegung und die anschließende Entscheidung für den Namen Ihres Ernährungsberatungsunternehmens sind langwierige Prozesse, die nachhaltig wirken. Eine Absicherung Ihres Namens und des Ihres Unternehmens bietet der **„Markenschutz"** (▸ **Kap. 4.5.6**). „Marken kennzeichnen Produkte oder Dienstleistungen eines Unternehmens, die geeignet sind, sich von Produkten bzw. Leistungen anderer Unternehmen zu unterscheiden." [29] Im Geschäftsleben wird eine geschützte Marke mit dem Registrierhinweis® geführt.

Tritt einer Ihrer Mitanbieter mit Ihrem (geschützten) Namen oder gar mit gleichen **Erkennungsmerkmalen** wie dem Logo o.Ä. auf, riskiert er zumindest eine Abmahnung und muss alle seine Unternehmensinstrumente neu gestalten und bezahlen, zusätzlich zu den anfallenden Anwaltskosten und Strafgebühren. Umgekehrt gilt das allerdings auch: Wenn Sie geschützte Namen bzw. Marken verwenden, drohen Ihnen rechtliche Konsequenzen. Abgesehen vom Imageverlust und den (finanziellen) Folgen durch **„Diebstahl"** versteht es sich von selbst, dass qualifizierte Ernährungsfachkräfte ihre eigenen Ideen, Marken und Qualitäten unter ihrem eigenen Namen präsentieren.

Zu Beginn eines potenziellen Markenschutzes steht die **Recherche** über bereits eingetragene Unternehmen, Firmen oder Webseiten unter dem von Ihnen geplanten Namen. Wort- oder Bildmarken werden ebenso geschützt wie Kombinationen aus beidem und/oder auch 3-dimensionale Formen, Hörmarken, Farben, Zahlen und Buchstaben(gruppen). Von Interesse ist das, wenn Sie ein Logo kreieren (lassen).

P Praxistipps

Nutzen Sie erfahrene Rechtsanwälte des **Deutschen Patent- und Markenamts**, wenn Sie den Schutz einer eigenen Marke anstreben. Mit professioneller Hilfe gelingt eine juristische Einschätzung, die Sie zur Einteilung der **Marken-Klasse** ohnehin benötigen. Eine umfassende Recherche ist spätestens dann notwendig, wenn es um Fantasienamen geht und diese insbesondere auch im Internet benutzt werden sollen. Die Gebühren für Klassen und Prüfungen entnehmen Sie entsprechenden Websites (► **Kap. 13.4**).

3.1.5 Domain (Teilnetz) im internationalen Netz

Eine eigene **Homepage** gehört zur optimalen Unternehmensausstattung. „Ein kleiner, aber professionell gestalteter und regelmäßig gepflegter Internetauftritt ist die Visitenkarte Ihres Unternehmens und kann sehr viel zur Kundenbindung beitragen.“ [29] Wie soll diese Internetseite heißen? Welches ist ein geeigneter Domainname für Ihre Website? Wählen Sie Begriffe aus, mit denen Sie sich identifizieren können, und klären Sie ab, ob Sie keinen Verstoß gegenüber anderen Websites und Inhabern des gewünschten Namens begehen (► **Kap. 4.5.1**, **4.5.3** und **4.5.6**). Ist ihr **Wunschname** schon **vergeben**, fragen Sie zuerst beim Inhaber der bereits registrierten Domain nach (unter der Domain-Registrierstelle DENIC eG [100]), vielleicht nutzt er seine Domain nicht und verkauft Ihnen diese. Denn oft sind Domains registriert, aber nicht genutzt. Wählen Sie keinen zu langen Namen, und überlegen Sie, welche „Endung“ sinnvoll und nutzbar ist. Die gebräuchlichste Endung ist eine Länderkennung, für Deutschland das bekannte „.de“.

Infobox

Wichtige allgemeine Endungen wie

- .com
- .info
- .net
- .org

dürfen von Firmen, Personen, Vereinen und Institutionen – also auch von Ihnen – ebenfalls genutzt werden. Wählen Sie eine „seriöse“ Endung, um sich von kuriosen und exotischen Endungen dubioser Briefkastenfirmen abzuheben.

Ist Ihr Wunschname noch frei, dann registrieren Sie diesen schnell und preiswert (DENIC eG [100]), denn es gilt der Grundsatz „First come, first serve“. [29] Klären Sie einwandfrei ab, ob die Nutzung der von Ihnen gewünschten und gewählten Domain keine fremden Rechte verletzt, da die Registrierstellen nicht die Rechtmäßigkeit der Nutzung prüfen. Informieren Sie sich für weitere rechtliche Details bezüglich der Domainnutzung (► **Kap. 4.5.6** und **13.4.2**) unbedingt auch auf versierten Websites und bei weiteren Profis, denn im Internet ist Vorsicht geboten. Wenn Ihnen das eigenständige Programmieren und Gestalten einer Internetseite nicht liegt, können Sie z. B. über das Institut für ernährungsmedizinische Betreuung [168] eine berufsnahe Unterstützung erhalten bis hin zum Einrichten einer Internetseite für Sie persönlich.

3.2 Welche Räumlichkeiten benötigen Sie?

Ein eigener Beratungsraum – wer träumt nicht zu Beginn einer Selbstständigkeit davon? Und doch ist es oft der Beginn und die Realität vieler Ernährungsfachkräfte, Räume in bekannten Institutionen, z. B. in Volkshochschulen oder in Räumen einer Kirchengemeinde, anzumieten.

3.2.1 Eigene Praxisräume

Ein großer Vorteil für eine kompetente und seriöse Außendarstellung (▶ **Kap. 8.3.3**) Ihres Unternehmens ist es, wenn Sie über eigene Büro- und/oder Praxisräume z. B. innerhalb Ihrer Wohnung bzw. Ihres Hauses verfügen. Der einzige wichtige Hinweis für einen oder mehrere eigenständig abgeteilte Räume ist: Halten Sie bezüglich der Abschreibungen und sonstigen Betriebsausgaben Rücksprache mit einem Steuerberater, damit dies für die Einnahmen-Ausgaben-Situation regulär und legitim geklärt ist (▶ **Kap. 5.3.2**).

3.2.2 Keine eigenen Praxisräume

Wenn Sie keine eigenen Büro- und/oder Praxisräume haben, **mieten** Sie adäquate Räume an. In vielen Städten in Deutschland gibt es Institutionen, die darauf spezialisiert sind, Räume für derlei Aktionen und Maßnahmen zu vermieten. Verfügen Sie über Kontakte zu **Sport- und Gesundheitseinrichtungen**, anderen gesundheitlich orientierten **Praxen und/oder Familienbildungsstätten**, **Kirchengemeinden**, **VHS** oder weiteren seriösen Institutionen (**Kindergärten**, **Schulen**), fragen Sie dort nach, ob Sie deren Räume für Ihre Beratungen und Schulungen nutzen dürfen. **Krankenkassen** bieten ebenfalls geeignete Räumlichkeiten an, dies als Marketing der Kasse und direkte Vor-Ort-Betreuung für ihre Versicherten. In zentral gelegenen **Küchenstudios** und **Gesundheitsinstituten** finden Sie Kochnischen, Lehrküchen und Schulungsräume, die stunden- oder tageweise vermietet werden.

3.2.3 Praxispartner und Netzwerke nutzen

Es bietet sich an, **Kooperationen mit Ärzten und/oder Heilpraktiker** einzugehen (▶ **Kap. 2.7**) oder sogar mit und/oder in einer **Schwerpunktpraxis** zu arbeiten. Das ist zum einen eine Marketingstrategie für die Ärzte und Heilpraktiker und verleiht ihnen wie Ihrer Arbeit und Ihrem Unternehmen eine optimale und vor allem gesundheitsorientierte Note.

Bieten Sie die Beratungsdienstleistung als **mobilen Service** an (▶ **Kap. 2.2.14**), benötigen Sie erst einmal keine bestimmten Räume für Kunden. Ein Nachteil hier ist, dass Sie stets viel Materialien und Medien mit sich führen bzw. tragen und nicht flexibel genug auf Internet, Drucker und Kopierer etc. zurückgreifen können. Eher **unseriös** wirken Schulungsräume in **Fahr- oder Tanzschulen**, in denen über die vergangenen Jahre manche Franchising-Unternehmen der Ernährungsbranche ihre Seminare und Treffen abgehalten haben. **„Nebenzimmer" von Restaurants oder Cafes** sind ebenfalls nicht zu empfehlen. Sie werden als Ernährungsfachkraft an Kooperationspartnern gemessen, auch wenn die Vernetzung lediglich für die Raumnutzung notwendig war.

3.2.4 Raumkosten – Raumnutzen

Büro- oder Praxismieten schlagen im Budget des Gründers mitunter sehr zu Buche und müssen exakt kalkuliert sein (▶ **Kap. 5.3.1** und **5.3.2**). Derzeit übliche Monatsmieten zwischen 300 € für ca. 30 m² bis hin zu 3000 € für ca. 120 m² scheinen davon abhängig, wie groß die Stadt ist, wie exquisit die Lage der Praxis und wie viele Räume inklusive oder exklusive Lehrküche Sie wählen, so die Information vieler Freiberufler in diesem Sektor. Meist sind **Maklergebühren** und/oder **Mietkautionen** zu berücksichtigen. Berücksichtigen Sie für Ihren Kapitalbedarfsplan (▶ **Kap. 5.3**) auch potenzielle Renovierungen von neuen Praxisräumen. Häufig müssen Sie, besonders zu Beginn Ihrer Selbstständigkeit, Kompromisse zwischen einem professionellem Auftreten und der Minimierung der Kosten eingehen – aber das geht vielen Existenzgründern so. Um Ihre Kosten gering zu halten und Zeiträume zu nutzen, die wegen (noch) mangelnden Kundenvolumens nicht besetzt werden, bietet sich an, andere Professionen in Ihren Räumen praktizieren zu lassen. Praxisgemeinschaften oder Gemeinschaftspraxen sind hervorragend, um diese Raumproblematik finanziell auf kleinem Niveau zu halten.

3.2.5 My home is my castle

Vielleicht überlegen Sie, in Ermangelung geeigneter Praxisräume, die Beratungen und Schulungen **in Ihrer Wohnung**, vielleicht im Wohnzimmer oder gar am Esstisch abzuhalten – **tun Sie es nicht**.

Ein freiberuflich arbeitender Masseur würde seine Kunden nie in seinem eigenen Bett oder auf dem Sofa seiner Wohnung behandeln! Lassen Sie sich nicht dazu hinreißen, einen Kochkurs in Ihrer vielleicht geräumigen Küche durchzuführen, das ist laienhaft, unprofessionell und unseriös. Kollegen, die die Selbstständigkeit lediglich nebenberuflich betreiben (wollen), scheuen sich davor, externe Räumlichkeiten zu nutzen bzw. zu mieten. Das ist verständlich. Hier müssen Kosten dem Aufwand gegenüber gestellt werden, und das könnte am Ende eher ein Minusgeschäft werden.

Unabhängig von Ihrer Außendarstellung, Professionalität und mangelnden Distanz zur Privatsphäre: Wenn Sie Kunden evtl. Ihre eigene Küche und Toilette nutzen lassen (müssen), ist unbedingt auf die Inhalte Ihres Mietvertrages zu achten (▶ **Kap. 4.2.1**). In üblichen standardisierten Mietverträgen ist per Klausel festgelegt, dass Ihre privaten Räume nicht ohne **Zustimmung des Vermieters für gewerbliche Nutzung** bestimmt sind. Vermieter dürfen Ihnen zu Recht für zusätzliche gewerbliche Nutzung (und damit Abnutzung) der Räume auch einen **höheren Mietzins** abverlangen.

Merke: Gehört Ihnen die Immobilie, müssen Sie baurechtliche Bestimmungen einhalten. Ein Umfunktionieren eines Raumes, in dem Sie später auch Publikumsverkehr haben, bedarf der Genehmigung. Und Achtung: „Hierzu werden Sie nicht aufgefordert! Es wird vorausgesetzt, dass Sie so etwas wissen und von sich aus tun.“ [209]

3.2.6 Das Feng Shui des Ortes

Worauf achten Sie, wenn Sie z. B. zu einem Arzt oder Anwalt fahren bzw. gehen? Gute Verkehrsanbindung, öffentliche Verkehrsmittel, Parkmöglichkeiten möglichst nah, wenig Verkehrslärm, viel Sicherheit (z. B. abends).

Worauf achten Sie, wenn Sie in deren Räume kommen? Vielleicht werden Sie aufmerksam auf einen Aufzug, die Umgebung, die Sauberkeit, eine angenehme Atmosphäre, Pflanzen, Toiletten in der Nähe – und noch mehr. Ihren Kunden geht es genauso. Versuchen Sie, Räumlichkeiten so anzusiedeln und zu gestalten, dass Sie sich darin optimal verwirklichen können und dabei eine Harmonie und Atmosphäre für Ihre Kunden schaffen, die für „gutes Gelingen mit den Menschen“ steht (▶ **Kap. 7.2.4**).

Praxistipps

Beantworten Sie für sich folgende Fragen, um ein für Sie wichtiges Minimum an Raumgröße, -anzahl und Atmosphäre zu ermitteln:

- Führen Sie in diesem Raum lediglich Individualberatungen mit potenziell nur wenigen anwesenden Personen, Ehepaaren oder Familien durch?
- Benötigen Sie einen größeren Raum für Gruppenschulungen und Seminare?
- Nutzen Sie den Raum für Ihre Schreibtischarbeit, weil Sie überwiegend einer Presse- und Autorentätigkeit oder Online-Beratungen nachgehen und keinen direkten Kundenverkehr pflegen?
- Soll eine Lehrküche zur Verfügung stehen, in der entsprechende Kochtrainings veranstaltet werden?
- Ist für Lebensmittel und/oder für Broschüren und weitere Gegenstände etc. ein Materiallager sinnvoll?
- Ist ein Raum berücksichtigt, in dem Patientendaten bzw. -akten über einen langen Zeitraum aufbewahrt werden können?
- Benötigen Sie einen Raum mit einer Liege zur modernen Messung von Körperzusammensetzung oder -fett?
- Wäre ein Warteraum oder -bereich (obwohl gesetzlich nicht vorgeschrieben) überhaupt nötig und, wenn ja, sinnvoll?
- Müssten Sie Toiletten in unmittelbarer Nähe vorhalten?
- Möchten und müssen Sie auf einen behindertengerechten Zugang achten?
- Sind beanspruchbare Möbel und strapazierfähige Bodenbeläge wichtig?

Und bedenken Sie, ob Sie sich in diesen Räumen alleine, mit Mitarbeitern oder einer Bürokraft aufhalten, dafür benötigen Sie entsprechend mehr Platz. „Als Faustregel gilt, dass eine Einzelperson einen Raum von 30–50 m² zur Verfügung haben sollte.“ [320] Vielleicht ist das zu Beginn Ihrer Selbstständigkeit noch kein Thema. Verbessert sich jedoch die Auftragslage schneller als erwartet oder Sie erweitern Ihr Leistungsspektrum, sollten

Sie **Erweiterungsoptionen** und **Raumreserven** schon früh kalkulieren.

3.2.7 Gewerbe versus Dienstleistung

Der Arbeitsraum, in dem Sie Ihre Dienstleistungen im Bereich der Ernährungsberatung gestalten, muss **komplett abgetrennt** sein von einem **gewerblich genutzten Raum**, in dem Sie vielleicht Produkte und/oder Güter wie Bücher o.Ä. verkaufen (▶ **Kap. 2.6.5**). Eine zumindest offensichtliche Trennung zu anderen kooperierenden Professionen innerhalb derselben Praxisräume, z.B. durch unterschiedliche Praxisschilder oder Anmeldungen, ist von Vorteil, das verhindert Irritationen bei Kunden und Patienten.

3.2.8 Krankenkassen reden (vielleicht) mit

Die Anerkennung der Diättherapie als Heilmittel im Sinne der gesetzlichen Krankenversicherung ist derzeit (Stand 2012) noch nicht erfolgt. Wird die **Diättherapie** eine abrechenbare Leistung als **Heilmittel** (▶ **Kap. 1.4.2**), gibt es für Praxiseinrichtung und Raumaufteilung konkrete und spätestens dann einzuhaltende **Mindestanforderungen vonseiten der Krankenkassen**. „Für alle Heilberufe, die mit den gesetzlichen Krankenkassen abrechnen wollen oder müssen, wird die Mindestausstattung der Praxisräume durch die Gemeinsamen Empfehlungen der Spitzenverbände der gesetzlichen Krankenkassen bestimmt." [24] Aktuell sind Ernährungsberatern keine Einschränkungen bzw. Regelungen gegeben, wie groß und wie hoch z.B. ein Praxisraum sein muss oder welche sanitären Anlagen wie zur Verfügung gestellt werden müssen. Berücksichtigen Sie jedoch eine potenzielle Zulassung der Diättherapie als Heilmittel, die Vorgaben seitens der Krankenkassen nach sich ziehen würde [172].

3.3 Welche Grundausstattung ist sinnvoll?

Ausgehend von Räumen, die Sie mit Mobiliar und Inventar einrichten, sind die Angaben im Folgenden variabel und Ihrem eigenen Stil, Geschmack sowie Ihren Vorstellungen anzupassen. Einmal getroffene Entscheidungen bezüglich der Raumorganisation und Einrichtung revidieren Sie nicht ohne Weiteres. Gehen Sie deshalb nicht übereilt oder unüberlegt vor.

Müssen Arbeits- und Beratungsräume noch renoviert werden, ist das ein Planungs-, Zeit- und Kostenfaktor. Kalkulieren Sie **Renovierung, Instandsetzung** sowie das **Einrichten und Ausstatten** von (neuen) Räumen unter folgenden Maßstäben: Sie und Ihre künftigen Kunden sollen sich wohl fühlen und Beratungs- und Arbeitsabläufe sollten rationell verrichtet werden können. Abhängig von Ihren finanziellen Möglichkeiten und den auszuübenden Tätigkeiten (Beratungen, Schulungen, Kochtrainings etc.) eruieren Sie, welche Einrichtung und Grundausstattung sinnvoll und bezahlbar ist (▶ **Kap. 5.3.1**). **Alle anfallenden Sach- und Investitionskosten sind mehrwertsteuerpflichtig**, unabhängig davon, ob Sie als Freiberufler mit oder ohne Heilberuf selbst umsatzsteuerpflichtig sind (▶ **Kap. 5.2.6**).

3.3.1 Mein Arbeitsplatz und ich

Vielleicht können Sie bereits auf eine Büroeinrichtung zurückgreifen, dann entspannt das Ihr Budget, oder Sie müssen oder wollen alles neu anschaffen. Wie viele der jeweiligen Einrichtungsgegenstände, z.B. Stühle, Aktenschrank und Regale Sie kaufen, hängt davon ab, wie groß der Raum ist, wie viel Auftragsvolumen „bearbeitet und abgelegt" und wie viele Personen berücksichtigt werden.

P Praxistipps

Für einen **Arbeitsbereich ohne Kunden-/Patientenverkehr** benötigen Sie folgende übliche Einrichtung und Ausstattung:

- Schreibtisch
- Schreibtisch-/Arbeitsstuhl
- Schreibtischlampe
- Büro- und Schreibmaterial
- Computer inkl. entsprechender Hard- und Software
- Telefon, Fax, Scanner, Kopierer
- Aktenschrank
- Regale
- Bilder

▼

▼

- Fachliteratur, Fachpresse
- Dekoration und Bilder für Wände etc. nach eigenem Geschmack
- evtl. Beamer und Leinwand

Planen Sie Ihren Arbeitsbereich nach **gesundheitsförderlichen, ergonomischen Gesichtspunkten**. Sie verbringen mitunter viel Zeit für Vor- und Nachbereitungen in Ihrem Home-Office. Investieren Sie hier ebenso viel „Gutes“, wie Sie es Ihren Kunden in puncto Essen und Trinken anraten.

Moderne Arbeitsplätze sind mit einem **Computer** und entsprechender **Vernetzung** sowie **Internetanbindung** ausgestattet. Zur **Hardware** gehören ein technisch optimal und aktuell ausgestatteter **PC**, ein angeschlossener **Drucker** und entsprechende **Speichermedien**. Achten Sie beim PC-Kauf darauf, dass die Festplatte eine große Speicherfähigkeit besitzt, moderne Ernährungsberatungsangebote wie z. B. Vorträge mit integrierten Filmen oder Inhalte von (Franchise-)Konzepten benötigen viel „virtuellen“ Platz. Wählen Sie nach eigenen Vorstellungen einen üblichen Computer mit Bildschirm oder ein **Note- oder Netbook**, vielleicht auch abhängig davon, wie viel Sie den Computer für externe Leistungen benötigen. Damit Sie mit selbst entworfenen Informationsmaterialien und weiteren Bürounterlagen „in“ sind, überlegen Sie, ob sich ein **Farb[laser]drucker** rechnet.

3.3.2 „Sanfte Mittel“ – Software für Ernährungsfachkräfte

Bekannte Firmen und Institutionen liefern Ihnen, neben üblichen Office- oder Linux-Programmen, Software-Lösungen, die Sie für **Finanz-, Steuer- und Buchhaltungsberechnungen** (▶ Kap. 9.1) dann benötigen, wenn Sie diese Aufgaben nicht an externe Fachkräfte vergeben.

Infobox

Buchhaltungssoftware

Firmen und IT-Spezialisten, die Software für Ihr Unternehmen und speziell die Ernährungsberatung bieten (▶ **Kap. 13.4.4**):

▼

- Buhl Data: WISO – Buchführung, Bilanz, Kostenübersicht, Steuern, Onlinebanking
- Collmex: Buchhaltung, Warenwirtschaft
- Cyberlab: Buchhaltung
- Lexware: Buchhaltung, Kontoführung, Steuern
- Softguide: Businesssoftware

Ein IT-Unternehmen [138] bietet derzeit speziell für Ernährungsprofis eine Softwarelösung, die als Dienstleister fungiert und Ihnen das Nutzen entsprechender Software sowie ihrer Funktionen über das Internet zur Verfügung stellt.

Infobox

Branchensoftware

Spezialisten für wichtige und geeignete Branchensoftware sind u. a. ▶ **Kap. 13.4.5**:

- Bundesministerium für Ernährung, Landwirtschaft und Verbraucherschutz BMELV mit dem BLS 3.01 Bundeslebensmittelschlüssel (in Zusammenarbeit mit dem Max-Rubner-Institut)
- BodyCapVital
- DGE-PC Basismodul
- Diät 2000 – Soft & Hard D. Beyer
- EBISpro
- OptiDiet
- NutriScience GmbH

Einige dieser Softwarelösungen bieten über die **Verwaltungsprogramme** hinaus **Nährwertberechnungsprogramme** und Module an, die **Rezeptdatenbanken**, **Kostformen**, **Menüpläne**, **Ernährungsprotokolle** verwalten, erstellen, auswerten und dafür Referenzwerte hinterlegt haben. Für entsprechende Software, die in Ihr Unternehmen passt, Sie und Ihre Arbeit erleichtert, unterstützt und ergänzt, lohnt sich eine aktuelle Recherche. Viele der IT-Spezialisten versenden zum Kennenlernen und Testen ihrer Programme und Module Demo-CDs und sind für Fragen und Angebote offen.

Die Angebote für Ernährungssoftware reichen von Versionen, die man **über das Internet downloaden** kann, bis hin zu **Profi-Versionen** – die Preise ebenso: von **kostenlos bis teuer**. Überlegen Sie konkret, welche **Aufgabenstellungen** Sie in Ihrem Unternehmen haben (wollen) und welche Software, besonders im Bereich Ernährungsmanagement, für Sie notwendig ist. Recherchieren Sie unbedingt auf der aktuellen Homepage der Universität Hohenheim (ErnährungsInformationsSystem), um aktuelle Programme und Softwarelösungen zu finden. Lebensmittel- und Nährwertbroschüren in Buch- bzw. Broschürenform sind hilfreich, besonders für unterwegs und die Westentasche – als alleinige Unterstützung für Nährwertberechnungen jedoch nicht mehr zeitgemäß.

3.3.3 Vernetzt ausgestattet – auch technisch

Richten Sie für eine gute Erreichbarkeit eine **Telefon- und Faxanlage** ein, die Ihnen ermöglicht, gleichzeitig zu telefonieren, im Internet zu surfen, Faxe zu empfangen oder zu verschicken. Sparen Sie nicht an der falschen Stelle. Sie kommunizieren täglich über verschiedene Kanäle und sind so über unterschiedliche Informationswege gut erreichbar. Mittlerweile sind sogenannte **Multifunktionsgeräte**, die Telefon, Fax, Anrufbeantworter, Kopierer und Scanner in einem Gerät vereinen, finanziell erschwinglich und können Sie bei Ihrer Arbeit unterstützen.

Ordner, Hefter, Stifte, Papier und alles weitere **Büromaterial** halten Sie zum einen griffbereit und zum anderen ordentlich gelagert. Dafür benötigen Sie u. a. **Schränke und Regale**. Material, das Sie erarbeiten, will verstaut und für Aktionen zur Verfügung gehalten werden. Planen Sie genug Platz bzw. Ablagefläche. Patientendokumentationen sind entweder digital und/oder in Papierform 10 Jahre lang aufzubewahren (▶ **Kap. 4.3.2**). Besonders die Akten über Kunden und Patienten dürfen nur Ihnen zugänglich sein, müssen als minimaler Schutz (wie auch die restliche Einrichtung und Ausstattung) gegen **Feuer und Diebstahl** und andere ungewollte Einflüsse geschützt werden. Treffen Sie entsprechende Vorkehrungen.

Vorträge gestalten Sie modern mithilfe von z. B. Power-Point-Präsentationen. Planen Sie viel Vortragsarbeit, lohnt es sich ggf. einen eigenen **Beamer** mitsamt einer funktionstüchtigen **Leinwand** anzuschaffen. Wobei moderne Technik evtl. auch Beamer schon überflüssig machen kann. Mitunter sind die meisten Bildungseinrichtungen jedoch mit dieser oder noch modernerer Technik ausgestattet und es ist ausreichend, wenn Sie einen **Datenstick** bereithalten.

3.3.4 Ich lade andere Menschen ein

Planen Sie Kunden- bzw. Patientenkontakt, so berücksichtigen Sie systematisch noch weitere „Hilfsmittel". „Von der Qualität und Funktionalität der Praxiseinrichtung wird auf die Qualität der Arbeit geschlossen." [24] Verstehen Sie Ihre Einrichtung und Ausstattung als einen Teil Ihrer Öffentlichkeitsarbeit. Gibt es einen **Wartebereich** oder mehr, so erweitern Sie das Mobiliar und Inventar entsprechend. Gestalten Sie diesen Bereich nach Ihren persönlichen Wünschen, aber orientieren Sie sich auch an den Bedürfnissen Ihrer Kunden, z. B. mit **Sitzgelegenheiten für Patienten mit orthopädischen oder konditionellen Problemen**. Ein Angebot an **Getränken** und entsprechender Sortenauswahl bleibt Ihnen überlassen. Getränke, Auswahl und Sorten gehen im optimalen Fall mit Ihren Empfehlungen konform. Lebensmittel oder gar Speisen anzubieten, ist außerhalb von Kochtrainings und speziellen Sinnesschulungen sehr unüblich, das wird von Ihnen nicht erwartet.

P Praxistipps

Für Kunden- bzw. Patientenkontakt sind zur üblichen Büroausstattung noch **weiteres Inventar** und weitere mögliche **Hilfsmittel** sinnvoll:

- Tisch(e) mit entsprechenden Sitzgelegenheiten
- Dekoration und Pflanzen
- Medien, evtl. Moderationskoffer samt Zubehör
- Flipchart, Tischaufsteller oder Tafel mit Stiften
- Projektionswand/-fläche für Beamerpräsentation
- Bilder, Poster, Plakate, Schaukästen o. Ä.
- Arbeits(hilfs)mittel wie z. B. Waage, Messgerät für die Körperzusammensetzung, Vortragsfolien, Kochbücher etc.
- evtl. eine Liege für Messungen, die nicht im Stehen bzw. Sitzen erfolgen können
- evtl. Zeitschriften oder Zeitungen für Wartende
- evtl. Spielgeräte für wartende Kinder, z. B. Lebensmittelpuppen

Überlegen Sie, ob Sie einen runden oder eckigen **Beratungstisch** wählen, der sich für Schulungen vergrößern lässt, damit mehr Personen daran platziert werden können. **Sitzgelegenheiten** für Ihre Kunden durchdenken Sie im Bereich Ihrer Ernährungsberatung im Hinblick auf aktuelle und künftige Problematik und Kunden.

P Praxistipps

Werden Sie häufig übergewichtige und/oder adipöse Patienten beraten, besitzen die gewählten Stühle entweder **flexible Armlehnen** oder gar keine. Für diese Patientengruppe ist auch zu berücksichtigen, dass die **Tragfähigkeit** eines Stuhles entsprechend hoch sein muss (Waagen übrigens auch). Beraten Sie häufig oder ausschließlich Kinder, halten Sie neben den **Beratungsmedien** auch **Spielzeug** bereit.

Dekoration kann an den Themen Essen und Trinken orientiert sein, muss sie aber nicht. Bilder und Poster, die Fachinformationen über z.B. Cholesterin oder Getreidesorten darstellen, geben Ihrer Arbeit und dem Raum einen passenden Rahmen.

3.3.5 Ich zeig dir was ...

Moderne Ernährungsberatungen beinhalten den professionellen Einsatz von Medien. **Broschüren** und **Flyer** sind üblich. Weitere Hilfsmittel zur Visualisierung im Ernährungs- und Gesundheitsbereich, dazu methodisch-didaktisch sinnvoll und sehr zeitgemäß, sind:

- Lebensmittelbilder, -karten und -etiketten
- Lebensmittelattrappen (Moulagen) und -packungen
- Naturalien
- Arbeitsblätter
- Handouts
- Tabellen
- Poster und Plakate
- Spiele (▸ **Kap. 13.4**)

Infobox

Medien

Medien sowohl für die Ernährungsberatung und -schulung als auch zur Dekoration finden Sie z.B. unter:

- aid infodienst
- Döring Lebensmittelattrappen (▸ **Abb. 3.1**)
- Dummy-Store
- Schub®l
- VicMedic Systems
- Woerner Shop

Mithilfe eines sogenannten **Moderationskoffers** samt Inhalt können Sie Themen und Fakten visualisieren und Teilnehmer aktiv in den Seminar- bzw. Unterrichtsablauf einbeziehen. Moderationskoffer beziehen Sie über Firmen, über die Sie auch Büromaterial erhalten. Häufig eignet sich die Darstellung von Inhalten an einem **Flipchart** oder einer **Tafel**. Büroartikelhändler bieten auch hier verschiedene Lösungen für Groß und Klein, stationäre oder transportable Systeme an.

Schaukästen, die in Ihrem eigenen Arbeitsbereich oder extern aufgestellt und/oder von Ihnen bestückt werden, sind optimale Werbeflä-

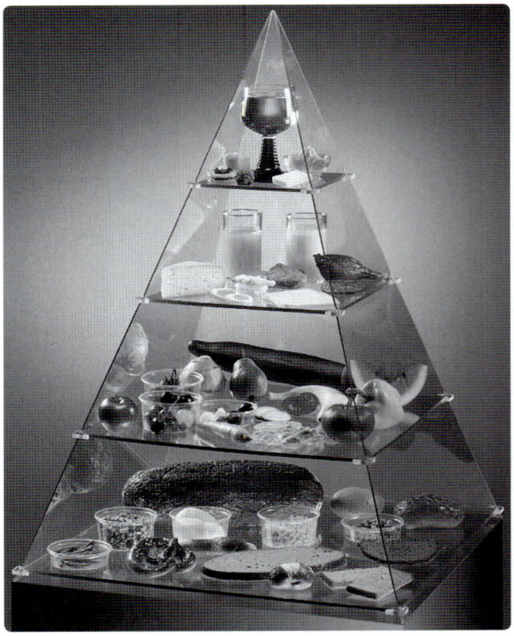

▸ **Abb. 3.1** Lebensmittelpyramide erstellt aus Attrappen der Firma Döring.

chen (► Kap. 8.3.9). Moulagen und Lebensmittelpackungen sind hervorragend geeignet, Ihre Ernährungsinformationen und Tipps in solchen **Vitrinen** darzustellen. Organisieren Sie sich eine kleine Auswahl der genannten Medien als Grundausstattung.

Merke: Zu Beginn einer Selbstständigkeit können und müssen Sie nicht über sämtliche Medien verfügen. Im Laufe der Zeit erweitern Sie Ihre Sammlung automatisch.

3.3.6 Damit es nicht nur professionell aussieht

Ernährungserhebungen und Messungen von anthropometrischen Daten sind Standardaufgaben im Beratungsalltag. Als qualifizierter Ernährungsprofi benötigen Sie entsprechende Instrumente zur Ermittlung von **Körpergröße und -umfang**, **Körperwaagen**, Geräte zur Messung der **Körperfettmenge** wie auch der gesamten **Körperzusammensetzung**.

Infobox

Medizintechnik

Firmen, die Medizintechnik für das Gewichts- und Ernährungsmanagement anbieten, sind u. a. (► Kap. 13.4.6):

- Erhard Sport – Caliper, Körperanalysegeräte
- OMRON Medizintechnik – Körperanalysegeräte und -waagen
- ZellTec diagnostics Futrex® – Geräte zur Grundumsatz(GU)- und Kalorimetrie-Messung, Körperanalysegeräte

Körperfettwaagen stehen in fast allen privaten Haushalten. So ist es für Sie als Ernährungsfachkraft ein Muss, eine entsprechende Waage vorzuhalten, die mindestens einen Vorteil mehr bietet als das Gerät, das die Menschen zuhause haben. Bei der Arbeit mit adipösen, onkologischen und geriatrischen Patienten sind diese Instrumente Pflicht in Ihrem Unternehmen und bei Ihrer Arbeit heutzutage unerlässlich.

Firmen für Medizintechnik, Lebensmittelhersteller, Franchiseunternehmen, Gesundheitsinstitutionen oder Interessen- und Berufsverbände entwickeln **Vorträge bzw. Vortragsfolien** und **Präsentationskarten** zu diversen Themen, die Sie als Ernährungsfachkraft nutzen können oder kaufen müssen. Je nach Zeit- und Methodenpotenzial überlegen Sie, Folien oder eine Präsentation für einen Vortrag, eine Schulung oder ein Seminar selbst zu erstellen – oder sich im Informations- und Themenpool der verschiedenen Anbieter zu bedienen.

Infobox

Vortrags und Arbeitsmaterialien

Institutionen, über die Sie Vortrags- und Arbeitsmaterial für Seminare und Schulungen erhalten können, sind u. a. (► Kap. 13.4.7):

- aid infodienst
- DGE – Deutsche Gesellschaft für Ernährung e. V.
- UGB – Verband für Unabhängige Gesundheitsberatung
- forum.ernährung – Verein zur Förderung von Ernährungsinformationen

Für Kochtrainings, aber auch für einzelne Kunden- bzw. Patientenanfragen, benötigen Sie **Rezepte**. In Kochbüchern nach Rezepten zu suchen und diese aufzuarbeiten, geht immer. Zeitgemäß und dank moderner Medien finden Sie im Internet über gängige Suchmaschinen große **Rezeptdatenbanken** (► Kap. 13.4.8), die keine Wünsche nach neuen, kochbaren Leckereien offen lassen. Häufig sind die meisten Rezepte jedoch nicht gesundheitsorientiert oder gar ernährungsphysiologisch zusammengestellt. Entweder übernehmen Sie die Aufgabe der Modifikation solcher Rezepte oder Sie bedienen sich bereits bestehender – ernährungsphysiologisch seriöser – Datenbanken.

Infobox

Online-Rezeptsammlungen

Seriöse und brauchbare Online-Rezeptsammlungen, die von qualifizierten Ernährungsfachkräften für Kollegen entwickelt und zur Verfügung gestellt werden, finden Sie u. a. bei (► Kap. 13.4.8):

- www.brigitte.de/rezepte/rezepte
- www.eatsmarter.de
- www.ernaehrung.de
- www.lecker-ohne.de
- www.ugb.de

3.3.7 Bequemlichkeit pur

Für Körperfettmessungen, die weder im Stehen noch im Sitzen durchzuführen sind, benötigen Sie eine sogenannte **Praxis- oder Behandlungsliege** und den Platz dafür. Über spezialisierte Firmen (z. B. KH Dewert GmbH, Medizina) sowie Fachgeschäfte für Medizintechnik, auch online, können solche Liegen gekauft werden (▸ **Kap. 13.4**). Bestimmt erhalten Sie von kooperierenden Ärzten, Heilpraktikern oder anderen Therapeuten weitere Informationen und Erfahrungsberichte.

Ein **Wartebereich** in Ihrer Praxis kann durchaus als **Werbestandort** fungieren. Legen Sie hier beispielsweise neben Ihren Marketinginformationen (**Flyer** und **Visitenkarten**) auch **Infomaterial** mit Ernährungsempfehlungen aus. Platzieren Sie geschickt **Broschüren** und **Give-aways**, die Ihr Unternehmen repräsentieren und zugleich Hilfestellungen sein können. **Zeitschriften** und **Zeitungen** werden neben Ihren fachlichen Infomaterialien natürlich auch gerne genutzt. Über Lesezirkel oder Lesekreis [164, 207] können Sie gebrauchte oder neue Zeitschriften bestellen. Besonders für wartende Mütter bzw. Väter ist auch hier wichtig, **Spielsachen** für die Jüngsten zur Verfügung zu stellen, damit keine zu große Unruhe entsteht. Es gibt auch Spielfiguren und Plüschfrüchte [3, 306], die Lebensmittel darstellen. So ist die Warte- und Beschäftigungszeit bereits mit Ernährungsthemen verknüpft.

3.3.8 (Lehr-)Küchenschlacht – nicht mit uns

Kochseminare sind beliebte Angebote in einem Ernährungsberatungsunternehmen (▸ **Kap. 2.2.7**). Herkömmliche Kochkurse werden seit Jahrzehnten über Volkshochschulen und Familienbildungsstätten angeboten. Kurse dieser Bildungseinrichtungen finden in **deren eigenen oder extern angemieteten Küchen** (in Schulen oder Einrichtungshäusern) statt. Entweder sind Sie Kursleiter dieser Institutionen und haben diese Küchen zur Verfügung oder Sie mieten die Küche(n) für Ihr eigenes Unternehmensangebot. Ein Sahnehäubchen ist natürlich, wenn Sie sich in eigener Immobilie eine Lehrküche oder ein Kochstudio einrichten (können).

Kochkurse in VHS- oder anderen Bildungseinrichtungen abzuhalten, ist vielleicht schon täglich Brot für Sie, dann überlesen Sie den folgenden kurzen Abschnitt.

> **P Praxistipps**
> Wenn Sie ganz neu mit Trainings und Seminaren dieser Art beginnen und noch nicht wissen, was Sie als **Vor- und Nacharbeit von Kochkursen** bedenken müssen, lesen Sie die im Anhang zusammengestellten **Checklisten** (▸ **Kap. 12.9**).

Ein **eigenes Kochstudio** ist der Traum vieler Ernährungsfachkräfte. Bevor diese „Erlebnisse für die Sinne und Ihre Kunden“ gelebt werden können, sind einige **Kriterien in der Planung, Einrichtung und Ausstattung einer (Lehr-) Küche** zu berücksichtigen. Recherchieren und berücksichtigen Sie jeweilige Anforderungen für die Einrichtung und Ausgestaltung eines eigenen Kochstudios (▸ **Kap. 12.10**), dann macht das Kochen später noch mehr Spaß.

Mindestanforderungen in den Gemeinsamen Empfehlungen der Spitzenverbände der Krankenkassen legen u. a. fest, wie eine „Praxis“ ausgestattet sein muss [172]. Diese Empfehlungen beziehen sich bis dato auf die Praxisausstattung von Heilmittelerbringern wie Physiotherapeuten, Logopäden und anderen (▸ **Kap. 3.2.8**), also noch nicht konkret auf eine Einrichtung und Ausstattung eines Kochstudios. Sollte die Diättherapie als Heilmittel anerkannt werden, werden **Regularien für eine Küchenausstattung** wahrscheinlich.

3.3.9 Mobilität ist Trumpf

Moderne Ernährungsberatung beinhaltet z. B. **Hausbesuche** oder Sie entscheiden sich in Ihrem Leistungsspektrum für einen **mobilen Service** (▸ **Kap. 2.2.14**) – dann benötigen Sie ein Auto. Auch wenn Sie Kochkurse anbieten, ist ein Auto unerlässlich (▸ **Kap. 2.2.7**). Manche Ernährungsberater nutzen zusätzlich freie **„Werbefläche“** auf ihrem Kfz (▸ **Kap. 8.3.9**).

P Praxistipps
Berücksichtigen Sie im Hinblick auf die **Anschaffung eines Kfz**
- Anschaffungskosten,
- Instandhaltung,
- Verbrauch,
- Nutzung und
- ggf. Steuervorteile.

Die Grundausstattung für Ihr Unternehmen zu organisieren, kann leicht oder schwer sein, je nach Bedarf, Voraussetzungen, nebenberuflicher oder hauptberuflicher Ausrichtung, finanziellem Rahmen und rechtlichen Bestimmungen. Achten Sie bei der Ausstattung eigener Büro- und Geschäftsräume auf die gleichen Kriterien, die Sie für Ihre Privatwohnung ansetzen. Viele Selbstständige im Ernährungsberatungssektor fangen klein an – das macht nichts. Sowohl Sie als auch Ihr Mobiliar, die Technik, Programme, Messegeräte oder die Lehrküche wachsen an den Aufgaben und machen immer weniger Fehler. Apropos Fehler …

3.4 Welche Anfängerfehler sollten Ihnen nicht passieren?

Um erfolgreich Dienstleistungen anzubieten und dabei Beratungs- und Therapieprozesse optimal zu gestalten, benötigen Selbstständige laut Experten „kaum fremdbestimmte Führung, […] klare Rahmenbedingungen, nachvollziehbare Aufgaben und Ziele, unterstützende Ressourcen, viel Gestaltungsspielraum sowie ständige Ermutigung, Verantwortung zu übernehmen.“ [12] Auf Ihrem Weg zum erfolgreichen Unternehmer müssen Sie jedoch auch **mit Hindernissen und Rückschlägen rechnen**. Risikofreie Gründungen gibt es nicht, aber Sie können **Risiken vorbeugen**.

Merke: Beschäftigen Sie sich frühzeitig mit typischen Gründungsfehlern. Sie können aus Fehlern lernen, die andere Unternehmer vor Ihnen gemacht haben. Versuchen Sie, ggf. mit Unterstützung, einzuschätzen, welche Risiken Sie noch zu bearbeiten bzw. vorzubeugen haben.

3.4.1 Gründerschwierigkeiten

Laut Angaben des Bundeswirtschaftsministeriums ist jede 7. gescheiterte Existenzgründung auf sogenannte äußere Einflüsse zurückzuführen [65]. Mit anderen Worten: Das größte **Risiko für eine Insolvenz** liegt in der **Unternehmensperson** selbst. „Junge und kleine Unternehmen sind besonders anfällig für Pleiten – ein Grund, warum nach 5 Jahren nur noch die Hälfte der neu gegründeten Firmen existiert“, so ein Gründungsexperte [229]. „So wurden durchschnittlich rund 12 000 Jungunternehmen (ca. 40 %) […] pro Jahr geschlossen, beispielsweise weil die Unternehmer keine für sie ausreichende Entlohnung erzielen konnten, sie durch die unternehmerische Tätigkeit Stress und familiäre Auswirkungen als zu belastend empfanden, ihnen gesundheitliche Probleme zu schaffen machten oder ihnen die Unternehmenstätigkeit zu riskant erschien.“ [65]

Infobox
Auf dem Weg in die Selbstständigkeit können Ihnen u. a. folgende **Schwierigkeiten** begegnen:
- falsche/unzureichende Preis- bzw. Honorargestaltung
- Finanzierungsmängel/laienhafte Finanzplanung
- fehlende Kenntnisse über Wettbewerbsverhältnisse
- fehlende Marktübersicht
- mangelnde Überzeugung in der Präsentation bzw. im Marketing
- mangelhafter Überblick über Finanzbedarf und Eigenkapital
- mangelhafte Zahlungsmoral der Kunden
- Qualifikationsmängel
- Überschätzen der Unternehmensleistungen und der eigenen Leistungsfähigkeit
- zu hohe Arbeitsbelastung

Diese und einige andere sind viele potenzielle Schwierigkeiten, die Ihnen nicht alle gleichzeitig begegnen – wenn überhaupt. Aber: **Alle sind ernst zu nehmen!**

Der fehlende Überblick über Kapital, Einnahmen wie Ausgaben, ist der häufigste Grund für eine Unternehmensaufgabe. Finanzierungsmängel und zu kurzfristig geplante Liquidität können Ihre

Existenz sehr früh bedrohen (▶ **Kap. 5.3**, besonders ▶ **Kap. 5.3.6**). Eine professionell unterstützte **Gewinnschätzung** zu Beginn Ihrer Selbstständigkeit sowie eine (ebenfalls versiert begleitete) **optimale Finanzplanung** sind sinnvoll und entspannen mittel- und langfristig Ihr Budget. **Zu niedrig angesetzte Honorare** (▶ **Kap. 5.1**), ein häufig auftretendes Problem bei Ernährungsberatern, „weil ja sonst keine Kunden und Aufträge reinkommen“, sind ein falsches Signal. Der Konkurrenz durch niedrige Preise zu begegnen, zahlt sich nicht aus.

Ihre **tragfähige Geschäftsidee** (▶ **Kap. 1.2.1**) und Planungen bezüglich Ihres Leistungsangebotes (▶ **Kap. 2.1**) bilden die Basis für Ihr Ernährungsberatungsunternehmen. Das Motto: „Ich fange mal an, das wird schon klappen. Ich habe ja schließlich studiert.“ ist für den bereits umkämpften und sich rasant weiter entwickelnden Gesundheits- und Ernährungsberatungsmarkt ungeeignet.

Merke: Erfolgreiche Unternehmer denken und planen, trotz vieler Widrigkeiten, von Beginn an strategisch und vorausschauend – und nicht in Ermangelung vermeintlich besserer oder anderer Möglichkeiten.

3.4.2 Zeit ist Geld – aber noch viel mehr

Unterschätzen Sie nicht den Zeitaufwand, den eine Existenzgründung benötigt (▶ **Kap. 10**). Besonders zu Beginn Ihrer Freiberuflichkeit erledigen Sie Aufgaben, die Ihnen aus der Ausbildung bzw. aus dem Studium so evtl. nicht bekannt sind. Organisieren Sie sich und Ihre Arbeit von Beginn an rationell und gut, delegieren Sie, wenn möglich, Arbeitsaufgaben und kalkulieren Sie grundsätzlich ausreichend Zeit ein.

„Oft wissen Gründer zu wenig vom Marktgeschehen.“ [320] **Fehlende Marktübersicht und Informationsdefizite** sind böse Fallstricke für junge und dynamische Existenzgründer. Durch die mannigfaltige Auswahl an Ernährungsberatern **mit und ohne Qualifikationen** wird es immer wichtiger, sich mit **Alleinstellungsmerkmalen** und **ausgebildeten Kompetenzen** auf dem Markt einzuführen und zu etablieren. Ein Bauchladenangebot à la „Ernährungsberatung für alles und jeden“ ist unprofessionell und zeugt von Anfängergedanken. Das **Spezialisieren** und **Bündeln von Qualitäten** ist fundiert und unternehmerisch nachhaltig.

Den Diätassistenten unter den Ernährungsfachkräften fehlt (ausbildungsbedingt) die Einführung in **Marketing- und Öffentlichkeitsarbeitsstrategien**. Typische Anfängerfehler sind dann, nicht genügend Zeit für derartige Aktionen einzuplanen, geschweige denn **kompetente Werbemedien** zu gestalten (▶ **Kap. 8.3.9**). Regelmäßige **Akquise** und Werbung zu betreiben, versäumen neben den Diätassistenten auch häufig Ökotrophologen. Diese elementare Kundenarbeit leidet häufig, nach anfänglichem, schwungvollem Eröffnungsauftritt, im stark beanspruchten Tagesgeschäft. Achten Sie von Beginn an auf die Devise „Wer nicht wirbt, der stirbt!“ [320] (▶ **Kap. 8**).

3.4.3 Problembewältigung

Beratung und Coaching in der Phase der Unternehmensgründung tun gut. Scheuen Sie sich nicht, Fragen zu stellen und Hilfe anzunehmen. Sie entgehen damit so manchem Stolpern. Ein großer Anfängerfehler ist, zu denken, alles alleine zu können und keine Hilfe zu benötigen. „Beratung ist kein Nachhilfeunterricht, Beratung ist Entscheidungshilfe.“ [65]

P Praxistipps

Lassen Sie sich kompetent beraten, nutzen Sie die Erfahrungen langjähriger Unternehmer. Es gibt Projekte, mit denen „alte“ Existenzgründer den „jungen“ mit Rat und Tat zur Seite stehen: „Alte Hasen helfen jungen Unternehmern aus der Krise.“ [278] Unternehmer im Ruhestand unterstützen Existenzgründer in Bereichen wie Unternehmensstrategie, Effizienzsteigerung und Risikominimierung. Schöpfen Sie bei Bedarf aus derartigen Erfahrungen. Viele Beratungsangebote sind kostenlos.

4 Formalitäten

Suzan Ulusal

Sie haben entschieden, sich als Ernährungsfachkraft selbstständig zu machen. Nun folgt die Überlegung und Entscheidung, in welcher Rechtsform Sie Ihr Unternehmen betreiben möchten. Neben gesellschafts- und steuerrechtlichen Aspekten steht für Sie als Existenzgründer vor allem die Haftungsfrage im Vordergrund. Sie müssen sich entscheiden, ob Sie bereit sind, eine unbegrenzte Haftung einzugehen oder ob Sie Ihre Haftung beschränken wollen. Weiterhin ist für die Wahl der optimalen Rechtsform Ihres Unternehmens wichtig, ob Sie Ihr Unternehmen allein betreiben oder zusammen mit einem oder mehreren Geschäftspartnern (▸ **Kap. 2.7**).

4.1 Welche Rechtsform ist für Sie geeignet?

Sie haben die Möglichkeit, zwischen verschiedenen Unternehmensformen zu wählen (▸ **Tab. 4.1**). Zunächst können Sie sich „schlicht" als **Einzelunternehmen** selbstständig machen. Sie können aber auch eine **Kapital- oder eine Personengesellschaft** gründen. Im Unterschied zu einer Kapitalgesellschaft, welche Sie allein gründen können wie z. B. eine Einmann-GmbH, bedarf es für die Gründung einer Personengesellschaft immer mindestens zweier Personen, die sich zur Erreichung des gemeinsamen Zweckes zusammenschließen.

Zwischen einer Personengesellschaft und einer Kapitalgesellschaft gibt es einen wichtigen **Unterschied**: Bei einer Personengesellschaft haften die Gesellschafter persönlich. Auch als Einzelunternehmer haften Sie persönlich. Bei einer Kapitalgesellschaft hingegen haftet grundsätzlich und zunächst nur die Gesellschaft selbst mit ihrem Vermögen, es haften dagegen nicht die Gesellschafter.

Welche Unternehmensform die passende für Ihr Geschäft ist, müssen Sie abwägen. Bei den verschiedenen Rechtsformen sind verschiedene Voraussetzungen für die Gründung und Geschäftsführung Ihres Unternehmens zu beachten. Nachfolgend wollen wir uns die für Sie interessantesten Unternehmensformen, ihre Vor- und Nachteile etwas näher anschauen.

4.1.1 Einzelunternehmen

Schnell und unkompliziert lässt sich das Einzelunternehmen gründen. Als alleiniger Inhaber Ihres Unternehmens sind Sie der **Geschäftsführer** und besitzen **sämtliche Rechte** und natürlich auch alle Pflichten. Für die Gründung Ihres Einzelunternehmens benötigen Sie keinen Nachweis über ein Mindestkapital wie z. B. bei einer GmbH. Als Inhaber eines Einzelunternehmens haften

Sie unbeschränkt für die Verbindlichkeiten des Unternehmens mit dem Geschäfts- und Ihrem Privatvermögen.

4.1.2 Gesellschaft bürgerlichen Rechts

Ebenso so unkompliziert lässt sich die Gesellschaft bürgerlichen Rechts (**GbR**) gründen. Die GbR ist eine Personengesellschaft. Diese Unternehmensform kommt in Betracht, wenn Sie gemeinsam mit anderen ein Unternehmen starten möchten. Für ihre Gründung reicht allein schon die Vereinbarung zwischen **mindestens 2 Personen** für ein gemeinsames Ziel zusammenzuarbeiten. Ein ausführlicher Gesellschaftervertrag ist nicht notwendig.

Infobox

Gewisse Vereinbarungen zwischen den Gesellschaftern einer GbR sollten aber schriftlich festgehalten werden. Hierzu zählen:

- Art und Zweck der Gesellschaft
- Geschäftsführung und Vertretung
- Verteilung von Gewinn und Verlust
- Höhe der jeweiligen Einlagen
- Vorgehen bei Auflösung der Gesellschaft und Ausscheiden/Tod eines Gesellschafters

Bei der Gründung der GbR muss **kein** vorgeschriebenes **Mindeststammkapital** eingezahlt werden. Sollten aber Einlagen vorgenommen werden, so sind diese im Gesellschaftsvertrag zu regeln. Der Gewinn der GbR wird gesondert festgestellt und den Gesellschaftern nach ihren jeweiligen Anteilen zugerechnet. Die GbR zahlt also nicht selbst Steuern, sondern die Gesellschafter haben ihre Gewinnanteile zu versteuern. Sämtliche Gesellschafter einer GbR sind gemeinsam zur Geschäftsführung berechtigt und verpflichtet, wenn nicht explizit eine andere Vereinbarung getroffen wurde. Ebenso **haften** alle Gesellschafter **gesamtschuldnerisch** und unbeschränkt mit ihrem **Privatvermögen**. Die GbR firmiert unter den Vor- und Nachnamen der Gesellschafter mit dem Zusatz GbR.

4.1.3 Partnerschaftsgesellschaft

In Form einer Partnerschaftsgesellschaft (**PartG**) dürfen sich nur Angehörige der sogenannten **freien Berufe** zusammenschließen. Was ein freier Beruf ist, wird durch das Einkommensteuergesetz (EStG) vorgegeben. Zu der freiberuflichen Tätigkeit gehört eine selbstständig ausgeübte u. a. wissenschaftliche, unterrichtende oder erzieherische Tätigkeit. Im Gesetz explizit aufgeführt sind u.a. der Arzt und der Heilpraktiker. Es können aber natürlich im Gesetz nicht sämtliche Berufe aufgeführt werden, sodass darauf verwiesen wird, dass ähnliche Berufe auch zu den freien Berufen gehören.

Merke: Als Ernährungsfachkraft üben Sie einen freien Beruf aus (▶ Kap. 5.2.1).

Für die Gründung einer PartG sind **mindestens 2 Partner** erforderlich. Die Partnerschaftsgesellschaft verfügt über eine festere Innenstruktur als die GbR. Sie kann auch selbst klagen und verklagt werden. Wenn nicht anders geregelt, sind alle Partner zur Geschäftsführung befugt. Ebenso wie bei der GbR **haften** alle Partner **gesamtschuldnerisch** und **persönlich**. Ein besonderer **Vorteil** gegenüber einer GbR ist jedoch die besondere Haftungsbeschränkung der PartG. Sollte eine Haftung entstanden sein, welche ein Partner allein zu verantworten hat, so haftet dieser Partner auch allein und alle anderen bleiben von der Haftung befreit. Die PartG muss in **notariell beglaubigter Form** beim zuständigen **Amtsgericht** angemeldet werden. Die Partnerschaftsgesellschaft firmiert unter mindestens dem Namen eines Partners und dem Zusatz „und Partner" oder „Partnerschaft".

Infobox

Gründung einer PartG

Die Gründung einer PartG erfordert einen Gesellschaftsvertrag mit mindestens folgendem Inhalt:

- Name und der Sitz der Partnerschaft
- Vornamen, Namen und Wohnort jedes Partners
- den in der Partnerschaft ausgeübten Beruf der Partners
- Gegenstand der Partnerschaft
- Eintragung in das Registergericht

4.1.4 Gesellschaft mit beschränkter Haftung

Die Gesellschaft mit beschränkter Haftung (**GmbH**) ist eine Kapitalgesellschaft. Sie ist eine juristische Person und damit uneingeschränkt rechtsfähig. Das heißt, dass die GmbH selbst vor Gericht klagen und verklagt werden kann. Eine GmbH kann auch von nur einer Person als **Ein-mann-GmbH** gegründet werden. Die Gründung einer GmbH bedarf einiger Formalien. So muss der **Gesellschaftsvertrag** schriftlich geschlossen und notariell beglaubigt werden. Auch Änderungen des Gesellschaftsvertrages oder die Abtretung von Gesellschaftsanteilen müssen immer von einem Notar beglaubigt werden.

Weiterhin ist ein **Mindestkapital**, die Einlage, von 25 000 € erforderlich. Möglich ist, zunächst nur die Hälfte des Stammkapitals also 12 500 € einzuzahlen. Im Falle einer **Insolvenz** besteht dann aber die Verpflichtung der Gesellschafter, den Fehlbetrag noch zu erbringen. Die Einlage kann auch als sogenannte **Sacheinlage** erbracht werden, also nicht in Form von Geld, sondern in Form von Sachmitteln. Eine **Haftung** für Verbindlichkeiten ist grundsätzlich auf die Höhe der Einlage beschränkt. Sie haften hier also (zunächst) nicht mit Ihrem Privatvermögen.

Die **Geschäftsführung** der GmbH kann von dem/den Gesellschafter/n selbst übernommen oder auch auf eine andere Person, sog. Fremdgeschäftsführer, übertragen werden. Als Kapitalgesellschaft muss die GmbH neben der Körperschaftsteuer immer auch Gewerbe- und Umsatzsteuer zahlen. Der **Name** der GmbH kann frei erfunden werden mit dem Zusatz GmbH. Die GmbH entsteht mit ihrer Eintragung ins **Handelsregister**. Handelsbücher und Handelsbilanzen müssen nach Vorschriften des Handelsgesetzbuches geführt und erstellt werden. Eine **Gewerbeanmeldung** bei der zuständigen Gemeinde ist erforderlich (▸ **Kap. 5.2.2**).

Infobox

Gründung einer GmbH

Die Gründung einer GmbH beinhaltet folgende Punkte:

- notariell beglaubigter Gesellschaftsvertrag
- Ernennung der/s Geschäftsführer/s
- Zahlung der Stammeinlage
- Eintragung ins Handelsregister

Sollten Sie Ihren Unternehmensstart gleich in größerem Umfang z. B. überregional und mit mehreren Personen planen, bietet sich die Gründung einer GmbH an. Auch für den Fall, dass Sie eine „geniale“ Geschäftsidee, z. B. ein interessantes Schulungskonzept auf Franchise-Basis, vermarkten möchten, ist die GmbH mit ihrer eigenen Rechtspersönlichkeit eine gute Unternehmensform. Die GmbH ist hier Namens- und evtl. auch Markenträgerin Ihres Unternehmens sowie Franchise- und Lizenzgeberin.

Für Ihre Arbeit in Ihrem eigenen Unternehmen, der GmbH, können Sie sich von dieser entlohnen lassen. Die geschäftlichen Beziehungen zwischen den Gründern bzw. Gesellschaftern lassen sich klar und übersichtlich gestalten, auch die Kapitalaufbringung ist von Anfang an geregelt. Weiterhin wird den Gesellschaftern eine weitreichende Haftungsbeschränkung gewährt.

4.1.5 Unternehmergesellschaft

Die Unternehmergesellschaft (**UG**) hat sehr viel mit einer GmbH gemeinsam; sie ist quasi eine **Mini-GmbH**. Die Gründung ist bereits ab einem Stammkapital von 1 € möglich. Das **Stammkapital** muss vor der Anmeldung zum Handelsregister in bar erbracht werden, damit die UG (haftungsbeschränkt) eingetragen werden kann. **Sacheinlagen** sind im Gegensatz zur GmbH **nicht zulässig**. Werden mit der UG (haftungsbeschränkt) Gewinne erzielt, müssen hiervon jährlich 25 % als Rücklage gebildet werden. Dies gilt solange, bis 25 000 € Stammkapital angespart sind. Dann besteht die Möglichkeit – keine Verpflichtung – der Umwandlung der UG (haftungsbeschränkt) in eine GmbH.

Der Gesetzgeber hatte die UG (haftungsbeschränkt) nur als Existenzgründungsgesellschaft vorgesehen. Durch den Zuwachs des Stammkapitals auf 25 000 € soll die Haftung mit der Zeit erweitert werden. Auch die UG ist eine **juristische Person** und kann daher eigenständig klagen und verklagt werden. Die UG wird in das **Handelsregister** eingetragen. Wie bei der GmbH besteht auch bei der UG eine **Haftungsbeschränkung**. Allerdings haften Sie bis zur Eintragung in das Handelsregister auch mit Ihrem Privatvermögen. Ebenso wie die GmbH ist die UG voll körperschafts-, gewerbe- und umsatzsteuerpflichtig. Der **Name** der UG kann frei erfunden werden mit dem Zusatz UG (haftungsbeschränkt).

Da die Rechtsform der UG gerade für Existenzgründer eingeführt wurde, hat der Gesetzgeber im GmbH-Gesetz auch gleich die Gründung selbst unter bestimmten Voraussetzungen erleichtert. Es handelt sich hierbei um das sogenannte Musterprotokoll. Dieses Musterprotokoll dient als Gesellschaftsvertrag und Gesellschafterliste. Das Musterprotokoll existiert in 2 Varianten: Die eine Variante dient der Gründung einer **Einmann-UG**, die andere der Gründung einer UG mit mehreren Gesellschaftern. Die Musterprotokolle befinden sich in der **Anlage des GmbH-Gesetzes** (Anlage zu §2 Abs. 1a GmbHG). Die vereinfachte Gründung nach dem Musterprotokoll sieht vor, dass keine anderen Regelungen getroffen werden als in dem Musterprotokoll vorgegeben. Weiterhin darf die UG höchstens 3 Gesellschafter haben und nur einen Geschäftsführer. Die Gründungskosten sind von den gründenden Gesellschaftern selbst zu tragen, wenn das Kapital der Gesellschaft hierfür nicht ausreicht. Alle geschäftlichen Änderungen müssen **notariell beglaubigt** werden. Eine **Gewerbeanmeldung** bei der zuständigen Gemeinde ist erforderlich. Die Gründung einer UG (haftungsbeschränkt) beinhaltet die gleichen Punkte wie die Gründung einer „normalen" GmbH.

4.1.6 Personen- oder Kapitalgesellschaft

Hauptmotivation für die Gründung einer Kapitalgesellschaft ist oftmals, dass eine **Haftung** auf das **Firmenvermögen** beschränkt bleiben soll. Das funktioniert aber nicht immer. Wenn z. B. Einrichtungsgegenstände gekauft werden müssen, können die Kosten die Stammeinlage der GmbH von 25 000 € übersteigen. Dann wird Fremdkapital benötigt. Banken fordern hier gerne private Bürgschaften.

Weiterhin gelten für den **Geschäftsführer** strenge Haftungsregeln. Es gilt hier, ständig den Geldfluss im Auge zu behalten. Sollten Gelder nicht (rechtzeitig) eingehen und sollte das Unternehmen in eine finanzielle Schieflage geraten, ist die Insolvenz innerhalb von 3 Wochen anzumelden. Geschieht dies nicht, liegt der Straftatbestand der **Insolvenzverschleppung** vor. Die private Haftung ist dann unbegrenzt.

Außerdem müssen das Privat- und das GmbH-Vermögen streng auseinander gehalten werden. Die Buchführung muss transparent sein. Das Haftungsprivileg einer GmbH gegenüber ihren Gläubigern kann nur bei Einhaltung der gesetzlichen Vorschriften in Anspruch genommen werden. Bei einer undurchsichtigen Buchführung erfolgt durch die Gerichte die sogenannte **Durchgriffshaftung**, d. h. Sie haften mit Ihrem Privatvermögen.

P Praxistipps

Mit welcher Unternehmensform (▶ Tab. 4.1) Sie sich selbstständig machen, müssen Sie letztlich selbst entscheiden. Allerdings ist es gerade für einen „Neu-Unternehmer", einen Existenzgründer zu Beginn sicherlich nicht einfach, alle gesetzlichen Vorschriften immer zu durchschauen. Es empfiehlt sich daher oftmals, unabhängig von der Haftungsfrage, mit einer Personengesellschaft, einem Einzelunternehmen oder einer GbR zu starten. Diese sind auch im Hinblick auf die Gründungsmodalitäten einfacher und kostengünstiger zu handhaben.

4.2 Was sollten Sie über Verträge und Verhandlungen wissen?

Zunächst stellt sich die Frage: Was ist im juristischen Sinne ein Vertrag? Ein Vertrag ist die **Übereinkunft** von 2 oder mehr (Vertrags-)Parteien, sich über bestimmte Angelegenheiten **rechtlich binden** zu wollen. Sie schließen in Ihrem Leben – Wirtschafts- und Privatleben – ständig Verträge, ohne großartig darüber nachzudenken. Wenn Sie z. B. Lebensmittel einkaufen gehen, schließen Sie hier mit dem Lebensmittelhändler einen Kauf-

▶ **Tab. 4.1** Übersicht geeigneter Unternehmensformen für Ernährungsberater.

	Einzelunternehmen	Gesellschaft bürgerlichen Rechts (= BGB-Gesellschaft)	Partnerschaftsgesellschaft	Gesellschaft mit beschränkter Haftung	Unternehmensgesellschaft (haftungsbeschränkt)
Abkürzung	–	GbR	PartG	GmbH	UG (haftungsbeschränkt)
Name des Unternehmens	Vor- und Nachname des Unternehmers	Vor- und Nachname der Gesellschafter + Rechtsform	Vor- und Nachname der Partner + Rechtsform	frei erfundener Name + Rechtsform	frei erfundener Name + Rechtsform
Anzahl der Gründer	1	≥ 2	≥ 2	≥ 1	≥ 1
Personen- oder Kapitalgesellgesellschaft	–	Personengesellschaft	Personengesellschaft	Kapitalgesellschaft	Kapitalgesellschaft
Geschäftsführung	Unternehmer	alle Gesellschafter	alle Partner	Geschäftsführer	Geschäftsführer
Haftung	unbegrenzt	unbegrenzt	unbegrenzt für eigene Fehler, für Fehler der Partner begrenzt	begrenzt	begrenzt
Eintrag in ein Register	–	–	Partnerschaftsregister	Handelsregister	Handelsregister
Formalitäten	gering	einige	einige	viele	einige

vertrag, ohne dass einer von Ihnen beiden dieses explizit erwähnt hätte. An diesem schlichten Beispiel können Sie schon erkennen, dass es verschiedene Möglichkeiten gibt, einen Vertrag zu schließen.

4.2.1 Verschiedene Arten eines Vertragsschlusses

Sie können einen Vertrag **ausdrücklich** – hier sind sich die Vertragsparteien bewusst, dass sie einen Vertrag schließen – oder **stillschweigend** schließen – wie in dem oben genannten Beispiel. Hier sind sich die Parteien oft nicht bewusst, dass sie gerade einen Vertragsschluss tätigen und bringen dies auch nicht explizit zum Ausdruck. Weiterhin ist es möglich, einen Vertrag **mündlich** (wie in dem Beispiel) oder **schriftlich** zu schließen.

Merke: Ob Sie einen Vertrag mündlich, schriftlich, ausdrücklich oder stillschweigend schließen, ist für die aus diesem Vertragsschluss folgenden Konsequenzen gleichgültig. Jede Art von Vertragsschluss hat rechtlich die gleiche Bedeutung, in dem Sinne, dass Sie Verpflichtungen eingegangen sind und Ihnen Rechte zustehen.

Eine andere Frage ist die des **Nach- bzw. Beweises**. Wenn Sie einen Vertrag schriftlich schließen, haben Sie ein Dokument in den Händen, das Ihnen bei späteren Unklarheiten oder sogar Streitigkeiten mit dem Vertragspartner hilft, nachzuweisen, worauf Sie sich tatsächlich geeinigt haben. Das ist natürlich bei einem mündlich geschlossenen Vertrag nicht so einfach. Genau aus diesem Grunde hat der Gesetzgeber bei den verschiedenen Möglichkeiten, einen Vertrag zu schließen, in wenigen Fällen Ausnahmen gemacht und Formvorschriften vorgegeben. Einige Verträge müssen schriftlich geschlossen werden, um Gültigkeit zu haben. So muss z. B. ein Mietvertrag mit einer festen Laufzeit von über 1 Jahr schriftlich geschlossen werden, soll die Befristung gesetzliche Gültigkeit haben. Eine Steigerung dieses sogenannten **Schriftformerfordernisses** ist das Erfordernis der **notariellen Beurkundung**. So sind z. B. Geschäfte über Grundstücke nur wirksam, wenn sie von einem Notar beurkundet wurden. Die entsprechenden **Formvorschriften** sollen für die Vertragspartner eine **Schutz- und Warnfunktion** beinhalten. Dadurch, dass eine bestimmte Form eingehalten werden muss, soll den Vertragsschließenden „auffallen", dass hier gerade etwas Wichtiges passiert.

Merke: Für Sie wichtige Verträge sollten Sie immer schriftlich schließen.

4.2.2 Vertragsfreiheit

In Deutschland herrscht die sogenannte Vertragsfreiheit. Damit ist gemeint, dass grundsätzlich **jeder mit jedem über was auch immer einen Vertrag schließen** kann und darf. Auch hier hat der Gesetzgeber wieder als Schutzfunktion einige Unwirksamkeitsregeln aufgestellt. So kann ein rechtsgültiger Vertrag nicht mit einem **Minderjährigen** geschlossen werden; für diesen entscheiden üblicherweise die Eltern. Auch Volljährigen, die geistig oder seelisch krank sind, kann die Geschäftsfähigkeit, also die Fähigkeit, Verträge rechtswirksam abzuschließen, fehlen. Hier wird dann üblicherweise ein Betreuer eingesetzt. **Verboten** sind Verträge, deren Inhalt **gegen ein gesetzliches Verbot oder die guten Sitten verstößt.** Solche Verträge sind nichtig, also von Anfang an ungültig.

4.2.3 Allgemeine Geschäftsbedingungen

Allgemeine Geschäftsbedingungen (**AGB**) sind für eine Vielzahl von Verträgen **vorformulierte Vertragsbedingungen**, die eine Vertragspartei der anderen Vertragspartei bei Abschluss eines Vertrags stellt. Es handelt sich hierbei also um Bedingungen, die nicht individuell zwischen den Parteien besprochen oder ausgehandelt werden. Der Gesetzgeber hat für viele Arten von Verträgen vorgeschrieben, wer von den Vertragsparteien welche Pflichten zu erfüllen hat. Viele dieser gesetzlichen Regelungen können aber per Vertrag geändert werden. AGBs werden daher oft verwendet, um gesetzlich vorgegebene **Pflichten** eines Vertragspartners **auf den anderen Vertragspartner abzuwälzen.** Solches ist in einem gewissen Umfang auch rechtlich erlaubt.

4.2.4 Verschiedene Arten von Verträgen

Bekanntlich gibt es verschiedene Arten von Verträgen wie z. B. Kauf-, Miet- oder Arbeitsvertrag. Jeder Vertrag beinhaltet Rechte und Pflichten für die jeweiligen Vertragsparteien. Bei diesen jeweiligen Pflichten und Rechten wird zwischen Haupt- und Nebenpflichten sowie -rechten unterschieden.

Die **Hauptpflichten** charakterisieren den jeweiligen Vertragstyp. So steht bei einem **Kaufvertrag** der Kauf eines Gegenstandes sowie dessen Bezahlung im Mittelpunkt. Bei einem **Mietvertrag** sind es die Überlassung von Räumlichkeiten und wiederum die Bezahlung hierfür. Jeder Vertrag beinhaltet aber natürlich noch weitere **Nebenpflichten** und -rechte, die genauso wichtig sein können wie die jeweiligen Hauptpflichten und -rechte. So wird z. B. bei einem Mietvertrag die Durchführung von Schönheitsreparaturen als Nebenpflicht qualifiziert. Dass diese aber sowohl seitens des Vermieters als auch des Mieters als wichtig erachtet wird, dürfte klar sein. Insbesondere ist den Vertragsparteien natürlich wichtig, wer die Schönheitsmaßnahmen durchzuführen hat. Hier kann es um nicht unbeachtliche Geldbeträge gehen.

Merke: Informieren Sie sich vor einem Vertragsschluss, welche Nebenpflichten Sie eingehen und welche Nebenrechte Sie haben.

Vertragsschluss als Unternehmer

Es besteht, wie in ▶ Kap. 4.2.2 ausgeführt, Vertragsfreiheit innerhalb der vom Gesetzgeber und der Rechtsprechung festgelegten Grenzen. Diese Grenzen wurden zum Schutz – oftmals eines schwächeren Vertragspartners – gezogen. Die Grenzen für Geschäfte mit einem sogenannten **Verbraucher** sind enger gezogen als für die mit einem Unternehmer.

Definition

Verbraucher ist jede natürliche Person, die ein Rechtsgeschäft zu einem Zwecke abschließt, der weder ihrer gewerblichen noch ihrer selbstständigen beruflichen Tätigkeit zugerechnet werden kann (§ 13 BGB). **Unternehmer** ist eine natürliche oder juristische Person oder eine rechtsfähige Personengesellschaft, die bei Abschluss eines Rechtsgeschäfts in Ausübung ihrer gewerblichen oder selbstständigen beruflichen Tätigkeit handelt (§ 14 Abs. 1 BGB).

Das bedeutet, dass Verträge gegenüber einem **Unternehmer** nicht so starken rechtlichen Schutzfunktionen unterliegen und hier vertragliche Regelungen – auch zum Nachteil des Unternehmers – möglich sind, die gegenüber einem Verbraucher keinen Bestand haben würden.

Merke: Wenn Sie in Ihrer Funktion als Ernährungsfachkraft Verträge schließen, handeln Sie in rechtlichem Sinne als Unternehmer.

Schulungsvereinbarungen

Der eine oder andere Auftraggeber möchte mit Ihnen einen Vertrag schließen, um eine Schulung, ein Konzept oder eine Aktion mit allen Fakten und Zahlungsmodalitäten schriftlich abzusichern. Führen Sie in derartigen Vereinbarungen alle für Sie wichtigen Punkte auf. Folgende Elemente können dies sein:

- Vertragspartner
- Vertragsgegenstand (Bsp. Schulung, Workshop, Aktionstag zur Betrieblichen Gesundheitsförderung etc.)
- Leistungen
- Terminvereinbarungen
- Gegebenheiten vor Ort
- Honorarvereinbarung
- Haftung
- Vertragslaufzeit und Kündigung
- Datenerfassung
- Schlussbestimmung („Salvatorische Klausel")
- Unterschriften

Infobox

Salvatorische Klausel

Die Salvatorische Klausel findet sich in vielen Verträgen und besagt Folgendes: „Sollte eine Bestimmung dieses Vertrages unwirksam sein, wird die Wirksamkeit der übrigen Bestimmungen davon nicht berührt. Die Parteien verpflichten sich, anstelle einer unwirksamen Bestimmung eine dieser Bestimmung möglichst nahe kommende wirksame Regelung zu treffen."

Der Zweck einer solchen Klausel ist folgender: Verträge werden als eine Einheit betrachtet. Sollte daher eine Vereinbarung teilweise unwirksam oder undurchführbar sein, droht als Konsequenz, dass der gesamte Vertrag unwirksam ist. Dies soll durch die „Salvatorische Klausel" verhindert werden. Sie sichert den Vertrag als solchen bis eine weitere, den unwirksamen Teil des Vertrages betreffende, neue Vereinbarung geschlossen wird.

4.2.5 Mietvertrag für Ihre Praxis

Die meisten von Ihnen werden sich für Ihre Praxis Räumlichkeiten anmieten. Ein solcher Mietvertrag wird als **Geschäftsraummietvertrag** qualifiziert (im Gegensatz zum Wohnraummietvertrag). Entsprechend gelten hier nicht alle gesetzlichen Schutzregelungen wie z. B. die der Höhe der Miete. Sollten Sie z. B. einen Mietvertrag für 3 Jahre schließen wollen, so muss dieser Vertrag schriftlich geschlossen werden. Diese 3 Jahre – eine feste Laufzeit – bedeuten dann, dass der Vertrag während dieser Zeit nicht ordentlich gekündigt werden kann, weder von Ihrem Vermieter, natürlich aber auch nicht von Ihnen.

Merke: Sollte in einem Vertrag eine Kündigung ausgeschlossen sein, so kann es sich hierbei immer nur um die sogenannte ordentliche („normale") Kündigung handeln. Eine außerordentliche Kündigung (aus wichtigem Grund) kann vertraglich niemals ausgeschlossen werden. Ein wichtiger Grund liegt z. B. vor, wenn eine Vertragspartei ihre Pflichten (nachhaltig) auf das Gröbste verletzt.

Das bedeutet für Sie eine Sicherheit im Hinblick auf Ihre Praxisräumlichkeiten. Für die Geschäftsraummiete gelten nämlich keine besonderen Kündigungsbedingungen. Ein Mietvertrag über Praxisräumlichkeiten kann daher wesentlich leichter und schneller gekündigt werden als ein solcher über Wohnräume. Sollten Sie nun bei Ihrem Praxismietvertrag das sog. Schriftformerfordernis nicht beachtet haben, bedeutet dies, dass Sie keine feste Laufzeit vereinbart haben, der Vertrag also jederzeit gekündigt werden könnte.

Sie sehen: Bei Vertragsschlüssen gilt es einiges zu beachten. Für Ihren Praxismietvertrag sollten Sie überprüfen, dass die von Ihnen angemieteten Räumlichkeiten auch tatsächlich für eine Praxis genutzt werden dürfen und **nicht nur für Wohnzwecke** vorgesehen sind (▶ Kap. 3.2.5). Auch müssen Sie daran denken, dass Sie ggf. **Parkplätze** zur Verfügung stellen müssen. Beides können Sie von den zuständigen Stellen in der betreffenden Gemeinde/Stadt erfahren. Weiterhin sollten Sie sich insbesondere die Regelungen hinsichtlich der folgenden Vertragsdetails genauer ansehen und auf ihre Wirksamkeit überprüfen:

- Praxisschild,
- Verlängerung der Mietzeit,
- Erhöhung der Miete,
- Nebenkosten, Abrechnungsperiode und Zeitpunkt der Rechnungslegung,
- Handhabung von Ein- und Umbauten,
- Handhabung von Instandhaltungen und Schönheitsreparaturen,
- (mögliche) Untervermietung und
- Sonderkündigungsrechte für die angemieteten Räumlichkeiten.

P Praxistipps

Fertigen Sie mit dem Vermieter vor Übernahme Ihrer Praxisräumlichkeiten ein **Übernahmeprotokoll** und zum Ende der Mietzeit ein **Abnahmeprotokoll** an.

4.2.6 Mietvertrag für eine Lehrküche

Wenn Sie eine fremde Küche benutzen wollen, weil Sie z. B. ein Kochseminar veranstalten, werden Sie hier üblicherweise Vereinbarungen mit dem Kücheninhaber treffen. Auch bei diesen Vereinbarungen handelt es sich um einen Geschäftsraummietvertrag, nur mit einer meist sehr kurzen Mietzeit, eine Woche, ein Tag oder mehrere Stunden. Hier sollten Sie vor Abschluss des Vertrages insbesondere überprüfen, dass alle Geräte ordnungsgemäß funktionieren und auch sonst alles in Ordnung ist. Denn sonst müssen Sie evtl. bei Rückgabe der Küche für Schäden einstehen, die Sie nicht verursacht haben.

P Praxistipps

Auch hier gilt: Fertigen Sie vor Übernahme der Küche ein **Übernahmeprotokoll** an, in welchem Sie alles festhalten, was nicht in Ordnung ist. Lassen Sie sich dieses Protokoll vom Vermieter unterzeichnen. Ebenso sollten Sie bei Rückgabe der Küche ein **Abnahmeprotokoll** anfertigen, in welches Sie aufnehmen, dass alles in Ordnung ist oder was evtl. durch Sie beschädigt wurde. Lassen Sie sich dieses Protokoll vom Vermieter unterzeichnen.

4.2.7 Vertragsverhandlungen

Wie Vertragsverhandlungen geführt werden sollten, kann nicht allgemein gesagt werden. So hängt die Vertragsführung naturgemäß von Ihrer Persönlichkeit und der Ihres Vertragspartners ab. Nicht unwesentlich ist natürlich auch, wer hier „am längeren Hebel“ sitzt. Sollten Sie z. B. eine Bank um einen Kredit bitten, so wird im Regelfall die Bank das Sagen haben.

P Praxistipps

Eines kann sicherlich für jede Art von Vertragsverhandlung gesagt werden: Überlegen Sie sich vorher genau, was Sie wünschen, was und wie etwas geregelt werden muss, damit es Ihren Wünschen entspricht. Es ist unklug in eine Vertragsverhandlung zu gehen, ohne sich vorher Klarheit über die eigenen Vorstellungen verschafft zu haben.

Typische Verhandlungspartner

Künftige Personen und Institutionen sind für Sie zur Zeit der Existenzgründung **Banken** und andere oder weitere **Geldgeber** (z. B. Bundesagentur für Arbeit) sowie Sachbearbeiter von Institutionen, von denen Sie Gutachten o. Ä. benötigen. Weitere Verhandlungspartner sind ganz klar Ihre künftigen **Kunden** und Auftraggeber, denen Sie die Qualität und Notwendigkeit Ihrer Dienstleistung erläutern. Verhandelt werden hier meist die Dauer, der Ablauf sowie Ihre Preise und vielleicht Rabatte. **Mitarbeiter** oder **Honorarkräfte** sind ebenso potenzielle Verhandlungspartner, diese für die meisten Existenzgründer noch nicht in der Anfangsphase. Problematisch können sich Verhandlungen gestalten, wenn Sie sich Ihrer Gründe, Leistungsmerkmale sowie Ihrer „harten Zahlen" nicht sicher sind. Anfangs ist dies für viele Ernährungsfachkräfte ungewohnt, da sie die Gegebenheiten noch ausloten müssen und Grenzen abstecken lernen. Aber das wird von Mal zu Mal besser und leichter.

P Praxistipps

Notieren Sie sich vor einer Vertragsverhandlung alle für Sie wichtigen Punkte, wie Sie diese im besten Fall geregelt haben möchten und inwieweit Sie bereit sind, hiervon abzuweichen.

4.3 Welche rechtlichen Rahmenbedingungen gilt es zu berücksichtigen?

Nachdem Sie Ihr Unternehmen – entweder allein oder zusammen mit anderen – gegründet sowie Ihre Praxisräumlichkeiten eingerichtet haben, können Sie erwartungsvoll Ihrer ersten Kundschaft entgegensehen. Die Beratung Ihrer Kunden in Ernährungsfragen erfolgt rechtlich gesehen im Rahmen eines sogenannten **Beratungsvertrages**. Hierzu bedarf es nicht der ausdrücklichen Erwähnung, dass Sie einen Vertrag schließen. Ein solcher würde quasi automatisch entstehen, sobald Sie mit Ihrer Beratung beginnen. Besser ist es aber, Sie schließen vor Beginn Ihrer Beratung einen **schriftlichen Vertrag**, damit klar ist, welche Leistungen Ihr Kunde von Ihnen erwarten kann und welches Honorar er Ihnen hierfür zu zahlen hat.

Klare Verhältnisse schaffen Sie mit Vereinbarungen, die Sie bereits bei Terminierung einer Individualberatung zumindest ansprechen, spätestens jedoch im Rahmen der Dienstleistung (meist beim Abklären organisatorischer Modalitäten zu Beginn einer ersten Beratungseinheit) abschließen. Beide Vertragsparteien wissen damit um die rechtlichen Rahmenbedingungen vor, während und nach den absolvierten und erhaltenen Leistungen. Der Kunde als Auftraggeber kann bestimmen, welche Leistungen gewünscht werden. Sie als Auftragnehmer stellen sicher, wann, wo und wie Sie diese Leistungen erbringen und abzurechnen pflegen.

P Praxistipps

Orientieren Sie sich an folgenden möglichen Inhalten eines seriösen **Beratungsvertrages**:

- Anbieter
- Auftraggeber
- Art der Leistung/en bzw. Maßnahmen (z. B. Individualberatung/en, Gruppenschulung etc.)
- Inhalte der Leistung/en
- Erklärung zur Schweigepflicht
- Dauer
- Honorar
- Modalitäten der Bezahlung
- Haftung
- Datenschutzerklärung
- ggf. Zusätze (z. B. „Ich bin darüber informiert, dass eine Ernährungsberatung keine ärztliche oder psychologische Behandlung ersetzen kann.")
- Unterschriften

4.3.1 Beratungsvertrag

Ein Beratungsvertrag ist juristisch ein **Dienstvertrag**. Dass bedeutet, Sie schulden aus diesem Vertrag nur Dienste, nämlich Ihre Ernährungsberatung. Sie schulden keine Erfolge. Im Unterschied zum sogenannten Dienstvertrag, gibt es auch Verträge, in welchen Erfolge geschuldet werden. Ein solcher Vertrag ist der sogenannte Werkvertrag. Wie der Name schon sagt, wird hier ein Werk = Erfolg geschuldet. Ein Auftrag an Sie, z. B. nach entsprechenden Vorgaben alleinig einen Diätplan herzustellen, würde das Erstellen eines solchen Werkes bedeuten.

Die Charakterisierung des Beratungsvertrages als Dienstvertrag bedeutet, dass dem Kunden/

Patienten eine **kostenfreie Nachbesserung** (zusätzliche kostenfreie Beratung) bei Fehlschlagen der durch die Ernährungsberatung beabsichtigten Wirkungen nicht zusteht. Demgegenüber würde ein Nachbesserungsrecht bestehen, wenn Sie – gemäß dem obigen Beispiel – die Vorgaben für die Erstellung eines Diätplanes nicht richtig berücksichtigt hätten.

Sie können bei Ihrer Ernährungsberatung keine Erfolge schulden oder gewährleisten. Dies würde bedeuten, dass z. B. bei einem Patienten durch eine Ernährungsumstellung eine Linderung oder Heilung seiner Leiden sicher ist. Das kann natürlich nicht sein, dazu sind die Vorgänge im menschlichen Körper zu komplex. Außerdem müsste sicher sein, dass Ihre Ratschläge auch immer genau befolgt werden. Als Vertragspartner eines Ernährungsberatungsvertrages schulden Sie daher „nur" eine sorgfältige Beratung unter Berücksichtigung wissenschaftlich anerkannter Standards der Wirkungen verschiedener Ernährungsformen.

4.3.2 Pflichten aus dem Beratungsvertrag

Die **Sorgfaltspflicht,** welche Sie bei Ihren Beratungen zu beachten haben, erstreckt sich darauf, die individuellen Bedürfnisse des Ratsuchenden zu beachten. Sie bezieht Ihre Verpflichtung sich weiterzubilden **(Fortbildungspflicht)** mit ein (► **Kap. 2.4.2**). Sie müssen über wissenschaftliche Neuerungen/Änderungen in Ihrem Fachbereich informiert sein. Sollten Sie sich außerstande sehen, eine ordnungsgemäße Beratung durchzuführen, weil z. B. Ihre Kompetenzen in einem speziellen Fall nicht vorhanden oder überschritten sind, sollten Sie von einer Beratung absehen **(„Weiterverweisungspflicht").** Eine ordnungsgemäße Beratung ist dann nicht mehr gewährleistet, und sollte ein Schaden entstehen, können Sie für diesen haftbar gemacht werden.

Merke: Aus einem Ernährungsberatungsvertrag ergeben sich außer einer sorgfältigen Beratung weitere rechtliche Pflichten für Sie.

Sie haben **Aufklärungspflichten:** Sie müssen ordnungsgemäß darüber aufklären, weshalb z. B. eine spezielle Ernährung sinnvoll und was von ihr zu erwarten bzw. erhoffen ist. Sie müssen auch dahingehend aufklären, was der Ratsuchende unterlassen bzw. unbedingt beachten muss, damit z. B. der von Ihnen empfohlene Diätplan tatsächlich die entsprechenden Wirkungen zeigen kann. Weiterhin haben Sie eine wirtschaftliche Aufklärungspflicht. Dem Kunden/Patienten muss gesagt werden, dass z. B. seine Krankenversicherung ggf. die bei Ihnen anfallenden Kosten nicht übernimmt, er sie also selbst begleichen muss. Außerdem müssen Sie sichergehen, dass alles richtig verstanden wurde. Daher hat die Aufklärung mündlich, d. h. in einem Gespräch zu erfolgen.

Selbstverständlich unterliegen Sie auch der **Schweigepflicht**. Im Strafgesetzbuch (§ 203 StGB) ist für gewisse Berufsgruppen wie z. B. Ärzte, Apotheker oder Angehörige eines anderen Heilberufs, der für die Berufsausübung oder die Führung der Berufsbezeichnung eine **staatlich geregelte Ausbildung erfordert**, die Schweigepflicht verankert. Da die Ausbildung zum Diätassistenten (auch Diätologen sowie weitere anerkannte internationale Abschlüsse) staatlich geregelt ist, unterliegen auch diese Berufsgruppen der gesetzlich geregelten Schweigepflicht. Als Ernährungsfachkraft ohne eine (zusätzliche) staatlich geregelte Ausbildung ist Ihre Schweigepflicht zwar nicht im Gesetz ausdrücklich erwähnt, sie ergibt sich aber als Pflicht aus dem Beratungsvertrag. Sie haben über alles zu schweigen, was Sie anlässlich Ihres Beratungsvertrages erfahren. Unter Ihre Verschwiegenheitspflicht fallen alle **personenbezogenen Daten und Tatsachen**. Die Verschwiegenheitspflicht beginnt schon damit, dass überhaupt ein Beratungsvertrag zu einer bestimmten Person besteht oder bestanden hat. Sie erstreckt sich auch über den Tod der Person hinaus. Auch für Ihre Mitarbeiter besteht Schweigepflicht.

Merke: Verletzten Sie Ihre Pflichten aus dem Beratungsvertrag und entsteht hierdurch ein Schaden, können Sie hierfür in Anspruch genommen werden.

Von der **Schweigepflicht** bestehen wichtige **Ausnahmen**. Die wichtigsten sind:

- Einwilligung des Kunden zur Weitergabe seiner Daten z. B. an die Krankenversicherung

- Pflicht zur Anzeige geplanter schwerwiegender Straftaten (§ 138 Nichtanzeige geplanter Straftaten [StGB])
- Wahrnehmung eigener Interessen wie z. B.
  - Durchsetzung von Honorarforderungen
  - eigene Verteidigung in (Haftungs-)Prozessen
  - Sachverhaltsmitteilung an die eigene Haftpflichtversicherung

Weitere **Pflichten** aus Ihrem Beratervertrag sind:

- **Dokumentationspflicht**
- **Aufbewahrungspflicht**
- **Auskunftspflicht**

Sie haben Ihre Aufklärungen, Beratungen und das, worüber Sie beraten sowie wichtige Umstände aus dem Beratungsverhältnis in der Kundenakte zu dokumentieren. Dokumentieren Sie lieber zu viel als zu wenig.

Merke: Ihre Dokumentation kann in einem Prozess ein wichtiges Beweismittel zu Ihren Gunsten darstellen, dass alles ordnungsgemäß abgelaufen ist. Dies allerdings nur, wenn Sie auch ordnungsgemäß, d. h. umfassend dokumentiert haben.

Sämtliche Materialien und Unterlagen, die Sie anlässlich des Beratungsvertrages erhalten bzw. anfertigen sind **10 Jahre** sicher aufzubewahren (§257 Abs. 4 HGB; §14b UStG). Geschäftsbriefe sind 6 Jahre und Sozialversicherungsunterlagen 4 Jahre aufzubewahren.

Der Kunde hat Anspruch auf Auskünfte aus seiner Kundenakte. Sie entsprechen einer **Auskunftspflicht.** Das Auskunftsrecht des Kunden geht so weit, dass er gegen Kostenerstattung eine Kopie seiner gesamten Akte verlangen kann. Die **Originalakte ist Ihr Eigentum** und verbleibt bei Ihnen.

Merke: Für diejenigen, die aufgrund ihrer Ausbildung nicht nur beraten, sondern auch therapieren und behandeln dürfen, gelten die hier gemachten Aussagen über die Pflichten aus einem Beratungsvertrag in gleichem Maße für den Behandlungsvertrag.

4.3.3 Berufsordnung

Im Hinblick auf die verschiedenen Berufsordnungen für verschiedene Berufsgruppen im Gesundheitswesen muss unterschieden werden, ob es sich um sogenanntes Standesrecht handelt oder um die Satzung eines Verbandes oder Vereins. **Standesrecht** ist das Berufsrecht, das Recht eines Berufsstandes, dem der Staat seine Selbstverwaltung in eigener Verantwortung übertragen hat. Ein solches Berufsrecht existiert im Wesentlichen für alle Berufe, die in berufsständischen Körperschaften des öffentlichen Rechts, den sogenannten Kammern, wie z. B. der Ärztekammer, organisiert sind. Das Standesrecht der Ärzte ist die (Muster-)Berufsordnung der Ärzte ([M]BO-Ä). Durch einen staatlichen Hoheitsakt befugt, verwalten sich diese Kammern selbst. So wird das Berufsrecht durch die für die jeweilige Standesorganisation eingerichteten Ehrengerichte selbst überwacht. Das bedeutet, dass sich z. B. Ärzte in jedem Fall an die Regelungen ihrer Berufsordnung halten müssen.

Merke: Die Berufsordnungen der Ärzte sind rechtsverbindlich. Verstöße gegen die BO können direkte rechtliche Konsequenzen nach sich ziehen.

Demgegenüber existieren für andere Berufsgruppen wie z. B. für Diätassistenten der VDD, für Bachelor- und Masterabsolventen und Diplom-Ingenieure mit Schwerpunkt Ernährung und Ökotrophologen der VDOE und für Heilpraktiker verschiedene Verbände und Vereine. Auch diese **Verbände oder Vereine** haben **Berufsordnungen** für die jeweiligen Berufsgruppen geschaffen. Allerdings haben diese Berufsordnungen im Unterschied zum Berufsrecht der in Kammern organisierten Berufe nur vereins- bzw. verbandsinterne Geltungskraft. Sie sind **nicht allgemein rechtsverbindlich** und nur in einem gewissen Sinne verbindlich für die jeweiligen Mitglieder der jeweiligen Vereine bzw. Verbände. Sollte sich ein Mitglied eines Verbandes oder Vereins nicht an die Regelungen der Berufsordnung halten, kann er ausgeschlossen werden. Weitergehende rechtliche Befugnisse ergeben sich nicht.

Merke: Die Regelungen der Berufsordnungen der verschiedenen Verbände und Vereine folgen ohnehin bestehenden gesetzlichen Vorgaben, die es zu beachten gilt. Sie tun also gut daran, wenn Sie sich an die für Sie geltende Berufsordnung halten, auch wenn diese nicht allgemein rechtsverbindlich ist und auch, wenn Sie nicht Mitglied des Vereins oder Verbandes sind.

4.3.4 Medizinprodukte und Geräte

Definition

Medizinprodukte (▶ **Kap. 3.3**) sind alle einzeln oder miteinander verbunden verwendeten Instrumente, Apparate, Vorrichtungen, Software, Stoffe oder anderen Gegenstände, die vom Hersteller zur Anwendung beim Menschen für u.a. die Erkennung, Verhütung, Überwachung, Behandlung oder Linderung von Krankheiten und Untersuchung, Ersatz oder Veränderung des anatomischen Aufbaus oder eines physiologischen Vorgangs bestimmt sind. Die Hauptwirkung von Medizinprodukten ist physikalischer Natur (nicht pharmakologischer, immunologischer oder metabolischer). So sind z.B. Körperanalysegeräte und -waagen Medizinprodukte.

Der Umgang mit Medizinprodukten wird vom **Medizinproduktegesetz** (MPG) geregelt. Medizinprodukte müssen eine **CE-Kennzeichnung** aufweisen (CE = conformité européenne). Diese erhalten sie nur, wenn sie grundlegende Anforderungen unter Berücksichtigung ihrer Zweckbestimmung erfüllen und ein für das jeweilige Medizinprodukt vorgeschriebenes Konformitätsverfahren durchgeführt worden ist. Es geht hierbei darum, dass Sicherheitsstandards für die gesundheitliche Unbedenklichkeit eingehalten werden.

Gemäß der Verordnung über das Errichten, Betreiben und Anwenden von Medizinprodukten (MPBetreibV) hat der Verwender von Medizinprodukten über diese ein **Verzeichnis** zu führen. Dabei unterscheidet die MPBetreibV zwischen dem sog. Medizinproduktebuch und einem einfachen Bestandsverzeichnis. Ein **Medizinproduktebuch** ist nur für die in den Anlagen 1 und 2 der MPBetreibV beschriebenen Produkte zu führen (Anlage 1 [zu § 5 Abs. 1 und Abs. 2; § 6 Abs. 1 und § 7 Abs. 1], Anlage 2 [zu § 11 Abs. 1]), ein **Bestandsverzeichnis** nach entsprechenden Vorgaben (§ 8 Bestandsverzeichnis) für die anderen Medizinprodukte.

Weiterhin sind für Medizinprodukte messtechnische **Kontrollen** vorgesehen. Diese sind nach den Angaben und angegebenen Fristen des Herstellers durchzuführen. Eine Instandsetzung oder messtechnische Kontrolle eines Gerätes darf nur von Firmen mit entsprechender Fachkompetenz vorgenommen werden.

Selbstverständlich haben Sie auch auf eine **einwandfreie Hygiene** der von Ihnen verwendeten Medizinprodukte/Gerätschaften zu achten. Reinigungs-, Desinfektions- oder Sterilisations-Verfahren sind unter Berücksichtigung der Angaben des Herstellers sowie nach den vorgeschriebenen Standards durchzuführen.

4.3.5 Hygiene

Als Ernährungsfachkraft sind Sie Experte für gesunde Ernährung. Eine gesunde Ernährung schließt eine umfassende Hygiene ein. Sie müssen hierzu die gesetzlich vorgeschriebenen **Hygienevorschriften** einhalten und die entsprechenden **Hygienemaßnahmen** durchführen. Dies gilt sowohl für Sie selbst, z.B. Kleidung, als auch für Ihre Praxisräumlichkeiten und die Lehrküche (▶ **Kap. 3.2** und **3.3**). Der **Lebensmittelhygiene** kommt besondere Bedeutung zu. Mangelnde Kenntnisse und sorgloses Verhalten können zu erheblichen gesundheitlichen Schädigungen mit einem entsprechend hohen Haftungspotenzial für Sie führen. Es gilt daher, sich umfassend zu informieren, um die bestehenden Rechtsvorschriften und fachlichen Standards zu kennen.

Merke: In Küchen und anderen Einrichtungen des Gesundheitswesens, in denen Lebensmittel hergestellt oder behandelt werden, bestehen besondere Risiken. Lebensmittel können über Hände, unsaubere Gerätschaften, unsachgemäße Lagerung etc. mit Mikroorganismen verunreinigt werden.

Besonderes Augenmerk ist auf das **Infektionsschutzgesetz** (IfSG) zu richten. Hier werden **Tätigkeits- und Beschäftigungsverbote** für

Personen ausgesprochen, die an bestimmten Krankheiten erkrankt sind, bei denen ein Verdacht auf diese Krankheiten besteht oder die Krankheitserreger ausscheiden, wenn sie beim Herstellen, Behandeln oder Inverkehrbringen von Lebensmitteln mit diesen in Berührung kommen. Diese Personen dürfen auch nicht in Küchen und sonstigen Einrichtungen mit oder zur Gemeinschaftsverpflegung tätig sein oder beschäftigt werden (§42 Tätigkeits- und Beschäftigungsverbote IfSG).

P Praxistipp

Das Robert Koch Institut hat auf seiner Internetseite www.rki.de/Infektionsschutz/Infektionsschutzgesetz/Belehrungsbögen entsprechende Belehrungsbögen veröffentlicht.

Weiterhin gilt, dass Personen, die bestimmte Lebensmittel herstellen, behandeln oder inverkehrbringen und dabei mit ihnen direkt (mit der Hand) oder indirekt über Bedarfsgegenstände (z.B. Geschirr, Besteck und andere Arbeitsmaterialien) in Berührung kommen oder in Küchen, Kantinen etc. oder sonstigen Einrichtungen mit und zur Gemeinschaftsverpflegung tätig sind, vor erstmaliger Ausübung dieser Tätigkeiten eine **Bescheinigung durch ihr Gesundheitsamt** benötigen. Arbeitgeber haben ihre Beschäftigten entsprechend zu belehren. Diese **Belehrung** ist einmal jährlich zu wiederholen (§43 Belehrung, Bescheinigung des Gesundheitsamtes [IfSG]).

Eine weitere wichtige Hygienevorkehrung ist das Vorhandensein eines 2. WC. Dieses wird zum Schutz der Kunden und Patienten nur von Ihrem Personal und Ihnen benutzt.

Merke: Informieren Sie sich, welche Hygienevorschriften und -maßnahmen in Ihrem speziellen Fall relevant sind, und beachten Sie diese penibelst.

4.3.6 Wann ist ein Pausenraum und wann „Barrierefreiheit“ erforderlich?

Wer Arbeitnehmer beschäftigt hat vielfältige Rechtsvorschriften zu beachten, u.a. das Gesetz über die Durchführung von Maßnahmen des **Arbeitsschutzes** zur Verbesserung der Sicherheit und des Gesundheitsschutzes der Beschäftigten bei der Arbeit (ArbSchG). Ein allgemeiner Grundsatz des ArbSchG ist, dass der Arbeitgeber bei Maßnahmen des Arbeitsschutzes den Stand der Technik, Arbeitsmedizin und Hygiene sowie sonstige gesicherte arbeitswissenschaftliche Erkenntnisse zu berücksichtigen hat.

Auf der Ermächtigungsgrundlage des Arbeitsschutzgesetzes wurde die **Arbeitsstättenverordnung** (ArbStättV) erlassen. Diese Verordnung dient der Sicherheit und dem Gesundheitsschutz der Beschäftigten beim Einrichten und Betreiben von Arbeitsstätten. So schreibt die ArbStättV u.a. vor, dass ein Unternehmen, das **mehr als 10 Beschäftigte** hat, für diese einen **Pausenraum** oder einen entsprechenden Pausenbereich zur Verfügung stellen muss, wenn nicht durch die Büroräume oder vergleichbare Arbeitsräume gleichwertige Voraussetzungen für eine Erholung während der Pause gegeben sind. Gefordert ist somit, dass Beschäftigte sich während ihrer Pause erholen können. Ein Pausenraum ist daher ein Bereich, der so in einer Arbeitsstätte anzuordnen ist, dass er optisch von den Arbeitsplätzen abgetrennt ist und eine Zone der Erholung darstellt.

Ein **Pausenraum bei weniger als 10 Beschäftigten** ist auch schon dann erforderlich, wenn **Sicherheits- oder Gesundheitsgründe** dies erfordern. Wann solche Sicherheits- oder Gesundheitsgründe vorliegen, wird nicht durch die ArbStättV geregelt, sondern durch die **Leitlinien zur Arbeitsstättenverordnung**, welche durch den Länderausschuss für Arbeitsschutz und Sicherheitstechnik (LASI) herausgegeben werden. Danach ist ein Pausenraum u.a. erforderlich

- bei der Beschäftigung in Räumen ohne Sichtverbindung nach außen,
- bei der Beschäftigung in Räumen, zu denen üblicherweise auch Dritte (z.B. Kunden) Zutritt haben,
- bei Einwirkungen durch Hitze, Kälte, Nässe, Staub, Lärm oder gefährliche Stoffe.

Merke: Ob ein Pausenraum erforderlich ist, hängt immer von den individuellen Gegebenheiten ab. Der Unternehmer selbst hat zunächst zu ermitteln, welche

▼

▼

Maßnahmen des Arbeitsschutzes erforderlich und wie diese umzusetzen sind. Die zuständige Aufsichtsbehörde hilft hier weiter.

„Barrierefreiheit", eine barrierefreie Gestaltung der Arbeitsstätte ist erforderlich, wenn **behinderte Arbeitnehmer** beschäftigt werden. Barrierefreiheit liegt nach dem Bundesbehindertengleichstellungsgesetz (BGG) vor, wenn bauliche Anlagen, Verkehrsmittel, technische Gebrauchsgegenstände, Systeme zur Informationsverarbeitung, akustische und visuelle Informationsquellen und Kommunikationseinrichtungen für behinderte Menschen in der allgemein üblichen Weise, ohne besondere Erschwernis und grundsätzlich ohne fremde Hilfe zugänglich und nutzbar sind.

4.4 Anmeldungen und Genehmigungen

In verschiedenen Abschnitten dieses Buches wurde schon angesprochen, dass Sie den Start Ihres Unternehmens diversen Behörden mitteilen und bei verschiedenen Unternehmensformen auch dessen Gründung eintragen lassen müssen. Hier nun die konkrete Übersicht.

4.4.1 Finanzamt

Die Aufnahme Ihres Geschäfts haben Sie dem für Sie örtlich zuständigen **Finanzamt** binnen eines Monats schriftlich mitzuteilen. Dies können Sie formlos tun. Dann erhalten Sie vom Finanzamt den sogenannten „Fragebogen zur steuerlichen Erfassung", den Sie ausfüllen müssen. Es besteht aber auch die Möglichkeit, den Start Ihres Unternehmens sogleich mit dem „Fragebogen zur steuerlichen Erfassung" zu melden (▸ **Kap. 5.2.1**).

4.4.2 Gewerbeamt

Ob Ihre Tätigkeit als Ernährungsfachkraft als eine freiberufliche oder gewerbliche einzustufen ist, entscheidet letztlich das Finanzamt. Mit einer entsprechenden Zuordnung bei Ihrer Anmeldung können Sie hierauf jedoch Einfluss nehmen. Sollte das Finanzamt definitiv zu der Entscheidung gelangen, dass Ihr Unternehmen gewerblichen Charakter hat, müssen Sie sich auch beim Gewerbeamt anmelden. Wenn Sie außer Ihren Beratungsdienstleistungen Waren verkaufen wie z. B. Nahrungsergänzungsmittel, Bücher u. a., ist diese Tätigkeit in jedem Falle gewerblich. Sollten Sie Ihre Beratertätigkeiten und Ihren Warenverkauf nun nicht streng hinsichtlich personeller, räumlicher und buchhalterischer Strukturen auseinander halten, werden Sie dann in jedem Falle auch mit Ihren Beratungsdienstleistungen gewerblich (▸ **Kap. 5.2.2**).

P Praxistipps

Damit Sie durch einen „Praxisshop" nicht auch mit Ihrer Beratertätigkeit der Gewerbesteuer unterliegen, müssen Sie diese beiden Tätigkeitsfelder in jeder Hinsicht strikt auseinander halten.

Sollten Sie mit (einer) Ihrer Tätigkeiten als Gewerbetreibender einzustufen sein und sich daher beim Gewerbeamt anmelden müssen, erhält die zuständige **Industrie- und Handelskammer** (IHK) vom Gewerbeamt eine Kopie Ihrer Gewerbeanmeldung und Sie werden automatisch Mitglied bei der IHK.

Eine **Kapitalgesellschaft** unterliegt immer der Gewerbesteuerpflicht und wird zudem durch Ihren Notar beim **Handelregister** angemeldet und eingetragen. Die **Partnerschaftsgesellschaft** wird durch den Notar beim **Partnerschaftsregister** angemeldet und eingetragen (▸ **Kap. 4.1**).

4.4.3 Berufsgenossenschaft

Die verschiedenen Berufsgenossenschaften (BG) sind **Träger der gesetzlichen Unfallversicherung**. Sie versichern **Arbeits- und Wegeunfälle**. Unternehmer oder Freiberufler selbst sind in der Regel nicht kraft Satzung oder Gesetzes versichert. Jeder Unternehmer kann sich aber freiwillig bei der für ihn zuständigen Berufsgenossenschaft versichern. Trotzdem gilt: Wer ein neues Unternehmen eröffnet, ist verpflichtet, sich **binnen einer Woche nach Beginn des Unternehmens** bei der zuständigen Berufsgenossenschaft, das heißt dem zuständigen Unfallversicherungsträger, zumindest anzumelden (§ 192 Abs. 1 Mitteilungs- und Auskunftspflichten von Unternehmern und Bauherren SGB VII). Beschäftigte sind von Beginn des Unternehmens an kraft Gesetzes versichert. Das heißt: Sollten Sie **Mitarbeiter** beschäftigen, so sind diese in jedem Falle unverzüglich anzumelden.

Merke: Die Anmeldepflicht gilt immer für alle Ernährungsfachkräfte, egal ob sie haupt- oder nebenberuflich tätig sind.

Zuständig für ein Unternehmen ist diejenige Berufsgenossenschaft, die der Hauptbranche des Unternehmens und somit dem Schwerpunkt der Tätigkeit entspricht. Welche Berufsgenossenschaft für die Ernährungsberatung zuständig ist, hängt somit von der Haupttätigkeit ab. Handelt es sich zum größten Teil um präventive Ernährungsberatung (▶ Kap. 2.2.1), so ist die **Verwaltungs-Berufsgenossenschaft (VBG)** mit Hauptsitz in Hamburg zuständig; für überwiegend ärztlich angewiesene Ernährungs- und Diätberatung (▶ Kap. 2.2.2) ist dagegen die **Berufsgenossenschaft für Gesundheitsdienst und Wohlfahrtspflege (BGW)** ebenfalls mit Sitz in Hamburg zuständig. Die Zuständigkeiten sind insbesondere für Ökotrophologen und Diplom-Hygienetechniker unter den Ernährungsfachkräften nicht eindeutig geklärt. Diätassistenten und gleichwertig anerkannte Berufsgruppen müssen sich mit ihrer Tätigkeit als selbstständige Unternehmer nach Ihrer Anmeldung bei der BGW dort auch pflichtversichern (§ 2 Abs. 1 Nr. 9 SGB VII). Die Tätigkeit dieser Ernährungsfachkräfte wird hier eindeutig dem Gesundheits- und Heilwesen (den therapeutischen Maßnahmen, überwiegend ärztlich angewiesene Tätigkeit) zugeordnet. Andere Ernährungsfachkräfte wie Ökotrophologen werden in den Regularien der Berufsgenossenschaften erst einmal in die präventive Ernährungsberatung „eingeordnet". Dies würde primär keine Versicherungspflicht nach sich ziehen. Entscheidet die VBG nach der Anmeldung jedoch, dass die Tätigkeit dieser Ernährungsfachkräfte auch und überwiegend in den ärztlich delegierten Tätigkeitsbereich fällt, reicht die VBG die Daten an die BGW weiter, und dann sind auch Ökotrophologen und verwandte Berufe (▶ Kap. 1.1.3) verpflichtet, sich bei der BGW zu versichern.

Merke: Die Versicherungspflicht bei der Berufsgenossenschaft gilt nicht grundsätzlich für alle Ernährungsfachkräfte. Es wird im Einzelfall nach Eingang der Anmeldung in der BG geprüft.

Es empfiehlt sich daher, zu beiden Berufsgenossenschaften Kontakt aufzunehmen, um abzuklären, welche von beiden für Sie und Ihre Tätigkeit bzw. Ihr Leistungsspektrum zuständig ist.

4.4.4 Sozialversicherungsträger

Die Beschäftigung von sozialversicherungspflichtigen Mitarbeitern ist weiterhin den Trägern der Sozialversicherungen zu melden. Zu diesen gehören die **Bundesagentur für Arbeit**, die **Krankenkassen** und die **Rentenversicherung** (▶ Kap. 6.6).

4.4.5 Gesundheitsamt

Die Aufgaben des öffentlichen Gesundheitsdienstes werden u. a. von bundeslandeigenen und örtlichen Gesundheitsämtern wahrgenommen. Interne Regelungen in Bayern (§ 12 Abs 2 GDVG), Berlin (§ 14 Abs. 1 Gesundheitsdienstreformgesetz), Brandenburg (§ 12 Abs. 2 des Brandenburgschen Gesundheitsdienstgesetzes), Hessen (§ 12 Abs. 1 HGöGD), NRW (§ 18 Abs. 1 ÖGDG) und Schleswig-Holstein (§ 12 Abs. 1 des Gesetzes über den Öffentlichen Gesundheitsdienst) sind nur einige Beispiele dafür, dass jedes Bundesland für sich entscheidet, wie Angehörige gesetzlich geregelter Heil- oder Gesundheitsfachberufe sowohl den Beginn als auch das Ende ihrer Selbstständigkeit anzuzeigen haben.

Merke: Mitunter müssen Sie Ihre freiberufliche Tätigkeit binnen eines Monats nach Eröffnung Ihres Unternehmens anzeigen. Manche Bundesländer und Gesundheitsämter halten Vordrucke vor, in anderen reicht ein offizielles, aber formloses Anschreiben für die Anmeldung. Erkundigen Sie sich unbedingt frühzeitig nach den Modalitäten vor Ort.

Sollte Ihre Tätigkeit nicht nur in einer „reinen" Ernährungsberatung bestehen, sondern werden Sie (und/oder auch Ihre Beschäftigten) z.B. auch in Küchen oder Kantinen zur Gemeinschaftsverpflegung tätig (▶ **Kap. 4.3.5**), gilt es, dass Infektionsschutzgesetz zu beachten. Danach dürfen Sie solche Tätigkeiten, bei denen Sie in irgendeiner Form mit Lebensmitteln in Kontakt kommen, nur ausüben, wenn zuvor eine entsprechende Unbedenklichkeitsbescheinigung des Gesundheitsamtes hinsichtlich Ihres Gesundheitszustandes vorliegt. Es darf keine der im Infektionsschutzgesetz genau bezeichneten Erkrankungen vorliegen. Gleiches gilt für Mitarbeiter.

4.4.6 Gebühreneinzugszentrale (GEZ)

Vergessen Sie die GEZ nicht! Sie wissen: Die GEZ ist eine Gemeinschaftseinrichtung der ARD, des ZDF und des Deutschlandradio und hat den Auftrag, die Rundfunkgebühren für die öffentlich-rechtlichen Rundfunkanstalten einzuziehen.

Sollten Sie in Ihrem **Geschäftswagen** ein Rundfunkgerät oder auch nur ein Navigationsgerät mit Rundfunkempfang haben, müssen Sie dieses anmelden, auch dann, wenn Sie bereits Rundfunkgeräte im Privathaushalt angemeldet haben. Jedes Rundfunkgerät in einem gewerblich genutzten Kraftfahrzeug ist einzeln anmelde- und gebührenpflichtig. Wenn Sie als Selbständiger/Freiberufler Ihr Privatfahrzeug gelegentlich nutzen, um zu Kunden oder anderen wichtigen Terminen zu fahren, haben Sie die Rundfunkgeräte in ihrem Kfz zusätzlich anzumelden.

Weiterhin gilt nun nach neuester Rechtsprechung: Selbständige, die in ihrer Wohnung arbeiten und in den beruflich genutzten Räumen über einen **Internet-PC** verfügen, müssen für diesen Computer **keine zusätzliche Rundfunkgebühr** neben den herkömmlichen Fernseh- und Rundfunkgeräten in den ausschließlich privat genutzten Räumen zahlen.

Merke: Beachten Sie die gesetzlich vorgeschriebenen Anmelde- und Genehmigungsverpflichtungen, damit es hier nicht gleich zu Beginn Ihres Unternehmens zu Unannehmlichkeiten kommt.

4.5 Welche weiteren Rechtskriterien sind für Sie wichtig?

Wenn Sie sich als Ernährungsfachkraft selbstständig machen, werden Sie sich wie jeder Unternehmer damit beschäftigen, wie Sie potenzielle Kunden auf sich aufmerksam machen können. Üblicherweise wird dieses Vorhaben, auf sich aufmerksam zu machen, als **Werbung** bezeichnet (▶ **Kap. 8**). Werbung ist mit verschiedenen Methoden möglich: Sie könnten Flyer in Umlauf bringen, Anzeigen starten, Vorträge halten, eine Homepage einrichten u.v.m. Der Gesetzgeber hat für die Art und Weise, in der Werbung stattfinden soll, Regelungen aufgestellt. Sinn und Zweck dieser gesetzlichen Regelungen ist das Interesse der Allgemeinheit an „ehrlicher" Werbung insbesondere zum **Schutz der Verbraucher** und an einem **unverfälschten Wettbewerb**. Die nachfolgenden Ausführungen gelten für jede Art von Werbung, die Sie betreiben, egal, ob es sich um Flyer oder Ihre Homepage handelt.

4.5.1 Gesetz gegen den unlauteren Wettbewerb

Das Gesetz gegen den unlauteren Wettbewerb (**UWG**), das Wettbewerbsrecht, ist die zentrale Gesetzesgrundlage zur **Einhaltung** eines fairen, eines sog. **lauteren Wettbewerbs**. Werbung dient der gezielten und beabsichtigten (unbewussten) Beeinflussung des Menschen. Der potenzielle Kunde soll sich für den Werbenden entscheiden. Das UWG will eine unfaire, unlautere Übervorteilung verhindern. Besonders schwere Verstöße gegen die Regelungen des UWG sind auch mit Strafe bedroht.

Merke: Verstößt ein Unternehmer gegen Vorschriften des UWG, kann er zudem von einem Konkurrenten abgemahnt werden und muss Schadenersatz an diesen zahlen. Verbraucher können sich an die Verbraucherverbände wenden.

Weithin bekannt ist die „Zentrale gegen den unlauteren Wettbewerb e.V.", die **Wettbewerbszentrale**. Das UWG unterscheidet in seinen einzelnen Paragrafen, ob die Werbung gegenüber einem Verbraucher oder einem Unternehmer erfolgt. Ein und dieselbe geschäftliche Handlung, Werbemaßnahme kann gegenüber einem Verbraucher verboten sein, gegenüber einem Unternehmer aber nicht.

Infobox

Gesetz gegen den unlauteren Wettbewerb

Verboten nach dem UWG ist Werbung insbesondere als

- unsachliche Beeinflussung
- Ausnutzung der Unerfahrenheit oder einer Zwangslage
- Schleichwerbung
- gezielte Behinderung
- Anschwärzung von Konkurrenten
- Irreführung
- unzumutbare Belästigung

Beispiele aus der Rechtsprechung

Verboten ist die Werbung, weil u. a. irreführend:

- für ein Produkt damit, dass es zur diätetischen Behandlung von Neurodermitis und Psoriasis geeignet ist, ohne dass in der Werbung der medizinisch bedingte Nährstoffbedarf des Patienten dargestellt wird.
- für ein Nahrungsergänzungsmittel dergestalt, dass dieses Produkt einer „optimalen Versorgung" des Menschen, des menschlichen Organismus und der menschlichen Zellen diene bzw. zum Ausgleich eines täglichen Defizits täglich benötigt werde.
- für ein Schlankheitsmittel dergestalt, das beworbene Produkt führe dem Körper Nährstoffe zu, die ihn in die Lage versetzen, „fettfressende Hormone" zu bilden oder
- für ein Schlankheitsmittel mit der Wirkung, dass allein schon durch dessen Einnahme ohne jede Änderung der übrigen Essgewohnheiten innerhalb von nur 4 Wochen eine Gewichtsreduzierung von 10 kg erreichbar sei.
- mit der Aussage: „Weltweite Studien bestätigen die Erkenntnisse der traditionellen asiatischen Heilkunst, wonach der Grüne Tee das wohl größte Heilmittel unserer Zeit geworden ist, er krebshemmend, cholesterinsenkend und durchblutungsfördernd wirkt."
- für ein Medizinprodukt – hier „Schwingungstherapie-Gerät" – mit den Aussagen, es sei „universell einsetzbar, zur Vorsorge wie zur Nachsorge und Therapie", „sein Anwendungsschwerpunkt liege in der Förderung der Konzentration und Behandlung alltäglicher Leiden" und „es sei schwerpunktmäßig für den Einsatz bei Therapeuten und Privatpersonen mit schwerwiegenden und chronischen Leiden konzipiert" ohne hierfür sichere wissenschaftliche Erkenntnisse.

4.5.2 Gesetz über die Werbung auf dem Gebiete des Heilwesens

Die Volksgesundheit allgemein und natürlich auch die des Einzelnen wird von dem Gesetzgeber als hohes Gut eingestuft. Daher wurde das **Heilmittelwerbegesetz (HWG)** geschaffen. Das HWG beinhaltet Vorschriften für die **Werbung auf dem Heilssektor**. Verstöße gegen die Vorschriften des HWG können als Straftat oder Ordnungswidrigkeit verfolgt werden. Ähnlich dem UWG soll es eine unsachliche, unangemessene Beeinflussung durch Werbung verhindern, allerdings speziell auf dem Gebiet des Gesundheitswesens. Ein kranker Mensch ist besonders anfällig für Heilsversprechungen. Die Regelungen des HWG sollen vor irreführenden Angaben schützen, welche den Verbraucher zu einem unkritischen Glauben an die Werbeaussagen zur Leistungsfähigkeit von Heilmitteln, -verfahren und möglicherweise auch zu einer Selbstbehandlung verleiten und so zu einer **(mittelbaren) Gesundheitsgefährdung** führen könnten. Der „normale" Verbraucher verfügt meist nicht über die notwendige medizinische und pharmakologische Sachkenntnis, um Werbeaussagen richtig einstufen zu können. So wie das UWG unterscheidet auch das HWG bei den einzelnen Werbemaßnahmen, ob diese gegenüber Verbrauchern oder gegenüber Fachkreisen, also Personen mit medizinischer und/oder pharmakologischer Fachkunde, erfolgen.

Praxistipps

- Versprechen Sie keine Heilerfolge und werben Sie nicht mit therapeutischer Wirksamkeit, wenn diese nicht wissenschaftlich nachweisbar vorhanden ist.
- Werben Sie nicht mit Gleichwertigkeit oder Überlegenheit Ihrer Therapie.
- Erklären Sie Fachausdrücke an Ort und Stelle.
- Verwenden Sie keine Krankengeschichten, auch nicht erfundene.
- Unterlassen Sie Hinweise auf eine der in der Anlage zu § 12 HWG genannten Krankheiten.
- Werben Sie nicht mit Gutachten, Zeugnissen, wissenschaftlichen oder fachlichen Veröffentlichungen oder Hinweisen darauf oder mit Dank-, Anerkennungs- oder Empfehlungsschreiben.
- Werben Sie nicht mit dem Hinweis, Ihre Therapie sei ärztlich, zahnärztlich, oder anderweitig fachlich empfohlen oder geprüft.
- Werben Sie nicht mit Ferndiagnosen und -therapien.
- Werben Sie nicht mit Anleitungen zu Selbstdiagnose und Selbsttherapie.
- Veranstalten Sie keine Gewinnspiele oder Ähnliches.
- Lassen Sie kleinere Werbegeschenke mit Ihren Kontaktdaten versehen.
- Verschenken Sie keine Medikamente zu Werbezwecken; verschenken Sie andere Mittel nur auf Nachfrage.
- Unterlassen Sie es, bei Werbevorträgen Anschriften zu „sammeln“

Merke: 2012 ist eine Änderung des Heilmittelwerbegesetzes geplant. Einige Verbotsvorschriften sollen geändert, andere ganz gestrichen werden. Achten Sie daher auf eine evtl. Gesetzesänderung, die Ihnen mehr Freiraum für Ihre Werbung gibt.

4.5.3 Verhältnis von HWG und UWG

Um nicht in eine Abmahnfalle nach dem UWG zu tappen, ist es sinnvoll, sich immer auch an die Gebzw. Verbote des HWG zu halten. Die Regelungen des HWG und des UWG gelten nebeneinander. Das HWG ist in seinem Anwendungsbereich nicht so umfassend wie das UWG: Es erfasst Werbung auf dem Heilsektor. Allerdings: Auch das Gesetz gegen den unlauteren Wettbewerb verbietet eine unsachliche Beeinflussung und Irreführung. Dies bedeutet, dass Verstöße gegen das HWG (meist) auch zugleich Verstöße gegen das UWG darstellen. Andererseits wiederum können aber die Anforderungen des UWG hinsichtlich einer Zulässigkeit von (Heilmittel-)Werbemaßnahmen noch über die des HWG hinausgehen. Dies bedeutet: Sollte bei einer Werbemaßnahme das HWG keine Anwendung finden, weil diese von diesem Gesetz nicht „erfasst“ wird, gilt immer noch das UWG.

Praxistipps

Mit der Werbung verhält es sich ähnlich wie mit allgemeinen Geschäftsbedingungen. Die Grenzen zwischen dem, was erlaubt bzw. nicht erlaubt ist, sind fließend. Wenn Sie wirklich auf Nummer sicher gehen wollen, dass Ihre Werbung sich im Rahmen des Erlaubten bewegt, sollten Sie dies überprüfen lassen.

4.5.4 Gesetz über das Urheberrecht und verwandte Schutzrechte

Bei Ihrer Werbung verwenden Sie Texte, möglicherweise auch Bilder, Fotos, Grafiken, Logos, Animationen, Zitate etc. Es gilt hier die Rechte anderer zu respektieren, insbesondere Urheberrechte (**UrhG**). Plagiatsvorwürfe sind gerade in den vergangenen Monaten durch die Medien weithin bekannt. Das Urheberrecht schützt das geistige Eigentum der Urheber an ihren Werken. So schützt es z. B. die Rechte, die ein Autor an seinem Buch oder ein Künstler an seinem Gemälde hat.

Merke: Werke sind geschützt, wenn sie von einem Menschen stammen, über eine gewisse Individualität verfügen und nicht völlig trivial sind. So kann z. B. auch ein Brief ein geschütztes Werk sein. Karten bzw. Straßenpläne auf der Homepage oder auf Flyern für die Wegbeschreibung zu Ihnen sind in aller Regel urheberrechtlich geschützt. Gleiches gilt für fremde Logos.

Ein Urheberrechtsschutz entsteht automatisch kraft Gesetzes allein durch die Schaffung eines geschützten Werkes. Es bedarf hier keiner Anmeldung wie z.B. bei einem Patent. Das Urheberrecht selbst kann auch nicht verkauft oder verschenkt werden, es ist nicht übertragbar. Es kann nur vererbt werden. Wenn z.B. ein Autor sein Buch verkauft, darf der Käufer das Buch lesen, dafür hat er es gekauft. Das Urheberrecht selbst verbleibt aber immer beim Urheber, hier dem Autor. Der Urheber kann aber Anderen Nutzungsrechte einräumen. Hierfür hat der Urheber Anspruch auf Vergütung. Und genau darum geht es. Wenn Sie also fremde Werke für Ihre Werbung verwenden wollen, müssen Sie sich hierfür an den Urheber dieser Werke wenden und um eine Nutzungserlaubnis bitten. Meist wird Ihnen diese gegen ein entsprechendes Entgelt zu einem bestimmten Zwecke eingeräumt, den Sie mit dem Urheber vereinbaren müssen. Der Urheber eines Werkes darf allein über die Verwertung und Nutzung seines Werkes entscheiden.

P Praxistipps
Gehen Sie bei fremden „Arbeiten" oder Werken davon aus, dass diese urheberrechtlich geschützt sind und erkundigen Sie sich, ob und inwieweit eine Verwendung möglich ist.

Sollten Sie selbst etwas entwerfen oder verfassen, z.B. einen Seminartext, so sind Sie Urheber dieses Textes. Ohne Ihre Erlaubnis darf niemand Ihre Texte benutzen. Gegen Diebstahl ist natürlich niemand gefeit. Wenn Sie aber einen solchen entdecken sollten, haben Sie Anspruch auf Entschädigung.

P Praxistipps
Kennzeichnen Sie von Ihnen verfasste Texte mit einem **Urheberrechtsvermerk**, wie z.B.: „Dieser Seminartext sowie die enthaltenen Anlagen (Bilder etc.) sind urheberrechtlich geschützt. Alle Rechte, insbesondere das Recht der Vervielfältigung und der Verbreitung sind vorbehalten. Kein Teil des Werkes darf in irgendeiner Form ohne schriftliche Genehmigung von [Ihre Kontaktdaten] reproduziert oder unter Verwendung elektronischer Systeme gespeichert, bearbeitet, vervielfältigt oder verbreitet werden."
Zusätzlich können Sie auch einen Copyright-Vermerk anbringen: © [Ihr Vor- und Zuname, Jahreszahl].

Verwertungsgesellschaften

Die sogenannten Verwertungsgesellschaften (VG) wie z.B. die „GEMA" für Komponisten und Musikverleger oder die „VG Wort" für Wissenschaftler und Autoren werten diejenigen Rechte aus, die von Urhebern selbst nicht effektiv wahrgenommen werden können, sogenannte **Zweitverwertungsrechte**. Ein Zweitverwertungsrecht ist z.B. die Wiedergabe von Musik innerhalb einer PowerPoint-Präsentation. Bei den Verwertungsgesellschaften können Sie sich auch erkundigen, ob ein Werk geschützt ist.

Merke: Wer unbefugt fremde Werke benutzt und hierfür zur Rechenschaft gezogen wird, muss Schadenersatz leisten. Urheberrechtsverletzungen können auch strafrechtliche Konsequenzen nach sich ziehen.

Schranken des Urheberrechts

Nicht alles ist geschützt und wenn, dann nicht für ewig. Werke, die durch das Urheberrecht nicht geschützt werden, weil sie zu trivial sind oder weil die Schutzfristen abgelaufen sind, unterliegen der Gemeinfreiheit. Das heißt, dass sie nach urheberrechtlichen Vorschriften frei verwendet werden dürfen.

Merke: Unabhängig vom Urheberrecht gibt es weitere Gesetze, die Schutzrechte bieten. Bei der Verwendung fremder Materialien ist daher grundsätzlich Vorsicht geboten.

Zugunsten der Allgemeinheit existieren verschiedene Vorschriften, die für bestimmte Fälle eine rechtmäßige Nutzung auch ohne Zustimmung des Urhebers ermöglichen. So genießen z.B. **amtliche Werke** keinen urheberrechtlichen Schutz. Hierzu gehören Gesetze, Verordnungen, Entscheidungen etc. Auch ist die Verwendung von **Verviel-**

fältigungsstücken, sprich Kopien, im Rahmen behördlicher oder gerichtlicher Verfahren sowie für den Gebrauch in Schule und im Unterricht im gewissen Umfang erlaubt. Zulässig sind auch **Zitate** in beschränktem Umfang. Aus fremden, geschützten Werken darf zitiert werden, wenn die Nutzung in ihrem Umfang durch den besonderen Zweck gerechtfertigt ist. Allerdings muss das Zitat, d. h. das fremde Werk, in ein anderes selbstständiges Werk integriert werden. Fremde Werke sollen nicht einfach als Ersatz für eigene Gedanken übernommen werden dürfen. Außerdem muss das Zitat wortgetreu übernommen und deutlich die Quelle, aus der es stammt, genannt werden.

4.5.5 Gesetz betreffend das Urheberrecht an Werken der bildenden Künste und der Fotografie

Das Gesetz betreffend das Urheberrecht an Werken der bildenden Künste und der Fotografie **(KunstUrhG)** schützt das „Recht am eigenen Bild". Jeder soll selbst darüber entscheiden können, ob, wann und wie ein Bild von ihm veröffentlicht wird.

Merke: Verwenden Sie keine Lichtbilder von einer anderen Person, ohne dass sie Ihnen dies zuvor erlaubt hat.

Sollten Sie von jemandem, z. B. der VHS, gebeten werden, über Aktivitäten von Kursen und Seminaren einen Bericht zu schreiben, damit dieser in internen Zeitschriften veröffentlicht werden kann, räumen Sie hiermit demjenigen, für den Sie diesen Bericht schreiben, entsprechende Nutzungsrechte ein. Sie verfassen den Bericht ja gerade für z. B. die VHS mit einem entsprechenden Verwendungszweck. Selbstverständlich können Sie als Urheber ein entsprechendes Nutzungsentgelt verlangen, wenn Bereitschaft besteht, ein solches zu zahlen. Ansonsten räumen Sie das Nutzungsrecht unentgeltlich ein, hierzu sind Sie natürlich berechtigt. Niemand kann Sie zwingen, für die Nutzung Ihres Werkes auch ein Entgelt zu fordern.

Merke: Sollten Sie in einem Bericht Lichtbildaufnahmen z. B. von Kursteilnehmern verwenden wollen, dann sollten Sie sich die schriftliche Erlaubnis der Kursteilnehmer einholen.

4.5.6 Gesetz über den Schutz von Marken und sonstigen Kennzeichen

Das **Markenrechtsgesetz (MarkenG)** verbietet, fremde Marken oder Geschäftsbezeichnungen für eigene Waren oder Dienstleistungen in einer Weise zu benutzen, dass eine Verwechslungsgefahr möglich ist (▶ **Kap. 3.1**). Wenn Sie eine fremde Marke oder ein fremdes Logo in Ihrer Werbung verwenden, ohne diese oder dieses für ein eigenes Produkt bzw. eine eigene Dienstleistung zu benutzen, verletzen Sie keine fremden Markenrechte.

Merke: Fremde Marken oder Logos können aber wiederum nicht nur nach dem Markengesetz geschützt sein, sondern z. B. auch durch das UrhG – wenn keine Gemeinfreiheit besteht. Wenn Sie ein fremdes (Firmen-)Logo oder fremde grafische Symbole verwenden, können Sie hierdurch eine Urheberrechtsverletzung und einen Verstoß gegen das Markenrechtsgesetz begehen.

4.5.7 Homepage, Impressum und Telemediengesetz

Einiger besonderer Ausführungen bedarf es zu Ihrer Homepage. Zunächst: Das World Wide Web ist kein rechtsfreier Raum. Sämtliche obig gemachten Ausführungen zu Ihrer Werbung gelten selbstverständlich und gerade auch für Ihre Homepage (▶ **Kap. 8.3.4**). Darauf, dass Ihre Homepage rechtlich einwandfrei gestaltet ist, sollten Sie besonderes Augenmerk richten, ist sie doch einem wesentlich größeren Publikumskreis zugänglich als z. B. ein Zeitungsinserat oder Flyer. Die eigene Homepage kann sehr schnell zu einer Abmahnfalle werden. So beschäftigen u. a. Firmen Personal mit der einzigen Aufgabe, das Internet nach Rechtsverletzungen zu durchforsten.

Sollten Sie für Ihr Unternehmen eine Webseite betreiben, unterliegen Sie der **Impressumspflicht**. Ein Impressum ist eine Herkunftsangabe. Ziel der Impressumspflicht, man spricht auch von Anbieterkennzeichnung, ist der Verbraucherschutz. Der Verbraucher soll die Möglichkeit haben, sich über das jeweilige Unternehmen zu informieren, daher schreibt der Gesetzgeber bestimmte Informationspflichten vor.

Ihre Grundlage findet die Impressumspflicht in dem **Telemediengesetz (TMG)** und dem **Staatsvertrag über Rundfunk und Telemedien (RStV)**.

Infobox
Angaben im Impressum

Für Webseiten, die Sie für Ihre Ernährungspraxis bereitstellen, müssen Sie gemäß den gesetzlichen Regelungen des TMG und des RStV in Ihrem Impressum folgende Angaben bereithalten:

- Ihren Namen und Ihre Geschäftsanschrift (kein Postfach)
- E-Mail-Adresse
- Telefonnummer
- Faxnummer (darf zusätzlich angegeben werden)
- Firma mit Rechtsform (nur, wenn vorhanden)
- Registereintrag (nur, wenn vorhanden)
- zuständige Aufsichtsbehörde (nur, wenn vorhanden)
- gesetzliche Berufsbezeichnung und der Staat, in dem die Berufsbezeichnung verliehen worden ist (nur, wenn vorhanden)
- Bezeichnung der berufsrechtlichen Regelungen und ihre Zugänglichkeit (nur, wenn vorhanden – Link)
- Umsatzsteueridentifikationsnummer/Wirtschafts-Identifikationsnummer (nur, wenn vorhanden; Steuernummer bitte nicht angeben)
- inhaltlich Verantwortlicher (bei journalistisch-redaktionell gestalteten Angeboten)

Das gehört ins Impressum
Im Folgenden sollen die einzelnen gesetzlich geforderten Angaben noch etwas genauer erläutert werden:

Name
Sie müssen Ihren Vor- und Nachnamen angeben. Werden akademische Titel, Dienstgrade oder Berufsbezeichnungen, die im Ausland erworben wurden, angegeben, muss auch die verleihende Stelle angegeben werden. Adelsprädikate sind Namensbestandteil, müssen also angegeben werden.

Anschrift
Für Ihre Ernährungspraxis haben Sie Ihre Geschäftsanschrift anzugeben und zwar mit Land, Ort, Postleitzahl und Straße mit Hausnummer. Eine Postfachadresse ist nicht ausreichend.

E-Mail-Adresse und Telefonnummer
Achten Sie darauf, dass Ihre E-Mailadresse und Ihre Telefonnummer vollständig und exakt angegeben sind. Telefon- und Faxnummern bzw. E-Mail-Adressen mit Fehlern werden so behandelt, als ob sie nicht angegeben worden sind.

Firma mit Rechtsform bzw. Registereintrag
Wenn vorhanden, sind der Name und die Anschrift der Firma (Hauptniederlassung) anzugeben. Bei juristischen Personen, z. B. einer GmbH, ist eine korrekte und vollständige Firmierung erforderlich. Es sind also die Rechtsform und der oder die Vertretungsberechtigten anzugeben. Am besten wird die Rechtsform ausgeschrieben und nicht nur abgekürzt, also z. B. nicht „GmbH", sondern „Gesellschaft mit beschränkter Haftung". Beim Einzelunternehmer ist der Zusatz „Inhaber" unpassend, da der Einzelunternehmer als Person selbst das Unternehmen ist.

Ein Registereintrag kommt nur bei Firmen in Betracht. Wenn Ihre Firma im Handelsregister, Vereinsregister, Partnerschaftsregister (► **Kap. 3.1** und **4.1**) oder Genossenschaftsregister eingetragen ist, so müssen Sie das entsprechende Register benennen und die Registernummer angeben.

Vertretungsberechtigte
Auch für Personengesellschaften (► **Kap. 4.1.6**), die mit der Fähigkeit ausgestattet sind, Rechte zu erwerben und Verbindlichkeiten einzugehen, muss der Vertretungsberechtigte angegeben werden.

Zuständige Aufsichtsbehörde
Wenn Ihre Tätigkeit der behördlichen Zulassung bedarf, müssen Sie im Impressum die zuständige Aufsichtsbehörde nebst Kontaktdaten aufführen.

Gesetzliche Berufsbezeichnung
Wenn die Berufsbezeichnung, die Sie führen, geschützt ist, müssen Sie im Impressum Ihre Berufsbezeichnung und den Staat, in dem diese verliehen wurde, angeben.

Bezeichnung der berufsrechtlichen Regelungen

Wenn die Berufsausübung für Ihre Tätigkeit gesetzlich geregelt ist, müssen die berufsrechtlichen Regelungen benannt und im Volltext oder besser durch einen entsprechenden Link auf die Regelungen verfügbar gehalten werden.

Merke: Der Link muss ein direkter Link sein. Ein Link auf die Startseite einer anderen Homepage, auf der dann nach den Regelungen gesucht werden muss, ist unzureichend.

Wirtschafts-/Umsatzsteuer-Identifikationsnummer

Der „normale“ Bürger erhält eine Identifikationsnummer (IdNr.), wirtschaftlich Tätige eine **Wirtschafts-Identifikationsnummer** (**W-IdNr.**). Einzelkaufleute und Freiberufler erhalten neben ihrer Steuer-Identifikationsnummer zusätzlich eine W-IdNr., wenn diese von Ihrer zuständigen Finanzbehörde beim Bundeszentralamt für Steuern angefordert wird. Das heißt, dass Sie selbst sich nicht um die Erteilung einer Nummer bemühen müssen. Wenn Sie eine W-IdNr. zugeteilt bekommen haben, müssen Sie diese aber angeben, auch auf Ihren Rechnungen.

Wenn Sie eine **Umsatzsteuer-Identifikationsnummer** (Ust-IdNr.) haben, müssen Sie diese ebenfalls angegeben (▶ **Kap. 5.2.6**). Die Umsatzsteuer-Identifikationsnummer wird auf Ihren Antrag und für Tätigkeiten, die der Umsatzsteuerpflicht unterliegen, durch das Bundeszentralamt für Steuern vergeben.

Merke: Ihre Steuernummer sollten Sie im Impressum nicht angeben. Hier besteht Missbrauchsgefahr.

Inhaltlich Verantwortlicher

Für journalistisch-redaktionell gestaltete Webseiten muss zusätzlich ein Verantwortlicher für diese genannt werden. Wenn Sie das selbst sind, geben Sie hier nochmals Ihren vollständigen Namen und Ihre Anschrift an. Ansonsten gilt:

Als Verantwortlicher darf nur benannt werden, wer

- seinen ständigen Aufenthalt im Inland hat,
- nicht infolge Richterspruchs die Fähigkeit zur Bekleidung öffentlicher Ämter verloren hat,
- voll geschäftsfähig ist und
- unbeschränkt strafrechtlich verfolgt werden kann.

Gestaltung des Impressums

Sämtliche Informationen in Ihrem Impressum müssen **unmittelbar erreichbar** sein. Das heißt, der Nutzer darf – egal, auf welcher Ihrer Seiten er sich gerade befindet – höchstens 2 Schritte benötigen, um die Informationen zu erhalten (sogenannte **2-[Maus-]Klick-Regel**. Außerdem muss das Impressum **leicht erkennbar** sein. Hierfür ist ein **gesonderter Menüpunkt** erforderlich, am besten als **„Impressum“** oder **„Kontakt“** bezeichnet, der schnell zu sehen ist (**gut lesbare Schriftgröße**, kein umfangreiches **Scrollen**). Und das Impressum muss **ständig verfügbar** gehalten werden; der Nutzer muss es ausdrucken können.

Verstöße gegen die Informationspflichten

Bei Verstößen gegen die beschriebenen Informationspflichten kann die zuständige Behörde u. a. eine **Sperrung** Ihrer Webseiten veranlassen. Außerdem können **Bußgelder** verhängt werden. Zudem liegt ein **Wettbewerbsverstoß** im Sinne des UWG vor, der kostenpflichtig abgemahnt werden kann.

Domainname

Domainnamen (▶ **Kap. 3.1.5**) sind rechtlich geschützt mit den entsprechenden Rechtsfolgen wie z. B. Abmahnung, Unterlassungsanspruch oder auch Schadenersatzanspruch.

P Praxistipps

Halten Sie Ihren Domainnamen persönlich (z. B. www.vorname-nachname.de). Vorsicht mit frei erfundenen Fantasienamen: Diese könnten als Marke geschützt sein.

Link-Haftung

Das Setzen eines Links auf Seiten mit rechtswidrigem Inhalt ist dann strafbar, wenn Sie wissen, dass der Inhalt rechtswidrig ist. Sie haben hier eingeschränkte Prüfungspflichten. Ein alleiniger, allgemeiner Hinweis, dass Sie keine Verantwortung für den Inhalt der jeweiligen fremden Seite/n übernehmen, nützt nichts.

Merke: Prüfen Sie die Seiten, auf die Sie Links gesetzt haben von Zeit zu Zeit (1–2-mal im Monat).

4.5.8 Dienstleistungs-Informationspflichten-Verordnung

Ähnlich der Impressumspflicht nach dem TMG und dem RStV gelten für viele Freiberufler weitere Informationspflichten nach der sogenannten Dienstleistungs-Informationspflichten-Verordnung (DL-InfoV). Wie wir schon feststellten, bieten Sie Ihren Kunden – Verbraucher oder Unternehmen – als Ernährungsfachkraft Beratungsdienste (▸ **Kap. 4.3.1**) an. Sie sind also ein Dienstleister und müssen sich daher auch mit der DL-InfoV beschäftigen. Nach dem Wortlaut der DL-InfoV gilt diese Verordnung eigentlich für alle Dienstleistungserbringer. Allerdings sieht die der Verordnung zugrunde liegende **EU-Richtlinie 2006/123/EG** einige **Ausnahmen** vor. Wer zu diesen **Ausnahmen** zählt, wird **vom Anwendungsbereich der DL-InfoV nicht erfasst**, muss ihren Vorgaben also nicht folgen. Für Sie interessant ist der Ausschluss von Gesundheitsdienstleistungen. Die EU-Richtlinie 2006/123/EG lautet hier in Abs. 22:

„Der Ausschluss des Gesundheitswesens vom Anwendungsbereich dieser Richtlinie sollte Gesundheits- und pharmazeutische Dienstleistungen umfassen, die von Angehörigen eines Berufs im Gesundheitswesen gegenüber Patienten erbracht werden, um deren Gesundheitszustand zu beurteilen, zu erhalten oder wiederherzustellen, wenn diese Tätigkeiten in dem Mitgliedstaat, in dem die Dienstleistungen erbracht werden, einem **reglementierten Gesundheitsberuf** vorbehalten sind."

Ausgeschlossen vom Anwendungsbereich der DL-InfoV sind also Dienstleistungen auf dem Gebiete des Gesundheitswesens, wenn diese – und nur dann – dazu dienen, den **Gesundheitszustand von Patienten** zu **beurteilen**, zu **erhalten** oder **wiederherzustellen** und im Rahmen eines **reglementierten Berufes** (z. B. bei Diätassistenten, Heilpraktikern, Ernährungsmedizinern u. ä.) vorgenommen werden. Sind diese Voraussetzungen nicht erfüllt (z. B. bei Ökotrophologen oder Ernährungswissenschaftlern) oder werden weitere Dienste angeboten, die diese Voraussetzungen nicht erfüllen, sind Pflichtinformationen nach der DL-InfoV anzugeben. Dabei unterscheidet die DL-InfoV zwischen Informationen, die stets bereitgehalten werden (§ 2 Abs. 1 DL-InfoV) und solchen, die nur auf Anfrage des Kunden mitgeteilt werden müssen (§ 3 DL-InfoV).

Die **Informationen**, die von Ihnen für Ihre Kunden **stets bereitgehalten** werden müssen sind:

- Vor- und Familienname
- ggf. Name/Firma der Gesellschaft
- Anschrift der Niederlassung sowie weitere Angaben, die es dem Dienstleistungsempfänger ermöglichen, schnell und unmittelbar in Kontakt zu treten, insbesondere eine Telefonnummer und eine E-Mail-Adresse oder Faxnummer
- falls ein entsprechender Eintrag erforderlich ist: das Handels-, Vereins- oder Partnerschaftsregister unter Angabe des Registergerichts und der Registernummer (▸ **Kap. 4.1**)
- bei erlaubnispflichtigen Tätigkeiten: Name und Anschrift der zuständigen Behörde oder der einheitlichen Stelle
- wenn vorhanden: die Umsatzsteuer-Identifikationsnummer
- wenn vorhanden: die gesetzliche Berufsbezeichnung und dann auch der Staat, in dem sie verliehen wurde
- falls eine Kammer-, Berufsverbandzugehörigkeit oder eine Zugehörigkeit zu einer ähnlichen Einrichtung besteht: deren oder dessen Name
- die ggf. verwendeten allgemeinen Geschäftsbedingungen (▸ **Kap. 4.2.3**)
- die ggf. verwendeten Vertragsklauseln über das auf den Vertrag anwendbare Recht oder über den Gerichtsstand
- die ggf. bestehenden Garantien, die über die gesetzlichen Gewährleistungsrechte hinausgehen
- die wesentlichen Merkmale der Dienstleistung, soweit sich diese nicht bereits aus dem Zusammenhang ergeben

- falls eine Berufshaftpflichtversicherung besteht: Angaben zu dieser, insbesondere den Namen und die Anschrift des Versicherers und den räumlichen Geltungsbereich
- sofern Sie den Preis für Ihre Dienstleistung(en) im Vorhinein festgelegt haben, müssen Sie auch diesen angeben (§ 4 Abs. 1 Nr. 1 DL-InfoV)

Die ständig bereitzuhaltenden Informationen können Sie nach § 2 Abs. 2 DL-InfoV

- dem Dienstleistungsempfänger von sich aus mitteilen,
- am Ort der Leistungserbringung oder des Vertragsschlusses so vorhalten, dass sie dem Dienstleistungsempfänger leicht zugänglich sind,
- dem Dienstleistungsempfänger über eine von ihm angegebene Adresse elektronisch leicht zugänglich machen oder
- in alle von Ihnen dem Dienstleistungsempfänger zur Verfügung gestellten ausführlichen Informationsunterlagen über die angebotene Dienstleistung aufnehmen.

Die Informationen müssen dem Kunden vor Abschluss des Beratungs- bzw. Behandlungsvertrages zur Verfügung gestellt werden (▸ **Kap. 4.2.1**). Die Nichtbeachtung dieser Pflichten stellt eine bußgeldbewehrte Ordnungswidrigkeit dar. Auch können kostenpflichtige Abmahnungen nach dem UWG (▸ **Kap. 4.5.1**) drohen.

P Praxistipps

Sollten Sie eine Homepage unterhalten, richten Sie hier am besten eine extra Seite ein, auf welcher Sie die Pflichtinformationen einstellen. Sie können Ihre potenziellen Kunden dann (vor Vertragsabschluss!) auf Ihre Homepage verweisen. Oder Sie übergeben Ihren Kunden ein entsprechendes Informationsblatt. Lassen Sie sich bestätigen, dass der Kunde sämtliche Pflichtinformationen erhalten hat.

Auf **Anfrage des Kunden** haben Sie folgende **weiteren Informationen** mitzuteilen:

- bei Dienstleistung in Ausübung eines reglementierten Berufs: eine Verweisung auf die berufsrechtlichen Regelungen und dazu, wie diese zugänglich sind
- Angaben zu den von Ihnen ausgeübten multidisziplinären Tätigkeiten und den mit anderen Personen bestehenden beruflichen Gemeinschaften, die in direkter Verbindung zu der Dienstleistung stehen und, soweit erforderlich, zu den Maßnahmen, die Sie ergriffen haben, um Interessenkonflikte zu vermeiden
- die Verhaltenskodizes, denen Sie sich unterworfen haben, die Adresse, unter der diese elektronisch abgerufen werden können und die Sprachen, in der diese vorliegen
- falls Sie sich einem Verhaltenskodex unterworfen haben oder einer Vereinigung angehören, der oder die ein außergerichtliches Streitschlichtungsverfahren vorsieht: Angaben zu diesem, insbesondere zum Zugang zum Verfahren und zu näheren Informationen über seine Voraussetzungen.

Merke: Die Gründung eines Unternehmens tangiert viele Rechtsgebiete. Die in diesem Abschnitt angesprochenen können nur eine Richtschnur darstellen. Prüfen Sie vor Ihrem Unternehmensstart, von welchen Rechtsgebieten Sie betroffen sind, und schließen Sie gegebenenfalls vorhandene Wissenslücken durch die individuelle Beratung bei einem Rechtsanwalt.

5 Finanzierung und Steuern

Birgit Blumenschein

Gerade zur Gründung und dann später in der Phase der Praxissicherung machen Sie sich viele und strukturierte Gedanken über Kosten, Darlehen, Liquidität und Bezuschussung. Finanzierungsmängel sind, wie in vorherigen Kapiteln erwähnt, der häufigste Grund für das Scheitern von Existenzgründern [65]. In diesem Kapitel erfahren Sie mehr über Honorarkalkulation und die Berücksichtigung der verschiedenen Steuern. Sie lesen, wie Sie Ihren Kapitalbedarf und potenzielle finanzielle Förderquellen ermitteln. Lassen Sie sich nicht vom „Banken-Deutsch" abschrecken. Lernen Sie diese (vielleicht erst fremden) Begriffe zu nutzen wie Ptyalin und Eicosapentaensäure – es zahlt sich im wahrsten Sinne des Wortes aus.

5.1 Wie kalkulieren Sie Ihr Honorar?

Wir sagen: Angemessen – so, dass qualifizierte Ernährungsfachkräfte kurz- und langfristig davon leben können. Geld zur Arbeit oder gar zum Kunden zu tragen, macht keinen Spaß und ergibt vor allem keinen Sinn. Sie als Unternehmer sollen und müssen von Ihrem Einkommen gut leben – auch dann, wenn Sie in Rente gehen (▶ **Kap. 6.6**). Aber was bedeutet das konkret in Euro? „Pauschale Empfehlungen zum Honorar sind ein diffiziles Thema, da sie die individuellen Gegebenheiten außer Acht lassen", so die freiberuflich arbeitende Ökotrophologin Dr. Claudia Gölz [158]. Wie können Sie sich also dem Thema nähern?

Merke: Was Sie als Honorar für Ihre Dienstleistungen veranschlagen, ist deutlich davon abhängig, was Sie wie bieten.

5.1.1 Wunsch und Wirklichkeit

Gerüchte und zum Teil abenteuerliche Aussagen über die Höhe von Honoraren kursieren außer- und innerhalb von Fachkreisen. Die Diskussionen reichen von „Dumpingpreisen" und „Hungerlöhnen" bis hin zum „Wucher" oder besser „Neid-Honorar". Honorare von 120 € pro 60 Minuten Individualberatung oder 1000 € als Tagessatz, ohne Vor- und Nachbereitung berechnet, sind im Ernährungsberatungsunternehmen zurzeit möglich, jedoch nicht üblich. Beraternetzwerke mit Franchising-Konzept (▶ **Kap. 2.6.3**) kalkulieren anders als eine allein arbeitende, selbstständige Ernährungsfachkraft. Schwerpunktpraxen (▶ **Kap. 2.7.2**) und die Kooperationen mit Ärzten sowie anderen Disziplinen machen differenziertere Honorarkalkulationen möglich und teils notwendig.

Merke: Es gibt keine pauschal gültige Empfehlung eines für Sie persönlich angemessenen Honorars. Damit Sie sich jedoch nicht dauerhaft als Discounter unter den Ernährungsberatern etablieren oder gar zu überhöhten Preisen auf dem Markt an kaum oder keine Aufträge kommen, loten Sie Ihren persönlichen Kapitalbedarf, Ihre Kalkulation und marktüblichen Preise aus.

5.1.2 Wie sieht die Wirklichkeit aus – oder was nehmen die anderen?

Für Ernährungsfachkräfte gibt es derzeit **keine Gebührenordnung** bzw. kein Gebührenverzeichnis, das die Höhe eines Honorars vorgibt (Stand 2012). Sollte Diättherapie offiziell anerkanntes Heilmittel [250, 285] werden (▶ **Kap. 1.4.2**), so würden Form, Inhalt und Honorar über eine Gebührenordnung festgelegt. Eine Befragung unter selbstständigen Ernährungsfachkräften hat ergeben, dass es keine signifikanten Unterschiede in den Stundensätzen der Ernährungsberater gab: „Der durchschnittliche Stundensatz für Diät- und Ernährungsberatung liegt bei 55,2 % der Befragten zwischen **45 und 60 Euro**." [32] (▶ **Abb. 5.1**). Die erfassten Honorarsätze liegen im Bereich der von VDD sowie VFED für ihre Mitglieder ausgegebenen Empfehlungen [280, 296]. Es wird angeraten, pauschal **pro Minute mindestens 1 €** zu kalkulieren, die Honorarempfehlungen des VDOE für Ökotrophologen liegen höher [289].

Eigene Recherchen haben ergeben, dass Ernährungsfachkräfte – per Gesetz ausgebildet bzw. studiert – auch ein Honorar von 25 € pro Zeitstunde verlangen. Ernährungsberater als „Quereinsteiger" liegen im Honorar zwischen 35–55 € pro Zeitstunde Einzelberatung.

Für Gruppenschulungen bei nicht „beruflich qualifizierten Kräften" bezahlen die Teilnehmer pro Kopf ca. 90–100 € für 60 Minuten, Ernährungsfachkräfte setzen für einen derartigen Kurs meist das Doppelte an.

Ein Vortragshonorar (für ca. 60–90 Minuten Vortrag ohne Vor- und Nachbereitung) wird vergleichsweise im Bereich von 49–250 € veranschlagt (alle Preise zzgl. MwSt.).

Infobox

Bezuschussung durch Krankenkassen

Die Bezuschussung der Krankenkassen (§ 13 SGB V [250]) für Individualberatungen, Schulungen sowie anderweitige Leistungen nach § 20 SGB V [250] und § 43 SGB V [250] ist derzeit (Stand 2012) eine **KANN-Leistung** der Kasse. Der Versicherte hat keinen Rechtsanspruch auf derartige Zahlungen seiner Versicherung. Zudem arbeitet die GKV nach dem sogenannten **„Sachleistungsprinzip"** (§, Satz 2 SGB V [250]). Ist der Leistungsanbieter zudem kein „Anbieter mit nachgewiesenen Qualifikationen" (Kap. 2.4.5), entfällt die Bezuschussung meist komplett.

5.1.3 Wie kalkulieren Sie (richtig)?

Juristisch gesehen ist eine Honorarvergütung, wie sie für Beratungsleistungen laut Dienstvertrag anberaumt wird (▶ **Kap. 4.3.1**), eine Vereinbarung

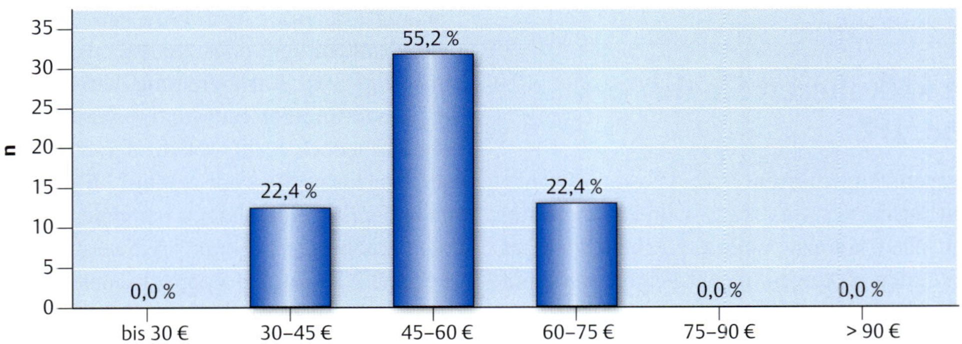

▶ **Abb. 5.1** Stundensatz in der Diät- und Ernährungsberatung (aus [32]).

zwischen Ihnen als Ernährungsfachkraft und dem Ratsuchenden. Derartige Vereinbarungen unterliegen keinen Preisvorgaben.

P Praxistipps

Um einen für Sie realistischen und angemessenen Stundensatz verschiedener Leistungen zu ermitteln, können Sie 2 verschiedene Wege gehen:

1. Sie orientieren sich an marktüblichen, von Berufs- bzw. Interessenverbänden oder der Ärztekammer aus- oder vorgegebenen Honorarvorschlägen oder an üblichen Erstattungen der Krankenkassen. Sie ermitteln hier den **Marktpreis**.
2. Sie berechnen Ihr Honorar betriebswirtschaftlich korrekt und individuell anhand der Ihnen bekannten und vorliegenden Kennzahlen fixer und variabler Kosten sowie den geschätzten Umsätzen. Sie ermitteln hier den **Kostenpreis**.

5.1.4 Was gibt der Markt her, was ist üblich?

Die allgemeinen **Honorarempfehlungen** der Berufs- und Interessenverbände finden Sie in ▶ **Tab. 5.1**. Recherchieren Sie auch aktuell und in Ihrem Umkreis, welche Honorare von Ihren direkten und indirekten Mitbewerbern veranschlagt werden.

Der Berufsverband der Diätassistenten bietet für seine Mitglieder einen sogenannten Qualitätsstandard an, in dem Indikationen und die in der Ernährungstherapie durchgeführten Dienstleistungen inhaltlich und zeitlich aufgezeigt und einem entsprechendem Punktwert zugeordnet sind. Ein ermittelter Punktwert ist umgerechnet identisch mit dem Betrag in empfohlenen Euro [287].

Ärzte berechnen mit unterschiedlichen **Gebührensätzen** Leistungen (2,3 bzw. 3,5-facher Gebührensatz), die nicht an kassenärztliche Ver-

▶ **Tab. 5.1** Allgemeine Honorarempfehlungen von Berufs- und Interessenverbänden.

Leistung	empfohlener Betrag* (je nach Zeiteinheit)
Individualberatung	min. 1 €/Min. (0,80–1,20 €/Min.) 80–100 €/60 Min. 34 €/Beratungseinheit (30 Min.)
Ernährungsanamnese (unabhängig von der Beratung und ohne Beisein des Ratsuchenden), Analysen der Körperzusammensetzung	50–68 €/60 Min.
Auswertung von Ernährungsprotokollen, Nährwertberechnungen (EDV-gestützt)	90–115 € pauschal
Betreuung/Begleitung über Hotlines in Onlineberatungen, Sprechstunden in Praxen oder anderen Institutionen	80–95 €/60 Min.
Gruppenschulungen, Seminare	200–275 €/90 Min.
Aktionsveranstaltungen, Workshops	6–15 €/Teilnehmer und 60 Min. alternativ 350–450 €/4 h
Vorträge	min. 120–300 €/60–90 Min. alternativ 6–7 € pro Teilnehmer bei min. 16–25 Teilnehmern
Vorträge für betriebliche Institutionen, Wirtschaftsunternehmen u. ä.	500–1000 € pro Tag
Fahrtkosten	0,30–0,54 €/km
Informationsmaterial/Broschüren	Selbstkostenpreis

*alle Preise zzgl. Mwst.

Quellen: VDD 2007, VDOE 2009, VFED 2011

sorgung vertraglich gebunden sind. Diese Abweichung der Gebührenhöhe nehmen sich manche Ernährungsberatungsunternehmen zum Vorbild und kalkulieren für Privatpatienten ein entsprechendes „Mehrfach-Honorar", z.B. pro Beratung den 1,5-fachen Gebührensatz des regulären Preises, alles im legalen Rahmen, jedoch eigenständig entschieden.

Ernährungsmediziner und Ärzte können ernährungstherapeutische Leistungen (in Euro) über Beratungsziffern der GOÄ (Gebührenordnung für Ärzte) wie in ▶ **Tab. 5.2** aufgeführt abrechnen. Wichtig, besonders für Ärzte, ist die Unterscheidung der Ziffern in delegierbare (Ziffer 33 und 846) und nicht delegierbare Leistung (Ziffer 3, 34, A30 und A31) (▶ **Kap. 1.1.3**).

Winckler und Buchholz [314] zeigen in ▶ **Tab. 5.3** die Abrechnung von Tätigkeiten in der Schwerpunktpraxis Ernährungsmedizin basie-

▶ **Tab. 5.2** Beratungsziffern der GOÄ und Gebührensätze.

GOÄ-Nr.	Leistung	Gebührensatz (€)		
		1-fach	2,3-fach	3,5-fach
34	Erörterung (min. 20 Min.) der Auswirkung einer Krankheit	17,49	40,22	61,20
20	Beratungsgespräch in Gruppen (min. 50 Min.)	6,99	19,09	24,48
	optional 10 Termine zzgl. Material	–	180,00	–
33	strukturierte Schulung einer Einzelperson (z.B. bei Diabetes)	17,49	40,22	61,20
	optional als „Einzelberatung" für 60 Min.	–	–	61,20
3	Folgeberatung (30–45 Min.)	–	–	30,59
76	schriftlicher Diätplan	4,08	9,38	14,28
A30	Erhebung der homöopathischen Erstanamnese	52,46	120,65	183,60
A31	homöopathische Folgeanamnese	26,23	60,33	91,80

Quelle: Winckler 2004 [313], Tünnermann 2010 [273] und 2011 [272], Gebührenordnung für Ärzte 2011

▶ **Tab. 5.3** Abrechnung von Tätigkeiten in einer Schwerpunktpraxis Ernährungsmedizin basierend auf der GOÄ [314].

GOÄ-Nr.	Leistung	Zeitaufwand	erhöhter Steigerungsfaktor begründet durch Zeitaufwand
A33	Ernährungsberatung durch eine Ernährungsfachkraft (Erstberatung)	60 Min.	3,5-fach
76	Erstellung eines Diätplanes	–	–
846	Ernährungsberatung durch eine Ernährungsfachkraft (Folgeberatung)	30 Min.	3,5-fach
A30	ernährungsmedizinische Anamneseerhebung durch den Arzt	60 Min.	–
A31	ernährungsmedizinische Folgeberatungen durch den Arzt	30 Min.	–
A651	bioelektrische Impedanz-Analyse	–	1,0-fach

5 Beratungen (1 × Erstberatung A33, 4 × Folgeberatungen 846) werden nach § 43, Abs. 2 SGB V bei medizinischer Notwendigkeit einmal pro Jahr von Krankenkassen akzeptiert. Nach oben genannter Abrechnung werden von 183,56 € zwischen 60 und 100 % erstattet.

rend auf der Gebührenordnung für Ärzte (GOÄ 1996).

Wenn Klienten auf Verordnung eines Arztes Ernährungsberatungen bzw. -schulungen in Anspruch nehmen, gibt es für sie die Möglichkeit der Kostenerstattung, die in diesen Fällen grundsätzlich auf §43 SGB V basiert. Krankenversicherungen übernehmen oder bezuschussen u.U. die Kosten zu den Leistungen im Ernährungssektor, dies jedoch sehr unterschiedlich und unter bestimmten Voraussetzungen (▶ **Kap. 2.4.5**), hierfür müssen die Kunden stets nachfragen und meist Kostenvoranschläge einreichen (▶ **Kap. 9.2.2**).

Infobox

Bezuschussung durch Krankenkassen

Krankenkassen können derzeit (Stand 2011) Beratungen und Schulungen für ihre Versicherten über §20 SGB V (Prävention und Selbsthilfe) und §43 SGB V (Ergänzende Leistungen zur Rehabilitation) bezuschussen. Üblich sind Erstattungen von fast allen GKV, besonders der Ersatzkassen, für ausgewiesene Anbieter (▶ **Kap. 2.4.5**) für:

- Erstberatung (45 Min.): 35–60 €
- Folgeberatung (je 30 Min.): 23–30 €
- Schulung (bis zu 10 Einheiten): 80 % der Schulungsgebühr, jedoch max. 75 € pauschal pro Kalenderjahr
- Gruppenschulungen nach §20 SGB V: 96 € pro Jahr pro Handlungsfeld des Leitfadens
- Kurs: 75 € pro Kurs, max. 2 Kurse pro Jahr
- Aktionstage/Workshops (1 Tag/8 Stunden): 350–500 €
(alle Preise sind Pauschalpreise, inkl. MwSt.)

Honorare für ausgebildete Ernährungsfachkräfte wie Diätassistenten liegen mitunter niedriger als für studierte Anbieter, dies muss im Einzelfall geklärt werden, da nicht gerechtfertigt. Diätassistenten erfüllen die Anbieterqualifikationen und gestalten ihre Angebote sowie die Durchführung der zu erbringenden Leistung(en) inhaltlich gemäß dem Leitfaden Prävention – Gemeinsame und einheitliche Handlungsfelder und Kriterien der Spitzenverbände der Krankenkassen und dürfen in dieser Weise nicht benachteiligt werden. Für §43 SGB V werden mittels Gutachten, Kostenvoranschlägen und über Einzelfallentscheidungen auch mehr Beratungseinheiten und evtl. anderes Honorar bestätigt. Private Krankenversicherungen bezuschussen Beratungen und Schulungen nicht grundsätzlich. Wenn doch, dann weniger häufig als die GKV.

Die Honorarkalkulation bezogen auf marktübliche Preise ist ein Balanceakt. Entspricht Ihre Honorarforderung exakt den Erstattungsbeiträgen der Kassen, wie bei einigen Ernährungsfachkräften üblich, werden die Kosten für betrieblichen und privaten Unterhalt (▶ **Kap. 5.3.2** und **5.3.3**) in der Regel nicht ausreichend gedeckt. Liegen Sie in Ihrem Preis zu niedrig und steigern Sie Ihre Forderung mit den Jahren, ist das schwierig zu kommunizieren und umzusetzen. Fordern Sie zu hohe Preise, werden Sie u.U. gar nicht erst von Kunden ausgewählt. „Darüber hinaus hat der Preis einer Dienstleistung mit Wertschätzung zu tun. Ein angemessener Preis, den der Kunde zu zahlen bereit ist, ist daher auch für unser persönliches Selbstwertgefühl […] bedeutsam.“ [280]

5.1.5 Preisfestlegung

Widerstehen Sie der Versuchung, Ihr Honorar zu Beginn Ihrer Selbstständigkeit zu niedrig anzusetzen. Auch wenn Sie anfangs weniger Kunden haben oder das Angebot von Mitbewerbern größer ist, planen Sie für sich einen eigenen Richtwert für Ihre Preise ein. Etabliert ist, dass Sie einen Preis und damit Ihr Honorar vorgeben. Ihnen überlassen ist, ob Sie manche Ihrer Leistungen als „Paket“ und damit mehrere Einheiten nur zusammenhängend buch- und bezahlbar anbieten (▶ **Kap. 8.3**).

Merke: Halten Sie im Blick, dass sich für viele Kunden ein niedriger Preis nicht in hoher Qualität widerspiegelt – und umgekehrt.

5.1.6 Betriebswirtschaftlich kalkuliert – besser?

Betriebswirtschaftliche Kalkulationen sind nicht das tägliche Brot in der Ausbildung bzw. im Studium der Ernährungsfachkräfte. Fixe und variable Kosten zu ermitteln, Einnahmen und Ausgaben zu überblicken und zu kontrollieren – das gehört für Sie als Unternehmer nun zum Alltag. Beginnen Sie dies mit der Berechnung Ihres Honorars. Berücksichtigen Sie Vor- und Nachbereitungszeiten. Es ist sehr unwahrscheinlich, dass Sie zu Beginn Ihrer Freiberuflichkeit, aber auch im Verlauf der Selbstständigkeit den ganzen Arbeitstag „betriebswirtschaftlich" so arbeiten wie im Angestelltenleben, also 7 oder 8 Stunden durchgehend für berechnetes Honorar. Je nach Stunden- bzw. Arbeitsaufkommen müsste der Preis für Beratungen entweder sehr hoch liegen, um den gewünschten (Brutto-)Verdienst zu erhalten. Oder Sie arbeiten zu jeder Tages- und Nachtzeit. Spaß beiseite, für die Berechnung eines angemessenen und gleichermaßen realistischen Stundensatzes ist es wichtig, Schritt für Schritt vorzugehen.

Sie können folgende Regel zur **Kalkulation** heranziehen [280]:

Honorar = Deckung der fixen Kosten
+ Gewinnzuschlag

Zu den sogenannten **fixen Kosten** ermitteln Sie folgende Parameter des privaten Bereiches (► **Kap. 5.3** und **6**). Die Summe dieser privaten Ausgaben ist Ihr kalkulatorischer „Brutto-Unternehmerlohn":

- Arbeitslosenversicherung
- Krankenversicherung/Pflegeversicherung
- Lebensunterhalt
- Lebensversicherung
- private Miete
- Rentenversicherung
- sonstige private Ausgaben (z. B. Kinobesuch, Lippenstift, Urlaub usw.)

Merke: Berücksichtigen Sie, dass Sie die sogenannten Sozialabgaben, die im Angestelltenverhältnis ein Arbeitgeber übernimmt, nun selbst zu bezahlen haben. Es sind künftig die gesamten Beiträge für Kranken-/Pflege-, Renten- und evtl. Arbeitslosenversicherung zu kalkulieren, die zuvor zur Hälfte von Ihrem Arbeitgeber finanziert worden sind. Künftig zahlen Sie sich Ihr Urlaubsgeld bzw. ein 13. Monatsgehalt selbst aus. Hilfestellung für die Ermittlung betrieblicher Stunden und Kosten finden Sie in ► Kap. 5.3 und 13.6.5.

Zum Unternehmerlohn, den Sie sich monatlich ausbezahlen, kommen die (fixen und variablen) **Betriebskosten** hinzu. Zu diesen Kosten zählen für eine Praxis:

- Gebühren für GEZ, ggf. GEMA
- Heizung
- Kommunikation (Telefon, Internet, Mobilfunk)
- Kraftstoff für Kfz
- Materialbedarf (Lebensmittel, Büromaterial und/oder Broschüren etc.)
- Marketing
- Miete
- Mitgliedsbeiträge
- evtl. Personalkosten
- Nebenkosten für den Geldverkehr
- Porto
- Reisekosten
- Reparaturen und Instandhaltung
- Repräsentation
- Steuern
- Strom
- Unvorhergesehenes
- Versicherungen
- Verwaltung

Die **betriebswirtschaftliche Modellberechnung für einen realistischen Stundensatz** beinhaltet folgende Schritte (Krankheit nicht einkalkuliert):

Arbeitsjahr: 365 Tage
– Urlaub: 25–30 Tage
– Sonn- und Feiertage: ca. 112 Tage
(je nach Bundesland)

---

produktive Arbeitszeit: 223–230 Arbeitstage/Jahr

Würden Sie nun pro Arbeitstag 8 Stunden über Ihre Dienstleistung Geld einnehmen, ergäbe dies **1776 verdienstfähige Arbeitsstunden pro Jahr**. Für die Kalkulation bedeutet das:

Betriebsergebnis : Arbeitsstunden = Stundenlohn

Rechnen Sie nun Ihre individuell errechneten Betriebskosten: 1776 Arbeitsstunden = (Brutto-)Stundenlohn bzw. Honorar

Eine eher oberflächliche Honorarkalkulation könnte wie folgt aussehen:

- gewünschtes Bruttojahresgehalt: 50 000 €
- 50 000 € : 223 produktive Arbeitstage: ca. 224 € Tagessatz oder ca. 28 € pro 60 Minuten

In diesen Kalkulationen ist vernachlässigt, dass nicht jede Stunde eines Arbeitstages eine produktive Stunde ist bzw. sein kann. Auch bei guter Auslastung Ihrer Praxis haben Sie Vor- und Nachbereitung. Für alle diese Tätigkeiten inkl. Verwaltung und Dokumentation berücksichtigen Sie ca. 25% Ihrer Arbeitsleistung als nicht bezahlte Zeit und erhöhen so automatisch den (Brutto-)Stundensatz um diesen Anteil.

Das bisher erzielte Ergebnis eines (Brutto-) Stundensatzes ist genau das Einkommen, das Sie erwirtschaften müssen, um Ihre fixen (betrieblichen wie privaten) und variablen Kosten zu decken. Das ist wohl bemerkt Ihr **Existenzminimum**. Der Gewinnzuschlag ist noch nicht dabei.

Merke: Ernährungsberater mit zu niedrigen Honoraren gefährden sich vordergründig und kurzfristig ggf. nicht selbst, jedoch diejenigen beruflich aktiven Ernährungsfachkräfte, die davon leben müssen und wollen. Solches Vorgehen entwertet den Berufsstand sowie die Dienstleistung – und damit langfristig den Unternehmer selbst.

5.1.7 Apropos Seminare und Schulungen

Welches sind die Parameter, die Sie für eine Seminarkalkulation benötigen?

Eine Gruppenberatung und/oder ein Seminar beinhalten folgende zu kalkulierende Faktoren:

- Fahrtkosten
- Honorar für Durchführung
- Honorar für Vor- und Nachbereitung
- Materialkosten (Broschüren, Präsentations-/ Moderationsmaterial, Medien, Lebensmittel/ Getränke, o.Ä.)
- evtl. Miete für Beamer, Overheadprojektor (OHP) oder andere technische Geräte
- Raummiete
- Verpflegung Referent
- Werbekosten

Übliche Raummieten werden mit 25–50€ pro Stunde angegeben oder mit 10–20% der Einnahmen als Miete vereinbart. Kostenlose Nutzung ergibt sich evtl., wenn Sie im Gegenzug (selbstverständlich honorierte) Kurse oder Vorträge durchführen. Verfügen Sie über eigene Räume, entfällt dieser Kalkulationsposten. Viele Institutionen haben einen Beamer, Overheadprojektoren und andere technische Geräte und stellen Sie Ihnen so zur Verfügung (► **Kap. 3.3**). Wenn nicht, kann das Ausleihen entsprechender Geräte pro Stunde z.B. häufig bis zu 20€ bzw. ca. 50–60€ pro halbem Tag kosten.

Die Gesamtkosten der geplanten Schulung teilen Sie durch die Anzahl der Teilnehmer. Legen Sie eine **Mindest- bzw. Höchstteilnehmerzahl** fest. Die meisten Gruppenschulungen bzw. Seminare tragen sich gut kalkuliert ab 6–8 Teilnehmern. Mit mehr als 12–16 Teilnehmern verdienen Sie zwar üppig, allerdings leiden hierbei die Interaktion und das Miteinander mit und unter den Teilnehmern. Kalkulieren Sie Schulungen und Seminare mit einem Mittelwert von 11 Personen.

5.1.8 Unbezahlte Arbeitszeit

Gerade zu Beginn einer Selbstständigkeit haben Sie mehr unbezahlte Zeit als Ihnen lieb sein wird. Es tut gut, darauf zu achten, auch wenn die bezahlte Zeit mehr wird, nicht honorierte Zeit übrig zu behalten. Lästig und finanziell mitunter sehr unangenehm ist dennoch, wenn Beratungen oder Seminare abgesagt werden und das kalkulierte Honorar ausbleibt. Dieses Unternehmerrisiko lässt sich z.B. bei kurzfristig anberaumten Beratungen realistisch betrachtet fast nicht bzw. nur mit dem **Vorkassen-Modell** ausschließen.

Für alle Dienstleistungen, die Sie längerfristig planen, vereinbaren Sie sämtliche Modalitäten in einem **Beratungs-, Schulungs- bzw. Honorarvertrag** (► **Kap. 4.3.1**). Hier können und sollten Sie festlegen, wie und wann bei Ausfall bzw. Nicht-zustande-Kommen der Leistungen vorgegangen wird, wie das Lösen der Vereinbarung funktionieren soll. Ein Beispieltext könnte sein: „Bei einseitiger oder kurzfristiger Absage (ausgenommen höhere Gewalt) sind vom zurücktretenden Vertragspartner 50% des vereinbarten Honorars fällig." Überlegen Sie selbst, wie Sie in derartigen Situationen abgesichert sein wollen. Denn Honorar ohne vorherige Information bzw. Absprache nachzufordern, wirkt unprofessionell (► **Kap. 9.3**).

5.1.9 Von allem etwas

Erfolgreich wirtschaften bedeutet, die Einnahmen liegen langfristig höher als die Ausgaben. Für hohe Einnahmen benötigen Sie eine gute Auftragslage und angemessene Honorare. 20 € pro Stunde oder 200 € als Tagessatz stehen manchmal zur Diskussion. Am Ende ist es eine Mischkalkulation, die Ihren selbstständigen Unternehmensalltag ausmacht.

P Praxistipps

Erstellen Sie für sich eine Aufstellung über Ihre Auftrags- und Honorarsituation und bewerten diese beispielsweise nach Kriterien wie:

- **A-Kunde:** wenig unbezahlte Arbeitsleistung und überdurchschnittliche Bezahlung
- **B-Kunde:** viel Zeit für (unbezahlte) Vor- und Nacharbeit, angemessene Bezahlung
- **C-Kunde:** weder Honorierung der Vor- noch der Nachbereitung, viel Arbeitsleistung, schlecht bezahlt, aber vielleicht kostenfreie Werbung, Folgeaufträge etc.

5.1.10 Selbstständig mit Helfersyndrom

Ernährungsprobleme finden sich häufig in Familien, die einer bildungsfernen Schicht zugeschrieben werden. Realität ist, dass viele dieser Menschen Ihre Dienstleistungen nicht oder zumindest nicht sofort bezahlen können. Leider ist dort auch der Stellenwert der Ernährungsberatung nicht allzu hoch bewertet. Manch freiberuflicher Kollege überlegt dann, ob er das Honorar für diese Menschen herabsetzt. Eine karitative (und unternehmerisch optimalere) Lösung könnte dafür sein, von vornherein ein bestimmtes Kontingent an „kostenfreien" Dienstleistungen pro Halbjahr oder Jahr einplanen.

Merke: Sehen Sie sich aber auch als Vertreter einer Berufsgruppe und innerhalb des Systems Ernährungsberatung und Dienstleistung, der ein wohl kalkuliertes, aber auch qualitätsorientiertes, nicht käufliches und kompetentes Produkt anbietet. Und sehen Sie sich als Unternehmer, der sein gewähltes Honorar „verdient".

Zuwendung mal anders

Ab und an werden Sie von Interessenverbänden, Vereinen oder Selbsthilfegruppen, die wenig Geldmittel zur Entlohnung von Dozenten und Referenten zur Verfügung haben, gebeten, Ihr Honorar für den von Ihnen gehaltenen Vortrag oder andere Leistungen zu „spenden". Oder es wird vorab vereinbart, dass Sie keine Rechnung ausstellen müssen, sondern eine **Spendenbescheinigung** (offiziell: **„Zuwendungsbestätigung"**) erhalten. Diese können Sie von der Steuer absetzen – und das hat Vorteile. Buchhalterisch wird diese Spende, die sie „symbolisch" erhalten, auf Ihr Einnahmenkonto gutgeschrieben. Als Ausgabe wird sie jedoch erst einmal nicht erfasst. Erst bei der Einkommensteuererklärung (in einer zugeordneten Kategorie, z. B. „sonstige Erlöse") wird die Spende auch als Ausgabe verzeichnet und kann sich damit steuerlich günstig auswirken, z. B. bei geringen Einkünften oder steuerlicher gemeinsamer Veranlagung mit Partner u. a.

P Praxistipps

Wenden Sie sich in solchen Angelegenheiten unbedingt an versierte Buchhalter oder Steuerberater.

5.2 Wer ist wann wie steuerpflichtig?

Ob man nun als Ernährungsfachkraft umsatzsteuerpflichtig ist oder nicht, wird in Fachkreisen viel diskutiert. Beschäftigen Sie sich frühzeitig mit diesem Thema. Die Inhalte dieses Kapitelabschnittes bieten Ihnen eine Orientierung, mit welchen Steuern Sie es als Unternehmer zu tun haben (müssen).

Merke: Die beschriebenen Fakten ersetzen keinen Steuerberater und dessen Unterstützung.

Als Existenzgründer ist es wichtig, die Steuergesetze zumindest annähernd zu kennen, um sie optimal für die eigene individuelle Situation anzuwenden. Für schon erfahrene Unternehmer sind Steuerspartipps und Neuigkeiten sinnvoll, um weiter (finanziell und steuerlich) erfolgreich zu sein. Als Selbstständiger müssen Sie Ihre Angaben unaufgefordert an das Finanzamt melden (▶ **Kap. 4.4.1**). **Unwissenheit schützt vor Strafe nicht!** Beschäftigen Sie sich also Schritt für Schritt mit den Steuern.

Aus dem Steuer-Einmaleins sind folgende Themen für Sie als Gründer und Unternehmer in der Ernährungsberatungsbranche relevant oder könnten es werden:

- Einkommensteuer (▶ **Kap. 5.2.1**)
- Gewerbesteuer (▶ **Kap. 5.2.2**)
- Kirchensteuer (▶ **Kap. 5.2.3**)
- Körperschaftsteuer (▶ **Kap. 5.2.4**)
- Lohnsteuer (▶ **Kap. 5.2.5**)
- Mehrwert-/Umsatzsteuer (▶ **Kap. 5.2.6**)

5.2.1 Einkommensteuer

Die Steuer auf das Einkommen natürlicher Personen ist die Steuer, die Sie bisher vielleicht nur als Lohnsteuer kannten und nun als Selbstständiger auf all ihre Einkünfte zu bezahlen haben. Die Einkommensteuer ist eine sogenannte Jahressteuer und „richtet sich nach Ihrem persönlichen Gewinn, den Sie (nach Abzug aller Betriebsausgaben) mit Ihrem Unternehmen erwirtschaften. [...] Von dem zu versteuernden Einkommen bleibt ein Grundfreibetrag [Anm. d. Hrsg.: 2011 waren das 8004 € pro Person] steuerfrei. Einkommen, das über dem Grundfreibetrag liegt, muss versteuert werden.“ [65] Der Eingangssteuersatz liegt in Deutschland derzeit bei 14 %. Wie hoch Sie eingruppiert werden, ist von der Höhe Ihres zu versteuernden Einkommens abhängig [52] (▶ **Abb. 5.2**).

Zu Beginn Ihrer Selbstständigkeit wird damit gerechnet, dass Ihr Gewinn in den ersten 1–2 Unternehmensjahren nicht so hoch ausfällt und Sie nicht den Spitzensteuersatz von derzeit 47,48 % erreichen. Die **Gewinnermittlung** erfolgt über das **Anlagenblatt GSE** nach § 4 Abs. 3 EStG [49]. Im ersten Jahr Ihrer Freiberuflichkeit bezieht man sich auf den von Ihnen erwarteten, sprich **spekulierten Gewinn**. Liegt Ihr tatsächliches Einkommen höher als erwartet, ist eine Steuernachzahlung die Folge.

> **P Praxistipps**
> Zur Anmeldung Ihrer Selbstständigkeit beim Finanzamt füllen Sie den **Fragebogen zur steuerlichen Erfassung** („Aufnahme einer gewerblichen, selbstständigen [freiberuflichen] oder land- und forstwirtschaftlicher Tätigkeit“ [49]) aus (▶ **Kap. 4.4.1**), in dem Sie realistische Angaben machen. Diese Zahlen errechnen Sie gemeinsam mit einem Steuerberater. Es nutzt weder Ihnen noch der Behörde, hier zu tricksen.

Wenn Sie verheiratet sind und eine sogenannte **Zusammenveranlagung** ansetzen, sind in der Einkommenssteuerklärung auch alle Einkünfte des Ehepartners zu erfassen. Sollte Ihr Ehepartner „zu viel“ verdienen, kann es sein, dass Ihnen kein Freibetrag gewährt wird. Folglich müssten Sie jeden verdienten Euro (evtl. sogar mit ca. 30–35 %) versteuern – dies ist unweigerlich ein wichtiger Grund, Ihren Steuerberater aufzusuchen. Liegt Ihr zu versteuerndes Einkommen (inkl. aller regelhaften Bedingungen) über dem Grundfreibetrag, setzt das Finanzamt „jährlich eine bestimmte Summe fest, die Sie als Vorauszahlung vierteljährlich überweisen müssen.“ [65]

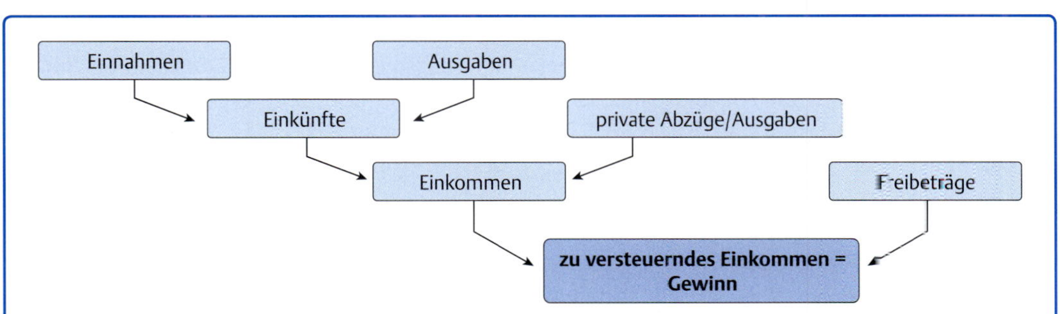

▶ **Abb. 5.2** Gewinnermittlung.

Merke: Die Einkommensteuervorauszahlungen müssen Sie dann bis spätestens 10. März, 10. Juni, 10. September und 10. Dezember eines Jahres leisten.

Verändert sich Ihre Einnahmesituation, klären Sie das zeitnah und formlos mit dem Finanzamt. Eine Steuernachzahlung aufgrund eines höheren Einkommens als zu Beginn erwartet, verbunden mit einer Steuervorauszahlung, hat manchen Jungunternehmer schon in finanzielle Engpässe gebracht.

Merke: Rechnen Sie mit Steuern und dem Bezahlen dieser Pflichtabgaben. Nichts ist so kalkulierbar wie eine Steuerzahlung. Erfahrene Unternehmer empfehlen, sich auch bei hohem Einkommen ca. 30 % der Einkünfte für die kommende Steuerzahlung beiseite zu legen. Und: Das Verheimlichen von Einnahmen ist eine Straftat.

Unternehmer werden dazu aufgefordert, bis spätestens 31. Mai des Folgejahres die Einkommensteuererklärung einzureichen. Unter Umständen kann eine Fristverlängerung erwirkt werden. Dies beantragt grundsätzlich ein Steuerberater oder Lohnbuchhalter. In der Einkommensteuererklärung führen Sie alle Einkünfte sowie Ausgaben auf. Die Übersicht wird als **Einnahmen-Überschuss-Rechnung (EÜR)** bezeichnet. Formular-Vordrucke und Hilfestellungen für die EÜR finden Sie beim Finanzamt oder auf den Internetportalen des BMWi [69] oder Bundesfinanzministeriums [49].

Selbstständiger oder Freiberufler

Im deutschen Einkommensteuergesetz (EStG) wird selbstständige Tätigkeit festgelegt. Allerdings wird nicht konkret zwischen selbstständiger und freiberuflicher Tätigkeit differenziert. § 18 Abs. 1 Nr. 1 EStG enthält eine Übersicht über Berufe, die unter freiberufliche Tätigkeiten und damit klassisch selbstständig zu fassen sind (▸ **Kap. 13.6.2**).

Diätassistenten gelten mittels Berufsgesetz (DiätAssG) und der Erlaubnis zum Führen des Namens als sogenannter „den Katalogberufen ähnlicher Beruf". **Ökotrophologen** werden, wenn Sie im ernährungstherapeutischen Bereich tätig sind, ebenfalls dieser Kategorie zugeordnet („Dipl. Ökotrophologen (Ernährungsberatende) im Rahmen einer medizinischen Behandlung", BFH, Urteil vom 10.03.2005, VR 54/04, BStBl. 2005, 669; BFH, Urteil vom 07.07.2005, VR23/04, BStBl. 2005, 904 [301]). **Ernährungsmediziner** zählen per se zu den Katalogberufen. Somit gelten diese Ernährungsfachkräfte steuerlich als „Selbstständige".

Ernährungsberater (ohne berufliche Ausbildung, Studienabschluss bzw. Erlaubnisurkunde) werden per Einzelfallprüfung und positiver Entscheidung zu den „neuen freien Berufen" gezählt. Das BMWi hält auf seinem Gründerportal eine Checkliste für die Differenzierung „Selbstständiger/Freiberufler" und die Zuordnung zu Katalogberufen bereit [71].

Merke: Das Finanzamt entscheidet zwar, ob Ihre Tätigkeit freiberuflich oder gewerblich ist, dennoch können Sie mit eindeutiger Anmeldung die entsprechende Zuordnung erwirken. Denn: Freiberufler bezahlen (in der Regel und für ihre Dienstleistung!), so sie keine Waren verkaufen, keine Gewerbesteuer und sie müssen ihren steuerlichen Gewinn lediglich in einer Einnahmen-Überschuss-Rechnung ausweisen (§ 4 Abs. 3 EStG).

5.2.2 Gewerbesteuer

„Gewerblichen Charakter haben alle Unternehmen, die

- mit Waren handeln,
- handwerklich tätig sind,
- der produzierenden Industrie angehören oder
- deren Tätigkeiten nicht den freien Berufen zuzuordnen ist." [158]

Als Ernährungsfachkraft und damit Freiberufler sind Sie erst einmal **nicht gewerbesteuerpflichtig**. Wenn Sie als Unternehmer außer der üblichen Beratungsdienstleistung z. B. Broschüren, Bücher, Lebensmittel (z. B. Tee), Cremes oder Nahrungsergänzungsmittel verkaufen, werden Sie zu einem **Gewerbetreibenden** und unterliegen der Gewerbesteuer (§ 11 GewStG). Der jeweilige Steuerbetrag ist dann abhängig vom Gewerbeertrag Ihrer Verkäufe.

Für die Gewerbesteuer ist eine **separate Anmeldung** bei der Gemeinde nötig. Diese gibt die Anmeldung zur Kenntnis an das Finanzamt weiter, befreit Sie jedoch nicht von einer eigenständigen Anmeldung Ihrer Tätigkeit beim Finanzamt.

Merke: Beachten Sie, dass Sie gewerbliche und freiberufliche Tätigkeiten sachlich, räumlich und buchhalterisch trennen. Es könnte sonst zur „gewerblichen Infizierung" kommen. Erkennt das Finanzamt die Trennung nicht eindeutig, kann es die Freiberuflichkeit aberkennen und den gesamten Betrieb als Gewerbe werten.

5.2.3 Kirchensteuer

Selbstständige „Angehörige der evangelischen oder katholischen Kirche müssen mit den Einkommensteuervorauszahlungen Kirchensteuer zahlen. Die Höhe hängt von der Einkommensteuer und dem Kirchensteuersatz der einzelnen Bundesländer ab." [65]

5.2.4 Körperschaftssteuer

Diese Steuer fällt für Sie an, wenn Sie eine GmbH, andere Kapitalgesellschaftsformen oder eine Genossenschaft gründen (▶ **Kap. 4.1.4** und **4.1.6**). Sollten Sie sich für diese Rechtform entscheiden, ist der Gang zum Steuerberater ein absolutes Muss.

5.2.5 Lohnsteuer

Wenn Sie **Mitarbeiter** beschäftigen, wird diese Steuer bei der Lohnzahlung einbehalten und an das Finanzamt abgeführt. Neben der Lohnsteuer müssen dann auch der **Solidaritätszuschlag** und die **Kirchensteuer** (so der Arbeitnehmer konfessionell gebunden ist) berücksichtigt werden. Hilfestellung für Themen wie Besteuerung von Teilzeitkräften, Aushilfen, Beschäftigungsverhältnisse in geringem Umfang, Sozialversicherungen sowie Anmeldung und Abführen der Lohnsteuer geben Ihnen Lohnbuchhalter und Steuerberater.

5.2.6 Mehrwert-/Umsatzsteuer

Grundsätzlich ist jeder Unternehmer in Deutschland dazu verpflichtet, seinen Kunden bei der Rechnungsstellung eine Mehrwertsteuer von derzeit **19%** für erbrachte Leistungen abzuverlangen [60]. Diese Steuer (Synonym: Umsatzsteuer lt. UStG, auch „Verbrauchssteuer") wird regelmäßig an das Finanzamt abgeführt. Die Höhe der Mehrwertsteuer wird vom **Nettoerlös** errechnet. Sie mindert nicht den zu versteuernden Ertrag des Unternehmens, sie gehört buchhalterisch nicht zu den Betriebskosten.

Merke: Bewahren Sie alle Rechnungen und Kassenbelege auf (▶ Kap. 9.1). Achten Sie darauf, dass die Mehrwertsteuer auf diesen Bons ausgewiesen wird, Sie benötigen sie für die Steuerberechnung. Je mehr Betriebsausgaben per Beleg anerkannt werden, desto geringer der Gewinn aus Ihrer Tätigkeit und damit auch die Steuerlast.

Die gesetzlichen Regelungen zur Mehrwertsteuerpflicht sind kompliziert. Bestimmte Dienstleistungen werden mit Umsatzsteuerbeträgen belegt, manch andere nicht. Wer unter den Ernährungsfachkräften ist mehrwertsteuerbefreit? Die Antwort auf diese Frage bedeutet, etwas auszuholen und den Sachverhalt aufgrund von Besonderheiten der Heilberufe differenziert darzustellen.

Infobox

Mehrwertsteuerbefreit sind nach § 4 Nr. 14 UStG bestimmte Berufsgruppen (aus dem Bereich der Heilberufe), z. B. **Ärzte**, **Heilpraktiker** etc. Ebenso steuerbefreit sind arztnahe Tätigkeiten, Tätigkeiten mit ärztlicher Verordnung, die ein therapeutisches Ziel verfolgen und Dienstleistungen im Rahmen einer Vorsorge- oder Rehabilitationsmaßnahme [61, 301]. „Für **Ökotrophologen** bedeutet dies in Analogie, dass Dienstleistungen im ernährungstherapeutischen Bereich ebenfalls nicht mit Umsatzsteuer belegt werden." [158]
Diätassistenten bieten bei berufstypischer Ausübung ihre Dienstleistungen ebenfalls unter dem Aspekt der arztnahen Tätigkeit bzw. auf ärztliche Verordnung an. Also gilt auch für diese Berufsgruppe erst einmal die **Mehrwertsteuerbefreiung**.
Ernährungsberater ohne gesetzliche „Erlaubnis", ohne ärztliche Tätigkeit oder ohne verordnenden Bezug zur Dienstleistung sind **mehrwertsteuerpflichtig**.

Mehrwertsteuerpflicht

Dienstleistungen von Ernährungsfachkräften, die der Verbesserung des Allgemeinzustandes dienen, also nach §20 SGB V Präventionsleistungen darstellen [172], sind mehrwertsteuerpflichtig, da der unmittelbare Krankheitsbezug fehlt. Hierzu zählen u.a.:

- Gruppenschulungen nach §20 SGB V
- Beratungen auf Messen
- Maßnahmen zur Betrieblichen Gesundheitsförderung und zum Betrieblichen Gesundheitsmanagement
- Gesundheitstage ohne Krankheits- bzw. ernährungstherapeutischen Bezug
- Projekte, z.B. in Kindertagesstätten im Rahmen von Settings gemäß „Leitfaden Prävention" [172]
- Tage der offenen Tür
- Kochkurse
- journalistische Tätigkeiten
- „Vortragstätigkeit, auch wenn der Vortrag vor Ärzten im Rahmen einer Fortbildung gehalten wird" [301]
- Referententätigkeiten und Vorträge ohne Krankheits- bzw. ernährungstherapeutischen Bezug [203, 204, 280]

Merke: Individualberatungen, die auf ärztliche Anordnung über §20 SGB V durchgeführt werden, sind mehrwertsteuerbefreit.

Für viele Ernährungsfachkräfte, die neu in der Selbstständigkeit und noch nicht mit allen Regelungen vertraut sind, ist verwirrend, dass innerhalb des §20 SGB V unterschiedlich besteuert wird. Orientieren Sie sich an Ihren beruflichen Qualifikationen, der notwendigen arztnahen Tätigkeit bzw. ärztlichen Verordnung, und sprechen Sie bei Unklarheiten lieber einmal mehr mit allen Verantwortlichen.

Mehrwertsteuerbefreiung als Dozent

Führen selbstständige Ernährungsprofis als Honorarkräfte bzw. freie Mitarbeiter in Schulen, Berufsfachschulen oder Hochschulen Lehraufträge gemäß einem Curriculum aus, ist eine Befreiung der Umsatzsteuer möglich. Ist die jeweilige Bildungseinrichtung nach §4 Nr. 21b, aa und bb UStG und §4 Nr. 21a, aa und bb UStG umsatzsteuerbefreit, so gelten die Einnahmen der freiberuflichen Dozenten ebenfalls als umsatzsteuerbefreit.

Wie klein ist ein Kleinunternehmer?

Viele Ernährungsfachkräfte sind aufgrund ernährungsmedizinischer Tätigkeit auf Anordnung der Ärzte nicht umsatzsteuerpflichtig. Wenn Sie Dienstleistungen außerhalb des therapeutischen Bereichs anbieten (▸ **Kap. 5.2.6**) sind diese jedoch umsatzsteuerpflichtig. Als Einzelunternehmer haben Sie die Wahl, die Umsatzsteuer zu umgehen. Eine Umsatzsteuerbefreiung wird durch die Kleinunternehmerregelung gemäß §19 UStG möglich („Kleinunternehmerbesteuerung").

> **Infobox**
>
> **Kleinunternehmerregelung**
>
> „Als Kleinunternehmer gilt, wer einen **Jahresumsatz von 17 500 € im letzten Jahr** nicht überschritten hat und **im laufenden Jahr** voraussichtlich **nicht mehr als 50 000 €** einnehmen wird. Kleinunternehmer unterliegen der Nullbesteuerung, d.h. sie müssen **keine Umsatzsteuer** abführen, dürfen aber auch **keinen Vorsteuerabzug** geltend machen. Des Weiteren besteht für Kleinunternehmer keine Bilanzierungspflicht, so dass die Einkommensteuererklärung in Form einer **Einnahmen-Überschuss-Rechnung** abgegeben werden darf." [51]

Mit hohen Investitionen und niedrigen Einnahmen ergibt diese Regelung scheinbar (gerade für Gründer) „steuerlichen" Sinn. Bei hohen Investitionen (z.B. der Renovierung und Einrichtung von Beratungsräumen oder einer Lehrküche) fallen jedoch hohe Vorsteuerbeträge an, die bei Anwendung der Kleinunternehmerregelung nicht geltend gemacht werden können. Lassen Sie sich hier von einem Steuerberater unterstützen.

„Werden die Umsatzgrenzen überschritten, muss der Unternehmer auf seine Umsätze Umsatzsteuer erheben. **Optiert** ein Kleinunternehmer **zur Umsatzsteuer**, muss er dies gegenüber dem Finanzamt erklären. Seine Entscheidung bindet ihn für **5 Jahre**." [261] Sie können in diesen 5 Jahren nicht einfach wieder zurück in die „Steuerbefreiung". Also Achtung, denn genaues Rechnen lohnt sich. Würden Sie als Ernährungsfachkraft mit Ihrem Jahres-Gesamtumsatz zu versteuernder (!) Tätigkeiten über 17 500 € kommen, dürfen Sie die Kleinunternehmerregelung nicht mehr anwenden, auch nicht im darauf folgenden Jahr, selbst wenn nachvollziehbar wäre, dass das künftige Jahresgesamteinkommen wieder unter diesen 17 500 € liegt.

P Praxistipps

Da steuerfreie Umsätze (gemäß § 4 Nr. 14 UStG) (► **Kap. 5.2.6**) nicht zum Gesamtumsatz der aus zu versteuernden Tätigkeiten erfolgten Einkünfte gehören, könnten Sie eine derartige Kleinunternehmerbesteuerung für „geringfügige Tätigkeiten" und umsatzsteuerpflichtige Umsätze in Anspruch nehmen, auch wenn Ihr steuerfrei erwirtschafteter Umsatz hoch ist. Die Regelung und die berechneten Einkünfte beziehen sich ausschließlich auf steuerpflichtige Tätigkeiten.

Die Voraussetzung für die Anwendung der Kleinunternehmerregelung ist **jährlich** nachzuweisen, und zum **Start** Ihres Unternehmens muss zudem eine **monatliche Umsatzsteuererklärung** abgegeben werden.

Übungsleiterpauschale

Als **nebenberuflich** arbeitender Ernährungsprofi haben Sie die Möglichkeit, Dozent für Bildungsinstitutionen des öffentlichen Rechts bzw. gemeinnütziger Organisationen zu sein. Wenn Ihr Honorar pro Jahr 2100 € nicht übersteigt, nehmen Sie hierfür einmalig im Jahr die sogenannte Übungsleiterpauschale in Anspruch (§ 3 Nr. 26 EStG [52]). Dieses Honorar müssen Sie bis zur angegebenen Höhe nicht beim Finanzamt melden, es ist steuer- und sozialversicherungsfrei. Übersteigen die Einnahmen jedoch die Pauschale von 2100 €, so unterliegen Sie, soweit nicht anderweitig geregelt, üblichen Steuerpflichten (Voraussetzungen für die Nutzung der „Übungsleiterpauschale" ► **Kap. 13.6.2**).

Merke: Nebenberufliche Tätigkeiten werden durch die Übungsleiterpauschale steuerlich begünstigt [90].

5.3

Wie ermitteln Sie Ihren Kapitalbedarf?

Ein Vorhaben Ihres Unternehmens ist es, Gewinn zu erzielen. Dieser Gewinn ergibt sich aus der Differenz Ihres Umsatzes (der Einnahmen) und den Kosten (dem Aufwand bzw. den Ausgaben). Eine Existenzgründung kostet Geld, die Sicherung des Unternehmens später auch. Um notwendige Liquidität (Zahlungsfähigkeit) zu sichern und nicht unnötig Geld zu verschenken, ist es sinnvoll, ein professionelles Finanzkonzept zu erstellen.

Infobox

Professionelles Finanzkonzept

Ein professionelles Finanzkonzept beinhaltet unterschiedliche Finanzierungsmöglichkeiten sowie Finanzierungsförderprogramme. Es unterstützt die Gestaltung der Finanzierung und zeigt die Gesamtbelastung der Gründung und Unternehmensführung konkret auf [305].

Bevor Sie einen Finanzierungsplan erstellen, ermitteln Sie Ihren exakten Kapitalbedarf. Für die **Kapitalbedarfsplanung** benötigen Sie folgende Parameter:

- Investitions- bzw. Anschaffungskosten (► **Kap. 5.3.1**),
- Geschäfts- bzw. Betriebskosten (► **Kap. 5.3.2**),
- Kosten der privaten Existenzsicherung (► **Kap. 5.3.3**),
- eine Rentabilitätsvorschau (► **Kap. 5.3.6**) sowie eine
- Liquiditätsplanung (► **Kap. 5.3.7**).

5.3.1 Investitions- oder Anschaffungskosten

Investitionen und Gründungskosten fallen überwiegend zur Existenzgründung und damit in der Regel einmalig an. Mit der Investitionsplanung erhalten Sie einen Überblick über benötigte Betriebsgegenstände, die gesamten Anschaffungskosten sowie über die Verwendung der Mittel. Dieser Überblick wird häufig als „Einkaufsliste der Existenzgründer" bezeichnet. Im Anhang (► **Kap. 13.6.4**) finden Sie, für Ihre eigene Planung einsetzbar, eine Übersicht über eine mögliche

Aufstellung Ihrer potenziell anfallenden Investitionskosten.

5.3.2 Geschäfts- und Betriebskosten

Betriebskosten sind laufende (fixe) Kosten, die monatlich in bestimmter Höhe anfallen. Sofern einige dieser Kosten nicht in diesen Abständen anfallen (z.B. Versicherungen, Mitgliedsbeiträge etc.), nutzen Sie den entsprechend errechneten Anteil für einen Monat und vermerken separat, ob es sich um einen Quartals- oder Jahresbeitrag handelt. In dieser Ausführlichkeit benötigen Sie die Kostenaufstellung für die spätere Liquiditätsplanung (▸ **Kap. 5.3.6**) erneut. Zur praktischen, konkreten und individuellen Planung finden Sie im Anhang (▸ **Kap. 13.6.5**) eine Übersicht über eine Aufstellung Ihrer potenziell anfallenden Geschäfts- und Betriebskosten.

Abschreibungen

Betriebsausgaben vermindern Ihre Steuerlast. Daher sind viele Steuerpflichtige bemüht, diese Last legal zu senken. Betriebsausgaben als „Aufwendungen, die durch den Betrieb veranlasst sind", gibt es einige. Eine besondere Stellung nehmen sogenannte Anschaffungen abnutzbarer Güter ein. Diese **Wirtschaftsgüter** (z.B. Geschäftsausstattung, Kfz, Geräte etc.) sind nicht sofort „abzugsfähig", d.h. sie gehören in Ihr Anlagevermögen. Sie dienen der Aufrechterhaltung Ihres Unternehmens und verbleiben im Unternehmen.

Aber: Die Verwendung und Nutzung dieser Güter bedeutet einen **Wertverlust**. Damit nach Beenden der Nutzung erneut ein Wirtschaftsgut finanziert werden kann, wird in der Zeit der Nutzung „abgeschrieben". Im Steuerrecht wird dies **Absetzen für Abnutzung (AfA)** genannt und berücksichtigt.

Merke: Nicht umsatzsteuerpflichtige Selbstständige, wie die meisten Ernährungsfachkräfte, müssen die AfA vom Bruttobetrag des Wirtschaftsgutes berechnen. Buchhalter und Steuerberater unterstützen Sie hier.

Geschenke, Bewirtungen, Verpflegungsmehraufwand, Arbeitszimmer – alles abzuschreiben?

Wenn Sie Kunden und Auftraggeber im Rahmen Ihrer Tätigkeiten und Aktionen beschenken, gelten diese Präsente als **Werbegeschenke**. Sie können dafür pro Empfänger und Wirtschaftsjahr maximal 35€ netto als Betriebsausgabe anrechnen. Mitunter gibt es jedoch landesweite Unterschiede, z.B. darf in Mecklenburg-Vorpommern die Betriebsausgabe 9,99€ inkl. MwSt. pro Empfänger nicht überschreiten. Informieren Sie sich vorab genau über die Rechtsgrundlage in Ihrem Bundesland. Zeichnen Sie diese Ausgaben einzeln, fortlaufend und unter Angabe des Datums und Verwendungszweckes auf.

Ein **„Geschäftsessen"** oder eine **„Besprechung mit Verpflegung"** waren früher noch Situationen, die mal eben den Abend angenehm verkürzten und mit entsprechenden Belegen abgeschrieben wurden. Heutzutage gelten strenge Regeln: „Abzugsfähige **Bewirtungsaufwendungen** liegen nur dann vor, wenn die Darreichung von Speisen und/oder Getränken eindeutig im Vordergrund steht." [29] Ort, Tag, Teilnehmer, konkreter Anlass der Bewirtung und die Höhe der Aufwendungen müssen nachweislich angegeben werden, sonst wird die Aufwendung nicht anerkannt.

Bei Abwesenheit von Ihrer Wohnung oder der Arbeitsstätte und der damit verbundenen Verpflegung außer Haus gibt es den **Verpflegungsmehraufwand**, der nicht als Betriebsausgabe abgezogen werden darf. Der Nachweis der tatsächlichen Aufwendungen ist nicht mehr erforderlich. Stattdessen gibt es sogenannte Pauschalbeträge (▸ **Kap. 13.6.5**).

Ob Sie Ihr **Arbeitszimmer** abschreiben können oder nicht, hängt mittlerweile von vielen Faktoren ab. „Steuerlich abzugsfähig sind Aufwendungen für ein häusliches Arbeitszimmer nur, wenn das Arbeitszimmer so gut wie ausschließlich beruflich genutzt wird oder für diese Tätigkeit kein anderer Arbeitsplatz zur Verfügung steht." [12] Viele Ernährungsberater arbeiten von zuhause aus. So Sie keine eigene Praxis unterhalten oder einen Praxisraum für Beratungen und Schulungen angemietet haben und dies auch nicht planen, ist genau zu definieren und zu organisieren, was ein Arbeitszimmer ist und was nicht (▶ **Kap. 13.6.5**). Es gibt Vorgaben, die ein Arbeitszimmer charakterisieren. Informieren Sie sich zu aktuellen rechtlichen Gegebenheiten z. B. bei einem Steuerberater.

Merke: Spezielle Buchungen und besondere Abschreibungen in Bezug auf Betriebsausgaben und diverse Aufwendungen können von Buchhaltern und Steuerberatern konkret und für Sie individuell veranlasst und kontiert werden. Lassen Sie sich hier von Experten vor Ort und in Bezug auf Ihre persönlichen Belange unterstützen.

5.3.3 Kosten der privaten Existenzsicherung

„Ihre private Existenzsicherung steht an erster Stelle." [182] Ob die Finanzierung über Sie persönlich und für sich selbst oder unterstützt von einem Partner geschieht, ist unerheblich. Um Ihre Existenz – Ihr Leben – zu sichern, gilt es von Beginn an, diesen Posten ernst und sachlich zu kalkulieren. Die Kosten Ihrer privaten Existenzsicherung sind Ihr **„Unternehmerlohn"**, den Sie sich monatlich ausbezahlen. Eine Aufstellung potenziell anfallender Kosten Ihrer privaten Sicherung finden Sie in ▶ **Kap. 13.6.5**. Nutzen Sie diese Planungsvorlagen.

Kalkulieren Sie nicht zu knapp oder gar „über den Daumen gepeilt". Holen Sie sich Kostenvoranschläge ein, recherchieren Sie und rechnen Sie großzügig und vor allem gründlich. Zu Beginn Ihres Unternehmeralltags ist es völlig normal, dass die Einnahmen die Ausgaben noch nicht decken. „Die Dauer der Anlaufphase ist davon abhängig, in welcher Zeit Sie genügend Kunden gewinnen können." [320] Berücksichtigen Sie für den privaten Bereich unvorhergesehene Ereignisse wie Krankheit, Reparaturen, Schäden z. B. am Kfz u. ä.

Merke: Wenn der errechnete Kapitalbedarf eine Summe erreicht hat, die Sie staunen lässt, ist sie angemessen kalkuliert.

5.3.4 Break-Even-Point

Decken die (geplanten) Einnahmen das von Ihnen errechnete jährliche Soll Ihrer Betriebsausgaben und die private Sicherung, so erreichen Sie den Break-Even-Point (▶ **Kap. 9.1**), die sogenannte **Gewinnschwelle**. Sind die Einnahmen zur Zeit der Unternehmensgründung geringer als die Ausgaben, so ist das üblich. Mit dem unternehmerischen Grundsatz der Gewinnmaximierung sollte sich das im Laufe von 2–3 Jahren ändern. Experten schätzen, dass nach dieser Zeit die Gewinnschwelle realistisch erreicht sein kann. Wenn nicht, sind Ihre Kosten zu hoch, Ihr Honorarsatz zu niedrig oder beides. Berechnen Sie in einer Umsatzplanung, ob die Deckung Ihrer Einnahmen und Ausgaben (in angemessener Zeit) erfolgen kann.

5.3.5 Umsatzplanung

Der nächste Schritt betrifft die Ermittlung der Nachfrage bzw. des potenziellen Umsatzes. Schätzen Sie ein, welche Angebote von Ihrer geplanten Zielgruppe wie häufig nachgefragt werden. Ermitteln Sie dann, wie hoch Ihre tägliche bzw. monatliche Auslastung sein kann und muss, um diese Nachfrage zu bedienen. Errechnen Sie dabei, welche Leistungsangebote (▶ **Kap. 2.2**) Sie in welcher Anzahl durchführen können und müssen, um Ihre Kosten zu decken. Anhand der bereits erfolgten Honorarkalkulation (▶ **Kap. 5.1**) und der nun zu ermittelnden Absatzmenge Ihrer Leistungen ergibt sich Ihr potenzieller Umsatz. Eine realistische Umsatzplanung beinhaltet, dass nicht jeden Tag und jede Stunde im Monat gearbeitet werden kann.

Praxistipps

Experimentieren Sie mit der Anzahl oder Art der Leistungen und Ihrem Stundensatz (▶ **Tab. 13.10**). Sie überblicken dadurch beispielsweise, wie viele Beratungen und Schulungen Sie pro Woche oder Monat anbieten oder durchführen müssen, um Ihre Kosten zu decken. So entwickeln Sie ein Gespür für die zu leistende Arbeit, Zeit und Kalkulation sowie den benötigten Kundenstamm, um Ihr Unternehmen am Leben zu halten.

Für Geldgeber (▶ **Kap. 5.4** und **7**) ist von großem Interesse, wie sich die Umsatzentwicklung gestaltet. Anhand der Umsatzplanung wird dann die Rentabilitätsvorschau und Liquiditätsplanung möglich.

5.3.6 Rentabilitätsvorschau

Die Rentabilitätsvorschau bringt Ihre Angebotspalette und damit die **Kosten und Ihre Umsatzplanung** zusammen. Mit diesen Zahlen ist es möglich, eine Übersicht für die kommenden 2–3 Jahre zu erstellen. Mit der Absicht, den **Gewinn jedes Jahr zu steigern**, ermitteln Sie voraussichtliche Umsätze oder Verluste Ihres Unternehmens und damit eine Einschätzung, ob sich Ihre Geschäftsidee „rechnet". Als rentabel gilt Ihr Unternehmen dann, wenn sie Ihren Gewinn stetig „maximieren". Die Rentabilitätsplanung basiert auf den 2 grundlegenden Regeln [170]:

Umsatz – Kosten = Gewinn
Gewinn > persönliche Lebenshaltungskosten

Mit der Festlegung Ihres Leistungsumfangs haben Sie Kosten festgelegt. Ob diese Zahlen realistisch und rentabel sind, zeigt sich in der Vorschau (▸ **Tab. 13.11**).

Die Rentabilitätsvorschau ergibt keine sichere Voraussage. Das Betriebsergebnis ermöglicht, zu erkennen, ob der Unternehmerlohn ausreichend ist, Ihre private Existenz zu sichern, eine Liquiditätsreserve zu schaffen und Darlehen zu tilgen. Außerdem soll für Banken, die diese Zahlen prüfen, eine Gewinnerzielungsabsicht in den angegebenen Jahren erkennbar werden, d. h. die Betriebsergebnisse im 2. und 3. Geschäftsjahr sollten um jeweils 10 % höher liegen als das Ergebnis des Vorjahres. Verluste im ersten Geschäftsjahr sind „normal" und realistisch, nicht jedoch im 3. Jahr nach der Gründung.

5.3.7 Liquiditätsplanung

Ist durch regelmäßige und ausreichende Einnahmen die Zahlungsfähigkeit gesichert? Sind die Aufwendungen zu hoch, zu häufig oder zu wenig auf die Einnahmen abgestimmt? Fragen, die mit der Liquiditätsplanung („Haushaltsplanung") beantwortet werden. Die Aufstellung der Zahlungsfähigkeit dient, wie die vorherigen Berechnungen und Übersichten, den Planungsgrundlagen potenzieller Geldgeber, besonders bei Bankenfinanzierung (▸ **Kap. 7**).

Bei Zahlungsunfähigkeit droht **Insolvenz**, und das kann schneller gehen als manchem Selbstständigen lieb ist. Wenn Sie kurzfristig kein Benzingeld mehr aufbringen können, geht Ihnen vielleicht ein Akquisegespräch mit anschließendem Arbeitsauftrag durch die Lappen. Wenn Sie die Lebensmittelausgaben für ein Kochseminar nicht vorfinanzieren können, ist das prekär. Es sind nicht nur kurzfristige Beträge, die durch Zahlungsfähigkeit gesichert sein müssen. Nicht bezahlte Beiträge an Versicherungen und die Berufsgenossenschaft bergen das Risiko, dass Ihr Versicherungsschutz nicht gewährleistet ist (▸ **Kap. 6**).

Vorgehen in der Liquiditätsplanung

Damit ein derartiger Plan für ein Bankengespräch nützlich ist, umfasst der Planungszeitraum, je nach anvisiertem Start des Unternehmens, mindestens 6, besser 12 Monate. Details des Kapitalbedarfs und der Finanzierungsquellen sollten über ein Kalenderjahr erkennbar sein. Die Berechnungen werden nach Grundsätzen eines „vorsichtigen Kaufmanns" erstellt, d. h. am Worst Case ausgerichtet. Die Differenz der geplanten Einnahmen und Ausgaben ergibt Ihren monatlichen Überschuss. Wenn die Finanzmittel zu Beginn Ihrer Selbstständigkeit knapp sind, überlegen Sie anhand der Planung, ob Sie größere Investitionen aufschieben, bis laut Liquiditätsplan eine Finanzierung ohne negative Konsequenzen wieder möglich ist. Stellen Sie Ihre Zahlungsfähigkeit sicher, auch wenn Ihr Unternehmen keinen Gewinn erwirtschaftet. Im Anhang (▸ **Tab. 12.11**) finden Sie eine Tabelle bzw. ein Muster einer Liquiditätsvorschau, mit der Sie eine persönliche Berechnung durchführen können.

Merke: „Die Liquiditätsreserve muss für 3 Monate ausreichen", so die Experten vom Bundesministerium für Wirtschaft und Technologie [65].

All Ihre erfassten Berechnungen, Tabellen, Kalkulationen und Daten, die über die vom Finanzamt geforderte Einnahmen-Überschuss-Rechnung hinausgehen, sind Unterlagen, die das Finanzamt bei einer Betriebsprüfung einsehen, ausdrucken und verwerten darf.

Am Ende all dieser Übersichten, Planungen und Vorschauen ergibt sich ihr **Kapitalbedarf**. Der nächste Schritt ist, zu ermitteln, wie die Finanzierung dieses Bedarfes erfolgen kann. Üblich für viele Existenzgründer ist ein Mix aus Eigen- und Fremdkapital.

5.3.8 Eigen- und Fremdkapital

Eigenkapital ist eine hervorragende Finanzierungsmöglichkeit, die in der Regel kostenlos, zeitlich unbegrenzt und weitgehend bedingungslos zur Verfügung steht. Eruieren Sie, ob Sie dieses Kapital besser als Sicherheits- bzw. Risikopolster behalten oder anlegen. Finanziellen Engpässen muss vorgebeugt werden. Die Höhe Ihres Eigenkapitals ist für potenzielle Geldgeber ein Maß Ihres Engagements und Ihrer Kreditwürdigkeit. Ermitteln Sie, welche Quellen als Eigenkapital zur Verfügung stehen bzw. gestellt werden können. Nur frei verfügbares Geld, das an keine Bedingungen geknüpft ist, zählt hierfür.

Infobox

Eigenkapital-Anteil

Manche Experten sind der Meinung, dass der Anteil Ihres Eigenkapitals ungefähr 20 % des Gesamtbedarfs betragen sollte. „Bei Inanspruchnahme von staatlichen Finanzhilfen ist Eigenkapital in ‚angemessenem Umfang' einzusetzen. Dabei werden zwischen 10 und 25 % angesetzt" [305]. Dieser Anteil wird von Banken und anderen Geldgebern „erwartet".

Die Politik bietet für Personenkreise, die nicht auf große Mengen an Eigenkapital zurückgreifen können oder bei denen potenzielle Reserven aufgebraucht sind, zahlreiche Förderprogramme an (► **Kap. 5.4** und **13.6.5**).

Hilfe von außen

Sogenannte bedingungslose oder -arme Darlehen können aus dem engsten **Familien**- oder **Freundeskreis** generiert werden. Hier entstehen eher moralische Verpflichtungen, die ernst genommen werden sollten. Nicht ohne Grund gibt es das Sprichwort „Bei Geld hört die Freundschaft auf."

P Praxistipps

Treffen Sie auch mit Ihnen nahe stehenden Personen bei einem Darlehen aus dem Familien- oder Freundeskreis schriftliche Vereinbarungen. Sichern Sie diese Geldgeber und sich selbst moralisch ab, und klären Sie Rückzahlungsmodalitäten, bevor es zum Streit oder zu anderen Problemen kommt.

Fremdes Geld

Es ist überhaupt keine Schande, Finanzhilfen von offiziellen Institutionen in Anspruch zu nehmen. Meist ist es sogar, wirtschaftlich und steuerlich gesehen, interessant, einen großen Anteil der Finanzierung der Gründung und des Unternehmens mit Fremdkapital zu organisieren. Dieses zusätzliche Kapital stellen Finanzmittel oder sogenannte Fördermittel dar. Fördergelder werden vom Staat subventioniert und Ihnen unter Auflagen gewährt. „Typische Geldgeber sind die Banken." [24]

Infobox

Bedingungen für Finanzierung und Förderung

An Finanz- oder Fördermittel als Geldvergabe sind Bedingungen geknüpft:

- Für das Fremdkapital sind Zinsen zu bezahlen, gleichzeitig werden Tilgungspläne erstellt.
- Häufig fällt eine Bearbeitungsgebühr an.
- Die Darlehen werden zeitlich begrenzt zur Verfügung gestellt.
- Vom Geldnehmer werden Sicherheiten verlangt.
- Der Existenzgründer muss nachweisen, dass er seinen finanziellen Verpflichtungen nachkommen kann.

Existenzgründung als Schuldenfalle?

Der Start eines Unternehmens ist mit viel Aufwand und großen Risiken verbunden, auch und gerade in finanzieller Hinsicht. Entsprechend hoch fällt die Misserfolgsquote aus, wenn ein hohes Risiko unterschätzt wird. Häufig wird eine Existenz mit wenig Eigen- und mehr Fremdkapital gestartet. Das bedeutet einen Start auf Pump. Zinsen, die dabei anfallen, nicht zu vergessen.

Ein junges Unternehmen benötigt vor allem finanzielle Reserven. Kalkulieren Sie also nicht zu knapp, und organisieren Sie sich entsprechenden

Rückhalt – familiär und finanziell. Setzen Sie Ihre Geldmittel überlegt und sparsam ein, damit Sie nicht schon zu Beginn Ihrer Selbstständigkeit unter zu hohem Erfolgsdruck stehen, der ggf. Ihre qualifizierte Arbeit behindert oder verschlechtert und damit Einnahmemöglichkeiten einschränkt. Berücksichtigen Sie „Essiggurkenzeiten", in denen kein Kunde oder Auftraggeber Ihre Dienstleistung in großem Maße nachfragt (z. B. in den Sommer- oder Weihnachtsferien).

5.4

Welche Fördergelder bekommen Sie woher?

Die häufigsten Fehler beim Start eines Unternehmens sind die der Finanzierung. Viele Institutionen und Dienstleister bieten finanzielle Starthilfe für ein Unternehmen. Manche dieser Fördermittel werden nur vor der offiziellen Gründung genehmigt. Wenn das Unternehmen bereits „gestartet" ist, gibt es manches „Fremdkapital" nicht mehr. Aber es gibt auch diverse Fördermöglichkeiten, die bestehende Unternehmen finanziell unterstützen.

5.4.1 Allgemeine Fremdmittel

Fremdmittelgeber sind in der Regel Banken. Ihre Hausbank ist ein Dreh- und Angelpunkt in dieser Hinsicht. Entweder erhalten Sie über sie Finanzmittel in Form von **Investitions- oder Kontokorrentkrediten** (▸ Kap. 5.4.2). Oder es ist möglich, über die Bank eine Betriebsmittelfinanzierung zu erhalten. Weitere Hilfestellung bieten Experten Ihrer Bank, die Ihnen öffentliche Förder- bzw. Existenzgründerdarlehen vermitteln können. Eine häufig genutzte Variante zur Fremdfinanzierung ist das **Leasing** (Miet-Kauf von Investitionsgütern auf Raten). Optimal scheint für viele Existenzgründer ein Finanzierungs-Mix. Viele Banken achten dabei auf sogenannte Gleichrangigkeit. Allerdings haben die meisten Ernährungsfachkräfte für Ihren Unternehmensstart nicht per se einen riesig großen Finanzierungsbedarf. Ärzte und Ernährungsmediziner, die mit der Einrichtung einer Praxis auch viele Geräte zur Diagnostik und Auswertung anschaffen müssen, liegen im Finanzbedarf deutlich höher. Ernährungsberater starten überwiegend mit Dienstleistung, sprich Beratung und Schulung, und eher sparsamer Medizintechnik.

P Praxistipps

Klären Sie für die grundsätzliche Finanzierung Ihres Kapitalbedarfs folgende Parameter:

- Menge des benötigten Kapitals
- entsprechende Finanzquellen
- Sicherheiten
- kurz-, mittel- und langfristiger Kapitalbedarf

5.4.2 Bankkredite

Die Kooperation mit einer Bank lässt sich in der Selbstständigkeit nicht umgehen, und das ist gut so. Suchen Sie sich für diese Kooperation ein Geldinstitut Ihres Vertrauens. Ihr künftiger Zahlungsverkehr muss für alle zufriedenstellend und möglichst gewinnbringend über ein Geschäftskonto abgewickelt werden. Die Bank ist stets am Geschäftsverlauf interessiert, besonders dann, wenn sie Geldgeber für Ihr Unternehmen war und ist. Sie kann und muss ggf. kurzfristige finanzielle Engpässe „ausbügeln". Dafür und für alle anderen Maßnahmen bedarf es einer guten Zusammenarbeit und Informationspolitik.

Kreditfinanzierung – wer gibt, wer nimmt?

Sie als Existenzgründer nehmen zuerst und geben dann regelmäßig wieder zurück. Die Bank unterstützt Sie in der Regel seriös mit z. B. einem

- **Investitionskredit**
  - Er dient der Finanzierung eines sogenannten langlebigen Anlagevermögens, z. B. von Grundstücken, Immobilien, einer Lehrküche, von Geräten/Medizintechnik oder Kfz (▸ Kap. 3.3).
  - Die Laufzeit ist u. a. abhängig von der Kreditsumme, Ihrer Zahlungsfähigkeit und den Zinsen.
  - Die Tilgung ist langfristig angelegt, dient mittel- bis langfristiger Orientierung (4–20 Jahre). Sie orientiert sich an der voraussichtlichen Nutzungsdauer des Objekts.
  - Der Zinssatz wird individuell vereinbart und ist vom aktuellen Zinsniveau abhängig.

- Zu berücksichtigen sind Bearbeitungsgebühren und Bereitstellungsprovisionen.

- **Kontokorrentkredit** (auch **Überziehungs-** oder **Dispositionskredit** genannt)
  - Er dient nur als kurzfristiges Finanzierungsmittel des Umlaufvermögens.
  - Er wird auf laufendem Geschäftskonto bereitgestellt, gewährleistet dort Liquidität.
  - Er ist flexibel abrufbar.
  - Er ist zeitlich meist unbefristet.
  - Die Zinsberechnung gilt nur für die tatsächliche Inanspruchnahme.
  - Ein geeigneter Kreditrahmen wäre per Faustregel ein Monatsumfang.

Chancen auf einen Kredit – eine Kunst?

In den vergangenen Jahren sind durch Banken- und Wirtschaftskrisen Darlehen in Verruf geraten – und die Kreditnehmer gleich mit. Eine Befragung zeigte, dass es kleine Unternehmen, zu denen die meisten Existenzgründer in der Ernährungsberatung gehören, schwerer haben, Kredite zu bekommen und dies völlig unabhängig von ihrer Bonität. Die allgemeine Kreditnachfrage steigt. Geldgeber sind in den letzten Jahren jedoch zurückhaltender geworden.

Merke: Bereiten Sie sich finanziell und wirtschaftlich auf die Gründung und spätere Sicherung Ihres Unternehmens fundiert vor, auch wenn Geldangelegenheiten bisher nicht Ihr tägliches Brot waren. Als Unternehmer haben Sie Verantwortung für alle Bereiche Ihres Betriebes – also auch für z. B. Bankgespräche und die Merkmale und Aktualität des Kreditwesens (▶ Kap. 13.6.6).

Mit der Bank per „Du"

Liegen keine Probleme mit Ihrer Bonität vor, oder haben Sie in der Vergangenheit kein irreguläres „Verschulden" verursacht, so hängt eine Kreditvergabe noch von einem guten Gespräch mit der Bank bzw. dem Berater/Geldgeber ab [267]. Scheuen Sie sich nicht vor Schulden – aber: „Gehen Sie nicht zum erstbesten Kreditinstitut, nur weil es gleich an der nächsten Ecke liegt. Als erste Adresse empfiehlt sich Ihre Hausbank, denn dort sind Sie bereits bekannt, und dort kennt man sich mit den örtlichen Verhältnissen aus." [65] Gold bzw. Geld wert ist eine gute Vorbereitung auf ein derartiges Gespräch. Ohne ausgereiftes Konzept, ohne Business- und Investitionsplan, Rentabilitätsvorschau sowie Ihre Liquiditätsplanung gehen Sie quasi nicht aus dem Haus. Erkundigen Sie sich vorab, welche Unterlagen zusätzlich zu den benannten vorgelegt werden sollen. Ihre Zahlen zu kennen sowie Ihre Entwicklung und Zielsetzung der Planung formulieren zu können, ist für das Gespräch Pflicht. Trauen Sie sich das nicht alleine zu, so nehmen Sie einen Ihnen vertrauten Berater mit. Das ist nicht unüblich. Erläutern Sie dennoch selbstständig besonders Ihre „harten" Fakten. Sonst traut Ihnen der Banker vielleicht nicht zu, dass Sie Ihre Planungen umsetzen können. Ein sicheres Auftreten und Verhandeln unterstreicht Ihre Ambitionen auf dem hart umkämpften Gesundheits- und Unternehmersektor. Üben Sie ggf. vorab ein solches Gespräch mit allen notwendigen „Fremdwörtern" und Gepflogenheiten dieser Branche. Und nutzen Sie ein gepflegtes äußeres Erscheinungsbild. Der Business-Look, wenn nicht bereits Alltag für Sie, wirkt hier oft Wunder.

Praxistipps

Bereiten Sie sich auf das Bankgespräch mit u. a. folgenden (potenziellen) Fragen gut und intensiv vor:

- Warum wollen Sie das Unternehmen starten?
- Warum sind Sie besser als andere Anbieter in der Branche?
- Warum entstehen die von Ihnen errechneten Kosten?
- Warum verkaufen Sie keine Waren wie z. B. Nahrungsergänzungsmittel oder warum gerade doch?
- Warum wurde in der Vergangenheit der Dispositionsrahmen von Ihnen häufig ausgeschöpft?
- Warum sollen wir als Bank in Ihre Selbstständigkeit investieren?
- Wer sind Ihre künftigen Kunden und wer die wichtigsten Mitbewerber?
- Wer sind Ihre Kooperationspartner und warum?
- Welche Versicherungen haben Sie?

▼

- Welche Sicherheiten können Sie bieten?
- In welcher (realistischen) Zeit gedenken Sie den Kredit zu tilgen?
- Was tun Sie bei Umsatzrückgang?
- Wie würden Sie die geplanten Investitionen ohne unser „Zutun" finanzieren?

Antworten auf diese Fragen sind die halbe Miete. Schwachstellen gibt es immer. Stehen Sie auch dazu. Beachten Sie jedoch: „Was die Bank nicht weiß oder nicht versteht, ist für sie ein Risiko." [267]

Banken sind auch häufig Vermittler für andere Förderinstitute und nehmen daher eine besondere Stellung für die Finanzplanung eines Selbstständigen ein. Steigern Sie Ihre Chancen auf gute Zusammenarbeit und finanzielle Unterstützung durch kompetente und überzeugende Planung, Vorbereitung und Durchführung des Gespräches. Denken Sie „unternehmerisch", auch die Bank möchte verdienen. Aber: Sie sind der Bank nicht grundsätzlich ausgeliefert, sondern durch die Kreditvergabe ein „guter und zahlender" Kunde, den zu verlieren sich die Bank nicht per se leisten sollte.

5.4.3 Leasing

Definition

Die Nutzungsüberlassung von Gütern gegen Entgelt auf Zeit nennt man Leasing.

Der Leasinggeber bleibt juristischer und wirtschaftlicher Eigentümer eines Investitionsgutes. Der Leasingnehmer bekommt Rechte, Pflichten und Risiken übertragen. Diese Form der Finanzierung schont Ihre Liquidität und stellt mit der „Mietzahlung" in der Zwischenzeit abzugsfähige Betriebsausgaben für Sie dar. Leasing schafft Freiräume für potenzielle weitere Investitionen. Sie als Leasingnehmer zahlen nur für den Gebrauch des Gutes, oft aus den Erträgen, die mit dem Objekt erwirtschaftet werden. Der Vorteil ist eine feste Leasingrate über die geplante Laufzeit und damit eine gute Kalkulationsgröße für Ihre Liquidität und Planung. Außerdem entspannt es den Jungunternehmer, wenn bei Wartung, Versicherungsfällen bzw. Softwareservice der Leasinggeber verantwortlich bleibt und Ihnen ohne großen Zeit- und Finanzaufwand Ersatzgüter überlassen werden.

5.4.4 Öffentliche Förderdarlehen

Aus Mitteln des European-Recovery-Program-(ERP)-Sondervermögens erhalten besonders kleine und mittlere Unternehmen Startkapital, sogenannte **Existenzgründungsdarlehen**. Das aus einem Fonds 1984 auf der Grundlage des Marshallplans bereitgestellte Vermögen dient der Förderung der deutschen Wirtschaft. Die Verwaltung dieses Kapitals obliegt der 1948 gegründeten **Kreditanstalt für Wiederaufbau (KfW)**. Typisch für diese öffentlichen Fördermittel sind

- günstige Zinsen und Konditionen, meist abhängig von der Bonität des Kreditnehmers,
- längere Laufzeiten,
- Tilgung erst mit möglicher Verzögerung von einigen Jahren,
- rückzahlungsfreie Zeit, bis Rückzahlung beginnt,
- mögliche vorzeitige Rückzahlung des gesamten Kreditbetrages in einer Summe,
- Haftungsfreistellung, häufig bis 100 % sowie
- keine Pflicht zur Bereitstellung von Sicherheiten.

Derartige Finanzmittel bieten Jungunternehmern konkrete Vorteile gegenüber manchem Fremdkapital von Banken. Eine Kreditaufnahme wird so erleichtert und schafft finanzielle und organisatorische Spielräume.

Merke: Der Zeitpunkt der Antragstellung für ein Förderprogramm und seine Bewilligung liegen stets vor dem offiziellen Start der Selbstständigkeit. Diese öffentlichen Fördergelder werden grundsätzlich über Hausbanken beantragt.

„Der Zinssatz der Fördermittel ist subventioniert und liegt unter dem der Bank, allerdings nur für vergleichbare Kreditarten." [29] Recherchieren Sie vor einem Bankengespräch auch danach, welche Zinskonditionen für Sie geeignet sind. Vielleicht bietet die Hausbank doch einen günstigeren Zinsrahmen an, um direkt mit Ihnen zu kooperieren, statt nur der Mittler zu sein und damit Geld eher weiterreichen zu müssen. Prüfen Sie also Aufwand und Nutzen sorgfältig.

P Praxistipps

Aktuelle Förderprogramme und ihre Modalitäten finden Sie auf der Website der KfW und vielen anderen Plattformen für Existenzgründer [68, 75, 187].

Alle Finanzhilfen dieser Art sind an den Zweck der Existenzgründung gebunden. Sie haben jedoch weitgehend Entscheidungsfreiheit über die Verwendung. Es gibt keinen Rechtsanspruch auf derartige Fördermittel.

Beachten Sie, dass Antragsteller für öffentliche Förderprogramme stets eine ausreichende fachliche und kaufmännische Qualifikation nachzuweisen haben. Dazu ist nicht nötig, sofort einen Betriebswirtschaft-Kurs zu belegen, aber ohne Know-how auf diesem Gebiet ist Ihre Prognose für die Bewilligung eines Darlehens schlechter. Geldgeber dieser Kreditarten erwarten, dass die Finanzmittel in eine „tragfähige Vollexistenz" als Haupterwerb einfließen. Es gibt wenige Ausnahmen: Für eine nebenberufliche Gründung sind beispielsweise die Rahmenbedingungen für Förderprogramme schlechter.

Über die KfW gibt es viele verschiedene Förderprogramme. Für Ernährungsfachkräfte (und damit Angehörige der freien Berufe) und deren Unternehmen eignen sich folgende Förderdarlehen besonders:

1. Unternehmerkapital: ERP-Kapital für Gründung
2. KfW-Unternehmerkredit
3. KfW-Gründerkredit Startgeld bzw. Universell

Es kann durchaus sein, dass für Sie auch andere Förderprogramme geeignet sind. Bundesländer sowie die EU halten weitere Förderdarlehen vor. Lassen Sie sich hierfür zusätzlich beraten, und recherchieren Sie unbedingt in ▶ **Kap. 13.6** ausführlich, welches die einzelnen (weiteren wichtigen) Merkmale der Förderdarlehen sind.

Unternehmerkapital: ERP-Kapital für Gründung

Diese Form des Darlehens hat den Charakter eines klassischen Kredits, es wird auf Zeit gegen Entgelt zur Verfügung gestellt. Das Geld wird an natürliche Personen, die eine Gründung bzw. die Übernahme eines freiberuflichen Unternehmens planen, ausbezahlt. Der Wohnsitz muss in der EU liegen, und die Person haftet mit ihrem Privatvermögen für diesen Kredit.

KfW-Unternehmerkredit

Dieser Kredit ist ein Universaldarlehen zur mittel- und langfristigen Finanzierung von Investitionen und Betriebsmitteln sowie zur Stärkung der Liquidität. Das Darlehen kann von Existenzgründern, aber auch von bestehenden Unternehmen beantragt werden. Laufzeit und Tilgungszeiten orientieren sich an den zu finanzierenden Ausgaben.

P Praxistipps

Vielleicht möchten Sie erst mit üblichen und bekannten Dienstleistungen wie den Individual- und Gruppenberatungen starten, in einer kleinen Praxis oder mit angemieteten Räumen. Vielleicht ist nach 1 oder 2 Jahren dann erkennbar, dass die Nachfrage Ihrer Dienstleistung wächst, und Sie wollen sich vergrößern. Oder Sie überlegen, eine eigene Lehrküche einzurichten, um Ihr Spektrum auszuweiten. Hierfür eignet sich diese Form des Förderdarlehens sehr gut.

KfW-Gründerkredit Startgeld bzw. Universell

Gründern mit geringem Finanzbedarf wie z.B. Ernährungsberatern bietet die KfW das Startgeld mit einem Finanzvolumen von aktuell maximal 100000€ an. Investitionen und Betriebsmittel zu günstigen Zins- und Rückzahlungskonditionen sollen hiermit gefördert werden. Voraussetzung ist hier, dass der Hauptwohnsitz des Gründers bzw. Unternehmers in Deutschland liegt. Eine nebenberufliche Gründung wird hiermit ebenfalls gefördert, allerdings sollte alles mittelfristig auf Vollerwerb ausgerichtet sein.

Öffentliche Förderprogramme haben ein großes Unterstützungspotenzial für Existenzgründer sowie auch für Unternehmer, die bereits seit 2–3 Jahren auf dem Markt tätig sind. Sie können für den Kauf einer Praxiseinrichtung, für Umbaumaßnahmen, Marketingstrategien und potenzielle Übernahmen von anderen Praxen eingesetzt werden. Folgendes gilt für alle Formen dieser Darlehen zu beachten:

- Der Kreditantrag wird stets über die Hausbank gestellt.
- Es erfolgt eine Prüfung der wirtschaftlichen Tragfähigkeit des Konzeptes sowie eine Bonitätsprüfung.
- Der Darlehensantrag ist ein Vertrag zwischen dem Gründer bzw. Unternehmer und der Hausbank (nicht zu verwechseln mit bankeigenen Darlehen).
- Die Hausbank übernimmt die volle Haftung für die gewährten Fördermittel.
- Meist werden Sicherheiten erwartet, sie sind jedoch nicht Pflicht.
- Der Antrag zur Finanzierung muss in jedem Fall vor Beginn des eigentlichen Vorhabens eingereicht werden. Das bedeutet: „Erst beantragen – dann starten."
- Hilfreich für den Antrag sind der Businessplan sowie weitere Planungsunterlagen, Verträge, Lebenslauf etc.

5.4.5 Sicherheiten – für die Bank oder für Sie

Vergibt die Bank oder ein entsprechendes Institut ein Darlehen, wird in der Regel nach Sicherheiten gefragt. Praktisch bedeutet das, der Kreditnehmer überträgt Vermögen bzw. Rechte daran an den Geldgeber.

Mögliche und akzeptierte **Sicherheiten** sind z. B.

- Aktien
- Bausparverträge
- Bürgschaften
- Festgelder
- festverzinsliche Wertpapiere
- Forderungsabtretungen
- Grundschulden
- Immobilien u. a.

Die Bewertung der Sicherheiten erfolgt nach dem sogenannten **Beleihungswert**. Hierfür gibt es Übersichten mit Orientierungswerten, allerdings ohne gesetzliche Vorschrift [144]. „Bei der Bewertung der Sicherheiten hat die Bank allerdings Spielraum, hier kann sich Verhandeln lohnen." [267] Je mehr Eigenkapital Sie einsetzen können, umso besser. Wer als Unternehmer eigenes Vermögen „riskiert", scheint überzeugt von seiner Geschäftsidee und der erfolgreichen Umsetzung.

Merke: Bieten Sie nie Ihre Altersvorsorge als Sicherheit an. Seriöse Geldgeber fordern diese auch nicht. Und sichern Sie mehrere Darlehen mit separaten Sicherheiten ab.

5.4.6 Wie steht es um Ihre Kreditwürdigkeit?

Jede Bank und auch die KfW unterziehen die Existenzgründer und Unternehmer, die ein Darlehen beantragen, einem sogenannten **Rating**. Sie als Kreditnehmer werden auf Ihre Zahlungsfähigkeit, Unternehmerziele, Ihre wirtschaftliche Situation zur Zeit des Antrags – sprich auf Herz und Nieren – geprüft. Besonderes Augenmerk liegt auf

- der Gründerperson (▶ **Kap. 1.3** und **2.1**) und ihrer Qualifikation (▶ **Kap. 2.4**),
- der gezeigten und geplanten Einsatzbereitschaft,
- einem überzeugenden Unternehmenskonzept (▶ **Kap. 7**),
- einer Erfolg versprechenden Rentabilitätsvorschau (▶ **Kap. 5.3.6**),
- der Einschätzung einer sogenannte Ein-Jahres-Ausfallwahrscheinlichkeit und natürlich
- den gebotenen Sicherheiten.

Das Rating entscheidet, ob und zu welchen **Konditionen** ein Darlehen vergeben wird. Was tun, wenn die Bank ablehnt? Versuchen Sie, die Gründe in Erfahrung zu bringen und daran zu arbeiten. Manchmal liegt es nicht an Ihnen, Ihrer Geschäftsidee oder Ihrer Kreditwürdigkeit. „Oft lehnen Banken einen Kredit aber auch ab, weil der Finanzierungsbedarf nur gering und damit das Geschäft für sie uninteressant ist." [267] Lassen Sie sich nicht entmutigen, und bleiben Sie dran.

5.4.7 Öffentliche Zuschüsse

Starten Sie Ihre Existenz aus der Arbeitslosigkeit heraus, gibt es, neben den üblichen Fördermöglichkeiten für alle Gründer, öffentliche Zuschüsse. Der Staat, über die Agentur für Arbeit, fördert arbeitslose Existenzgründer mit dem sogenannten Gründungszuschuss oder dem Einstiegsgeld.

Gründungszuschuss

Für Bezieher des **Arbeitslosengelds I (ALG I)** steht seit 2006 der Gründungszuschuss zur Verfügung. Diese Förderung ist eine Art Anschubfinanzierung, die nicht zurückgezahlt werden muss. Sind alle Voraussetzungen erfüllt (▶ **Kap. 13.6.7**) und liegen alle erforderlichen Unterlagen vor, kann der Arbeitslose die Grundförderung des Gründungszuschusses beantragen. Seit November 2011 ist die Bewilligung eine Ermessensleistung des Arbeitsberaters.

Den Nachweis über die **Tragfähigkeit** Ihres Konzeptes, besonders bei begründeten Zweifeln an den Kenntnissen und Fähigkeiten, fordern die Arbeitsagenturen in Form von **Gutachten** oder **Stellungnahmen** ein. Diese können u.a. von Berufsverbänden, aber auch von Kreditinstituten und Fachverbänden verfasst werden. Ein derartiges Gutachten basiert meist auf dem Businessplan (▶ **Kap. 7**). Ebenso kann die Agentur für Arbeit zur **Teilnahme an Existenzgründungsseminaren** verpflichten.

Der Gründungszuschuss ist derzeit in eine Grund- und eine Aufbauförderung aufgeteilt (▶ **Kap. 13.6.7**). Die Bewilligung einer Aufbauförderung liegt im **Ermessen der Lage und des Sachbearbeiters** bzw. Fallmanagers. Menschen haben ab dem Monat, in dem sie das Lebensjahr des Anspruchs auf Regelaltersrente erreichen, keinen Anspruch auf diesen Zuschuss. Eine wiederholte Förderung ist auch dann nicht möglich, wenn seit dem Ende der Förderung noch keine 24 Monate vergangen sind [35].

Infobox

Gründungszuschuss

Wichtig zu berücksichtigen ist, dass

- die Förderung unbedingt vor Aufnahme der selbstständigen Tätigkeit bei der örtlichen Agentur für Arbeit beantragt werden muss,
- der Restanspruch auf Arbeitslosengeld I um die Anzahl an Tagen, für die der Zuschuss gezahlt wird, dann verfällt bzw. mit dem Gründungszuschuss verrechnet wird,
- beliebig viel dazu verdient werden darf,
- die Vorlage und Prüfung eines Businessplans notwendig ist,
- Beiträge zur Kranken-/Pflegeversicherung Pflicht sind, Beiträge zur Rentenversicherung freiwillig bleiben und
- es eine Möglichkeit der Antragspflichtversicherung in der Arbeitslosenversicherung gibt.

Weiterführende, aktuelle und ausführliche Informationen über Ihre persönlichen Gegebenheiten bezüglich eines Anspruches auf Gründungszuschuss erhalten Sie direkt bei der Bundesagentur für Arbeit unter www.arbeitsagentur.de oder telefonisch unter 0911 1790.

Einstiegsgeld

Bezieher des **Arbeitslosengelds II (ALG II)** können derzeit über das sogenannte Einstiegsgeld nach §16b SGB II bei der Aufnahme einer selbstständigen Tätigkeit gefördert werden [34]. Das Einstiegsgeld dient als zeitlich befristeter, anrechnungsfreier Zuschuss in Form eines finanziellen Anreizes, die Arbeitslosigkeit zu beenden (▶ **Kap. 13.6.7**).

Auch hier sind entscheidungsrelevante Kriterien für die Tragfähigkeit eines Konzeptes:

- die Konkurrenzfähigkeit der Geschäftsidee,
- fachliche und branchenspezifische Kenntnisse und Fertigkeiten,
- kaufmännisches und unternehmerisches Know-how und nicht zuletzt
- der Kapitalbedarf und die voraussichtlichen Ertrags- und Gewinnerwartungen.

Der Nachweis über die Tragfähigkeit des Gründungsplans wird in gleicher Weise gefordert wie beim Gründungszuschuss. Für das Einstiegsgeld gibt es keinen Rechtsanspruch. Die Genehmigung der Förderung hängt direkt vom Fallmanager ab.

Merke: Dieses Kapitel und die Hinweise ersetzen nicht die eigentliche Bankberatung und weiteres Coaching. Internethilfen im Anhang werden Sie unterstützen, sind jedoch nicht immer eins zu eins auf Ihre persönliche Situation übertragbar.

Die dringende Empfehlung: Organisieren Sie sich, und nutzen Sie zusätzlich einschlägige und individuell abgestimmte Fachberatung beim Steuer- und Bankberater sowie bei finanz- und steuerspezialisierten Existenzgründungscoaches. Mitunter werden die Kosten dafür von Arbeitsagenturen und weiteren Institutionen übernommen.

Coaching für Existenzgründer

Für Existenzgründer ist es von großem Vorteil, sich sorgfältig beraten zu lassen. Maßnahmen zur wirtschaftlichen und finanziellen Wettbewerbsfähigkeit sind Themen, die Ernährungsfachkräften während der Ausbildung oder im Studium eher wenig geboten werden, sie machen jedoch unternehmerischen Erfolg aus.

Beratung und Begleitung für Existenzgründer auf ihrem Weg zum erfolgreichen Unternehmen werden großzügig gefördert, sind jedoch nicht grundsätzlich kostenfrei zu erhalten. Es wird von Ihnen erwartet, dass Sie sich selbst am Aufbau Ihres Unternehmens beteiligen – auch finanziell. Dennoch können Sie **Fördergelder für die Beratung und Weiterbildung** beantragen und bekommen. Der Zuschuss richtet sich nach Ihrem Standort (neue oder alte Bundesländer) sowie einer Antragsberechtigung. Existenzgründer in den neuen Bundesländern erhalten einen Zuschuss in Höhe von 75 %, Antragsteller aus den alten Ländern in Höhe von 50 % des Honorars des Coachings. Es gibt ein maximal förderfähiges Tageshonorar von 800 €.

Derart unterstützte Beratung zum Start setzt stets eine **Empfehlung von Regionalpartnern** oder eine **Zusage der KfW** voraus. Allerdings besteht hierfür kein Rechtsanspruch. Es gibt immer wieder Existenzgründer, die sich gerade zu Beginn des Unternehmensaufbaus keine oder zu wenig Hilfe einholen und dadurch wertvolle Zeit, Energie und viel Geld „in den Sand setzen“, manchmal Genehmigungen und Antragsfristen nicht kennen, übersehen oder verpassen.

Infobox

Coaching

„Einer Studie des Zentrums für Europäische Wirtschaftsforschung (ZWE) zufolge ist die Überlebenschance geförderter Unternehmen signifikant höher als bei nicht geförderten Unternehmen.“ Der sprichwörtliche „gute Rat“ muss nicht teuer sein. Optimal ist hier die Beratungsförderung über **Gründercoaching Deutschland** [29, 188, 189]. Die Beratungsförderung gilt **bundesweit** und wird für alle Existenzgründer bereitgestellt. Zusätzlich gibt es einzelne Länderprogramme, die gezielte Beratungsleistungen auch finanziell fördern (► **Tab. 13.12**). Erste seriöse Informationen erhalten Sie vom BMWi, das über eine „Förderdatenbank“ alles Wichtige bereithält und ständig aktualisiert.

6 Absicherung

Suzanne Weiler

Sie haben nun schon eine Menge darüber gelesen, was eine erfolgreiche Unternehmensgründung ausmacht. Sie sollen außer den fachlichen Kenntnissen auch noch kaufmännisches Wissen, Marketingstrategien, unternehmerisches Denken erlernen und was nicht sonst noch alles dazu kommt. Und nun auch noch an Versicherungen denken? Für viele ein lästiges Übel und oft auch noch mit Vorurteilen behaftet wie „Wenn man die braucht, zahlen die sowieso nicht!", „Das ganze Kleingedruckte in diesen Vertragsunterlagen liest und versteht doch kein Mensch!" oder ein oft in der Praxis gehörter Satz „Versicherungen – damit will ich mich nicht abgeben, das erledigen andere immer für mich!" Von diesen und weiteren Statements sollten Sie sich – sofern Sie bisher ebenso gedacht haben – ganz schnell verabschieden. Als Selbstständige sind Sie in der Gesamtheit für Ihren unternehmerischen Erfolg verantwortlich und dieser kann maßgeblich davon abhängen, ob Sie in bestimmten Fällen ausreichend und vor allem richtig versichert waren. Dieses Kapitel soll Ihnen dabei helfen, ein Gefühl dafür zu bekommen, was einen guten Versicherungsschutz ausmacht, wo Sie ihn bekommen und wie sie ihn – natürlich zu bezahlbaren Beiträgen – in Ihre Finanzplanung integrieren können.

6.1

Was muss sich ändern – was kann bleiben?

Zunächst einmal die Frage: Was ist der **Unterschied zu Ihrem bisherigen Versicherungsschutz**? Wahrscheinlich haben Sie bereits die „Klassiker" wie Hausrat- und private Haftpflichtversicherung, als Hausbesitzer eine Wohngebäude-, vielleicht auch eine Unfall- oder Rechtsschutzversicherung. Und mit Sicherheit befindet sich auch die eine oder andere Lebensversicherungs- oder Rentenpolice in Ihren Ordnern. Diese werden Sie überwiegend auch beibehalten können, die eine oder andere muss vielleicht modifiziert werden (z.B. die bislang private Rechtsschutzversicherung, die Sie – unter anderem – ja nur in Ihrer Eigenschaft als **Arbeitnehmer** geschützt hat, aber für einen Selbstständigen keine oder die falsche Absicherung bietet).

In jedem Fall muss einiges dazu kommen, denn es sollten zum einen betriebliche Schadenereignisse versichert sein (wenn Sie eine Beratungspraxis oder eine Lehrküche außerhalb der eigenen vier Wände führen; ▸ **Kap. 3.2.1**), und das persönliche Risiko steigt als Unternehmer natürlich ganz erheblich (z. B. Haftungsrisiko, Überschuldungsrisiko, neu zu versichernde Risiken). Als Arbeitnehmer genießen Sie ein gesetzliches Sicherheitsnetz, was zwar oft nur eine **Basisabsicherung** bedeutet – die in der Regel durch privat abgeschlossenen Versicherungsschutz ergänzt werden kann –, aber das Existenzminimum wird hierdurch meist abgedeckt. Und für die Absicherung dieses Existenzminimums müssen Sie ab sofort selbst sorgen im Rahmen von **privaten Versicherungen**.

▶ **Tab. 6.1** Übersicht der empfehlenswerten Versicherungssparten.

Risiko/ Absicherung	privat	betrieblich	Absicherungsmöglichkeit	Anmerkungen (▶ Kap. 6.1.1)
Krankheit [294, 121]	Pflicht (existenziell)	–	gesetzliche/private **Krankenversicherung** (GKV/PKV)	
Berufsunfähigkeit [120]	freiwillig (existenziell)	–	**Berufsunfähigkeitsversicherung** ggf. über gesetzliche **Rentenversicherung**	
Invalidität [120]	freiwillig (existenziell)	Pflicht, wenn Mitarbeiter beschäftigt werden	**Unfallversicherung** (privat) oder **Berufsgenossenschaft** (privat und betrieblich)	
Altersrente* [120]	freiwillig (existenziell)	–	Sparvertrag bei **Versicherung**, **Bank** oder **Fondsgesellschaft**	
	Pflicht**	–	**gesetzliche Rentenversicherung**	
Arbeitslosigkeit [37]	freiwillig (sehr sinnvoll)	–	**Arbeitslosenversicherung** (Agentur für Arbeit)	
Haftpflicht [120]	freiwillig (existenziell)	freiwillig (existenziell)	**Haftpflicht-Versicherung**, die sowohl private als auch betriebliche Risiken mit abdeckt. Beide Verträge können aber auch bei verschiedenen Gesellschaften abgeschlossen werden.	
Inventar*** [120]	–	freiwillig (sehr sinnvoll)	**Inventarversicherung**	
Rechtschutz [120]	freiwillig (sehr sinnvoll, beinhaltet aber i. d. R. nur private Risiken)	freiwillig (sehr sinnvoll)	**Rechtsschutzversicherung**, die sowohl betriebliche als auch private Risiken abdeckt	
Kfz [120] • Haftpflicht • Kasko	 • Pflicht • freiwillig (sinnvoll)	 • Pflicht • freiwillig (sinnvoll)	**Kfz-Versicherung**	
Krankenzusatz**** [294]	freiwillig (sehr sinnvoll)	–	private **Krankenversicherung**	
Pflegezusatz [294]	freiwillig (sehr sinnvoll)		private **Krankenversicherung**	

* ▶ **Kap. 6.6** und GRV [170]
** ▶ **Kap. 6.6.2**
*** Einschlüsse wie Betriebsunterbrechung, Elektronik und Elementarberücksichtigungen
**** nur sinnvoll in Kombination mit GKV

Merke: Je nachdem, wie hoch Ihr individuelles Sicherheitsbedürfnis ist, werden Sie sich vielleicht noch besser absichern wollen, aber letztlich ist das natürlich auch eine Frage des Budgets, welches Ihnen für den Beginn Ihrer Selbstständigkeit zur Verfügung steht.

▸ **Tab. 6.1** zeigt eine Übersicht über alle Versicherungssparten, die Sie zwingend haben sollten bzw. über kurz oder lang integrieren sollten.

6.1.1 Wie gehen Sie „versicherungsstrategisch“ vor?

Anhand der ▸ **Tab. 6.1** können Sie Ihr individuelles Prioritätenprofil erstellen. Lesen Sie zunächst die Abschnitte zu den einzelnen Absicherungsarten durch, und wägen Sie danach ab, welchem Punkt Sie besondere Aufmerksamkeit schenken wollen. Vergeben Sie Punkte (oder „Sternchen“), damit Sie sofort erkennen können, um welches Thema Sie sich zuerst kümmern müssen, und arbeiten Sie diese Liste der Reihe nach ab. In die rechte freie Spalte können Sie sich z. B. die ermittelte Preisspanne des jeweiligen Versicherungsproduktes schreiben (samt der dazugehörigen Versicherungsgesellschaft) oder Anmerkungen und Fragen, die sich hierzu noch ergeben. So gelangen Sie Schritt für Schritt zu Ihrem eigenen „Versicherungsplan“.

6.2 Welche Krankenversicherung kommt infrage?

Bislang waren Sie wahrscheinlich gesetzlich krankenversichert. Es sei denn, Sie oder Ihr Ehepartner sind Beamte mit Beihilfeanspruch, Angestellte mit Versicherungsfreiheit oder bereits anderweitig selbstständig und somit privat krankenversichert. Für diesen Fall sollten Sie die bestehende Versicherungsgesellschaft beibehalten. Passen Sie jedoch Ihren Tarif dem Bedarf eines Selbstständigen an wie z. B. Einschluss einer angemessenen Selbstbeteiligung oder Anpassung der Krankentagegeldhöhe und des Leistungsbeginns. Waren Sie bislang aber gesetzlich krankenversichert, kennen Sie das System der Beitragsberechnung, das sich prozentual an Ihrem Verdienst ausrichtet, und des Versicherungsschutzes, der bei allen gesetzlichen Krankenkassen – bis auf Nuancen – identisch ist.

Vertragspartner waren bislang Sie und Ihre Krankenkasse sowie Ihr Heilbehandler/die Krankenanstalt und die Krankenkassen bzw. die kassenärztlichen Vereinigungen. Rechnungen bekamen Sie wahrscheinlich nicht zu sehen – abgesehen von potenziellen Zuzahlungen – denn abgerechnet wird bei diesem System direkt zwischen den Vertragspartnern Heilbehandler/Krankenanstalt und Krankenkasse. Mit Eintritt in die Selbstständigkeit haben Sie jedoch die Möglichkeit, entweder **freiwillig gesetzlich** krankenversichert zu bleiben – unter Beibehaltung des oben beschriebenen Behandlungs- und Abrechnungssystems – oder sich **privat** krankenzuversichern. Dann können Sie aus einer Vielzahl von privaten Anbietern wählen und sich den Tarif aussuchen, der Ihren Vorstellungen von Leistungen und Beitragshöhe am ehesten entspricht.

Bei der privaten Krankenversicherung (PKV) ist ein wesentlicher Bestandteil Ihrer Aufnahme in die Versichertengemeinschaft **Ihr persönlicher Gesundheitszustand**. Die Beitragshöhe richtet sich erheblich nach Ihrem **Eintrittsalter** (je jünger, desto niedriger) und jeglicher **Vorerkrankung**. Mögen diese Vorerkrankungen Ihnen persönlich auch noch so gering erscheinen, könnten sie ausschlaggebend für die Erhebung eines individuellen Risikozuschlages sein. Im ungünstigsten Fall könnte die Aufnahme in die Versichertengemeinschaft sogar abgelehnt werden.

Merke: „Schummeln gilt nicht.“ Riskieren Sie lieber einen Zuschlag oder schlimmstenfalls eine Ablehnung, statt Vorerkrankungen bei Antragsaufnahme zu verschweigen. Denn wenn das zu einem späteren Zeitpunkt doch offenkundig wird, riskieren Sie die sofortige Kündigung vonseiten der Versicherung.

6.2.1 Privat oder gesetzlich krankenversichert – womit fahren Sie besser?

Wichtiger Bestandteil der PKV ist, abgesehen von der freien Tarifwahl, dass jede versicherte Person ihren „eigenen, individuellen" Beitrag zu zahlen hat. Das System der beitragsfreien Mitversicherung wie in der gesetzlichen Krankenkasse (GKV) gibt es hier nicht. Müssen Sie also nicht nur sich selbst, sondern auch noch Ihre **Kinder mitversichern**, kann es in der PKV durchaus erheblich teurer werden als in der GKV.

Es besteht noch ein wesentlicher Unterschied zwischen GKV und PKV: Die Beitragshöhe richtet sich in der GKV immer nach Ihrem Verdienst, wohingegen die Leistungen i.d.R. gleich bleiben (Erhöhung von Zuzahlungen und Einführung weiterer Ausschlüsse im Rahmen von Gesundheitsreformen nicht berücksichtigt). Die **Beitragsobergrenze** für einen Selbstständigen mit Anspruch auf Krankengeld sowie der Pflegepflichtversicherung beträgt derzeit monatlich 677,03 € (Stand 2012). Zugrunde gelegt wird für die Beitragsberechnung nicht nur Ihr Verdienst aus Ihrer selbstständigen Tätigkeit, sondern auch aus jeglichen weiteren Einnahmen wie z.B. aus Kapitalvermögen oder Vermietung und Verpachtung. Der **Mindestbeitrag** für Existenzgründer liegt derzeit bei monatlich 348,48 € (inkl. Tagegeld und Pflege) Wenn ein **Gründungszuschuss** von der Arbeitsagentur gewährt wurde, beträgt der monatliche Beitrag zur gesetzlichen Krankenkasse derzeit sogar nur 232,32 € (Stand 2012).

In der PKV ist Ihr Verdienst völlig unerheblich. Sie zahlen immer nur den Beitrag, der für einen Versicherten Ihres Eintrittsalters, mit Ihrem Gesundheitszustand und Ihrem gewählten Tarifniveau nötig ist. Hört sich gut an – ist aber leider auch keine Garantie für einen lebenslang andauernden günstigen Einstiegsbeitrag.

Merke: Anders als die GKV kalkuliert die PKV ihre Beiträge individuell für jeden ihrer Versicherten bis zum statistischen Lebensende. Die GKV berechnet dagegen nach dem Umlageverfahren: Die heute gut Verdienenden zahlen mit für die Gering- oder Gar-nicht-Verdiener, diese ggf. mit einer Reihe beitragsfrei mitversicherter Personen. Dieses System nennt sich Solidargemeinschaft.

Die **Solidargemeinschaft** berücksichtigt jedoch nach Meinung von Experten [244] nicht genügend die Probleme, die sich aufgrund der immer älter werdenden Gesellschaft zwangsläufig ergeben. Der Segen unserer Langlebigkeit ist ja auch ein Resultat der immer fortschrittlicheren Medizin – die aber auch ihren Preis hat. Diesem Problem versucht die PKV mit einer individuellen Beitragskalkulation, ihrem System der **Kapitaldeckung** (ähnlich wie beim Systemunterschied zwischen gesetzlicher und privater Rente) sowie durch den Einschluss von **Altersrückstellungen** entgegenzuwirken. Vom Gedanken her sehr sinnvoll, aber tatsächlich kann niemand zuverlässig vorhersagen, inwieweit die von Ihnen gewählte PKV in Zukunft „beitragsmoderat" bleiben wird oder ob die jährlich steigenden Beiträge (ohne Obergrenze wie in der GKV) Ihren finanziellen Rahmen eines Tages nicht doch übersteigen werden.

Entscheiden Sie sich von Anfang an für die am besten zu Ihnen passende Versicherungsform (GKV oder PKV). Sofern Sie sich für die „Private" entscheiden, sollte es dann auch gleich ein vernünftiger Tarif sein. Das Leistungsniveau der PKV sollte mindestens dem der GKV entsprechen! Erst einen – zunächst günstig erscheinenden – Tarif zu wählen und später zu einem anderen Versicherungsunternehmen zu wechseln, ist alles andere als ratsam, denn

- Sie verlieren dann i.d.R. die bislang erworbene Altersrückstellung,
- Sie haben beim Neuabschluss ein neues (teureres) Eintrittsalter und
- Sie müssen auf jeden Fall wieder die Gesundheitsfragen (wahrheitsgemäß) beantworten und tragen somit das Risiko einer erschwerten Annahme.

Und zurück in die GKV? Das geht nicht ohne Weiteres. Zunächst müssen erst wieder die Voraussetzungen für eine Versicherungspflicht vorliegen z.B. durch Aufnahme einer versicherungspflichtigen Arbeitnehmertätigkeit (also mit einem Jahresbruttoeinkommen <50 850 €). Außerdem dürfen Sie das 55. Lebensjahr noch nicht vollendet haben und sich nicht zuvor von der Versicherungspflicht haben befreien lassen.

Als letzte „Reißleine" hat der Gesetzgeber zum 1. Januar 2009 in der PKV den **Basistarif** eingeführt, der einen Umstieg von der „regulären" PKV in einen der GKV ähnlichen Krankenversicherungstarif erlaubt. Die Beitragshöhe ist auf den jeweils gültigen Höchstbeitrag der GKV „gedeckelt". Allerdings sind auch die Leistungen mit denen der GKV vergleichbar. Jegliche Leistungskürzungen (durch weitere Gesundheitsreformen in der GKV) müssen hier ebenfalls durchgeführt werden. [294]

6.2.2 Verdienstausfall bei Krankheit – was nun?

Zusätzlich zur Frage, welche Versicherungsform für Sie die Beste ist, müssen Sie sich auf jeden Fall um ein ausreichendes **Krankengeld** (bei der PKV: „**Krankentagegeld**") bemühen. In der GKV ist der Anspruch auf ein Krankengeld im Beitragssatz von derzeit 15,5% bereits enthalten (beim Verzicht auf Selbiges würde der Beitragssatz auf 14,9% reduziert). Die maximale Höhe bei Inanspruchnahme beläuft sich derzeit auf 89,25€ pro Tag **ab dem 43. Tag** der Erkrankung. Das würde einem monatlichen Einkommen von 2677,50€ entsprechen. Wünschen Sie ein Tagegeld mit einem früheren Leistungsbeginn, so müssten Sie mit Ihrer gesetzlichen Krankenkasse über die dort möglichen **Zusatztarife** sprechen.

Praxistipps
Achtung: Derzeit bedeutet der Abschluss eines von den GKV angebotenen Wahltarifs eine 3-jährige Bindung an diese Kasse.

Bei den PKV richtet sich die Beitragshöhe für das Krankentagegeld erneut nach Eintrittsalter, Geschlecht (ab 21.12.2012 dürfen Versicherungen generell nur noch die sogenannten Uni-Sex-Tarife anbieten [139]), nach der Höhe des gewünschten Tagessatzes und nach dem Zeitpunkt, zu dem die Zahlung des Verdienstausfalles einsetzen soll: **Je früher, desto höher der Beitrag**. Und: Es nützt nichts, hier ein höchstmögliches Krankentagegeld abzusichern, welches Sie bei Krankheit besser stellen würde als zuvor durch Ihr erzieltes Einkommen. Sobald Sie das Krankentagegeld beantragen, will die Versicherung die Verdienste der Vorjahre sehen. Hört sich gemein an, ist aber keine Schikane – hier gilt schlicht und ergreifend das Prinzip des **Bereicherungsverbotes durch Krankheit**.

Merke: Sicher ist Ihnen nach der Lektüre dieses Abschnittes klar, dass die Entscheidung für die richtige Krankenversicherung von immenser Wichtigkeit ist und wohl bedacht werden muss. Vor allem gibt es hierfür kein Patentrezept, was dem einen als großer Nachteil erscheinen mag, ist für den anderen völlig unerheblich. Sie sollten diesem Thema in jedem Fall sehr viel Aufmerksamkeit widmen.

6.3 Berufsunfähig? Bloß nicht!

Die Absicherung der Berufsunfähigkeit – auch dieses Thema kann enorm wichtig für Sie werden. Als Abgrenzung zum vorherigen Thema der Krankenversicherung gilt für die **Berufsunfähigkeitsversicherung (BU)**, dass diese greift, wenn Sie krankheits- oder unfallbedingt **Ihrem ausgeübten Beruf nicht mehr nachkommen können** – schlimmstenfalls bis zum Eintritt ins Rentenalter. Das bedeutet: Selbst wenn Sie den bestmöglichen Versicherungstarif (z.B. in der PKV) gewählt und ein ausreichendes Krankentagegeld abgeschlossen haben, so kann es durchaus vorkommen, dass die Wiederherstellung Ihrer Gesundheit nicht möglich ist und sie berufsunfähig bleiben.

Für diesen Fall hilft dann auch kein Krankentagegeld mehr. Kein Arzt kann Sie jahrelang krankschreiben, irgendwann wird die Berufsunfähigkeit festgestellt. Und für diesen unglücklichen Fall benötigen Sie eine private Absicherung, die Ihnen bis zum Eintritt in den Ruhestand eine Rente zahlt, die zumindest Ihr Existenzminimum sichert. Auch hier gilt das Prinzip des „Bereicherungsverbotes", d.h. Rentenhöhe und Bruttogewinn aus Ihrer selbstständigen Tätigkeit sollten ungefähr zusammenpassen. Bei einem Jungunternehmer ist das sicher schwierig zu ermessen,

▶ **Tab. 6.2** Beispiel für eine BU-Rente von 2000 € im Vergleich 50/50- und 25/75-Regelung.

Berufsunfähigkeit (%)	BU-Rente mit 50/50-Prozent-Regelung (€)	BU-Rente mit 25/75-Prozent-Regelung (€)
20	–	–
30	–	600
50	2000	1000
70	2000	1400
75	2000	2000

denn die Höhe der Einkünfte ist ja zunächst noch ungewiss. Wählen Sie dennoch eine Rentenhöhe, die im Falle des Falles eine Existenzsicherung für Sie darstellt.

Bei den meisten Gesellschaften wird ab einer 50 %igen Berufsunfähigkeit die volle Rente gezahlt. Vorher gibt es nichts, ab 50 % alles! Eine andere Variante wäre die 25/75-Prozent-Regelung. Hier könnten Sie bereits ab einer 25 %igen Berufsunfähigkeit eine Rentenleistung beantragen (▶ Tab. 6.2).

Noch ein Wort zur **Antragsstellung der BU** wie zu den **Versicherungsgesellschaften**:

Wie bei der PKV richtet sich der zu zahlende Beitrag nach Eintrittsalter, Geschlecht, individuellem Gesundheitszustand, Laufzeit (ob bis zum Endalter von 65 oder 60 Jahren ist beitragsmäßig ein ziemlicher Unterschied!) und natürlich der Höhe der gewünschten Rente. Auch hier müssen alle **Antragsfragen wahrheitsgemäß beantwortet** werden. Spätestens bei der Beantragung der Rentenleistung könnte das Verschweigen einer Vorerkrankung offenkundig werden – mit dem Resultat, dass Sie zwar jahrelang brav Ihre Beiträge entrichtet hätten, aber im Leistungsfalle leer ausgingen.

P Praxistipps

Investieren Sie genügend Zeit in die Auswahl des „richtigen" Versicherungsunternehmens. Zwar haben die meisten Versicherungsgesellschaften ihre Bedingungen in den letzten Jahren auf ein solides Niveau angehoben, geben Sie sich jedoch nicht mit einem zweit- oder drittklassigen Anbieter zufrieden. Wenn es „hart auf hart" kommt, sind die paar Euro, die Sie beim zweit- oder drittbesten Anbieter vielleicht gespart haben, schnell vergessen. Jetzt kommt es nur noch auf eine schnelle und reibungslose Abwicklung an, damit Sie im Ernstfall an die dringend benötigte Rente kommen.

Für den Fall, dass Sie aus gesundheitlichen Gründen keine private Berufsunfähigkeitsabsicherung erhalten können, lohnt es sich, über die „kleine Schwester" der BU nachzudenken – die **Erwerbsunfähigkeitsversicherung (EU)**. Das Prinzip ist ähnlich wie bei der BU. Hier wird aber im Leistungsfall nicht danach geschaut, ob Sie Ihren erlernten bzw. derzeitigen Beruf noch ausüben können. Die Frage ist hier, ob Sie noch **irgendeiner** Erwerbstätigkeit nachgehen könnten – auch wenn diese eine erheblich niedrigere Qualifikation beinhaltet und mit geringeren Einkommensmöglichkeiten verbunden ist als Ihr tatsächlicher Beruf. Da also die „Gefahr" einer Versicherungsleistung bei dieser EU niedriger ist, als bei der BU, ist sie auch preiswerter, und die Aufnahme in die Versichertengemeinschaft wird nicht ganz so streng gehandhabt.

Infobox

Berufsunfähigkeitszusatzversicherung

Für ganz Risikobewusste gibt es die Berufsunfähigkeitszusatzversicherung (BUZ). Hier wird die BU-Absicherung in Ihren Vertrag zur Altersvor-

▼

▼

sorge integriert. **Der Vorteil:** Bei eintretender Berufsunfähigkeit gibt es neben der Rentenleistung auch eine Beitragsbefreiung Ihrer Altersvorsorge. **Die Nachteile:** Sie kostet einiges mehr als die reine BU-Rentenabsicherung, weil ja ebenfalls der Beitrag für die Altersvorsorge abgesichert werden muss.
Derartige „Kombi-Verträge" sind unhandlich, wenn aus wirtschaftlichen Gründen die Altersvorsorge kurzfristig reduziert oder unterbrochen werden muss. Die BU-Rente wird dann ebenfalls gekürzt oder entfällt schlimmstenfalls komplett. Die Bedingungen für die BU sowie die Rahmenbedingungen für die Altersvorsorge werden nicht unbedingt bei jedem Unternehmen gleich gut sein. Besser, Sie suchen sich für jede einzelne Sparte den besten Anbieter.
Die **Alternative**: Sie wählen die BU beim bestmöglichen Anbieter in der für Ihren Lebensunterhalt notwendigen Höhe. **Und** Sie wählen Ihre Altersvorsorge bei Ihrem favorisierten Anbieter und vereinbaren gleichzeitig eine Beitragsbefreiung bei Berufsunfähigkeit. Leider hat auch diese Kombination einen Nachteil: Im Leistungsfall müssten Sie dann mit zwei verschiedenen Anbietern mit wahrscheinlich verschiedenen Bedingungen kommunizieren.

6.4 Absicherung der Invalidität – die Unfallversicherung

In Abgrenzung zur Berufsunfähigkeitsversicherung leistet die Unfallversicherung nur bei dauerhaften Schäden, die nach einem Unfallgeschehen auftreten.

Definition

In den Bedingungen der Versicherer lautet die Definition von Unfall: „Ein plötzlich von außen auf den Körper unfreiwillig einwirkendes Ereignis." [120]

Das bedeutet: Nicht der schleichende Verschleiß des Knies bei einem Fliesenleger, sondern der Sturz des Dachdeckers beim Dacheindecken oder der Autounfall ist versichert. Besteht also nach einem solchen Ereignis ein bleibender Schaden (Invalidität) und dieser mindestens 12 Monate nach Eintritt des Ereignisses, so leistet die Unfallversicherung i.d.R. mit einer Einmalzahlung in der Höhe, die Sie für diesen Fall abgeschlossen haben (Rentenzahlungen sind aber auch vereinbar).

Eine Unfallversicherung zahlt bei Verlust oder völliger Funktionsunfähigkeit von Körperteilen und/oder Sinnesorganen. ▶ Tab. 6.3 zeigt beispielhaft einen Auszug aus der Gliedertaxe einer Unfallversicherung.

▶ **Tab. 6.3** Auszug aus Gliedertaxe einer Unfallversicherung.

Verlust oder Funktionsunfähigkeit von	Gliedertaxe (%)*	prozentuale Erstattung (%)	versicherte Leistungen (Beispiel in €) Invaliditätsgrundsumme 150 000 €, Progression** 350 %, max. 525 000 €
Geruchssinn	10	10	15 000
Gehör auf einem Ohr	30	40	60 000
Sehkraft auf einem Auge	50	100	150 000
Hand im Handgelenk	55	125	187 500
Arm im Schultergelenk	70	200	300 000
Bein über Mitte des Oberschenkels (70 %) und Daumen (20 %)	90	300	450 000

* Die Gliedertaxe bestimmt, wie hoch die Invalidität bei Verlust eines bestimmten Körperteiles ist. Sind mehrere Körperteile betroffen, werden die Invaliditätsgrade zusammengerechnet, jedoch bis zu maximal 100 %.

** Die Progression beginnt ab einem Invaliditätsgrad von 25 %, darunter wird nur 1 : 1 geleistet (5 % Invalidität = 5 % Erstattung aus Invaliditätsgrundsumme). Je höher der Invaliditätsgrad, umso stärker steigt die Progression.

6.4.1 Ist die Unfallversicherung überflüssig?

Lassen Sie sich nicht irreführen, wenn Sie von „verbraucherorientierter Seite" hören oder lesen, dass Unfallversicherungen überflüssig seien und lediglich eine „ausreichende" Berufsunfähigkeitsversicherung wichtig sei. Dazu ein paar „Versicherungstipps" in Bezug auf die BU und die Unfallversicherung, die Sie teuer zu stehen kommen können.

1. Zum Thema **„Überflüssige Versicherungen: Was brauchen Sie wirklich?":**
   „[…] Wenn es um wirklich teure Risiken geht, also um die Invalidität, spielen Unfälle eine untergeordnete Rolle. Deutlich weniger als 5% der Invaliditätsfälle gehen auf einen Unfall zurück. Wenn Sie eine Berufsunfähigkeitsversicherung haben, brauchen Sie keine Unfallversicherung. Eine Unfallversicherung zahlt Ihnen in der Regel einen Einmalbetrag. Der ist aber meistens längst nicht hoch genug, um daraus eine Rente zu finanzieren. Mit dem Geld können Sie einmalige Ausgaben wie den behindertengerechten Umbau Ihrer Wohnung oder Ihres Autos bezahlen, Ihren Lebensunterhalt können Sie damit nicht bestreiten."
   WISO-Tipp vom 18.04.2011, nachzulesen im Internet [165]
2. **Versicherungscheck 2011:**
   „Eine private Unfallversicherung schützt zum Beispiel Hausfrauen und Kinder für den Invaliditätsfall. Arbeitnehmer (die ja gesetzlich unfallversichert sind, ohne selbst Beiträge dafür aufwenden zu müssen) können durch eine solche Police auch Unfälle in der Freizeit versichern. Allerdings: Eine private Berufsunfähigkeitsversicherung […] schließt dieses Risiko bereits mit ein."
   Wolfgang Büser, Rechtsexperte im Morgenmagazin, 08.06.2011 [97]
3. **Richtig versichert beim Wintersport:**
   „Wer dem beliebten Wintersport nachgeht, sollte vorher seinen Versicherungsschutz überprüfen", rät Sascha Straub, Versicherungsexperte der Verbraucherzentrale Bayern. „Rund 49000 Deutsche verletzten sich im vergangenen Jahr auf alpinen Pisten. Lücken im Versicherungsschutz können hier schnell zum Kostenrisiko werden." Spezielle Wintersportversicherungen sind aber nicht unbedingt notwendig. „Auf Zusatzpolicen kann verzichten, wer schon einen passenden, alltagstauglichen Versicherungsschutz hat", so Straub. Dazu gehört die private Haftpflichtversicherung, die auch vor Schadenersatzansprüchen schützt, die beim Freizeitsport entstehen. Eine private Unfallversicherung zahlt, wenn man durch einen Sturz invalide wird. Nur, wer bereits eine Berufsunfähigkeitsversicherung hat, für den ist der gesonderte Unfallschutz entbehrlich."
   Verbraucherzentrale Bayern, Internetseite [297]

Diese Beiträge sind für Verbraucher nicht ganz ungefährlich:

Zunächst einmal scheint hier eine Verwechslung zwischen Invalidität und Berufsunfähigkeit vorzuliegen (WISO-Tipp). Denn wie erklärt es sich, dass „deutlich weniger als 5% Prozent der Invaliditätsfälle auf einen Unfall zurückgehen" sollen? Hier ist wahrscheinlich die Berufsunfähigkeit gemeint, die tatsächlich nur zu einem geringen Teil (Angaben reichen hier von 5–10%) durch unfallbedingte Invalidität verursacht wird. Äußerst bedenklich die Aussage: „Wenn Sie eine Berufsunfähigkeitsversicherung haben, brauchen Sie keine Unfallversicherung." Hier werden zwei völlig unterschiedliche Bereiche in einen Topf geworfen. Beide können zwar miteinander zu tun haben, müssen es aber nicht.

Richtig ist: In den meisten Fällen wird eine Berufsunfähigkeit durch Krankheit und nicht durch einen Unfall ausgelöst. Falsch ist: Wenn man die häufiger zum Tragen kommende Berufsunfähigkeitsversicherung hat, braucht man keine Unfallversicherung. Würden nämlich Sie zu den jährlich Tausenden von Unfallopfern gehören, die – trotz der laut Statistik geringen Quote – einen bleibenden Schaden davontrügen, dann stellt sich nicht nur die Frage, womit Sie den Verlust der Arbeitskraft auffangen (Rentenzahlung). Sie müssten darüber hinaus auch noch die gesamten Zusatzkosten für z.B. den behindertengerechten Umbau der Wohnung, des Hauses und des Bades, für den elektrischen Krankenfahrstuhl, das behindertengerechte Auto u.v.m. finanzieren.

Infobox

Berufsunfähigkeits- und Unfallversicherungen

Beachten Sie:

- Leistungen einer Unfallversicherung unterliegen keinen fixen Versicherungssummen. Sie können hier, ganz nach Ihrem Sicherheitsbedürfnis, kleine oder aber sehr hohe Invaliditätsleistungen beantragen – bis zu den Höchstversicherungssummen der jeweiligen Gesellschaften.
- Berufsunfähigkeitsversicherungen sind teuer – Unfallversicherungen sind i. d. R. erheblich preiswerter.
- Berufsunfähigkeitsversicherungen sind von Ihrem Alter, Ihrem Beruf sowie Ihrem individuellen Gesundheitszustand abhängig – bei Unfallversicherungen spielen Vorerkrankungen und Beruf eine untergeordnete, das Alter überhaupt keine Rolle (Ausnahme: Kinder und Senioren).
- Die Aussage, der Einmalbetrag der Unfallversicherung reiche „nur" aus, um einmalige Ausgaben wie den behindertengerechten Umbau Ihres Hauses oder Ihres Autos zu zahlen, seinen Lebensunterhalt könne man damit nicht bestreiten, sollte man umkehren: „Die Höhe der BU-Rente reicht – vielleicht – gerade aus, um Ihren Lebensunterhalt zu bestreiten. Die zusätzlichen Kosten für den behindertengerechten Umbau Ihres Hauses oder Ihres Autos können Sie davon nicht finanzieren."
- Bei Bedarf können Sie bei den meisten Unfallversicherungen, zusätzlich zur Einmalzahlung, auch noch eine Invaliditätsrentenzahlung einschließen. Diese greift dann aber erst ab einer 50 %igen Invalidität, so wie die BU, die auch erst ab einer 50 %igen Berufsunfähigkeit zahlt.
- Was würden Sie tun, wenn Sie unfallbedingt zwar eine hohe Invalidität davontrügen, die – hoffentlich in ausreichender Höhe bestehende – Berufsunfähigkeitsversicherung aber dennoch nicht zum Tragen käme, da Sie Ihre Beratertätigkeit trotz der Invalidität noch ausüben könnten – zumindest in der Theorie?

Diese Beispiele zeigen, dass jede Aussage – komme sie aus noch so vertrauenswürdigen Quellen – auf Ihre persönlichen Bedürfnisse überprüft gehört. Nur weil die eine Versicherung (in diesem Beispiel die Unfallversicherung) nicht so häufig zum Tragen kommt wie die andere (im Beispiel die Berufsunfähigkeitsversicherung), ist dies keine Garantie dafür, dass Sie persönlich nicht vielleicht doch „die eine" gebraucht hätten. Schlimmstenfalls kämen sogar beide Versicherungsleistungen zum Einsatz, nämlich dann, wenn Sie zu den oben erwähnten 5–10 % der Fälle gehören, bei denen eine hohe Invalidität auch gleichzeitig eine Berufsunfähigkeit auslöst.

Merke: Die Unfallversicherung ist eine der existenziell wichtigsten Versicherungen, die Sie zu einem überschaubaren Beitrag bekommen können und die darüber hinaus in die gesamte Familie gehört (ob selbstständig oder nicht).

Weitere Einschlussmöglichkeiten in der Unfallversicherung sind Todesfall, Übergangsleistung, Krankenhaustage- und Genesungsgeld, Krankentagegeld (wichtig für Selbstständige!), Kurkosten, kosmetische Operationen usw. Auch können Sie bei jeder Gesellschaft zwischen verschiedenen Bedingungswerken wählen, die dann z. B. eine verbesserte Gliedertaxe oder zusätzliche Einschlüsse enthalten – wenn Ihnen persönlich diese wichtig erscheinen.

6.5 Berufsgenossenschaft

Sofern Sie **Arbeitnehmer** beschäftigen, sind Sie als Arbeitgeber verpflichtet, diese bei der Berufsgenossenschaft gegen Unfallfolgen zu versichern [20] (► **Kap. 4.4.3**). Darüber hinaus besteht für Sie als Ernährungsfachkraft u. U. eine Versicherungspflicht bei der gesetzlichen Unfallversicherung. Als Diätassistent und bei gleichwertiger anerkannter Qualifikation für die Ernährungstherapie sowie als Heilpraktiker müssen Sie sich in der **Berufsgenossenschaft für Gesundheitsdienst und Wohlfahrtspflege (BGW)** pflichtversichern. Arztpraxen müssen als Einrichtung in dieselbe Pflichtversicherung.

Der Versicherungsbeitrag richtet sich nach Ihrem **„Gefahrenpotenzial"**, wobei die meisten Ernährungsfachkräfte in den **Gefahrtarif 6** und damit in die **Gefahrklasse 3,3** eingruppiert werden. Die BGW zieht den Mitglieds-/Versicherungsbeitrag (derzeit ca. 136 €) einmal jährlich ein – diese Kosten gehören in Ihre Kalkulation (▶ Kap. 5.3.2). Arbeiten Sie als Ernährungsfachkraft (z. B. Ökotrophologe) überwiegend oder ausschließlich im präventiven Bereich, so ist die **Verwaltungs-Berufsgenossenschaft (VBG)** diejenige, die Sie als Selbstständigen pflichtversichert. Wenn Sie sich nicht sicher sind, welche Berufsgenossenschaft für Sie zuständig ist, erhalten Sie Auskunft vom Hauptverband der gewerblichen Berufsgenossenschaften (HVBG) bzw. bei der Deutschen Gesetzlichen Unfallversicherung (DGUV), die auch für „nicht gewerblich tätige" Freiberufler zuständig sind [112].

Merke: Eine Anmeldung bei der zuständigen Berufsgenossenschaft (BGW oder VBG) ist Pflicht und muss binnen einer Woche nach Aufnahme der Tätigkeit erfolgen (▶ Kap. 4.4.3).

Es ist sehr empfehlenswert, sich zusätzlich zur gesetzlichen Pflichtversicherung, die ja nur einen Grundschutz in Form einer Rentenzahlung bietet, über die Möglichkeiten einer **freiwilligen Höherversicherung** beraten zu lassen. Das können Sie zum einen bei der für Sie zuständigen Berufsgenossenschaft tun oder aber bei einer Versicherungsgesellschaft, bei der Sie sich Ihr individuelles Leistungspaket zurechtschnüren lassen können. Behalten Sie im Auge, dass die Versicherungssumme für den Fall einer Vollinvalidität wenigstens 500 000 € betragen sollte – nur so können Sie vermeiden, nach einem gravierenden Unglück auch noch mittellos dastehen zu müssen.

6.6 Das Alter finanzieren – jetzt oder später?

Ein Thema, das zweifelsfrei existenziell wichtig ist, aber nicht zwingend zu Beginn der Selbstständigkeit schon komplett „unter Dach und Fach" sein muss, ist die Absicherung der Rente. Dennoch sollten Sie diesem Thema sehr viel Beachtung schenken, denn es geht um nichts anderes als um Ihren persönlichen Ruhestand – den Sie nach einem erfüllten und womöglich anstrengenden Arbeitsleben angemessen genießen möchten und sollen.

Leider wird in der Praxis häufig gerade mit diesem Thema sorglos und unachtsam umgegangen. Ein Fehler, der sich mit Sicherheit eines Tages böse rächen wird – es sei denn, Sie kalkulieren nach Rentenbeginn nicht mehr allzu viel Lebenszeit für sich ein oder sind bereit, die letzten Jahre Ihres Lebens auf ein Existenzminimum beschränkt zu leben.

Zunächst die **wesentlichen Fragen**:

- Wie viele **Einnahmequellen** stehen Ihnen bereits zum jetzigen Zeitpunkt zur Verfügung (gesetzliche, betriebliche und private Rentenansprüche, Einnahmen aus Vermietung und Verpachtung etc.)?
- **Wie viele Jahre** stehen Ihnen noch zum Sparen zur Verfügung?
- Welchen **Betrag** sind Sie bereit und in der Lage, über einen langen Zeitraum regelmäßig zu sparen?
- Möchten Sie eher **konservativ** oder eher **dynamisch** investieren?
- Über welche **Nettorente** möchten Sie vom Ruhestandsbeginn bis zum – voraussichtlichen – Lebensende verfügen?

Nachdem Sie diese Fragen geklärt haben, wird es schwieriger. Denn jetzt kommen Sie nicht umhin, Ihr Versorgungsziel (die gewünschte Nettorente) mit Folgendem in Einklang zu bringen:

- Wie viel **Steuern** müssen Sie voraussichtlich auf Ihre jeweiligen Einnahmen als Rentner zahlen?
- Wie hoch werden Ihre **Krankenversicherungsbeiträge** während des Ruhestandes sein?
- Mit welchen **Steigerungen** können Sie jährlich bei Ihren diversen **Rentenarten** (gesetzliche, betriebliche, private Rente oder auch Mieteinnahmen, Kapitaleinkünfte etc.) rechnen?
- Wie hoch wird, im Gegensatz zu den möglichen Rentensteigerungen, der **Kaufkraftverlust** (Inflation) sein?
- Wie ist Ihre **Anlagementalität** (konservativ oder dynamisch) in Einklang mit der verbleibenden **Sparzeit** zu bringen?

Tatsächlich lassen sich diese ersten 4 Fragen kaum ohne eine professionelle Software klären, die Sie bei einem guten Berater – und sicherlich nicht „kostenlos" im Internet – bekommen. Gehen Sie aber lediglich nach der folgenden simplen Methode vor, dann werden Sie mit großer Sicherheit sehr weit vom gewünschten Ziel entfernt sein: Alle voraussichtlichen Einkünfte zum Rentenalter zusammenzuziehen, davon einen geschätzten Betrag für Krankenversicherung und Steuern abzurechnen – und schon ist die Nettorente ermittelt.

Infobox

Absicherung für das Alter

1. Das zum 1. Januar 2005 eingeführte **Alterseinkünftegesetz** (AltEinkG) hat den Bundesbürgern eine nicht unerhebliche **Steuerlast** im Rentenalter beschert [44]. Im Gegenzug wurden zwar bestimmte Kapitalanlageprodukte wie die Rürup-Rente in der Ansparphase steuerfrei gestellt, die Anzahl der steuerzahlenden Rentner wird sich jedoch durch diese Reform erheblich vergrößern.
2. Auch die **Beiträge zur Kranken- und Pflegeversicherung** können die erwartete Rentenleistung nicht unbeträchtlich reduzieren. Bleiben Sie freiwilliges Mitglied der GKV, so müssen Sie als Rentner auf sämtliche (Renten-)Einkünfte Krankenversicherungsbeiträge entrichten (allerdings nur bis zum Höchstsatz von derzeit 677,03 €). Sind Sie dagegen privat krankenversichert, so haben Ihre (Renten-)Einkünfte keinerlei Auswirkungen auf den Krankenversicherungsbeitrag. Von regelmäßigen Beitragsanpassungen bleiben Sie als Rentner aber dennoch nicht verschont. Allerdings wurde vom Gesetzgeber zum Januar 2000 ein 10 %iger Zuschlag auf sämtliche Versicherungsbeiträge (PKV) eingeführt, der die Beitragssteigerungen für Rentner moderater halten soll.
3. Rentenkiller Nr. 1: der **Kaufkraftverlust**. Dies ist ein ganz besonders heikler Punkt, denn wem ist schon wirklich bewusst, dass bereits eine durchschnittliche Inflationsrate von **2,3 %** in 30 Jahren ein Vermögen fast halbiert? Bei einer durchschnittlichen Inflationsrate von 2,8 % benötigt Ihr Vermögen sogar nur 25 Jahre, um nur noch die Hälfte wert zu sein.
4. **Rentensteigerungen** werden demgegenüber etwas magerer ausfallen, im Schnitt 0,5 % bei der gesetzlichen Rentenversicherung, bei den Privatversicherungen je nach Tarif durchschnittlich 1,5 % p.a.

Zu guter Letzt: Wie legen Sie nun am besten an? Ganz konservativ, damit „die Rente auch wirklich sicher ist"? Oder lieber renditestark, damit sich das lange Sparen auch wirklich lohnt? Hier müssen Sie für sich den goldenen Mittelweg finden, und der kann ein wenig von beiden Strategien beinhalten.

Klar ist: **Je kürzer die Restlaufzeit bis zur Rente, desto solider die Anlage.** Die Risiken, die renditehöhere Anlagen versprechen, sollte nur der – teilweise – eingehen, der noch eine lange Zeit bis zum Ruhestand vor sich hat. Und gerade hier gilt: Nicht alles auf eine Karte setzen. Streuen Sie Ihre monatlichen Sparbeiträge auf verschiedene Anlageformen – ohne sich dabei zu verzetteln. Bleiben Sie möglichst bei der einmal gewählten Anlage. Banken, Versicherungen und Fondsgesellschaften leben davon, dass sie ständig neue Kunden für ihre neu aufgelegten Produkte begeistern. Insofern wird es immer wieder neue sogenannte „todsichere Anlagen" geben, die interessanter erscheinen als die langweilige Rentenversicherung, die Sie vor Jahren abgeschlossen haben. Und tatsächlich sind die meisten neuen Produkte auch besser als sie es vor 10 oder 15 Jahren noch waren. Die Krux: Jagen Sie jedes Mal dem neuen, vermeintlich besseren Produkt hinterher, werden Sie letztlich nie an Ihr Versorgungsziel gelangen. Die Renditekraft des Zinseszinseffekts kann nämlich nur dann wirken, wenn Sie über Jahre und Jahrzehnte in dieselbe Anlage investieren.

Merke: Der größte Feind einer guten Altersvorsorge sind nicht die sogenannten „schlechten" oder „altmodischen" Produkte, sondern die Tatsache, dass die einmal gewählte Sparform nicht durchgehalten und zu oft gewechselt wird.

6.6.1 Und welches „Produkt“ ist nun für die Altersvorsorge am besten geeignet?

Wie bereits erwähnt: Der Markt ist groß und es locken viele Versprechungen. Denken Sie bei der Altersvorsorge langfristig, nicht nur von heute bis zum Rentenbeginn, sondern auch darüber hinaus – bis zum voraussichtlichen Lebensende. Es nützt Ihnen nichts, wenn Sie das Glück hatten, einen – oder mehrere – renditestarke Investmentfonds mit einer enormen Wertentwicklung zu ergattern, dann jedoch vor der Frage stehen, wie das Geld ab Rentenbeginn denn nun weiter investiert werden soll und zwar

- solide,
- lebenslang (!),
- ohne großen Schwankungen unterworfen zu sein,
- ohne hohe steuerliche Belastungen nach sich zu ziehen und
- ohne sich groß darum kümmern zu müssen.

Es ist nichts gegen Bank- oder Fondssparpläne zu sagen – nutzen Sie diese ggf. als Ergänzung und zur Risikostreuung. Zu empfehlen sind für eine **verlässliche und bequeme Altersvorsorge** jedoch am ehesten Versicherungsprodukte.

Infobox

Rentenversicherung

Eine Rentenversicherung, egal, ob dahinter eine Privat-, Riester- oder Rürup-Rente steht, ob klassisch/konservativ oder in Investmentfonds investiert, sollte immer der **Hauptbestandteil Ihrer Altersvorsorge** sein.

Die Vorteile:

- Sie zahlen nur einmal Abschlusskosten für Ihren Vertrag, der dann bis zum Lebensende läuft.
- Sie treffen zu Beginn eine Anlageentscheidung, die Ihrer Risikomentalität entspricht, können diese i. d. R. später auch noch verändern.
- Sie benötigen in der Ansparphase nichts von Ihrem Freistellungsbetrag, weil die Erträge aus den Rentenprodukten keiner Besteuerung unterworfen sind.
- Bei der vor allem für Selbstständige sehr interessanten Rürup-Rente können Sie in der Ansparphase sogar Ihre Steuerlast reduzieren (in der Rentenphase werden sie allerdings auch höher besteuert).
- Die in der Ansparphase steuerlich nicht geförderte Privatrente wird sogar nur mit dem Ertragsanteil besteuert (liegt zum 65. Lebensjahr bei 18 %).

Es versteht sich von selbst, dass diese Vertragsart weder besonders flexibel ist, noch dass Sie diese Anlageform wie ein Sparbuch handhaben können, auf dessen Guthaben Sie jederzeit Zugriff haben. Das ist auch nicht der Sinn der Sache. Oder sind Sie als Arbeitnehmer schon einmal auf die Idee gekommen, an Ihre gesetzliche Rentenversicherung zu schreiben und um eine klitzekleine Auszahlung für ein neues Auto oder eine Geschäftsinvestition zu bitten?

Merke: Eine Rentenversicherung ist nichts anderes als ein Sparvertrag fürs Alter – und niemals für zwischendurch. So hart das klingt: Für anderweitige Investitionen, seien sie privater oder beruflicher Natur, muss separat gespart werden.

Als Arbeitnehmer hatten Sie vielleicht schon eine **Riester-Rente** oder aber eine **betriebliche Altersvorsorge** (bAV), und Sie haben sich bereits über Zulagen oder eine Steuer- und Sozialabgabenersparnis gefreut. Diese Vorteile gelten für Selbstständige nicht mehr. Dennoch müssen Sie sich von diesen Verträgen keinesfalls trennen, denn

- die Riester-Rente können Sie gegebenenfalls auch als Selbstständige weiterführen – als sogenannten **„Anhängselvertrag“**. Die Voraussetzung ist, dass Ihr Ehepartner ein sozialversicherungspflichtiges Einkommen hat und einen eigenständigen Vertrag mit den erforderlichen Mindestbeiträgen führt und
- die vormals betriebliche Altersvorsorge können Sie **privat weiterführen**. Sie müssen nur die Versicherungsnehmereigenschaft übernehmen – dann allerdings ohne die vorherige Steuer- und Sozialabgabenersparnis.

P Praxistipps

Verträge, die Sie zur Altersvorsorge bereits zu einem früheren Zeitpunkt abgeschlossen hatten (private Rentenversicherung und/oder Lebensversicherung, egal ob klassisch oder fondsgebunden), sollten Sie weiterlaufen lassen. Dies erst recht, wenn sie noch vor dem 31.12.2004 abgeschlossen wurden. Dann nämlich sind die Auszahlungen (in Form einer Kapitalabfindung) komplett steuerfrei.

Sehr interessant für Selbstständige ist die zusammen mit dem Alterseinkünftegesetz (AltEinkG [44]) im Jahre 2005 eingeführte **Rürup-Rente**, auch **Basis-Rente** genannt. Die hierzu geleisteten Beiträge mindern bis zu einem Jahresbetrag von 20 000 € (Ehepaare 40 000 €) Ihre Steuerlast. Von 2005 bis zum Jahr 2025 wird der abzugsfähige Betrag um jeweils 2 % erhöht, 2012 sind das 74 % von den in einen entsprechenden Vorsorgevertrag geleisteten Beiträgen. Der Wermutstropfen: Die hieraus resultierende Rente wird im Rentenalter weitaus höher besteuert als zum Beispiel die Rentenzahlungen aus den zur Privatvorsorge zählenden Renten- oder Lebensversicherungen. Das Alterseinkünftegesetz (AltEinkG) umfasst 3 Schichten (▶ **Tab. 6.4**).

Welche Rentenvorsorge nun für Sie am ehesten geeignet ist, hängt überwiegend von Ihren Einkommensverhältnissen und Ihrer familiären Situation ab. Auch hier sollten Sie sich an einen zuverlässigen und versierten Beraters wenden, der Ihnen mittels entsprechender Software die beste Gesamtlösung ermittelt.

6.6.2 Rentenversicherungspflicht für Ernährungsfachkräfte, wenn …

In der Regel gehören Selbstständige nicht zu den Pflichtversicherten in der gesetzlichen Rentenversicherung (DRV) [115]. Eine **Besonderheit** in Bezug auf eine derartige Versicherungspflicht gibt es für **Ernährungsfachkräfte**, die bestimmte Konstellationen mitbringen und deren Verdienst monatlich 400 € übersteigt. Diese sind kraft Gesetz Pflichtmitglied in der gesetzlichen Rentenversicherung (Schicht 1, ▶ **Tab. 6.4**) und müssen als Regelbeitrag für Selbstständige monatlich 514,50 € in die Rentenkasse zahlen (§2 SGB VI) [56]. Den halben Beitrag können Sie auf Antrag während der ersten 3 Jahre vereinbaren, können jedoch auch freiwillig bis zum Höchstbetrag von derzeit 1097,60 € bezahlen, um Ihre Altersrente entsprechend aufzustocken. Wie viel Sie dann an Rentenleistung zu erwarten haben, können Sie bei der DRV erfragen [115]. Ansonsten gelten die Bedingungen der Schicht 1.

Rentenversicherungspflicht liegt für Sie als Ernährungsfachkraft (unabhängig von der Grundprofession) dann vor, wenn Sie als Selbstständiger

- überwiegend **Lehren**, d. h. in irgendeiner Form „Wissen, Können und/oder Fertigkeiten vermitteln", z. B. als Dozent an Universitäten, Hoch- und Fachhochschulen, Volkshochschulen wie auch an sonstigen privaten Bildungseinrichtungen,
- überwiegend **Schulen**, z. B. in Programmen für Diabetiker, Hypertoniker und Schulungen nach § 20 SGB V,

▶ **Tab. 6.4** Die 3 Schichten des Alterseinkünftegesetzes und ihre Förderung.

Schicht	Komponenten	steuerliche Berücksichtigung/Förderung
1	• gesetzliche Rente • landwirtschaftliche Alterskasse • berufsständische Versorgungswerke • Rürup-/Basisrente	steuerlich gefördert (im Jahr 2012 zu 74 %, ab 2025 zu 100 %)
2	• betriebliche Altersvorsorge • für Arbeitnehmer: Riester-Rente	• Sozialabgaben- und Steuerersparnis • Zulagen und Steuerersparnis
3	alle weiteren Vorsorgeprodukte wie • Lebens-/Rentenversicherungen • Bausparverträge • Fonds- und Banksparpläne	keine Förderung

- überwiegend Maßnahmen der betrieblichen Gesundheitsförderung oder Kochkurse durchführen oder
- 5/6 Ihrer jährlichen Einkünfte von einem Auftraggeber erhalten, weil Sie z. B. ausschließlich für eine Krankenkasse tätig sind oder Ihre Umsätze in dieser Höhe aus der Arbeit für Franchise-Unternehmen generieren (Stichwort „Scheinselbstständigkeit").

Sie können anhand eines Fragebogens und der Erläuterungen des Fragebogens zur Feststellung der Pflichtversicherung prüfen, ob Sie unter die Rentenversicherungspflicht fallen [114].

Infobox

Scheinselbstständigkeit

Der Tatbestand der **Scheinselbstständigkeit** liegt vor, „wenn jemand zwar nach der zugrunde liegenden Vertragsgestaltung selbstständige Dienst- oder Werksleistungen für ein fremdes Unternehmen erbringt, tatsächlich aber nicht selbstständige Arbeiten in einem Arbeitsverhältnis leistet."

Achtung: Als Ernährungsberater müssen Sie ggf. bei Auftragssituationen mit Franchise-Unternehmen genau darauf achten (▶ **Kap. 2.6.3**). Ebenso kann dieser Sachverhalt bei Dienstleistern eintreten, wenn Sie (fast) ausschließlich für nur eine Krankenversicherung oder einen einzigen anderen Auftraggeber tätig sind. Scheinselbstständigkeit ist kein Kavaliersdelikt! Anonyme Auskünfte zu den Fragen der Rentenversicherungspflicht erhalten Sie unter der Service-Nummer 08 00 1 00 04 80 70 der Deutsche Rentenversicherung Bund.

Versicherungsfrei sind Sie,

- wenn Sie nur **nebenberuflich** lehrend tätig sind und Ihr jährlicher Gewinn (Honorar abzüglich Betriebsausgaben) 4800 € p.a. nicht überschreitet (gilt als „geringfügiges Einkommen"),
- wenn Sie, neben Ihrer selbstständigen Lehrtätigkeit, bereits eine **Altersrente** beziehen und/oder
- wenn Sie einen **sozialversicherungspflichtigen Arbeitnehmer** beschäftigen. Dessen Tätigkeit muss jedoch in unmittelbarem Zusammenhang mit Ihrer selbstständigen Tätigkeit stehen,
- wenn Sie nur **gelegentlich** Lehrtätigkeiten ausüben, d. h. maximal 50 Tage im Jahr ausschließlich für einem Auftraggeber, nicht mehr als 2 Monate am Stück und diese nicht „berufsmäßig" sind (strittige Definition!).

P Praxistipps

Ein Vorteil bei der „Weiterversicherung" in der gesetzlichen Rente wäre: Für alle vor dem 1.1.1961 Geborenen mit ununterbrochenem Versicherungsschutz in der Gesetzlichen gibt es noch die gesetzliche **Berufsunfähigkeitsversicherung**. Für alle danach Geborenen entfällt dieser Berufsunfähigkeitsschutz, und es gibt für diese lediglich noch die **Erwerbsminderungsrente**. Interessant ist es also für diejenigen, die in der Privatversicherung diesen Schutz nicht mehr erhalten können.

Das sogenannte **Statusfeststellungsverfahren**, das von der Deutschen Rentenversicherung regelmäßig durchgeführt wird, dient der Feststellung, ob ein Auftragnehmer seine Tätigkeit für einen Auftraggeber im Einzelfall selbstständig oder im Rahmen eines abhängigen sozialversicherungspflichtigen Beschäftigungsverhältnisses ausübt. Ernährungsfachkräften, die bereits in ein Statusfeststellungsverfahren involviert sind oder waren, wird empfohlen, das Angebotsspektrum ihres Unternehmens so breit gefächert wie möglich aufzustellen. Nur so können sie eine Versicherungspflicht „per Anordnung" umgehen.

6.7

Arbeitslos – und nun?

Nach Möglichkeit soll dieses kleine Kapitel für Sie niemals relevant werden, jetzt wo Sie sich gerade voller Zuversicht und mit vielen Plänen und Ideen mit dem Gedanken an Ihre Selbstständigkeit beschäftigen. Dennoch sollten Sie sich vorsorglich auch mit dieser Form der Absicherung auseinandersetzen: der **Versicherung gegen Arbeitslosigkeit**. Seit 2007 wird diese von der Bundesagentur für Arbeit angeboten, und es ist empfehlenswert, sich dort auf jeden

Fall über die Kosten und Möglichkeiten beraten zu lassen [37].

> **Infobox**
> **Freiwillige Arbeitslosenversicherung**
> - Der Antrag auf Weiterversicherung gegen Arbeitslosigkeit muss innerhalb von 3 Monaten nach Aufnahme Ihrer selbstständigen Tätigkeit gestellt werden – danach wird er abgelehnt.
> - Die selbstständige Tätigkeit muss einem Arbeitsumfang von mindestens 15 Stunden wöchentlich entsprechen.
> - Sie müssen vor Aufnahme der selbstständigen Tätigkeit mindestens 12 Monate innerhalb der letzten 24 Monate versicherungspflichtig gewesen sein (hierzu zählt auch der Empfang von ALG I).

So erfreulich, wie diese freiwillige Versicherung bei ihrer Einführung begonnen hat: Mittlerweile sind die monatlichen Beiträge hierfür kein Schnäppchen mehr (► **Tab. 6.5**). Ein weiteres Manko: Freiwillig versicherte Selbstständige, die ihre Versicherung 2-mal unterbrechen und während dieser Zeit die Versicherungsleistung (Bezug von Arbeitslosengeld) in Anspruch nehmen, können künftig keinen erneuten Aufnahmeantrag mehr stellen. Die Ausnahme: Es wird eine komplett neue selbstständige Tätigkeit aufgenommen.

6.7.1 Was hätten Sie im Leistungsfall zu erwarten?

Sollten Sie mit Ihrem Unternehmen scheitern (und vorab versichert gewesen sein), können Sie diese Versicherung in Anspruch nehmen, sofern alle anderen Parameter für den Bezug von ALG I erfüllt sind: Sie stehen dem Arbeitsmarkt erneut „zur Verfügung" und können bzw. dürfen bis zu einer bestimmten Grenze dazuverdienen. Darüber hinaus bezahlte (von Ihnen erarbeitete) Verdienste werden i.d.R. jedoch abgezogen. Die Leistungen werden auf Basis von „Qualifikationsgruppen" (Berufsausbildung/Fach(hoch)schule/Universität) sowie nach Familienstand und Steuerklasse berechnet. Die möglichen Leistungen liegen zwischen 400 € und 1400 €. Eine ausführliche Darstellung des Themas finden Sie bei www.akademie.de, die meisten Texte sind kostenfrei, detaillierte Planungshilfen erhalten Sie als Abonnent.

6.8 Auch der Betrieb haftet – nämlich Sie

Ähnlich wie eine Privathaftpflicht Sie im Privatbereich gegen berechtigte Schadenersatzansprüche versichert, schützt die **Betriebshaftpflichtversicherung** Sie in Ausübung Ihrer beruflichen Tätigkeit in der Weise, dass sie

- ungerechtfertigte Schadenersatzansprüche abwehrt und
- berechtigte Forderungen erfüllt.

„Berechtigte Forderungen" bedeutet, dass Sie mit Ihrem betrieblichen wie privaten Vermögen unbegrenzt haften, wenn Sie fahrlässig (auch grob, jedoch nicht vorsätzlich) einem Dritten einen Personen- oder Sach-, unter Umständen auch einen (Vermögens-)Schaden zufügen.

Das kann in der Tat leicht passieren: Ein Patient verknackst sich nach dem „Von-der-Waage-Steigen" den Fuß oder verletzt sich beim Hinsetzen an einem scharfkantigen Teil des Stuhls. Versichert sind Sie hier gegen Haftpflichtschäden innerhalb Ihrer Praxis, bei Ihrer Berufsausübung anlässlich von Hausbesuchen, beruflichen Ver-

► **Tab. 6.5** Beiträge zur freiwilligen Arbeitslosenversicherung für Selbstständige.

Region	monatliche Beiträge (€)		
	2010	2011	2012
neue Bundesländer	15,19	33,60	67,20
alte Bundesländer	17,98	38,25	76,65

anstaltungen und Fortbildungen oder auch gegen Mietsachschäden, die an gemieteten Praxisräumen passieren können. Keiner geht davon aus, dass Ihrem Kunden die Deckenlampe auf den Kopf fällt, aber das ist in der Tat während einer Ernährungsberatung schon passiert.

In Deutschland gibt es nur eine Reihe von Risiken (z.B. die Benutzung eines Kfz oder das Betreiben eines Atomkraftwerks) oder beruflichen Tätigkeiten (z.B. Rechts- und Wirtschaftsberatung durch Anwälte, Steuerberater, Makler wie auch für Ärzte und Angehörige anderer Heilberufe), für die der Abschluss einer Haftpflichtversicherung gesetzlich vorgeschrieben ist. Ernährungsfachkräfte zählen derzeit ja noch nicht zu den Heilmittelerbringern (▸ **Kap. 1.4.2**). In jedem Fall handelt es sich, sowohl privat als auch betrieblich, um eine existenziell wichtige Versicherung, die keinesfalls fehlen darf.

In den meisten Fällen enthält eine Betriebshaftpflichtversicherung den privaten Haftpflichtbereich beitragsfrei. Falls nicht, kann dieser für einen geringen Zusatzbeitrag mitversichert werden. Allerdings müssen Sie beachten, inwieweit sich ggf. Ihre bisherige private Haftpflichtversicherung und die neue betriebliche Haftpflichtversicherung überschneiden. Für den alten privaten Vertrag haben Sie nämlich nur dann ein außerordentliches Kündigungsrecht, wenn die verantwortliche Gesellschaft selbst über keine Betriebshaftpflicht verfügt, was meist nur bei speziellen Versicherungen des öffentlichen Dienstes der Fall ist.

Das bedeutet: Wenn Ihre bisherige Versicherungsgesellschaft über kein Ihren Vorstellungen entsprechendes Angebot für die betriebliche Haftpflichtversicherung verfügt (z.B. wegen der Beitragshöhe), so haben Sie u.U. zwei Versicherer: den für den privaten und den für den betrieblichen Bereich. Aber da es ja mittlerweile keine 10-Jahres-Verträge mehr gibt, können Sie diese beiden Verträge zum nächstmöglichen Zeitpunkt zusammenführen – sofern das dann wirklich günstiger und einfacher für Sie ist. Manche **Berufsverbände** bieten ihren Mitgliedern speziell auf deren Tätigkeitsbereiche abgestimmte **„Versicherungspakete"**. Erkundigen Sie sich eingehend auch hier über potenziell geeignete und preiswerte Lösungen [284, 292].

Auch bei einer **„nebenberuflichen" Selbstständigkeit** (▸ **Kap. 2.5**) können Haftungsansprüche Ihrer Kunden geltend gemacht werden. Da die Beiträge zur Betriebshaftpflichtversicherung meist an die Höhe Ihres erwirtschafteten Umsatzes gekoppelt sind, „lohnt" es sich keinesfalls, auf diesen elementaren Versicherungsschutz zu verzichten – je geringer Ihr Umsatz, desto günstiger der Beitrag. Eine versehentlich umgeschmissene Vase bei einem Hausbesuch kann sicherlich aus der eigenen Tasche bezahlt werden. Widerfährt Ihnen aber ein „richtiger" Versicherungsfall, kann dieser schnell Ihre berufliche wie private Existenz bedrohen.

6.9 Das Inventar sichern

Eine **Inventarversicherung** benötigen Sie auf jeden Fall, wenn Sie ein Büro, ein Institut oder eine Lehrküche außerhalb der eigenen vier Wände führen. Im Prinzip handelt es sich hier um eine Hausratversicherung für das betriebliche Inventar, d.h. es werden die Risiken Feuer, Einbruch/Diebstahl, Leitungswasser, Sturm und Hagel abgesichert. Je nachdem, wie hoch Ihr Sicherheitsbedürfnis ist (und je nachdem, wo sich Ihre Betriebsstätte befindet), sollten Sie über die Absicherung von **Elementarschäden** nachdenken. Hierzu zählen: Erdfall, Erdrutsch, Erdbeben, Überschwemmung, Schneedruck, Lawinen und Vulkanausbruch.

Darüber hinaus bietet die betriebliche Inventarversicherung noch folgende Absicherungsmöglichkeiten: die **Klein-BU** und die **Groß-BU**. Hierbei handelt es sich keineswegs um die bereits beschriebene Berufsunfähigkeitsversicherung (▸ **Kap. 6.3**), die im Versicherungsjargon ebenfalls als BU bezeichnet wird, sondern um eine **Betriebsunterbrechungsversicherung**, die den entgangenen Gewinn nach einem versicherten Schaden (Feuer, Einbruch/Diebstahl, Sturm und Hagel) ersetzt. Die Klein-BU ist dabei die preiswertere Variante, da die Höhe der Versicherungssumme sich nach dem abgesicherten Inventarwert richtet.

Dazu ein **Beispiel zur Klein-BU**: Ihr Büro besteht aus einem oder zwei PCs, ein oder zwei Schreibtischen, Besuchertisch und -stühlen, Regalen mit Fachliteratur und Ordnern, Dekorationsgegenständen, Bilder etc. Der Versicherungswert liegt bei ca. 20 000 €. Beim Zusatzeinschluss „Klein-BU" läge die Versicherungssumme ebenfalls bei 20 000 €, d. h. nach einem Versicherungsfall – z. B. einem Brandschaden, der Ihren Bürobetrieb für 2 Monate lahm legt – würden Sie – außer den Wiederherstellungskosten für Ihr Büroinventar – den betrieblichen Ausfall für diese Zeit ebenfalls ersetzt bekommen. Die 20 000 € Versicherungssumme entsprechen dem Jahresbetrag, Sie würden also ein Sechstel als Betriebsausfall erhalten (= 3333,33 €).

Da diese Absicherung für ein gut laufendes Unternehmen in der Regel viel zu wenig ist, sollten Sie in absehbarer Zeit über den Abschluss der „Groß-BU" nachdenken. Hier ist die absicherbare Versicherungssumme abgekoppelt von der Höhe Ihres Inventarwertes.

Demgegenüber ein **Beispiel zur Groß-BU:** Das gleiche Büro, der gleiche Schaden: Sie haben aber die Versicherungssumme der „Groß-BU" an Ihrem durchschnittlichen Jahresertrag ausgerichtet, z. B. 80 000 €. In diesem Fall läge der erstattungsfähige Betrag bei 13 333,33 € für die beiden Monate, in denen Ihr Betrieb wegen der Instandsetzungsarbeiten stillgelegt war.

Auch hierbei gilt das „Bereicherungsverbot", d. h. die gewählte Versicherungssumme sollte dem tatsächlichen Ertrag Ihres Unternehmens entsprechen, sonst droht Kürzung im Leistungsfall.

6.9.1 Speziell die Technik versichern?

Als eigenständige Sparte gilt die **Elektronikversicherung**, die Sie über Ihren Inventarversicherer, theoretisch aber auch bei einem anderen (günstigeren!?) Anbieter abschließen können. Die Elektronikversicherung leistet – anders als die meisten anderen Sparten – auch bei selbstverschuldeten Schadenfällen, also auch bei Bedienungsfehlern, Ungeschicklichkeit und Fahrlässigkeit.

Im Rahmen einer **„Allgefahrendeckung"** besteht Versicherungsschutz gegen unvorhergesehen eintretende Sachschäden und bei Abhandenkommen durch Diebstahl, Einbruchdiebstahl, Raub oder Plünderung sowie bei Überspannung, Feuchtigkeit, Vandalismus, Konstruktionsfehler oder Sabotage. Zur **Ermittlung der Versicherungssumme** listen Sie sämtliche elektronischen Geräte auf, z. B. PC, Fax, Kopierer, Telefonanlage, und lassen sich über den Gesamtwert ein Angebot erstellen. Sollten Sie jedoch nur ein einzelnes Teil versichern wollen, so müssen Sie dies der Versicherungsgesellschaft explizit benennen.

6.10 Alles, was Ihr Recht ist

Eine **Rechtsschutzversicherung** haben Sie unter Umständen auch schon zuvor (in Ihrer Eigenschaft als Arbeitnehmer). Diese sollten Sie nun um den gewerblichen Bereich erweitern. Aber selbst, wenn Sie nicht die Absicht haben, sich gegen betriebliche Risiken zu versichern, sollten Sie die Änderung Ihres beruflichen Status der Versicherungsgesellschaft melden. Es kann nämlich sein, dass Ihre Versicherungsgesellschaft Sie nicht weiter für den Privatbereich versichern will, solange Sie einer selbstständigen Tätigkeit nachgehen. In diesem Fall müssten Sie dann entweder „in den sauren Apfel beißen" und zum Komplettpaket für Selbstständige wechseln, d. h. Betriebs- und Privatrechtsschutz. Oder aber Sie wechseln zu einem anderen Anbieter, der auch für selbstständig Tätige den reinen Privatrechtsschutz anbietet.

Infobox

Rechtsschutzversicherung

Hier eine Auswahl über versicherbare Leistungen in der Rechtsschutzversicherung für Selbstständige/Gewerbetreibende:

- versicherter **Personenkreis**:
  - Sie selbst als Firmeninhaber
  - ein von Ihnen bestellter beruflicher Vertreter
  - die bei Ihnen beschäftigten Arbeitnehmer in Ausübung ihrer beruflichen Tätigkeit
- versicherte Leistungen im **Berufsrechtsschutz**:
  - Arbeitsrechtsschutz: Wenn Sie sich mit einem Mitarbeiter gerichtlich auseinander setzen müssen.
  - Datenrechtsschutz: Ein Kunde verklagt Sie, weil er glaubt, dass Sie seine per-

▼

▼

- sönlichen Daten unbefugt weitergegeben hätten.
- Steuerrechtsschutz: bei Uneinigkeit mit den Finanzbehörden
- Sozialgerichtsrechtsschutz: Eine gesetzliche Krankenkasse behauptet, sie hätten als Arbeitgeber zu geringe Sozialabgaben entrichtet.

- versicherte Leistungen im **Verkehrsrechtsschutz**:
  - Verwaltungsrechtsschutz: Ihr Fahrzeug wird abgeschleppt, obwohl das Parkverbot-Hinweisschild nachweisbar nicht zu erkennen war.
  - Schadenersatzrechtsschutz: Nach einem Auffahrunfall behauptet der Auffahrende im Nachhinein, Ihr Fahrzeug sei auf seines zurückgerollt.
  - Kfz-Vertrags-Rechtsschutz: Ihr fabrikneues Leasingfahrzeug weist Mängel auf, welche die Vertragswerkstatt nicht als Garantiefall anerkennen will.
- versicherte Leistung im **Immobilienbereich**:
  - Der Vermieter Ihrer Praxis konfrontiert Sie mit einer völlig überhöhten Nebenkostenabrechnung.

Die Tarife der verschiedenen Gesellschaften sind leider nicht einheitlich, d.h. Sie können aus einer Vielzahl von Leistungsein- oder -ausschlüssen wählen. Auch die absicherbaren Versicherungssummen sowie Geltungsbereiche (nur Europa und Mittelmeeranrainerstaaten oder aber weltweit) sind von Gesellschaft zu Gesellschaft verschieden. Wenn Sie selbst also kein ausgewiesener Freund von Excel-Tabellen sind, sollten Sie sich hier kompetenten Rat bei einem Versicherungsexperten suchen, der die verschiedenen Vorzüge und Nachteile eines jeden Tarifes für Sie auf den Punkt bringt.

P Praxistipps

Die Hilfe eines Versicherungsexperten wird für alle Versicherungsbereiche empfohlen. Sie können heutzutage jedes Thema im Internet beliebig recherchieren, aber bei der Fülle an Informationen, die allein im Versicherungs-

▼

▼

bereich zu berücksichtigen sind, ist es kaum möglich, adäquat den Überblick zu behalten. Allein durch die Anzahl an Gesetzesänderungen innerhalb der letzten Jahre können Sie außerdem nie sicher sein, inwieweit der im Internet recherchierte Beitrag zu einem Thema überhaupt noch aktuell ist.

6.11

Zusätzliches für die Gesundheit

Für die **Krankenzusatzversicherung** können Sie sich ein beliebiges Paket schnüren, je nachdem, was Sie selbst für sinnvoll oder als notwendig erachten. Für den einen ist das die zusätzliche Erstattung für Zahnersatz oder private zahnärztliche Versorgung, für den anderen die Privatversorgung im Krankenhaus oder aber die Heilpraktikerleistung oder Erstattung für Brillen. Hier gibt es kein Patentrezept, welches Angebot für Sie das Richtige ist. Es liegt allein an Ihrer Prioritätenliste bzw. Ihren Wünschen. Ansonsten sind die Voraussetzungen für den preiswerten Abschluss gleich wie bei der zuvor beschriebenen Krankenvollversicherung.

6.12

Zusätzliche Pflege – immer gut

Die **Pflegezusatzversicherung** wird in Zukunft sicher eine zentrale Rolle spielen, spätestens dann, wenn man innerhalb der eigenen Familie oder bei Bekannten miterlebt hat, wie schmerzhaft (hier: in finanzieller Hinsicht) ein Pflegefall werden kann. Zehn Jahre Pflegebedürftigkeit können da leicht den Gegenwert eines Einfamilienhäuschens dahinschmelzen lassen.

Auch hier ist die Angebotspalette sehr umfangreich, wenngleich alle auf die erreichbaren Pflegepunkte abzielen, also Pflegestufe I, II oder III. Lediglich die Höhe der versicherten Leistung richtet sich dann wieder nach dem Tarifwerk der gewählten Versicherungsgesellschaft. Haben Sie z.B. bei Gesellschaft A ein **Pflegetagegeld** in Höhe von 50€ abgeschlossen, würden Sie den vollen Tagessatz (=100%) nur bei der höchsten Pflegestufe III erreichen. Tritt „nur" die Pflegestufe II ein, können Sie bei Gesellschaft A lediglich mit 50% des vereinbarten Tagegeldes rechnen – in diesem Fall also 25€ pro Tag der Pflegebedürftigkeit – bei Gesellschaft B dagegen mit 70%, also einem Tagessatz von 35€ pro Tag – im Leistungsfall ein Unterschied von 300€ pro Monat, Jahr für Jahr!

Abgesehen vom hier beschriebenen Pflegetagegeld könnten Sie auch noch eine **Pflegerente** abschließen. Diese verfährt zwar nach einem ähnlichen Prinzip wie das Pflegetagegeld. Sie vereinbaren hier jedoch im Voraus eine Gesamtrente, von der, je nach Pflegestufe, der anteilige Prozentsatz gezahlt wird, oder aber einen **Pflegekostentarif**, der keine im Vorhinein bestimmte Zahlung vorsieht, sondern die reellen Kosten im Leistungsfall ersetzt.

6.13

Zusätzliche Vorsorge

Zu einer guten Finanz-, Wirtschafts- und Existenzplanung gehören heutzutage in jeden Fall noch folgende 4 Bereiche:

1. Eine **Vorsorgevollmacht** kann dann von immenser Bedeutung werden, wenn Sie unfall- oder krankheitsbedingt über einen längeren oder auch kürzeren Zeitraum Ihre Angelegenheiten nicht mehr selbstständig regeln können (Einschreiben von der Post abholen, Bankgeschäfte tätigen, Mietvertrag kündigen etc.).
2. Eine **Betreuungsvollmacht** käme dann zum Tragen, wenn Sie zwar keine Vorsorgevollmachten erstellt haben, aber für den Fall einer gesetzlich angeordneten Betreuung bereits die Person oder Personen benannt haben, die sich im Falle des Falles um Ihre Belange kümmern sollen – oder gerade nicht!
3. Eine **Patientenverfügung** hilft Ihnen und Ihren Angehörigen, über medizinische Maßnahmen zu entscheiden, die Sie vielleicht zu einem gewissen Zeitpunkt nicht mehr eigenständig treffen oder äußern können.
4. Eine **Erbschaftsplanung** sollte jeder frühzeitig durchführen, egal wie jung er oder sie noch ist. Unabhängig davon, ob bereits nennenswerte Vermögensbestände zu vererben sind oder es „nur" um eine gerechte und einvernehmliche Aufteilung von vorhandenen Besitztümern wie Hausrat, Einfamilienhaus, Familienauto und Sparbuch geht. Wenn Sie keine Verfügungen treffen (in Form eines Testaments), tritt automatisch die gesetzliche Erbfolge ein. Und selbst wenn Sie diese vom Gesetzgeber vorgeschriebene Erbaufteilung für gut befinden, bedeutet es, dass Ihre Erben (z.B. Ihr Ehegatte und Ihre Kinder oder Ihr Ehegatte und Ihre Eltern oder Geschwister und Nichten/Neffen) sich plötzlich in einer Erbengemeinschaft befinden. Und das bedeutet: Alles gehört allen – jeweils zu einem bestimmten Prozentsatz. Hier sind Konflikte häufig vorprogrammiert. Diese können Sie umgehen, wenn Sie sich frühzeitig mit dem Thema auseinander setzen und entsprechende Vorsorge treffen.

Mit allen für Sie notwendigen Absicherungen gewappnet, sollte Ihrem Schritt in die Selbstständigkeit in dieser Hinsicht nun nichts mehr im Wege stehen.

Kapitel 6

7 Businessplan

Birgit Blumenschein

Eine wahrscheinlich große Hürde auf Ihrem Weg zum erfolgreichen Unternehmer bzw. Unternehmen ist das **Geschäftskonzept**, der sogenannte Businessplan. Er ist quasi ein ausgefeiltes Unternehmenskonzept, das **schlüssig**, **verständlich** und **optisch gut aufbereitet** darstellt, **was** Sie sich **wie** für Ihr neues Unternehmen auf dem Gesundheits- und Beratungsmarkt vorstellen.

Durchschnittlich umfasst ein repräsentativer Businessplan ungefähr 20 Seiten zuzüglich Anhänge. Banken und andere Geldgeber bzw. Förderinstitute knüpfen ihre Kreditentscheidung meist „an ein plausibles Konzept, das Vertrauen weckt und überzeugend dargelegt wird“, so D.A.S. Juristin Anne Kronzucker [96]. Wenn Sie aus der Arbeitslosigkeit heraus gründen, können Sie nur damit einen Gründungszuschuss erhalten (► **Kap. 5.4.4**). Neben finanziellen Aspekten ist dieser Plan auch ein **„Arbeits- und Kontrollinstrument“** für Sie.

Erschrecken Sie nicht: Sie schaffen es, dieses „ominöse“ Werk an Fakten und Zahlen zu erstellen. Jeder Plan ist individuell. Deshalb gibt es keine geeigneten Vorlagen, von denen Sie einfach nur abschreiben könnten. Und beachten Sie: „Den Businessplan schreiben zu lassen, ist das Übelste, was ein Gründer machen kann“, so Heinz Klandt, Professor für Gründungsmanagement [263].

7.1 Weswegen lohnt sich ein Businessplan?

Ihr Businessplan ist quasi die Regieanweisung für Ihre Gründung. Er offenbart Ihnen, ob Ihr Konzept und das Vorgehen überhaupt einen Sinn ergeben, sprich auch **wirtschaftlich tragfähig** sind oder werden. Das klingt nach viel Arbeit – ist es auch, das ist nicht zu beschönigen. Experten veranschlagen realistisch ein paar Monate dafür. Diese Arbeit lohnt sich. Unterstützung bekommen Sie von vielen Stellen in Form von Checklisten, Seminaren, Coachs, Büchern und kostenlosen Internetportalen (► **Kap. 13.8**).

Jeder Businessplan ist ein Unikat, deshalb finden Sie in diesem Buch kein entsprechend vorbereitetes, zusammengestelltes und zum Abliefern fertig geschnürtes Geschäftskonzept. Er folgt einem bestimmten Aufbau und sollte feste Bestandteile enthalten. Das Konzept ermöglicht dann, dass Ihnen potenzielle Geldgeber und andere Leser des Konzeptes keine „unreflektierten“ Fragen mehr stellen können. Sie sind für alles gewappnet!

7.2 Welche Inhalte müssen in einen Businessplan?

7.2.1 Zusammenfassung

Die Zusammenfassung (Executive Summary) schreiben Sie am besten zuletzt als das „Sahnehäubchen“ zu Ihrem Geschäftsplan. Auf **max. 2 Seiten** führen Sie **übersichtlich, kurz** und **bündig** auf, was Ihr **konkretes Vorhaben** in Bezug auf Ihr Ernährungsberatungsunternehmen ist. Gliedern Sie die Kurzbeschreibung wie das Inhaltsverzeichnis des Businessplanes. Es kommt oft vor, dass nur diese Zusammenfassung gelesen wird. Dabei ist es ähnlich wie bei einer offiziellen Bewerbung: Wenn der Leser auf der ersten Seite nicht begeistert wird, dann lohnt es sich für ihn kaum, den Rest durchzuarbeiten.

P Praxistipps

Beschreiben Sie in der **Zusammenfassung** u. a.:

- Welche (Beratungs-)Dienstleistungen bieten Sie an und warum?
- Was machen Sie besser als Ihre Mitanbieter?
- Wer sind Ihre Kunden?
- Was ist ihr geplanter Standort und warum?
- Wie planen Sie Ihr Marketing?
- Welche Chancen und Risiken hat Ihre Selbstständigkeit?
- Und vor allem: Wie wollen Sie Ihre Geschäftsidee finanzieren?

Hier gilt der Vergleich mit der Rückseite eines Buches: Wenn Sie den Text ansprechend finden, schauen Sie genauer hinein oder sind gleich begeistert und kaufen es. Die Leser Ihres Businessplans sollten nach dem Lesen der Zusammenfassung genau diese Begeisterung haben und Ihnen Unterstützung anbieten wollen.

Ihre Kurzbeschreibung bereiten Sie so auf, dass dem Leser (und Ihnen selbst natürlich auch) klar wird, welche Gründe dafür sprechen, Ihre Selbstständigkeit in der Ernährungsberatung zu unterstützen – sowohl finanziell, materiell als auch ideell. Sandra Bonnemeier, die Wirtschaftswissenschaftlerin, meint: „Niemand wird Ihr Vorhaben allein aufgrund der Zusammenfassung finanzieren oder fördern, allerdings sehr wohl Ihr Anliegen ablehnen, wenn schon der 1. Teil des Konzeptes nicht zu überzeugen vermag.“ [29]

7.2.2 Geschäftsidee

Schauen Sie sich noch einmal die Motive für Ihr Gründungsvorhaben an (► Kap. 1.2). Beschreiben Sie diese, Ihre Planungen und den aktuellen Entwicklungsstand Ihrer Geschäftsidee – **anregend und dennoch pointiert. Vermeiden Sie zu viel Fachchinesisch**, ein Mitarbeiter einer Bank oder Förderinstitution kennt nicht alle branchenüblichen Fachbegriffe, muss er auch nicht.

P Praxistipps

Ein Beispiel für die Produktdarstellung einer Schulung innerhalb Ihrer Geschäftsidee könnte wie folgt aussehen:

- Dienstleistung: Schulungen
- Nutzen für den Kunden/Patienten:
  - Multiplikatorenschulung
  - preisgünstige Variante für z. B. Ärzte/Heilpraktiker mit Patienten gleicher Indikation
  - Förderung sozialer Elemente z. B. durch Gruppendynamik
  - …

Schreiben Sie **viel über wichtige Details** und **wenig über Allgemeines**. Ein potenzieller Geldgeber muss sich aufgrund der Beschreibung a) konkret und rasch vorstellen können, sich Ihre Ernährungsberatung auch privat leisten zu wollen und b) das Gefühl entwickeln, dass mit Ihrer Dienstleistung wirklich Geld verdient werden kann. Der Banker eruiert sehr genau wie groß die Wahrscheinlichkeit ist, dass Sie „geliehenes“ Geld wieder zurückzahlen (können).

Merke: Erläutern Sie Ihre künftige Dienstleistung ausführlich, aber ohne Umschweife. Nutzen Sie dazu auch die Überlegungen zu Ihrem Leistungsspektrum (► Kap. 2.2). Machen Sie die Leser, potenzielle Gutachter und Geldgeber, neugierig auf Ihr Unternehmen.

7.2.3 Alleinstellungsmerkmale, Chancen und Risiken

Nüchtern formuliert und aus Sicht eines möglichen Investors: „Ernährungsberatungen gibt es wie Sand am Meer, Kochseminare und Einkaufstraining ebenfalls. Was genau wollen Sie nun noch anbieten, was sich für den Kunden bzw. Patienten „zu kaufen" lohnt?" So könnte eine provokante und dennoch konkrete Frage eines Gutachters lauten, auf die Sie eine überzeugende Antwort liefern müssen.

P Praxistipps

Überlegen Sie:

- Was bieten Sie, was andere nicht bieten?
- Was also ist das **Alleinstellungsmerkmal** Ihrer Dienstleistung im Bereich Ernährungsberatung?
- Warum konnte ein Kunde ohne Sie und Ihre Dienstleistung bisher leben, künftig jedoch nicht mehr?

PS: **Bleiben Sie nicht zu bescheiden.** Sie müssen sich schon hier von Mitanbietern abheben. Schauen Sie noch einmal nach, was Sie beim Elevator-Pitch (▶ **Kap. 2.1**) verfasst haben. Welche Beschreibung löst das „Herzklopfen" aus? Diese passt wunderbar in diesen Abschnitt im Businessplan.

No risk – no fun? So lieber nicht!

Besondere Aufmerksamkeit im Businessplan gehört den Risiken Ihres Unternehmens. Beschreiben Sie nachvollziehbar und ehrlich, unter welchen Umständen Sie Ihre Ziele im Bereich der qualifizierten Ernährungsberatung nicht mehr realisieren können. Wie werden Sie in dieser Situation handeln und welche **Lösungsmöglichkeiten** suchen Sie?

Diskutieren Sie hier im Businessplan schriftlich, inwieweit die Veränderung der Krankenkassenlandschaft, gekürzte Beratungszuschüsse, veränderte Anbieterqualifikationen oder Bedingungen in der Prävention oder sogar die Einführung der Diättherapie als Heilmittel künftig Einfluss auf die Entscheidung der Kunden haben könnte, Ihre Dienstleistung in Anspruch zu nehmen oder es zu lassen.

Merke: Ein guter Unternehmer setzt sich schon früh und realistisch mit potenziellen Risiken auseinander.

„Scheitern ist eine Option, auf die man vorbereitet sein muss. Gründer sollten sich bewusst machen, was Scheitern für sie bedeuten würde und offen darüber mit Familie, Freunden und Geschäftspartnern sprechen." [267] Versuchen Sie, die Größe des Ernährungsberatungsmarktes und das Entwicklungspotenzial realistisch einzuschätzen. Die Daten im Businessplan sind (zwar) geschätzte Werte für Ihre geplante Zukunft, aber der Weg ist das Ziel – die Planung ist ja ein Prozess.

7.2.4 Markt-, Kunden- und Standortanalyse

Schreiben Sie hier in diesem Abschnitt von Ihrem Wissen über den **Gesundheits- und Beratungsmarkt**. Nutzen Sie hier Informationen über

- die Entwicklung der Beratungsangebote und der Ernährungsfachkräfte (▶ **Kap. 1.4**),
- aktuelle Trends und Meldungen aus der Lebensmittelindustrie sowie
- Nährstoffempfehlungen und Gesundheitskonzepte aus Medien und Fachzeitschriften – sowohl regional als auch überregional.

Informationen und Kennzahlen dazu finden Sie beim Statistischen Bundesamt, in einschlägigen Medien, Fachzeitschriften und -foren und in Ergebnissen von Untersuchungen über den Zukunftsmarkt Ernährung und seine Perspektiven. Von diesen Erkenntnissen und Prognosen wird ein potenzieller Geldgeber abhängig machen, welche Kundenkreise und welches Auftragsvolumen von Ihnen generiert werden könnten.

Ernährungsberatung zu verkaufen – an wen?

Besondere Aufmerksamkeit an dieser Stelle gehört Ihrer **Kunden- bzw. Patientengruppe**. Wen zählen Sie dazu? Führen Sie an, wie groß Ihr Kunden- bzw. Patientenpotenzial ist. Arbeiten Sie bereits mit Ärzten und Krankenkassen zusammen, aus deren Patientenpool sich viele Kunden generieren lassen? Eine komplette Übersicht über potenzielle Kundenkreise finden Sie in ▶ **Kap. 8.1**.

Beschreiben Sie zudem, wo Sie Ihre Kunden und Auftraggeber suchen bzw. finden. Nehmen Sie dabei z.B. folgende Einzelheiten in Ihre Erläuterungen mit auf:

- Alter und Geschlecht
- berufliche Tätigkeit
- Einkaufsverhalten
- Einkommen bzw. Kaufkraft
- Krankheitsspektrum

Sie erhalten in einer Bewertung Ihres Businessplans „Plus-Punkte", wenn Sie schon **Kundenkontakte** aufweisen. Fassen Sie Ihren Kunden- und Auftraggeberkreis nicht zu weit, grenzen Sie ihn effektiv ein. **Zielgruppenorientierung** ist ein Muss. Nur daraus entwickeln Sie **effizientes Marketing** und **gruppenspezifische Angebote** (► **Kap. 8.3**). Dezidierte Kundenorientierung ermöglicht Ihnen, Angebot und Leistungsspektrum genauer auf Bedürfnisse abzustimmen, und eine Weiterentwicklung ist wünschenswert.

Ware gegen Geld

Im Businessplan ist nun wichtig aufzuführen, wie hoch aufgrund des Marktvolumens und der Zusammensetzung Ihrer Zielkunden die **Bezahlung** ausfallen kann und wird:

- Was sind Ihre Kunden bereit, für die Dienstleistung zu bezahlen?
- Gibt es ein Preisniveau durch vorhandene Mitanbieter?
- Müssen Sie Dumping-Preisen durch unqualifizierte Kräfte begegnen?
- Sind Preissteigerungen in diesem Bereich zu erwarten?

Ernährungsschulungen und -beratungen werden häufig auch von Institutionen mit öffentlichem Auftrag angeboten (z.B. vom Gesundheitsamt oder der VHS). Die Preisgestaltung dieser Einrichtungen ist eine völlig andere als Ihre, und mit diesen häufig niedrigen Preisen können und müssen Sie nicht konkurrieren. Arbeiten Sie heraus, was es effektiv und lohnenswert macht, die Dienstleistung dennoch bei Ihnen und damit potenziell teurer zu „kaufen". Welchen **Mehrwert** bieten Sie (► **Kap. 7.2.3**)?

Wo ich geh' und steh'

Der **Standort**, für den Sie sich entschieden haben, ist von großer Bedeutung für den Unternehmenserfolg. Strukturieren Sie die am gewählten Standort vorhandene Wettbewerbssituation und begründen Sie Ihre Wahl (► **Kap. 3.2.6**)

P Praxistipps

Überlegen, recherchieren und beantworten Sie z.B. folgende Fragen über Ihren geplanten **Beratungsstandort**:

- Warum entscheiden Sie sich für den gewählten Standort?
- Wie entwickelt sich die wirtschaftliche und kulturelle Situation dieses Standortes?
- Wie nah liegt Ihr Unternehmen an Arztpraxen, Apotheken, Lebensmittelmärkten oder Buchhandlungen, also stadtnah oder eher im ländlichen Raum?
- Planen Sie Ihr Unternehmen in eigener Immobilie oder zur Miete in fremden Objekten?

Scheuen Sie sich nicht, per Telefon oder in persönlichen Gesprächen mehr Informationen über die Markt-, Kunden- und Standortsituation herauszufinden.

Freund oder Feind?

Die sogenannte **Konkurrenzanalyse** gibt Aufschluss über Ihre wichtigsten Mitanbieter. Profitable Standorte haben meist schon Anbieter für Ernährungsberatung. Im besten Fall ziehen Sie bereits ortsansässigen Ernährungskräften Kundenpotenzial ab. Rechnen Sie dabei mit „Gegenwind". Erläutern Sie hier im Businessplan, wie ausgeprägt Strukturen und Angebote im Bereich Ernährung und Gesundheit durch Mitanbieter und Institutionen vorhanden sind und genutzt werden. Beschreiben Sie Ihre Konkurrenten und deren Angebote (► **Kap. 8.2**).

P Praxistipps

Für Sie und Ihre Investoren ist wichtig zu eruieren, ob der **Ernährungsberatungsmarkt groß genug** und damit profitabel für Sie und Ihre Konkurrenz ist. Finden Sie es u.a. anhand folgender Fragen heraus:

▼

- Wer sind Ihre Mitanbieter/Mitbewerber, und welche Qualifikationen haben diese?
- Welches Leistungsspektrum wird von ihnen angeboten?
- Was kosten deren Dienstleistungen?
- Welche Zielgruppe wird von den Mitanbietern bedient?
- Wie und wo werben diese Mitanbieter?
- Wie bzw. worin unterscheiden sich Ihr Angebot und Ihre Dienstleistung von denen der Konkurrenten?

Ermitteln Sie diese Fakten aus **Branchenbüchern**, **Internetauftritten**, aber auch über telefonische und persönliche **Befragungen**. So können Sie Marktauftritt und Präsentation der Mitanbieter überprüfen. Machen Sie sich auch Gedanken über mögliche Reaktionen dieser Mitanbieter, wenn Sie Ihr Unternehmen starten. Zeigen Sie hier vielleicht schon **Interdisziplinarität** und dadurch für alle Beteiligten Ausbaumöglichkeiten der Dienstleistung auf.

7.2.5 Marketing

Erläutern Sie in diesem Abschnitt, wie Sie Ihre Beratungen, Schulungen und Seminare vertreiben, bewerben und Sie sich Ihrer Zielgruppe insgesamt präsentieren wollen. Stellen Sie hier dar, wie sich Ihr Angebot entwickelt und wie Sie sich die **Bekanntmachung Ihrer Dienstleistung** und Ihres Unternehmens vorstellen und – ganz wichtig – wie Ihre Preiskalkulation sein wird.

P Praxistipps

Prüfen und beantworten Sie u. a. folgende **Fragen zum Marketing**:

- Wie viel kosten Ihre Ernährungsberatungen, Schulungen bzw. Einkaufstrainings?
- Wie setzt sich dieser Preis zusammen?
- Wie bewerben Sie sich, Ihr Unternehmen und Ihr Dienstleistungsangebot?
- Wie viel werden die Marketingmaßnahmen kosten?

Stellen Sie die Preise anhand Ihres Angebotsspektrums grob zusammen. Erläutern Sie an ein oder zwei konkreten Beispielen, wie die **Preisentwicklung** dieser Leistungen in anderen Unternehmen oder im Gesundheitssektor in den vergangenen Monaten bzw. Jahren war. In welchem Verhältnis dazu liegt Ihre Preiskalkulation? Zeigen Sie hierbei erneut auf, dass Sie Marktübersicht besitzen und sich mit Ihrer Unternehmensstrategie kompetent platzieren und etablieren wollen.

Den Bedarf der Kunden erkennen und berücksichtigen

Heutige und künftige qualifizierte Ernährungsberatung und weitere Dienstleistungen auf diesem Gebiet leben davon (und müssen davon leben), dass die Inanspruchnahme mit Eigeninitiative, Leidenschaft, Genuss und Sinnhaftigkeit einer solchen Maßnahme zu tun hat. Die Bewertung der Qualität einer Ernährungsberatung/-schulung erfolgt häufig aus persönlichen Erfahrungen von Kunden oder Patienten.

Erläutern Sie, wie Sie diese Faktoren in Zusammenhang bringen mit Ihren Angeboten. **Geringer Kostenaufwand** und **effektive Werbewege** für das Erreichen dieser Aufmerksamkeit zeigen Ihren potenziellen Geldgebern an dieser Stelle auf, dass Ihre Marketingstrategie effizient ist und Sie Ihre Zielgruppe vor Augen haben (▸ **Kap. 8.2**).

Wie den Markt erschließen?

Erläutern Sie in diesem Abschnitt, wie Sie Ihren sogenannten **Markteintritt** planen. Eine **offizielle Eröffnung** bzw. **Einweihung Ihrer Praxis** (▸ **Kap. 8.3.8**) könnte solch einen Markteintritt symbolisieren. Wenn Sie keine eigene Praxis haben, gehen Sie in kleinen Einzelschritten vor:

- Veranstalten Sie unter dem Dach von anderen Organisationen (z. B. Krankenkassen, dem Gesundheitsamt, der VHS, Apotheken, Familienbildungsstätten) Vorträge und/oder Aktionen, mit denen Sie auf sich aufmerksam machen.
- Beschreiben Sie, wie Sie welche Kunden und Auftraggeber anschreiben, anrufen oder persönlich kontaktieren, um Ihren **Bekanntheitsgrad** zu steigern (▸ **Kap. 8.3.3**).
- Erläutern Sie, welche **Werbestrategie** mit welchen Medien und Werbemitteln

(▶ **Kap. 8.3.9**) gelingen wird. Werben Sie regional oder auch überregional? Welche Kooperationsmöglichkeiten bzw. Netzwerke nutzen Sie hierbei, und wie aufwändig bzw. kostenintensiv wird dies?

Merke: Vergessen Sie nicht, das Thema Kundenpflege einzubeziehen. Führen Sie an, wie Sie auch künftige Kontakte mit Kunden und Auftraggebern planen, damit eine einmal aufgebaute Zusammenarbeit Bestand behält.

7.2.6 Unternehmerprofil/Gründerperson

Dieses dürfte der leichteste Abschnitt in Ihrem Businessplan für Sie sein, denn hier könnten Sie schon alles aus dem Stehgreif beschreiben. Bereiten Sie Ihren **Lebenslauf** mit Ihren persönlichen und fachlichen Kompetenzen gut auf, denn sie haben große Aussagekraft über Sie als Gründerperson. Wenn Sie ein **Unternehmertyp** sind (▶ **Kap. 1.3**), stellen Sie dieses hier vor. Welche Qualifikationen können Sie nachweisen, was steht auf Ihrem beruflich qualifizierten **„Haben-Konto"** (▶ **Kap. 2.4**)?

Wichtig ist jedoch nicht nur Ihr fachlicher In-und Output, sondern auch sogenannte **Schlüsselqualifikationen**, Ihre **soziale Kompetenz** und – für so manche Ernährungsfachkraft ein „sensibles" Thema – Ihre **kaufmännischen und betriebswirtschaftlichen Fähigkeiten** und Fertigkeiten.

Tragen Sie nicht zu dick auf, aber beim Buhlen um Aufmerksamkeit können Sie durchaus ein wenig Show einflechten. Beschreiben Sie, welche Motivation Sie leitet, was Sie besonders auszeichnet, welche Stärken Sie haben. Stellen Sie jedoch nur belegbare und nachvollziehbare Fakten zusammen. Sie sollten gemeinsam mit Ihrem Businessplan authentisch wirken, Sie bzw. das Geschäftskonzept repräsentiert schließlich Ihr Unternehmen – und das so optimal wie möglich.

Beschreiben Sie auch, aber kurz und bündig, welche **Schwächen** es gibt und wie Sie diese beseitigen. Sparen Sie diesen Punkt nicht aus – kein Jungunternehmer ist perfekt.

P Praxistipps

Gestalten Sie Ihr Unternehmerprofil ähnlich wie einen Lebenslauf. Fügen Sie Ihre bisherigen **Erfahrungen** auf dem Gebiet der Freiberuflichkeit (wenn vorhanden) hinzu, und runden Sie diesen Abschnitt mit Ihrer **Branchenkenntnis** auf dem Gesundheits- und Beratungsmarkt ab.

7.2.7 Mitarbeiter

Wollen Sie kurz- oder langfristig ein Team bilden oder auch nur einen Mitarbeiter einstellen, so muss diese Überlegung auch in den Geschäftsplan. Erfolgreiche Unternehmen expandieren mit ihren Dienstleistungen und damit auch mit ihrem Angebot. Sie könnten z.B. auch entscheiden, sich eine weitere Ernährungsfachkraft an die Seite zu stellen, die Spezialisierungen hat, die Sie nicht innehaben und die damit Ihr Leistungsspektrum erweitert (▶ **Kap. 2.7.3**). Sie könnten Mitarbeiter anfangs (oder dauerhaft) für stundenweise Tätigkeiten anstellen.

Sie können und sollten nicht alle Professionen ersetzen und sämtliche Arbeiten selbst „erledigen". Das ist unwirtschaftlich und wirkt gegenüber potenziellen Geldgebern unglaubwürdig und unprofessionell. Führen Sie also hier im Businessplan an, wie Sie sich die Mitarbeit von Kollegen, Honorarkräften oder auch die Zusammensetzung eines Teams vorstellen. Gestalten Sie das übersichtlich mithilfe eines Organigramms.

7.2.8 Rechtsform

In diesem Abschnitt des Geschäftskonzeptes beschreiben Sie die Rahmenbedingungen, die Sie mit Ihrem Unternehmen bezogen auf den **Rechtsverkehr** einnehmen (wollen). Diese **Formalien** haben nichts mit Ernährungsmedizin und -wissenschaft zu tun. Deshalb mag es dem einen oder anderen Gründer schwerfallen, sich hier festzulegen. Lassen Sie sich unterstützen (▶ **Kap. 4**).

P Praxistipps

Klären Sie für sich und Ihr Unternehmen z. B. folgende Fragen:

- Sind Sie **alleine** im Unternehmen tätig oder gibt es **weitere Personen**, die Verantwortung übernehmen?
- Wie viel **Kapital** haben Sie zur Verfügung? Benötigen Sie Fremdkapital?
- Wie soll die **Haftung** aussehen? Wer haftet? Soll die Haftung beschränkt werden?
- Wie wichtig sind Ihnen **steuerliche** Aspekte?

Das Festlegen der Rechtsform hat Auswirkungen auf

- das **Anmeldeverfahren bei Ämtern** (▶ **Kap. 4.4**),
- das Einordnen in **Freiberuflichkeit** oder **Gewerbebetrieb**,
- die Art und Weise der **Gewinnermittlung** und
- die Höhe Ihrer **Einkommensteuerbelastung** (▶ **Kap. 5.2.1** und **5.2.2**).

Führen Sie auf, welche Institutionen (z. B. Finanzamt, Bundesagentur für Arbeit, Krankenkassen, Berufsverbände, Gesundheits-, Gewerbe-, Ordnungs- oder Bauamt) für Sie nach gewählter Rechtsform zuständig sind. Die Übersicht der Zuständigkeiten macht deutlich, ob und welche Genehmigungen Sie benötigen, welche Ihrer Vorhaben genehmigungspflichtig sind.

7.2.9 Finanzierung

Das **„Herzstück"** Ihres Businessplans ist das Thema der Finanzierung. Hier müssen Sie aufzeigen, dass Sie kompetent und umfassend in der Lage sind, Ihr Kapital, Ihre finanziellen Planungen, geplante Umsätze, Bedarfsplanungen, Rentabilität und Liquidität einzuschätzen, damit umzugehen und zu vertreten. Sie sind als Ernährungsfachkraft per se in der Regel kein Finanzexperte und benötigen für die Aufstellung derartiger Zahlen und Fakten ggf. **Unterstützung**. Das ist kein Beinbruch, sondern Alltag, auch für mögliche Investoren oder Gutachter. Legen Sie dem Businessplan Ihre Kalkulationen in Form von Tabellen und Übersichten vor, damit deutlich wird, welches Geldvolumen wie erwirtschaftet und wie umgesetzt wird.

P Praxistipps

Nutzen Sie an dieser Stelle die **Kapitalbedarfsplanung** und den **Umsatzplan** (▶ **Kap. 5.3**), den Sie angefertigt haben. Erläutern Sie,

- ob Sie Eigenkapital einbringen können und wollen,
- ob Sie Fremdkapital benötigen und wenn ja, wie viel,
- ob Sie dafür öffentliche Fördermittel in Anspruch nehmen können und wollen, wenn ja, welche und
- ob Sie Investitionen eher als Bankdarlehen annehmen und wenn ja, in welcher Höhe.

Machen Sie anhand der Aufstellung der Zahlen und Fakten deutlich, was für Ihre Gründung und das Dienstleistungsunternehmen konkret finanziert und investiert werden muss und kann. Finanzielle Schwierigkeiten, mangelhafter oder fehlender Überblick über Finanzbedarf und Liquidität sind seit Jahrzehnten die Gründe, die eine Selbstständigkeit gefährden bzw. wieder beenden.

Ein fundierter **Liquiditätsplan** (▶ **Kap. 5.3.7**) sowie eine übersichtliche **Rentabilitätsvorschau** (▶ **Kap. 5.3.6**) zeigen auf, wie zahlungsfähig Sie in einem bestimmten Zeitraum sind bzw. sein werden und wie und ob sich Ihr Vorhaben finanziell in den kommenden Jahren lohnt. Orientieren Sie sich mit Ihren Daten u. a. an folgenden Gesichtspunkten:

- Welche **Einnahmen** erwarten Sie?
- Welche **Ausgaben** müssen Sie kalkulieren?
- Welche **Zahlungsmoral** haben Ihre künftigen Kunden?
- Wie können Sie **Zahlungsausfälle** kompensieren?
- Wann ist der **Break-Even-Point** erreichbar/ erreicht?
- Wie entwickeln sich Ihre **Umsätze** im besten Fall in den **nächsten Jahren**?
- Welche **Umsätze** machen Sie mit welcher **Dienstleistung** bei welchen **Kunden**?

Fügen Sie Ihren Übersichten hier auch **Branchendaten** hinzu. Medienberichte über die Entwicklung auf dem Lebensmittelmarkt, dem Bereich der Ernährungsberatung und der Kosten im Gesundheitswesen rahmen Ihre Planungen gekonnt ein.

Nehmen Sie sich Zeit und kalkulieren Sie gut. „Es hilft niemandem – am allerwenigsten Ihnen selbst – wenn Sie Ihre Planzahlen ‚schön rechnen'." [29] Unrealistische Zahlen oder keine zu erwartenden Gewinne sind für Banker ein wesentlicher Aspekt, Ihnen keine finanzielle Starthilfe zu geben. Vielleicht haben Sie die Möglichkeit, Ihren Businessplan und besonders die Finanzplanung von Fachkräften wie z. B. Schuldnerberatern überprüfen zu lassen. Das mutet zuerst vielleicht ungewohnt an, gibt Ihren gesamten Planungen und dem Start Ihres Unternehmens aber den nötigen und kompetenten Schliff.

Merke: Beschreiben Sie Ihren Finanzplan, wenn möglich unter dem sogenannten „Vorsichtsprinzip". Das bedeutet, Sie setzen voraussichtliche Einnahmen eher niedriger an und schätzen bei Aufwendungen und Ausgaben eher großzügig. Finanzielle Puffer sollten unbedingt kalkuliert werden, damit Unvorhergesehenes die Gründung und Unternehmensführung nicht gefährdet, geschweige denn unmöglich macht.

Gratulation, Sie haben viel geschafft. Sortieren Sie alles, korrigieren und optimieren Sie, wenn nötig mit Unterstützung, Rechtschreibung, Grammatik, Optik etc. und fassen Sie noch Restdokumente zum Abrunden zusammen.

Praxistipps

In den **Anhang** Ihres Businessplanes gehören folgende Unterlagen und Dokumente:

- Lebenslauf des Gründers (möglichst detailliert)
- Qualifikationsnachweise
- Zeugnisse
- Marktforschungsergebnisse (möglichst aktuell)
- Entwicklungsstand der Dienstleistung
- Lebensläufe von potenziellen Partnern bzw. Mitarbeitern
- Finanzpläne (Kapitalbedarfsplan, Investitionsbedarf, Rentabilitätsvorschau, Liquiditätsplanung)
- Referenzen

Wenn Sie alles zusammengetragen, sortiert und geschrieben haben, seien Sie a) sehr stolz auf das, was Sie bis hierher geschafft haben, und b) fügen Sie alle Dokumente in einer ansprechenden Mappe zusammen.

8 Marketing

Birgit Blumenschein und Susanne Hagedorn

Ich weiß, was ich kann! Aber wissen das auch die anderen? Und wenn nicht, wie erfahren sie es? Eine Sache gleich vorweg: **Ernährungsfachkräfte dürfen für Ihre Dienstleistung werben** – die einen mehr, die anderen weniger. Diejenigen, die weniger bzw. weniger offensiv werben dürfen, sind Ärzte und Heilpraktiker. Ihnen sind vom Heilmittelwerbegesetz (HWG) klare Vorgaben gemacht und Grenzen abgesteckt (▸ **Kap. 4.5.2**). Allen anderen Ernährungsfachkräften steht das Tor zur Werbung erst einmal offen (▸ **Kap. 4.5.1**).

Übung

Nehmen Sie sich kurz Zeit und überlegen Sie, welche Informationen Ihnen in puncto Marketing im Moment wichtig sind:

- Wer sind meine Kunden?
- Wie und wo möchte bzw. kann ich mich in der Öffentlichkeit einbringen?
- Wo möchte ich werben und womit?
- Was kann ich zeitlich dafür investieren?
- Wie viel Geld wird das voraussichtlich kosten bzw. wie viel Geld kann ich dafür aufbringen?
- Was kann ich selbst tun, wozu brauche ich andere (Menschen, Maßnahmen, Plattformen, Institutionen)?

Ein Marketingkonzept ist etwas Individuelles. Nicht alle Ideen, Maßnahmen, Mittel und Kosten müssen die Ihren werden. Entdecken Sie es selbst.

8.1 Wer sind Ihre Kunden?

Birgit Blumenschein

Wer will Ihre Dienstleistung in Anspruch nehmen? Und wer wird dafür Geld bezahlen? Ihre Marketingaufgabe ist es, Ihren Kunden den **Nutzen** Ihrer Dienstleistung zu erklären. Berücksichtigen Sie dabei folgende Grundsätze der Kommunikation, die Dietrich Szameitat in seinem Praxisleitfaden für die Öffentlichkeitsarbeit beschrieben hat: „Man muss den Zuhörer da abholen, wo er sich befindet." und „Jede Kommunikation ist immer nur so gut, wie sie verstanden wird." [268] Ein erster Schritt ist also: Finden Sie heraus, wer Ihre Kunden sind, damit Sie wissen, wo diese sich befinden.

Merke: Ihre Kunden sind keine unnötige Unterbrechung Ihrer wertvollen Arbeit, sondern ihr Sinn und Zweck, die Menschen, die Interesse an Ihrer Dienstleistung und dem potenziellen Nutzen entwickeln, Personen, an denen sich Ihr Angebot orientiert und an denen Sie es ausrichten – und überhaupt die wichtigsten Personen in Ihrem Unternehmen.

8.1.1 Nicht mit der Gießkanne

Effektive Werbung für Ihr Können und Ihre Leistungen ist kunden- besser **zielgruppenorientiert**. Viele Ernährungsberater werben an Stellen und Orten, an denen a) diese Dienstleistung nicht gesucht wird und b) die Zielkunden so vielseitig sind, dass die Werbung zu allgemein ist oder sein muss. Hier fühlen sich die Kunden nicht (persönlich) angesprochen. Kunden in der (meist) ambulanten Ernährungsberatung, aber auch Kooperationspartner und Interessengruppen, die Ihr Unternehmen umgeben, entscheiden (noch überwiegend) freiwillig, ob Sie Ihre Dienste in Anspruch nehmen. Deshalb muss Ihre Öffentlichkeitsarbeit richtig gut sein.

Infobox

Zielgruppen

Beispiele für infrage kommende Zielgruppen und Kunden, angelehnt an das potenzielle Leistungsspektrum eines Ernährungsberatungsunternehmens (komplette Übersicht ▸ **Kap. 13.9.1**):

- Klienten (Gesunde, Angehörige von Patienten, Interessierte, Ratsuchende)
- Patienten

- ältere Menschen
- Familien
- Kinder, Jugendliche
- Menschen mit Behinderungen

- ambulante Pflegedienste
- Altenheime, Pflegeeinrichtungen
- Apotheker, Apotheken
- Ärzte, Arztpraxen
- Gesundheitszentren
- Heilpraktiker, Naturheilpraxen
- Krankenkassen
- Lebensmittelbranche
- Psychologen, Psychotherapeuten, Psychologische Berater
- Rehabilitationskliniken, Klinikverbände
- Selbsthilfegruppen

- Betriebe, Firmen (z. B. Speditionen, Unternehmen)
- Fitnesseinrichtungen, -studios
- Kantinen

- Kindergärten, Kindertagesstätten
- Verbraucherzentralen
- Volkshochschulen
- Zentren (z. B. Kompetenz- bzw. Referenzzentren für Adipositas-Chirurgie) u. v. m.

Eine Übersicht über Vereine, Gesundheitsinstitutionen etc. erhalten Sie meist im Rathaus/Bürgerbüro Ihres Wohn- bzw. Einzugsortes.

8.1.2 Kennzeichen Kunde

Für die konkrete **Akquise** und für Ihren Businessplan (▸ **Kap. 7**) ist es wichtig, Ihre Kunden genau zu charakterisieren. Welche **Kennzeichen** haben Ihre künftigen Kunden? Grundsätzlich ist die mögliche Zielgruppe für ein Ernährungsberatungsunternehmen 0–99 Jahre und älter sowohl männlich als auch weiblich und ohne Einschränkungen bezüglich familiärer Strukturen. Eine bestimmte **berufliche** Tätigkeit ist keine Voraussetzung, eine Leistung Ihres Unternehmens in Anspruch zu nehmen. Das Einkaufsverhalten der Zielkunden dürfte kein Hinderungsgrund sein – im Gegenteil. Und Sie könnten mit Ihrem Leistungsspektrum sowohl Privat- als auch Geschäftskunden bedienen. Auf den ersten Blick könnten alle Menschen Ihre Kunden sein. Nun sei die Frage erlaubt: **Wie begeistern Sie „alle“**?

Kundenorientierung ist angesagt

Vor dem Hintergrund einer fast unüberschaubaren Zahl an „Ernährungsberatern“, unterschiedlichen Preiskalkulationen und -strategien und der nicht gesetzlich geregelten Einordnung qualifizierter Diättherapie als Heilmittel gerät attraktives Werben um Kunden auf dem Gesundheits- und Beratungssektor zu einem zentralen Erfolgsfaktor für Ihr Unternehmen. Zu **Beginn Ihrer Selbstständigkeit** werden Sie einen Mix aus Kunden wählen und die Zielgruppendefinition sehr offen halten. Das ist erst einmal richtig. Nutzen Sie Ihre **Qualifizierungen, Spezialisierungen und Vorlieben**, um die richtigen Kunden an den richtigen Orten mit Ihrem Marketing anzusprechen und zu finden (▸ **Kap. 2.3** und **2.4**).

„Kundenorientierung ist Einstellungssache. Nur wer ein echtes Interesse am Kunden hat, wird das auch ausstrahlen und sich entsprechend verhalten.“ [280] Getreu dem Motto: Freundlichkeit kostet nichts und wird erwidert. Es gibt immer wieder Ernährungsfachkräfte, die über mangelnde Auftragslage und geringen Kundenstamm klagen. Gründe dafür können vielschichtig sein.

Infobox

Kundenorientierung

Eine Untersuchung des Fraunhofer-Instituts zur Kundenorientierung hat ergeben, dass Kunden aus folgenden Gründen in einem Geschäft nicht mehr einkaufen [27]:

- 1 % stirbt
- 3 % ziehen um
- 4 % lieben Abwechslung
- 5 % wechseln das Geschäft auf Empfehlung von Freunden
- 9 % finden andere Produkte/Leistungen preiswerter
- 10 % sind notorische Querulanten (ja, die gibt es auch)
- 68 % fühlen sich nicht gut behandelt

Emotionales Marketing ist das Stichwort. Negative Mundpropaganda kann sich kein Unternehmer leisten. Ihr Kunde wird sich für Sie und Ihr Angebot interessieren, emotional angesprochen fühlen, wenn er einen Bedarf dafür hat – und wenn der Bedarf durch Ihre Öffentlichkeitsarbeit affektiv geweckt wird oder ihm Ihre Dienstleistung einen (seriösen und dennoch persönlichen) Nutzen verspricht.

Merke: Stimmen Sie Ihre Werbung auf jeden Kunden, jede Zielgruppe einzeln ab. Heben Sie Ihre Leistungen und die Vorteile individuell und zielgruppenbezogen heraus. Dies über Werbemaßnahmen zu transportieren, ist nicht immer leicht, muss aber sein.

Andere schaffen das auch. Apropos andere – wer spielt denn noch auf diesem Spielfeld?

8.2 Mit welchen Mitbewerbern müssen Sie rechnen?

Birgit Blumenschein

Wer sind die anderen, und was machen die wie? Finden Sie heraus, wer Ihre Mitbewerber sind, wer Ihre Konkurrenz ist. Je nachdem, mit welcher Einstellung Sie diese Analyse betreiben, wird es ein Schrecken oder eher eine Chance für Sie. Seien Sie sich im Klaren: Sie sind nicht der erste und nicht der letzte Ernährungsprofi, der sich auf dem freiberuflichen Beratungsmarkt etablieren will. Jede Großstadt hat mehr als nur ein Schuhgeschäft und manche Straßenzüge mehrere Bäckereien. **Konkurrenz belebt das Geschäft**, auch wenn das für viele Ernährungsfachkräfte ungemütlich klingt.

Infobox

Potenzielle Mitbewerber

Beispiele für potenzielle Mitbewerber (komplette Übersicht ▶ **Kap. 13.9.2**):

- Ärzte (aller Fachrichtungen)
- andere freiberuflich tätige Ernährungsfachkräfte
- Apotheker
- „Ernährungsberater“ ohne einschlägige Ausbildung oder einschlägiges Studium
- „Gesundheitsberater“ mit und ohne Ausbildung oder einschlägiges Studium
- Heilpraktiker, Naturheilkundler, Homöopathen
- medizinische Fachangestellte
- Sportfachkräfte, Physiotherapeuten u. v. m.

8.2.1 Wir sitzen alle im gleichen Boot – meines ist gleicher

Recherchieren Sie, wer in Ihrem Umfeld gleiche oder ähnliche Dienstleistungen anbietet. Für den Businessplan sollten Sie eine **Markt- bzw. Konkurrenzanalyse** erstellen (▶ Kap. 7.2.4). Dieses Wissen benötigen Sie für Ihre Öffentlichkeitsarbeit. Sie müssen nicht das komplette Gegenteil von dem machen, was Ihre Mitbewerber tun. Aber warum auch nicht? Wichtig ist, nicht genau das Gleiche zu tun. Verblüffen Sie Ihre Kunden wie Mitbewerber. Entwerfen Sie sich dafür unbedingt eine entsprechende Übersicht über die Markt- und Mitbewerberverhältnisse in Ihrem Umfeld mithilfe folgender Fragen (komplette Fragenübersicht im Anhang ▸ **Kap. 13.9.3**):

- Wer bietet in Ihrem mittel- und unmittelbaren Umfeld die gleichen Dienstleistungen an wie Sie?
- Mit wem ist Kooperation möglich?
- Wer sind die zwei stärksten Mitanbieter? Warum?

Wenn Sie Ihre Mitbewerber gut kennengelernt haben, wählen Sie den stärksten Konkurrenten aus. Mit ihm können Sie ein sogenanntes **„Stärken-Schwächen-Profil"** erstellen. Listen Sie auf, welche **Ressourcen und Leistungspotenziale** Sie und Ihr stärkster Mitanbieter haben bzw. wie ausgeprägt diese bei Ihnen und dem Konkurrenten sind (▸ **Tab. 13.13**).

Erstellen Sie die Analyse auf der Basis einer ähnlich hohen Nachfrage. Je stärker bzw. besser der positive Ausschlag bei Ihrem Mitanbieter, desto größer der Anreiz für Sie, an diesen Stellen nachzubessern. Manche Bewertungen sind schwer herauszuarbeiten. Auf diese Weise finden Sie vielleicht den „Stein der Weisen" für Ihre Öffentlichkeitsarbeit. Und das nicht nur für den Beginn Ihrer Selbstständigkeit, sondern auch im Verlauf der Unternehmenssicherung. Jedes gute Image färbt auf seine Umgebung ab. Wenn nicht schon vorher, dann kristallisiert sich spätestens jetzt Ihr **Innovationsvorsprung** (▸ **Kap. 7.2.3**) heraus – wunderbar.

8.2.2 Wettlauf – wie weit?

Kooperationen, Netzwerke und Interdisziplinarität – gut und schön (▸ **Kap. 2.7.5**). Aber: Müssen Sie alle Ihre Mitbewerber lieben? Klare Antwort: Nein. **Abgrenzung zu Ihrer Konkurrenz** darf und muss sein. Leben Sie damit, dass es „andere Götter" neben Ihnen gibt. Aber lassen Sie Ihre Mitbewerber ebenfalls mit einem „anderen Gott" leben – nämlich Ihnen. Grundsätzlich sind Qualifizierungen (▸ **Kap. 2.7**) und Spezialisierungen (▸ **Kap. 2.3**) gut, um sich einen Innovationsvorteil zu verschaffen. **Persönlichkeit** (▸ **Kap. 1.3**) ist Gold wert, denn nicht jeder (andere) Unternehmer ist auch in der Lage, „das Rennen", sprich den Wettbewerb so gut zu gestalten wie Sie. **Präsenz** und vor allem eine **sehr gute Qualität** Ihrer Arbeit sind Kriterien für Alleinstellungsmerkmale. Wenn Sie sich gegenüber Kollegen differenzieren müssen, die fachlich auf gleichem Niveau arbeiten, müssen **Besonderheiten** entstehen. Diese Besonderheiten können gut und gerne auch Ihre Marketingunterlagen sein.

8.3 Wie machen Sie sich und Ihr Unternehmen bekannt?

Birgit Blumenschein und Susanne Hagedorn

Die Voraussetzungen für eine exzellente **Öffentlichkeitsarbeit** seien laut Medienexperten „Fachkompetenz, persönliche Motivation, menschliche Qualitäten und unternehmerische Management-Professionalität". Als Ernährungsfachkraft haben Sie fachliches Know-how, keine Frage, und je nach Berufserfahrung mehr oder weniger „praktisch angewandtes Fachwissen". Egal – das ist, womit Sie werben können und müssen. Die Idee Ihrer Existenzgründung und das Lesen dieses Praxisratgebers bis hierher zeugen davon, dass Sie hoch motiviert sind – prima. Mit **Einfühlungsvermögen, Empathie und Verständnis** sind Sie in ihrem Beruf bestens ausgestattet (worden). Also fokussieren Sie jetzt das professionelle Management, besonders im Hinblick auf das Marketing. Werbung bedeutet Kundenzuwachs und Gewinnsteigerung.

8.3.1 Marketing für Beratungs- und Heilberufe

Birgit Blumenschein

„Alles, was Sie in puncto Werbung machen, um auf sich aufmerksam zu machen, müssen Sie 7-mal tun", so die Experten. Das hat weniger mit Karrierestreben als mit Wahrnehmungspsychologie zu tun. Flüchtige Informationen bleiben nur dann „hängen", wenn sie oft wiederholt werden. Manche Psychologen und Pressevertreter sprechen dann von erfolgreichem Marketing, wenn nach 5-maligem Annoncieren ein

Zehntel der angesprochenen Zielkunden tatsächlich im Unternehmen ankommt. Das ist nicht für alle Ernährungsfachkräfte immer möglich, und das liegt nicht am finanziellen Spielraum. **Heilmittelwerbegesetz (HWG), Gesetz gegen den unlauteren Wettbewerb (UWG)** und die **Muster-Berufsordnung (MBO)** regeln, was für Ärzte und damit auch **Ernährungsmediziner** werbestrategisch möglich ist und was nicht (▶ **Kap. 4.5**). Ernährungsberater und andere Therapeuten haben keine generellen Verbote, müssen sich jedoch auch an gesetzliche Bestimmungen halten [58]. Was ist also „werbestrategisch" möglich und wie?

Infobox

Marketing

Zulässiges Marketing für Ernährungsfachkräfte, das den Kunden auf dem Gebiet der Gesundheit und Heilkunde sachlich, überschaubar, ohne Heilversprechen und nicht anpreisend oder reißerisch informiert, geht u. a. über (komplette Übersicht ▶ **Kap. 13.9.5**):

- Abbildungen
- Broschüren
- Homepage
- Interviews
- Poster
- Postwurfsendungen
- Praxisschild
- redaktionelle Berichterstattung
- Schaufensterwerbung
- Wegweiser
- Werbung auf öffentlichen Verkehrsmitteln
- Zeitungsanzeigen

Voraussetzung ist stets, auf reklamehafte Darstellung, unangemessenes Vergleichen, Veröffentlichen von gewerblich tätigen Aktionen und Institutionen zu verzichten und in jedem Fall den Datenschutz einzuhalten [39, 55, 58]. Manche Werbung ist für Ärzte und Heilpraktiker nur eingeschränkt und sehr dezent möglich.

In manchen internen und individuellen Verträgen mit Krankenkassen wird oft geregelt, dass vereinbarte Leistungen nicht beworben werden dürfen. Es ist auch nicht gestattet, mit der „Zulassung zu den gesetzlichen Krankenkassen" zu werben. Darauf müssen Sie sich einstellen. Als Akteur im Gesundheitswesen haben Sie Ihren Kunden gegenüber eine besondere Verantwortung. Generell darf kein Kunde und schon gar kein Patient auf den emotional stark besetzten Gebieten der Gesundheit und der Ernährung in die Irre geleitet oder enttäuscht werden oder ihm zu viel versprochen werden.

Alle Menschen gehen gerne mal den Weg des geringsten Widerstands, Ihre Kunden auch – und nicht nur in der Lebensmittel- und Speisenauswahl. Überlegen Sie, wie Sie diesen Komfort bereits durch Ihr Marketing bedienen:

- Seien Sie präsent sowie leicht und gut erreichbar, z. B. telefonisch und im Internet.
- Gestalten Sie das Anfordern Ihrer Dienstleistung einfach und übersichtlich.
- Richten Sie unkomplizierte und überschaubare Möglichkeiten der Honorierung ein.

Merke: Tun Sie alles, damit Ihre Kunden den Umgang mit Ihnen und Ihrer Dienstleistung genießen.

8.3.2 Akquise

Birgit Blumenschein

Akquise als die Maßnahme für Neukundengewinnung muss zielgerichtet und durchdacht sein, um erfolgreich zu wirken. **Kaltakquise** ist es dann, wenn der Kunde, Sachbearbeiter oder die Institution noch nie etwas von Ihnen gehört hat. Das besondere Merkmal einer effektiven Akquise ist die **individuelle Ansprache**. Als Ernährungsfachkraft haben Sie evtl. nicht ausführlich gelernt bzw. studiert, sich bzw. Ihre Leistung im Sinne des Marketings zu „verkaufen". Viele Jahrzehnte wurden Patienten zu Beratungen „geschickt" und den Empfehlungen stillschweigend ausgesetzt. Veränderungen in Kliniklandschaft und Gesundheitssektor erlauben dem Patienten bzw. Kunden heute, sich freiwillig in Ihre Hände zu begeben. Dazu müssen Sie ihn jedoch manchmal noch motivieren und vor allem animieren (▶ **Kap. 8.3.9**).

P Praxistipps

Maßnahmen zur Akquise sind u. a.:

- Empfehlung
- Direkt-Mailings
- Newsletter

▼

▼

- persönliche Ansprache auf Veranstaltungen, z. B. Messen inkl. Weitergabe von Werbemitteln
- Social Media
- Telefonkontakt

Jede Maßnahme der Neukundengewinnung hat Vor- und auch Nachteile.

Direkte Mailings Sie erreichen meist einen hohen Aufmerksamkeitswert und wenig Streuverluste. Nachteile sind hier die Vorlaufzeit sowie die Möglichkeit, dass der potenzielle Kunde die Maßnahmen als Werbe- und Reizüberflutung wahrnimmt.

Telefonakquise Sie ist von vielen Ernährungsfachkräften gefürchtet, aber eine der besten Strategien zur erneuten Kontaktaufnahme und -vertiefung, quasi das „Nachfassen" einer vorangegangenen Maßnahme der Neukundengewinnung. Kontaktaufnahme über das Telefon muss mit vorheriger Einwilligung erfolgen.

Merke: Kaltakquise per Telefon (auch per Fax) ist verboten [134] (▶ Kap. 13.9.7).

Telefonakquise ermöglicht schnell, ohne großen Aufwand und mittlerweile sehr kostengünstig direkte Ansprache und Feedback. Die große Hemmschwelle: „Was, wenn mich die medizinische Fachangestellte nicht zum Arzt durchstellt?" „Was, wenn mich Sekretärin oder der Sachbearbeiter ‚abwürgen'?" Unstrittig ist, dass die Telefon- und besonders die Kaltakquise eine professionelle Durchführung mit viel Kommunikationskompetenz voraussetzt.

Visitenkarte Besondere Vorsicht ist auch geboten, wenn Sie Visitenkarten ungefragt aushändigen. Vermeintlich oder tatsächlich entsteht hierbei ein sogenanntes **„Haustürgeschäft"** gemäß § 312 Abs. 1 BGB. Nur wenn die Menschen Ihre Visitenkarten oder die von Ihnen ausgegebenen weitere Werbemittel **freiwillig** und deutlich **von sich aus** nutzen, um auf Ihr Angebot einzugehen, entsteht ein Dienstvertrag (▶ **Kap. 4.3.1**). Und nur dann erhalten Sie Anspruch auf Bezahlung Ihrer (dann geleisteten) Dienstleistung. Informieren Sie sich hier genau, bevor Sie gut gemeinte, aber unreflektierte Werbung betreiben [2[illegible]].

Akquisegespräche Viele Ernährungsprofis tun sich schwer, ein Akquisegespräch zu führen und ein Kontaktschreiben zu erstellen. Formulierungsvorlagen für derartige Schreiben können nur Vorschläge sein, Sie müssen diese jedoch mit Ihrer eigenen Corporate Identity (CI) inkl. Ihrer Corporate Communication (CC) schmücken (▶ **Kap. 8.3.3**).

Angebot „Anfragen nach Ihrer Dienstleistung beantworten Sie am besten mit einem schriftlichen Angebot." [280] Was schreiben Sie in einem Angebot, um genau die richtigen und notwendigen Informationen zu liefern, ohne gleich zu viel zu verraten?

Inhalte eines kompetenten Kontaktschreibens bzw. Angebotes sind:

- Titel der Leistung
- Leitung, Verantwortlicher, Ansprechpartner
- Ziel
- Zeitrahmen (Dauer, Zeitraum)
- Zielgruppe
- Leistungsbeschreibung, Inhalte
- Methodik
- Räumlichkeiten
- Medien
- Kosten (Honorar inkl. aller Zusatzkosten)

Vorab-Anschreiben Ein Vorab- bzw. Kontakt-Anschreiben an einen Ihnen noch unbekannten zuweisenden Arzt oder anderen Auftraggeber kann einen ersten Eindruck von Ihrem Ernährungsberatungsunternehmen vermitteln. Sie erläutern schriftlich, wer Sie sind und was Sie machen und dass Sie sich **zeitnah** zu einem persönlichen Kennenlernen anmelden. Sie möchten kooperieren oder sich einfach nur vorstellen – egal. Schicken Sie kein Rückantwort Fax, bleiben Sie **eigeninitiativ**. Auch hier gilt die Regel „First give – then take". Im folgenden persönlichen Gespräch überzeugen Sie und formulieren Ihre Ziele, Wünsche oder Erwartungen. Sie sind dabei **unverwechselbar** und **kompetent** und bleiben damit im Gedächtnis. Und haben im besten Fall einen neuen Kunden bzw. Auftraggeber gewon-

Kapitel 8

nen, zwar auf die teuerste, aber erfolgreichste Art des Marketings.

Mund-zu-Mund-Propaganda „In aller Munde" zu sein, ist auch eine Art, bekannt zu werden. Sie selbst geben Empfehlungen von Dingen und Menschen, die Sie kennen und für gut befunden haben. Umgekehrt ist es ebenso. Sie werden weiter empfohlen, wenn Menschen Sie bzw. Ihre Dienstleistung kennen und für gut befunden haben. Mund-zu-Mund-Propaganda ist für jedes Unternehmen unbezahlbar. **Empfehlungsmarketing** auf diese Weise (nicht zu verwechseln mit „Schneeballsystem") scheint die billigste Werbemethode zu sein. Aber: Die Zeit und Geduld, die in die Mund-zu-Mund-Propaganda und damit die Neukundengewinnung gesteckt werden müssen, die Maßnahmen, die dieser Werbestrategie vorausgehen, sind 600% teurer, als vorhandene Kunden zu halten [271].

Merke: Gehen Sie so vor, wie es in einem modifizierten Sprichwort heißt: „Tue Gutes, und lass andere darüber reden."

Zufriedene Kunden schildern Ihre Erfahrungen laut Hören-Sagen ungefähr 7 Menschen, unzufriedene in kurzer Zeit sogar 30 anderen. **Mit Mund-zu-Mund-Propaganda steht und fällt ein Unternehmer-Erfolg.** Wenn Sie sich aus Unkenntnis über die Allergie-Thematik dennoch eine Beratung abringen, weil Sie der Meinung sind, Sie benötigen diesen Kunden und das Geld, und Sie vermitteln dabei inadäquate Informationen, die Kunden sind unzufrieden oder – **Worst Case** – es passiert etwas, können Sie Ihr Unternehmen schließen. Das kann und darf nicht Ihr Ziel sein! Sie arbeiten für den **Best Case** und erreichen mit der Mund-zu-Mund-Propaganda eine Werbemaßnahme, die jeder anderen teuren Strategie das (Mineral-)Wasser reichen kann.

8.3.3 Die berühmte Corporate Identity

Birgit Blumenschein

Ernährungsfachleuten wurde früher nachgesagt, dass sie meist ganz miesepetrige und dürre Körneresser seien und den Genuss des Lebens, besonders den beim Essen, nicht kennen, geschweige denn leben. Das Image wandelt sich, ist jedoch noch nicht ganz aus den Köpfen verschwunden.

Moderne Ernährungsberater sollen Gesundheit und Wohlbefinden ausstrahlen, egal zu welcher Tages- und Nacht(Kochkurs-)zeit. Schwarzwälder Kirschtorte als Ernährungsprofi zu essen oder zu empfehlen – das geht scheinbar gar nicht. Übergewichtige, aber auch überaus schlanke Ernährungsfachkräfte haben oft Mühe, vertrauensvolle Arbeit zu leisten. Das ist schlimm, denn Kompetenz ist nicht an (äußeren) Körpermaßen abzulesen. Selbstverständlich gibt es im Kreise der Ernährungsfachkräfte auch diejenigen, die ihre Kunden mit peniblen Ratschlägen bezüglich der Kalorien- und Fettmengen oder mit eigenwilliger Lebensmittelauswahl missionieren. Diese „Ausreißer" finden sich in jeder Berufssparte und Branche! Moderne Ernährungsfachkräfte sind flexible und kundenorientierte Ratgeber geworden – wie Sie. Und das will nun „verkauft" werden.

Angefangen beim **Berufsnamen** oder **Titel** gibt es häufig schon den ersten Stolperstein. Diätassistenten mögen ihren Berufsnamen schon lange nicht mehr. „Diät" wirke in den Köpfen der Kunden streng, karg, ohne Genuss und Geschmack, einschränkend und überhaupt „böse". Empfehlungen von diesen Fachkräften könnten nur bedeuten, man dürfe dann nichts mehr essen und trinken, was einem schmecke und gut tue. „Assistent" suggeriere, man wäre selbst nicht kompetent genug. Andere Kunden fragen nach der Verordnung einer Ernährungsberatung: „Ich muss zu den Öko... – wie heißen die nochmal richtig?" Heiß diskutiert und umkämpft werden dann viele weitere Begriffe und Namen verwendet (▶ **Kap. 1.1.3, 1.2.6** und **2.1**), um die Verständlichkeit oder das Image zu verbessern. Egal von welcher Seite betrachtet: Selbst der Wortabschnitt „Ernährung" der Begriffe „Ernährungsberater" oder „Ernährungstherapeut" wird psychologisch auseinander gepflückt, er werde wohl mehr mit Kopf und Sachlichkeit und weniger mit Herz und Emotionen assoziiert.

Merke: Wie Ihr Berufsname oder -titel gedreht und gewendet wird – oder mit welchem Begriff oder Wort Sie auch in die Öffentlichkeitsarbeit gehen – Sie geben Ihm Inhalt, Persönlichkeit und Struktur.

Erfolgreiches Selbstmarketing betreiben Sie dann, wenn Sie als Person und Unternehmen ein **klar umrissenes Profil** haben. Es geht nicht darum, „ein begnadeter Schaumschläger zu werden und berufliche Mogelpackungen zu basteln." [223] Laut Experten hängen 75–95 % Ihres Erfolges davon ab, wie Ihr Gegenüber sie einschätzt. Und das gleich beim ersten Eindruck, für den es ja bekanntlich keine zweite Chance gibt. **Vermarkten Sie sich und Ihre Leistung kompetent.** Marketingspezialisten von „zweiblick // design und kommunikation" wissen wie: „Setzen Sie Akzente, und bauen Sie sich Ihr Image auf." [324] Das funktioniert über das sogenannte „CI".

> **Infobox**
>
> **Corporate Identity**
>
> Corporate Identity (CI), als Identität Ihres Unternehmens, meint Ihre Unternehmerpersönlichkeit, die durch 3 Bereiche entscheidend geprägt wird:
>
> 1. das Design (Corporate Design),
> 2. das Verhalten (Corporate Behaviour) und
> 3. die Kommunikation (Corporate Communication).

Corporate Design

Das Corporate Design (CD) gibt Ihrer Selbstständigkeit eine **Unverwechselbarkeit** und einen **Wiedererkennungseffekt**. Ihr Corporate Design zu entwickeln, benötigt also eine klare Zielsetzung von Ihnen. Das gelingt mit einfachen Mitteln, keine Sorge. Entscheiden Sie sich für ein bestimmtes Design, das Sie dann konsequent und durchgängig auf und mit all Ihren Medien in der Öffentlichkeit anwenden und umsetzen. Meist sind es optische Elemente, **ein Schriftzug** und/oder **Farben**, die Assoziationen wecken. Rasche **Identifikation** mit Ihrem ureigenen Unternehmensthema als optisches Element ist möglich mit jeder Art von Lebensmitteln. Allerdings sind sämtliche „gesunden" Lebensmittel wie Obst, Gemüse und Getreide bereits ausgereizt. Ein Apfel als **Logo** ist mittlerweile das langweiligste und damit ineffektivste CD, das Sie sich antun können. Und nicht nur das: Ein Weltunternehmen mit diesem Lebensmittel im Namen und Design klagt derzeit weltweit alle Logo-Besitzer mit einem gleichen oder ähnlichen Symbol an, egal, ob das Ernährungsberater-Design geschützt ist oder nicht. Einen **Namen** (den eigenen oder den beruflichen) als Schriftzug zu nutzen ist gut, üblich und z.T. vorgegeben (▶ **Kap. 3.1**). Das Nutzen von „Allerweltsnamen" ist ebenso zu diskutieren wie Nachnamen, die Lebensmittel oder gar Speisen titulieren (Bsp. Forelle, Schweinebraten). **Farbpsychologie** ist wichtig für ein Design. Schrille Farben im Lebensmittel- bzw. Ernährungssortiment gibt es nicht. Und manche Farben, wie z.B. das große, gelbe „M", sind bereits „vergeben".

Zu Ihrem **Corporate Design** zählen

- Logo
- Briefpapier
- Visitenkarten
- Rechnungen
- dafür benutze Farben
- Schriftart
- Einrichtung
- Gestaltung der Website
- Gestaltung des Praxisschildes

Logo Zugegeben: Es ist nicht leicht, ein schönes und gleichzeitig effektvolles Logo zu designen, das alle Zielkunden gleichermaßen anspricht und dabei Ihre Unternehmerpersönlichkeit zum Glänzen bringt. Existenzgründer neigen leider dazu, erst einmal „selbst zu basteln". Wenn das Ergebnis nicht nur künstlerisch wertvoll ist, sondern Ihren Marktauftritt professionell unterstützt – gut. Wenn nicht: Lassen Sie sich von Designern und Grafikern unterstützen. Starten Sie nicht mit provisorischen Lösungen – denken Sie an „den ersten Blick und die zweite Chance".

Das Erstellen von Logo und Schriftzug sowie entsprechenden Medien, auf denen das CD erscheint, kostet Geld (▶ **Kap. 8.4**). Sparen Sie nicht am falschen Ende, entscheiden Sie lieber mit Verzögerung, aber dafür vorausschauend und richtig, anstatt anschließend ständig mit Änderungen um die Ecke zu kommen. Das verwirrt Ihre Kunden und Auftraggeber.

Dresscode Es gibt keinen Dresscode für die Ernährungsberatung. Bei Kochseminaren ist es jedoch sinnvoll, hygienische Regeln in entsprechender Kleidung inkl. Schuhen einzuhalten. Was gilt aber für Beratungen und diverse Aktionen? Der

Business-Dresscode besagt: Sei niemals besser gekleidet als dein Auftraggeber. Locker und lässig kann es sein, wenn es zu Ihrem Stil und dem Ihres Unternehmens passt. Sauber und ordentlich ist die Devise. Mitarbeiter von Institutionen tragen immer häufiger „Berufskleidung", auf der der Name des Unternehmens oder das Logo steht. Übernehmen Sie die Idee und tragen Sie z.B. T-Shirts oder andere sichtbare Kleidungsstücke mit Ihrer aufgedruckten Werbung.

Merke: Das Corporate Design gibt Ihrem Unternehmen nur die „äußere" Form. Es schafft keine Freiberufler- oder Ernährungsberatungsidentität. Einprägsam und langfristig in puncto Werbung sind ebenso Ihr Verhalten und Ihre Kommunikation.

Corporate Behaviour

Corporate Behaviour (CB) ist das Verhalten Ihrer Praxis bzw. Ihres Unternehmens, nach innen und besonders nach außen. Sie kommunizieren immer [304]: vor, während und sogar nach Ihrer Dienstleistung. Stellen Sie sich vor: Sie kaufen für sich und Ihren Haushalt Lebensmittel ein, begegnen im Einkaufsmarkt Ihren Kunden und diese kaufen nur „Ungesundes" (und die Beratung bei Ihnen war vor 3 Tagen): Wie reagieren Sie? Und wie gehen Sie vor, wenn Sie zu einem Geschäftsessen mit potenziellen Geschäftspartnern eingeladen sind? Wählen Sie trotz „Nachhaltigkeitsdiskussionen" Fleisch?

Merke: Sie entscheiden für sich, welche Informationen Sie in Ihren öffentlichen Auftritt stecken. Als Ernährungsberater Schokolade oder Gummibärchen zu essen – und das zuzugeben –, hat durchaus menschliche Züge. Und das ist im richtigen Kontext ggf. werbewirksam.

Corporate Communication

Mit Corporate Communication (CC) steigern Sie ihren Bekanntheitsgrad. Das ist Öffentlichkeitsarbeit pur, z.B. über gezielte Kundeninformation, Presse, Sponsoring und Veranstaltungen. Ein wichtiger Aspekt hierbei ist die Darstellung Ihres Leistungsspektrums und Ihrer Kompetenz. Mittels der einheitlich zum CD und CB passenden Kommunikation erfahren die Öffentlichkeit und damit Ihre Kunden von Ihrer Institution. Sie erzeugen und untermauern Ihr Image. Websites, Profile auf diversen Plattformen in sozialen Netzwerken sowie regional oder überregional publizierte Anzeigen oder Artikel künden damit von Ihrer „Fach"-Existenz. Nur so „kaufen" sie Ihre Leistung.

Merke: Mit einem unverwechselbaren, aber versierten Kommunikationsstil, einem einheitlichen und durchgängigen Design sowie professionellem Auftreten schaffen Sie das Leitbild Ihres Unternehmens mit eigenem und wiedererkennbarem Charakter, eine Unternehmensphilosophie (Corporate Philosophy, CP).

„Ein Image baut sich so oder so auf, zu Ihren Gunsten oder dagegen. Sie können aber tatkräftig etwas dafür tun, dass es positiv sein wird, und es nicht der Willkür der Öffentlichkeit überlassen, Ihnen ein Image zu verpassen." [324]

8.3.4 Die Homepage – weltweite und doch individuelle Präsenz

Birgit Blumenschein

Was spricht für die „weltweite Präsenz"? Der arabische Hotelier aus Dubai, der mehrmals im Jahr für einige Wochen in Deutschland arbeitet, von seinem vertrauensvollen Arzt für viel zu hohe Cholesterinwerte angemahnt wird – er sucht über diverse Suchmaschinen und Plattformen nach kompetenter Beratung und Unterstützung während seines nächsten Deutschlandaufenthalts – und findet Sie. Aber auch die Menschen in Ihrer Umgebung geben inzwischen häufig entsprechende Begriffe und Orte in Suchmaschinen ein, wenn sie Informationen oder Kontaktpersonen zur Ernährung suchen.

Merke: Ein modernes Unternehmen ohne eigene Website wirkt weder repräsentativ noch modern, kompetent und offen.

Sie geben mit Ihrer Homepage jedem in Ihrem unmittelbaren (regionalen und überregionalen) Umfeld die Möglichkeit, sich einen **ersten Eindruck** von Ihnen zu verschaffen, sich über Sie und Ihr **Angebot** zu informieren. Eine Website als eine Art der Repräsentation gehört heutzutage zum guten Ton [66].

Der erste Schritt in Richtung „www.ich-bin-jetzt-auch-im-internet.de“ [12] ist, zu überlegen, was Sie alles für Ihre Website benötigen. Ein adäquates Vorgehen bei der Erstellung einer Homepage wäre laut Experten [324]:

1. Zieldefinition der Präsenz im Internet
2. Technik/Design
3. Konzeption/Prototypherstellung
4. Produktion
5. Test/Freigabe
6. Veröffentlichung
7. Pflege und Überarbeitung

Aufbau und Inhalt

Moderne Websites von Ernährungsexperten bieten zum einen Ernährungsinformation. Zum anderen ist der Homepage ein Leistungsspektrum, Aktuelles, Angebote, Presse, Kontakt und Impressum (▶ **Kap. 4.5.7**) zu entnehmen. Dank der Schnelllebigkeit bedeuten diese Kriterien eine regelmäßige Pflege und ggf. sukzessives Erweitern bzw. Überarbeiten der Seite. Wenn Sie kein Spezialist auf dem Gebiet der IT-Programmierung sind oder im Freundes- bzw. Bekanntenkreis keinen internet- und websiteaffinen Menschen kennen, lassen Sie sich fachmännisch helfen. Versierte Anbieter, ob fachintern oder fachfremd, wissen um die Programmiersprache, Farbwahl, Orientierung von Menüpunkten und vor allem über die Konfiguration der Begriffe, damit Sie über Internet-Suchmaschinen gefunden werden.

Nutzen Sie **Webdesigner** für die Gestaltung Ihrer Homepage (Best Case: versiert auf dem Gesundheitssektor) oder lassen Sie sich ein sogenanntes **Content-Management-System** (CMS) einrichten. Damit können Sie jederzeit selbstständig auf Ihre Website zugreifen und Änderungen bzw. Ergänzungen vornehmen. Daneben gibt es aber auch sog. **Baukastensysteme**. Diese bieten Ihnen verschiedene Layoutmöglichkeiten und Funktionen, die Sie frei kombinieren können (▶ **Kap. 13.9.9**).

Angefangen bei der Auswahl einer adäquaten **Domain** (▶ **Kap. 3.1**) und entsprechender **E-Mail-Adresse** machen Sie sich trotz fachkompetenter Unterstützung auf jeden Fall auch selbst Gedanken über die **Benutzerfreundlichkeit** und **Menüführung** Ihrer Website (▶ **Abb. 8.1** und ▶ **Abb. 8.2**). Sie benötigen zudem einen sogenannten **Internet Service Provider** (ISP), der Ihnen den „Internet-Parkplatz“ für Ihre Homepage zur Verfügung stellt. Es gibt diverse Anbieter speziell für Ernährungsfachkräfte [138, 168]. Sie können jedoch auch „fachfremde“ Provider nutzen. Recherchieren Sie hierfür ausgiebig.

Die URL und Ihre Homepage gehören wie Ihre Visitenkarte, Telefonnummer und weitere Werbeunterlagen zur durchgängigen Öffentlichkeitsarbeit (▶ **Kap. 8.3.3**). Wiedererkennungseffekt, Übersichtlichkeit und Wiederholung auf verschiedenen Medien erleichtern den Besuchern die Nutzung und Informationsaufnahme. Das gilt besonders für Navigationsleisten und Menüpunkte Ihrer Website. Beschäftigen Sie sich bei Gelegenheit intensiv mit der (möglichen) Auswahl an Menüpunkten (▶ **Kap. 13.9.9**).

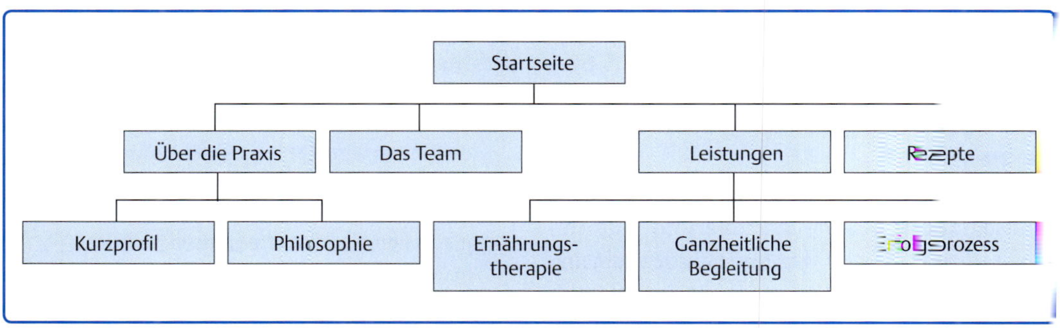

▶ **Abb. 8.1** Beispiel für ein Navigationskonzept für eine Homepage.

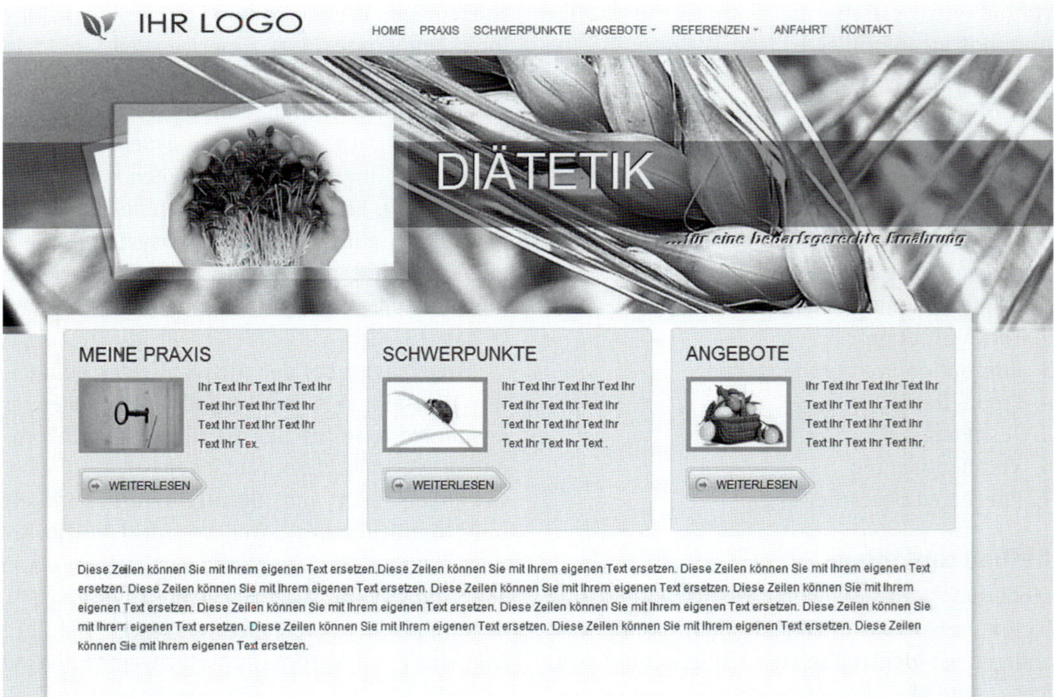
IHR LOGO
HOME PRAXIS SCHWERPUNKTE ANGEBOTE REFERENZEN ANFAHRT KONTAKT
DIÄTETIK
...für eine bedarfsgerechte Ernährung
MEINE PRAXIS
Ihr Text Ihr Text Ihr Text Ihr Text Ihr Text Ihr Text Ihr Text Ihr Text Ihr Text Ihr Text Ihr Text Ihr Tex.
WEITERLESEN
SCHWERPUNKTE
Ihr Text Ihr Text Ihr Text Ihr Text Ihr Text Ihr Text Ihr Text Ihr Text Ihr Text Ihr Text Ihr Text Ihr Text Ihr Text .
WEITERLESEN
ANGEBOTE
Ihr Text Ihr Text Ihr Text Ihr Text Ihr Text Ihr Text Ihr Text Ihr Text Ihr Text Ihr Text Ihr Text Ihr Text Ihr Text Ihr.
WEITERLESEN
Diese Zeilen können Sie mit Ihrem eigenen Text ersetzen.Diese Zeilen können Sie mit Ihrem eigenen Text ersetzen. Diese Zeilen können Sie mit Ihrem eigenen Text ersetzen. Diese Zeilen können Sie mit Ihrem eigenen Text ersetzen. Diese Zeilen können Sie mit Ihrem eigenen Text ersetzen. Diese Zeilen können Sie mit Ihrem eigenen Text ersetzen. Diese Zeilen können Sie mit Ihrem eigenen Text ersetzen. Diese Zeilen können Sie mit Ihrem eigenen Text ersetzen. Diese Zeilen können Sie mit Ihrem eigenen Text ersetzen. Diese Zeilen können Sie mit Ihrem eigenen Text ersetzen. Diese Zeilen können Sie mit Ihrem eigenen Text ersetzen. Diese Zeilen können Sie mit Ihrem eigenen Text ersetzen.

► **Abb. 8.2** Screenshot der Demo-Homepage für Ernährungsfachkräfte (www.demo.diaetassistentin.info).

Die Menüpunkte sollten Ihrem Unternehmen entsprechend sein und Sie authentisch und kompetent darstellen. Wie viele und welche der Punkte Sie dafür verwenden, bleibt Ihnen überlassen. „Schauen Sie sich ruhig ausgiebig auf den Websites Ihrer Kollegen um und überlegen Sie, was Ihnen an den Seiten besonders gut gefällt und was Sie stört." [324] Zeigen Sie einen geplanten Aufbau Ihrer Website auch (fachfremden) Personen aus Ihrer Familie oder Ihrem Freundeskreis. Sie sehen die Thematik wahrscheinlich mit weniger Spitzfindigkeiten und mit dem Auge des Kunden. Und beachten Sie alle rechtlichen Bedingungen, damit diese Form der Öffentlichkeitsarbeit für Sie nicht zur Falle wird (► **Kap. 4.5.6**).

SEO – oder wie generiere ich Traffic auf meiner Seite?

Search Engine Optimization (SEO) oder zu Deutsch **Suchmaschinenoptimierung** wird immer wichtiger. Hierbei sind Maßnahmen gemeint, die dazu dienen, Ihre Homepage in Suchmaschinen des World Wide Web auf möglichst hohen Plätzen zu sichern. Gibt ein potenzieller Kunde die Begriffe Ernährungsberatung, Ernährung und/oder Therapie und seinen Wohnort ein, so ist es für Sie ein Marketingvorteil, wenn Ihr Kontakt bzw. Ihre Homepage möglichst in den „Top Ten" erscheint. Voraussetzung ist eine vielfältige Auswahl an allgemeinen und definierten **Keywords** (Schlüssel- bzw. Suchbegriffen) rund um Ihr Unternehmen, aber auch das Ursprungsthema Ernährung, Essen und Trinken.

P Praxistipps

Worüber Sie sich vorab Gedanken in Bezug auf das „Gefundenwerden" machen können, hat J. Hofmann, Diätassistent und Medizinischer Ernährungsberater vortrefflich beschrieben: „Google ist dumm! Wenn eure Internetseite gefunden werden soll, sind u. a. der Titel und der Link zu eurer Seite unwahrscheinlich wichtig in der Namenskonfiguration. Wenn Ihr z. B. einen Anwalt in Heilbronn sucht, werdet ihr mit Sicherheit die Worte „Anwalt Heilbronn" in der Suche der Suchmaschinen verwenden. Die Internetseiten, die diese beiden Worte im

▼

▼

Titel und/oder im Link enthalten, werden besser (höher) in den Ergebnissen gezeigt als die Internetseite, die z. B. die Worte „advokat baden württemberg“ enthält.
Google kann nicht lesen! Suchmaschinen folgen jenem Prinzip: Es werden Zeichen, Symbole und Worte mit den Suchworten verglichen und die, die sich mit ähnlichen oder am besten mit allen Ziffern und Zeichen einer Internetseite gleichen, erhalten eine gute Stellung für das Suchergebnis. Damit ist gemeint: Wenn eine Internetseite z. B. www.advokat-badenwuerttemberg.de lautet, wird sie ganz schlecht mit den Suchworten „anwalt heilbronn“ gefunden werden.“ [167]

Muss das wirklich alles sein?

Wenn Ihre Passion der Aufbau und die Pflege von Internetseiten wäre, dann wären Sie heute vermutlich Webdesigner und nicht Ernährungsprofi. Trotzdem ist es wichtig, dass Sie Ihrer Homepage eine hohe Aufmerksamkeit zukommen lassen. Machen Sie ein Gedankenspiel mit: Denken Sie einmal an die Deutsche Bank. Und jetzt machen Sie aus der Deutschen Bank in Ihren Gedanken einen Menschen. Wie sieht dieser Mensch aus? Eine junge Frau um die 25 mit Turnschuhen und einer ausgefallenen Sonnenbrille? Oder haben Sie eher an einen seriösen Herrn um die 50 im schwarzen Anzug gedacht? Was sagt Ihnen Ihr Gefühl noch zu dieser Person? Kann sie gut rechnen? Ist Menschenliebe die auffälligste Charaktereigenschaft? Machen Sie weiter: Denken Sie an eBay, Dove oder Marlboro. Vielen Menschen fällt es nicht schwer, diese Marken zu vermenschlichen. Aber wieso? Die Antwort ist einfach: Weil gerade in großen Firmen viel Geld und Mühe darin investiert wird, genau diese Bilder in Ihrem Kopf zu erzeugen. Wir Menschen mögen Menschen, keine Firmen, und deshalb ist es sehr wichtig, über diese Bilder und Emotionen nachzudenken, weil sie sonst dem Zufall überlassen werden.

Was das alles mit Ihnen zu tun hat? Überlegen Sie einmal: Welches Bild könnte im Kopf eines Ihrer potenziellen Kunden entstehen, der Sie noch nicht persönlich kennt, sondern über das Internet, einen Flyer oder eine Visitenkarte auf Sie aufmerksam wird? Ob Sie es nun möchten oder nicht: Die Bilder und emotionalen Einschätzungen entstehen so oder so. Nehmen Sie deshalb gezielt Einfluss darauf.

Welchen potenziellen Einfluss hat Ihre Homepage auf Ihren Umsatz?

Lassen Sie sich auf ein weiteres Gedankenspiel ein. Stellen Sie sich vor, Sie suchen in Google nach einem spanischen Restaurant, in dem Sie einen schönen Abend verbringen möchten. Sie stoßen auf das Restaurant „El Torro“ und schauen sich die Internetseite an: Lieblos gestaltet, Rechtschreibfehler, keine Bilder, keine Informationen und nach der Telefonnummer mussten Sie 5 Minuten suchen. Was denken Sie über „El Torro“ und was erwarten Sie von dem Restaurant? Buchen Sie einen Tisch, oder suchen Sie erst einmal nach professionellen Alternativen? Was aber passiert mit den spanischen Restaurants, die gar keine Internetseite besitzen oder von Google nur schlecht gefunden werden? Und wie schneidet das Restaurant ab, das in der Google-Trefferliste ganz oben erscheint, dessen Internetseite professionell und informativ ist, und wie wäre es weiter, wenn Sie online sogar einen Tisch aussuchen und reservieren könnten? Vielleicht steht sogar eine Web-Cam zur Verfügung und sie können einen Blick in die Küche werfen. Ersetzen Sie „Restaurant“ durch „Ernährungsberatung“, und Sie können die Frage des Einflusses auf den Umsatz problemlos beantworten. Gleichzeitig wird aber deutlich, worüber Sie sich Gedanken machen.

Wenn Sie sich jetzt die Frage stellen, wie und wann das alles gemacht werden kann und soll, dann seien Sie gewiss: Sie sind damit nicht allein auf der Welt. Diese Frage und die steigenden Anforderungen an Ihr Online-Marketing waren 2009 der Auslöser dafür, dass eine Softwareschmiede Ernährungsfachkräfte und Marketingspezialisten zusammenbrachte. Das Ergebnis ist ein innovatives und bislang einzigartiges Fachportal namens **euro-MIS online** [138]. Das Besondere an diesem Portal ist, dass es zwei für Sie sehr wichtige Dinge zusammenführt:

1. Die Möglichkeit des Austausches und der Kooperation innerhalb einer **geschlossenen Fach-Community** und
2. die Bereitstellung einer virtuellen **Assistentin**.

euro-MIS unterscheidet deshalb direkt nach der Anmeldung zwischen dem sogenannten WIR-Bereich und dem persönlichen Bereich.

Merke: Kalkulieren Sie von der Planung bis zur Veröffentlichung Ihrer Homepage genügend Zeit ein, sprich beginnen Sie früh mit diesem Thema. Es kann unter Umständen länger dauern, bis Ihre Homepage solide, informativ und vor allem attraktiv ins Netz geht. Sinnvoll ist u. U. auch, sich bei Suchmaschinen anzumelden und Rücksprache mit Berufsverbänden zu halten, um Verlinkungen herzustellen.

8.3.5 Social Media

Susanne Hagedorn

Eine Frage vorweg: Wenn Sie eine Dienstleistung, einen Handwerker oder eine Telefonnummer suchen, wo machen Sie sich schlau? Schauen Sie noch ins Telefon- oder Branchenbuch, oder nutzen Sie diverse Suchmaschinen im Internet?

Oder: Geben Sie Ihren eigenen Namen bei Google oder der Personensuchmaschine Yasni [319] ein? Wenn Sie selbst noch nicht so aktiv sind, dann testen Sie dies mit dem Namen von Bekannten oder Kollegen. Sie werden überrascht sein, wie viele Informationen im Netz bereits hinterlegt sind.

Merke: Das Internet vergisst nichts!

Glaubt man Marketingexperten, reicht es heutzutage bei Weitem nicht mehr aus, sich als Unternehmer einzig mit einer Homepage bekanntzumachen. Die Präsenz auf **Internetplattformen** wird immer wichtiger. Dazu gehört, sich bewusst zu machen, wie Sie diese Art Marketing zu Ihrer öffentlichkeitswirksamen Maßnahme machen.

Definition

Duden online [129] definiert Social Media wie folgt: „Gesamtheit der digitalen Technologien und Medien wie Weblogs, Wikis, soziale Netzwerke u. ä., über die Nutzerinnen und Nutzer miteinander kommunizieren und Inhalte austauschen können. Herkunft: Englisch ‚social media', zu: ‚social' = sozial, gemeinschaftlich und ‚media' = Medien".

Es geht also um einen **gemeinschaftlichen Austausch**, über verschiedene Netzwerke und Technologien mit verschiedenen Nutzern. Und es geht um **sehen und gesehen werden**. Für Sie als (Jung-)Unternehmer geht es um noch viel mehr: Das **Sichbekanntmachen**.

Merke: Netzwerken bedeutet immer zuerst geben und dann erst nehmen. Plattformen sind (meist) kostenfrei in der Nutzung. Aber: Um diese Netzwerke zu pflegen, brauchen Sie Zeit. Sie werden sich wundern, wie schnell eine Stunde „im Netz" weg ist. Denn für Sie als Unternehmer gilt: Zeit ist Geld!

Plattformen im Überblick

Zu Beginn bzw. für Ihre Entscheidung, welches Forum für Sie geeignet sein kann, eine Übersicht über verschiedene versierte und beliebte Plattformen (▸ **Tab. 8.1**).

Praxistipps

Warum lohnt es sich für ein Ernährungsberatungsunternehmen, in sozialen Netzwerken präsent zu sein?

- Sie kündigen Aktivitäten aus Ihrem Business (Vorträge, Schulungen, Weiterbildungen) an, die dort von weitaus mehr Menschen gelesen werden können als z. B. in Zeitungen.
- Sie können Fotos von Veranstaltungen veröffentlichen (Achtung: Rechte beachten (▸ **Kap. 4.5.4**).
  Vorsicht: Sobald man Fotos z. B. bei Facebook einstellt, übernimmt Facebook die Rechte an den Bildern. Es gilt hier amerikanisches Recht.
- Sie posten Links zu interessanten Fachartikeln und Informationen über neue wissenschaftliche Erkenntnisse, werden auf diese Weise als kompetente Fachkraft wahrgenommen.
- Ihre fachmännischen und ernährungsphysiologisch wertvollen Rezepte sind Anregung und Hilfestellung für Interessierte und wecken Interesse an noch mehr Unterstützung von Ihnen.

► **Tab. 8.1** Übersicht Social-Media-Plattformen.

Bezeichnung	Zielgruppe	Möglichkeiten	Nutzer in Deutschland
Foren			
verbandsinterne Foren: VDD, VDOE Allgemeines Ernährungsforum DEBInet	Kollegen DEBInet auch Interessierte	Erfahrungsaustausch, Kooperationen	unbekannt
soziale Netzwerke			
XING (nationales und internationales Businessnetzwerk)	Kollegen, Kooperationspartner, potenzielle Kunden	Erfahrungsaustausch, Kooperationen, Kundenkontakte	9 % [23]
LinkedIn (nationales und internationales Businessnetzwerk)	Kollegen, Kooperationspartner	Erfahrungsaustausch, Kooperationen, Kundenkontakte	unter 10 000 [23]
Facebook	Kooperationspartner, potenzielle Kunden, Interessierte	Informationen, Nachrichtenverbreitung	47 % [23]
Google+	Kooperationspartner, potenzielle Kunden, Interessierte	Informationen, Nachrichtenverbreitung	25 Mio. [39] seit Anfang Juli 2011 (Tendenz steigend)
Sonstiges			
Twitter	Kooperationspartner, Interessierte	Nachrichtenverbreitung, Austausch	7 % [23]
YouTube	Kooperationspartner, potenzielle Kunden, Interessierte	Imagevideos, Informations- und Nachrichtenverbreitung	–

Aktive Forenteilnahme

Was sind Foren? Im Fall von Social Media wird darunter ein virtueller Marktplatz verstanden. Sie können sich, egal auf welchen Foren Sie beginnen, zeitnah zu verschiedenen Themen äußern oder Neuigkeiten über sich und Ihre Arbeit verbreiten. **Nutzen Sie ggf. schon die Zeit der Gründung, um mit Ihrer Arbeit im Internet zu beginnen.** Knüpfen Sie Kontakte, wenn der Terminkalender noch nicht so gefüllt ist. Wird die Arbeit im realen Leben dann mehr, pflegen Sie die Kontakte aus der „virtuellen Welt". Der Zeitaufwand verringert sich.

Es empfiehlt sich, zuerst einmal mitzulesen, aber dann auch den Schritt zu wagen, sich zu zeigen, indem Sie auf einen Beitrag antworten. Die gesamte **Kommunikation** verläuft weitgehend **nonverbal**, d. h. achten Sie auf eine kompetente Informationsübermittlung, um so gut wie möglich (und vor allem richtig) verstanden zu werden. Alles, was Sie äußern, ist womöglich weltweit zu lesen – das muss Ihnen klar sein. **Rechnen Sie mit Lob wie mit Kritik.** Lernen Sie aus potenziell auftretenden Kommunikationsschwierigkeiten und ziehen Sie sich nicht vorschnell zurück. Antworten Sie dann ggf. mit einer Gegenfrage, damit Sie die Mitschreiber besser verstehen und die anderen wiederum Sie.

Merke: Machen Sie sich mit der sog. „Netiquette" vertraut. Hierbei handelt es sich um die Benimm-Regeln im Internet. Die meisten Foren oder Plattformen haben diese auf der Startseite oder in den Nutzungsbedingungen beschrieben. Diese zu lesen und sie zu verinnerlichen, ist Gold wert.

Forensprache

Eine große Unsicherheit verursacht oft die **Anrede** anderer Forenteilnehmer. Beginnen Sie stets mit einer förmlichen und höflichen Anrede wie im täglichen Knigge-Miteinander auch. In vielen Foren gilt: Wer lediglich mit seinem Vornamen unterschreibt, darf geduzt, wer mit Vor- und Zunamen zeichnet, möchte gesiezt werden. Wenn Sie sich unsicher sind, fragen Sie lieber einmal nach, welche Anrede korrekt ist. Um die nonverbale Kommunikation mit „Gefühlen" zu versehen, nutzen Sie sogenannte Smileys oder **Emoticons** (▸ **Tab. 13.14**).

Basics fürs Netzwerken

Gehen Sie Schritt für Schritt vor. Auf jeder Plattform ist es vorgegeben, sich zum Mitmachen zu registrieren. Dazu gehört auch das Erstellen eines Profils. Alle gängigen Foren geben Fragen vor, die für das **Erstellen des Profils** wichtig sind. Je nach Art des Forums sind es ein paar Fragen mehr oder weniger, die zu Ihrer eigenen Sicherheit und der Anwendung dienen. Bei der Registrierung hinterlegen Sie Ihren Namen und Ihre Kontaktdaten, das ist Grundvoraussetzung. Stoßen Sie auf den Begriff „optional", muss dort nicht zwingend etwas eingetragen werden. Ein aktuelles **Foto** von Ihnen macht sich sehr gut. So können sich die Nutzer direkt, im wahrsten Sinne des Wortes, ein Bild von Ihnen machen.

Merke: Für Ihre Öffentlichkeitsarbeit sind Sie geschäftlich in der „internetten" Welt unterwegs. Urlaubsfotos haben hier keinen Platz.

Was tun, wenn ein **„Benutzername"** oder **„Nickname"** verlangt wird? Lassen Sie Ihrer Fantasie nicht zu viel freien Lauf. Agieren Sie unter Ihrem realen Namen oder wenn dies nicht möglich ist, finden Sie einen Bezug zu Ihrem Business.

Veröffentlichen Sie beispielsweise die **URL Ihrer Homepage** (▸ **Kap. 8.3.4**) und anderer Seiten (z. B. Blogs), so werden Sie auch über diese Wege gefunden. Geben Sie Ihre **E-Mail-Adresse** frei. So besteht die Möglichkeit, direkt in Kontakt zu treten. Sobald soziale Netzwerke geschäftlich genutzt werden, unterliegen sie der **Impressumspflicht** (▸ **Kap. 4.5.6**).

Jedes Forum, jede Plattform bietet Ihnen auch die Möglichkeit, direkt mit einem Kontakt oder Freund zu kommunizieren. Dies geschieht in Form einer **persönlichen Nachricht** (PN) oder **„Personal Message"** (PM).

Verbandsinterne Foren

Diese Plattformen eignen sich wunderbar für den Start, um soziale Netzluft zu schnuppern und sich behutsam zu „zeigen". In verbandsinternen Foren tauschen Sie sich mit Kollegen aus (▸ **Kap. 2.7.5**). Hier profitieren Sie von den Erfahrungen der anderen, können aber auch eigene einbringen, das ist zumindest gewünscht. Manchmal wird der eine oder andere Auftrag beworben und vergeben, Fachkräfte für bestimmte Themen- oder Arbeitsgebiete gesucht. Auf diese Weise entstehen mitunter Kooperationen. Fühlen Sie sich sicher, nehmen Sie die „nächste Stufe" des Netzwerkens – die sozialen Netzwerke.

Soziale Netzwerke

XING

Als weltweite **Business-Plattform** und zum Knüpfen von geschäftlichen Kontakten, die zu Kooperationspartnern werden könnten, eignet sich **XING** [317]. Im Gegensatz zu verbandsinternen Foren finden sich hier sehr viele User und Gruppen, die sich mit den verschiedensten Themen, Berufen und Aufträgen beschäftigen, selbstverständlich auch mit den Themen Gesundheit und Ernährungsberatung. Die Auswahl ist riesig.

P Praxistipps

Suchen Sie nach **Gruppen**, deren Themen für Ihr Business passend sind, z. B. regionale Netzwerkgruppen, Gruppen zu berufsspezifischen Themen (Ernährung, Berufsgruppen, Selbsthilfe für Diabetes, Adipositas usw.). **Bringen Sie sich in Gruppen ein**! Eröffnen Sie selbst Themen oder antworten Sie auf Beiträge.
Einige Gruppen sind „freischaltungspflichtig". Das bedeutet: Sie bewerben sich um Aufnahme in die entsprechende Gruppe. Sie müssen ggf. begründen, warum Sie Mitglied werden wollen. Nach Prüfung Ihrer Argumente und Ihrer Zugangsvoraussetzungen werden Sie dann von „Moderatoren" freigeschaltet, quasi auf-

▾

▼

genommen. Selbstverständlich können Sie auch eine oder mehrere **eigene Gruppen gründen**. Um immer auf dem Laufenden zu sein, können Sie die Beiträge, in denen Sie mitgeschrieben haben, **abonnieren**. Sie werden dann per Mail benachrichtigt, wenn es eine neue Aktivität gibt.
Es zählt Qualität vor Quantität. Entrümpeln Sie immer wieder sowohl Gruppen, in denen Sie nicht aktiv sind, als auch Kontakte. Oft sind diese nur Zeiträuber.

Je nachdem, wie viel Sie sich marketingstrategisch einbringen wollen, steht Ihnen bei XING frei, eine **kostenfreie Basismitgliedschaft** oder **kostenpflichtige Premiummitgliedschaft** abzuschließen. Für den Start reicht vielen Ernährungsberatern die Basismitgliedschaft. Wenn Sie mehr Funktionen nutzen oder sogar viele Kontakte und Kooperationen über diese Plattform nutzen und damit Ihre Öffentlichkeitsarbeit auf diese Weise ausbauen wollen, überlegen Sie, ob eine Premiummitgliedschaft sinnvoll ist (▶ Tab. 13.15).

Merke: Im Falle einer Kontaktanfrage sollten Sie sich nicht verpflichtet fühlen, jede positiv zu beantworten. Sie können einen Kontakt ablehnen, auch ohne Begründung. Es ist jedoch sinnvoll, sich das Profil der Person, die um Kontakt ersucht, vorher anzusehen. Es könnte ein potenzieller Kooperationspartner sein, auch wenn das auf den ersten Blick nicht so aussieht. Wenn Sie selbst eine Kontaktanfrage stellen, schreiben Sie eine persönliche Nachricht dazu.

LinkedIn

Dies ist eine internationale Plattform, die in Deutschland jedoch noch nicht so viele Nutzer gefunden hat. Genau wie bei XING geht es hier (überwiegend) um geschäftliche Kontakte.

Sie haben auf dieser Plattform folgende Möglichkeiten:

- Verlinkung zu Ihrer Homepage
- Hinterlegen eines Lebenslaufes
- Erstellen eines Unternehmensprofils
- Knüpfen von geschäftlichen Kontakten
- Empfehlen von Kontakten

Da LinkedIn überwiegend weltweit agiert, findet die Kommunikation häufig in Englisch statt. Prinzipien, Kontakte und Kooperationen ähneln denen bei XING.

Facebook

Facebook-Nutzer finden sich weltweit. Ein Großteil nutzt diese Plattform privat. Facebook bietet jedoch auch die Möglichkeit, sich als **Unternehmen** oder mit Ihrer **Dienstleistung** darzustellen. Schenkt man Marketingfachleuten Glauben, dann kommen sie an Facebook unternehmensstrategisch nicht vorbei.

Wenn Sie bei Facebook starten, empfiehlt sich zuerst nach Menschen zu suchen, die Sie bereits kennen. Stellen Sie dazu eine **Freundschaftsanfrage**, die dann beantwortet wird. Im Profil Ihres „Freundes" wird dann angezeigt, dass Sie neu dazugekommen sind. So werden Sie also in Netzwerken anderer User bekannter. Hüten Sie sich vor Zeitfallen wie z. B. sogenannten **Applikationen** mit Spielen, Horoskopen u. ä.

Sie haben bei Facebook die Möglichkeit, mit einem privaten und einem geschäftlichen Profil vertreten zu sein. Das hat folgenden Vorteil: Sie schreiben in Ihrem Business-Profil und teilen diese Botschaft in Ihrem privaten Profil. Nicht jeder wird Ihre privaten und geschäftlichen Beiträge lesen. Durch die **Teilungsfunktion** erreichen Sie jedoch mehr Leser.

Warum scheint Facebook für Sie und das Gesundheits- bzw. Beratungswesen interessant? Krankenkassen, Krankenhäuser, Lebensmittelfirmen und viele andere Unternehmen sind in diesem Netzwerk mittlerweile aktiver als in der herkömmlichen Werbung. Drücken Sie den **„Gefällt-mir-Knopf"** des Unternehmens, können Sie Ankündigungen, Botschaften und Neuerungen, die für Sie von Interesse sein können, frühzeitig erfahren. Berücksichtigen Sie auch, dass jeder Ihrer Kontakte sofort erfährt und sieht, welchen „Gefällt-mir-Knopf" Sie angeklickt haben. Bringen Sie sich so in Diskussionen ein, kommentieren Sie, loben Sie eine Werbemaßnahme (aber auch nur dann, wenn Sie diese wirklich gut finden).

Google Plus

Seit Juni 2011 ist Google Plus online und hat innerhalb kürzester Zeit über 25 Mio. Nutzer gefunden. Es sind meist User, die zeitgleich bei Twitter und Facebook agieren, zum Teil mit denselben Inhalten. Ist das sinnvoll? Diese Frage kann im schnelllebigen World Wide Web nicht befriedigend beantwortet werden. Nützlich ist, neue Plattformen zu beobachten und ggf. schon drin zu sein, um zur rechten Zeit am rechten Ort agieren und damit Marketing betreiben zu können.

Weitere Social-Media-Plattformen

Twitter

Twitter ist eine weitere Plattform, die in den letzten Jahren viel Zustrom erfahren hat. Twittern bedeutet **„zwitschern"** und ist ein sog. **Microblogging**. „Micro" deshalb, weil nur 140 Zeichen zur Verfügung stehen, um eine Nachricht zu erstellen. Twitter wird von Privatpersonen, Organisationen, Unternehmen und Massenmedien genutzt, um kurze Textnachrichten zu verbreiten.

Auch hier ist etwas Vorarbeit vonnöten, um kompetent und öffentlichkeitswirksam aktiv zu sein. Zuerst legen Sie einen sogenannten **Account** an. Gemeint ist ein Benutzerkonto, in dem z. B. der Name, unter dem die Nachrichten verbreitet werden, festgelegt wird. Halten Sie den Namen kurz, da hierfür nur 15 Zeichen zur Verfügung stehen. Wählen Sie einen Namen, der mit Ihrem Beruf oder Ihrem Unternehmen zu tun hat. Unter **Settings** (Einstellungen) geben Sie dann weitere Angaben ein, die für Ihr Profil wichtig sind. Um einen Wiedererkennungswert zu haben, personalisieren Sie am besten Ihr Design (▸ **Kap. 8.3.3**).

> **P Praxistipps**
>
> Wenn Sie sich bei Twitter registriert haben, ist das die erste Möglichkeit, einen „Tweet" (Beitrag) zu schreiben. Kurz und knapp: „Mich finden Sie auch hier. Freue mich über neue Follower." So lange es 140 Zeichen nicht überschreitet, sind Ihrer Fantasie keine Grenzen gesetzt.

Empfehlenswert und marketingstrategisch effektiv ist, aus dem eigenen Berufsfeld zu posten wie z. B. Links zu neuen Studien, Aktuelles von Ihrer Homepage oder aus Ihrem Unternehmensalltag. Streuen Sie zusätzlich und wohl dosiert kleine private Anmerkungen ein, z. B. wenn Sie gerade ein schönes Rezept ausprobiert haben. Genau solche **Tweets** werden häufig **„retweetet"**. Das bedeutet, dass jemand, der ihnen folgt, dies seinen **Followern** ebenfalls mitteilt. So wird Ihr Tweet an andere Nutzer weitergegeben, die Ihnen bis dato evtl. noch unbekannt waren, jetzt aber Lust bekommen, Ihnen zu folgen. Kontrollieren Sie in jedem Fall das Profil einer „neuen folgenden" Person. Schauen Sie, ob dieser Follower auch für Sie von Interesse ist, erst dann „folgen Sie zurück".

> **Merke: Normalerweise gilt: Wer nach drei Wochen noch twittert, der bleibt auch dabei!**

YouTube

Was soll ich als Ernährungsberatungsunternehmer bei YouTube? Diese Plattform ist eher für Musikvideos bekannt. Marketingtechnisch bieten sich Ihnen auch hier viele Effekte. Diese Plattform bietet an, kostenfrei einen eigenen sogenannten Channel einzurichten. **Channels** sind Möglichkeiten, Videomaterial und Filme, die auf der eigenen Homepage nicht wirksam sind, einem größeren Publikum zur Verfügung zu stellen. Ein smarter Werbefilm über Sie bzw. Ihr Unternehmen – derzeit noch Innovation. Es gibt aktuell nur ganz wenige Ernährungsfachkräfte, die diese Art von Öffentlichkeitsarbeit nutzen. Um als Profi zu erscheinen, nutzen Sie kompetente (handwerkliche wie technische) Unterstützung für einen Werbedreh dieser Kategorie. Das kostet selbstverständlich mehr, lohnt sich aber. Ein Film bis zu 60 Sekunden Länge kostet ca. 800 €, nach oben sind keine Grenzen gesetzt.

> **P Praxistipps**
>
> Wenn Sie sich für eine derartige Werbestrategie entscheiden, achten Sie auf folgende Punkte:
>
> - Halten Sie sich an Urheberrechte (▸ **Kap. 4.5.4**).
> - In den Geschäftsbedingungen behält sich YouTube vor, Videos zu verkaufen oder zu lizenzieren – ohne Sie vorher zu fragen.
>
> ▾

- Eine Verknüpfung mit anderen Plattformen (Facebook, Google Plus, Twitter etc.), Ihrer Homepage und Ihrem Blog ist jederzeit möglich und marketingstrategisch sinnvoll.

Blogs

Diese Form des Netzwerkens und sich Präsentierens ist eine Art Tagebuch im Internet. Das **Bloggen** als Marketinginstrument wird immer wichtiger. Es ist die **Königsdisziplin** der Internet[schreib]arbeit. Wenn Sie sich für das Bloggen entscheiden, ist Ihnen klar, dass dieses Tagebuch regelmäßig mit Inhalten gefüllt werden muss. Ein Link zu einer Pressemitteilung oder zu einem Zeitungsartikel reicht nicht mehr aus. Sie haben auf einer solchen Plattform die Möglichkeit, eigene Beiträge zu schreiben, die sowohl für Kunden als auch für Auftraggeber spannend sind. Ihr Schreibstil kann locker und allgemeinverständlich sein. Fachbegriffe sind eher fehl am Platz. Blogs sind, im Vergleich zur klassischen Homepage, flexibler und unkomplizierter im Handling. Einmal eingerichtet, können sie direkt starten. Sie ersetzen die Homepage allerdings nicht. Kombinieren Sie beides. Für einen größeren Werbeeffekt setzen Sie einen Link von Ihrer Homepage zum Blog und umgekehrt.

Die bekanntesten **Bloganbieter** sind derzeit:

- blogger.com
- blogger.de
- myblog.de
- wordpress.com

Im Grunde können Sie mit gleichen Themengebieten arbeiten wie bei Twitter, jedoch viel ausführlicher.

P Praxistipps

Wie können Sie öffentlichkeitswirksam bloggen?

- Rezensieren Sie Fachbücher.
- Stellen Sie neue Produkte vor, auch wenn Sie Ihnen unsinnig erscheinen. Oft entwickelt sich daraus eine rege Diskussion.
- Schreiben Sie gut und verständlich oder sogar humoristisch über Fachthemen, die die Ernährungswelt beschäftigen.
- Stellen Sie Ihre Arbeit von Zeit zu Zeit detailliert vor.
- Berichten Sie von Kongressen, Fortbildungen, Messen, die Sie besuchen.

Werbung ist, wenn Sie sich nicht nur im eigenen Blog bewegen. Suchen Sie den **Kontakt zu anderen Bloggern**, kommentieren Sie deren Beiträge, verlinken Sie fremde Beiträge in einem eigenen Beitrag oder lassen sie auch **Gästebeiträge** zu. So und mit noch mehr Funktionen machen Sie auf sich aufmerksam. Sie haben als moderner Blogger sogar die Möglichkeit, sich mit all Ihren Auftritten zu zeigen.

Weitere Vorteile eines Blogs:

- Es gibt Funktionen, die es Lesern Ihres Blogs ermöglichen, sofort mit nur einem Mausklick Ihren Beitrag bei Twitter zu veröffentlichen.
- Sie können Icons zu Xing, Facebook und Google+ in Ihren Blog so einbauen, dass der Besucher sofort zu Ihren dortigen Profilen weitergeleitet wird.

In der großen weiten Welt des Internets scheint eine unendliche Vernetzung möglich. Allgemeingültige Empfehlungen, welche Netzwerke für Sie öffentlichkeitswirksam und passend sind, wären vermessen. Jede Plattform hat Vor- und Nachteile. Oft sind es kleine Dinge, die den individuellen Umgang mit Netzwerken oder Usern für Sie möglich oder unmöglich machen. Seien Sie experimentierfreudig, nutzen Sie die Chancen, die die sozialen Netzwerke für Ihre Marketingzwecke bieten. Halten Sie die Augen offen und bleiben Sie interessiert, die bestehenden Netzwerke werden nicht die Letzten sein. Wichtig ist: Sie müssen sich in Ihrem Netzwerk bzw. Ihren Netzwerken wohl fühlen!

Als Fazit lässt sich festhalten:

- Social Media bietet (fast) unendlich viele Möglichkeiten für Ihre Außendarstellung.
- Social Media muss kein Geld kosten.
- Social Media kostet Zeit.

8.3.6 Presse

Birgit Blumenschein

Erfolgreiche und vertrauensvolle Kommunikation funktioniert überwiegend über Presseberichte, so Michael Konken, Bundesvorsitzender des Deutschen Journalisten-Verbandes [197]. Im Vergleich dazu sind Faltblätter, Magazine und Anzeigen nicht annähernd so effektiv. „Aktionen in Einkaufszentren und bei öffentlichen Veranstaltungen dienen der Vermarktung Ihres Unternehmens lediglich zu 3–5 % im Vergleich zur Presse mit runden 38 %", so Konken. Je größer die zu erreichende Zielgruppe, desto weniger Informationen gibt es überhaupt und sollten Sie geben. Außerdem wird Ihre Werbung dadurch unpersönlicher und durch mangelnde Medienkompetenz ggf. sogar unstrukturiert (▶ Abb. 8.3).

Merke: Je gezielter und persönlicher Sie werben, desto mehr Zeitaufwand und Medienkompetenz benötigen Sie.

Presse- und Medienarbeit unterstützen Ihre PR. „Mithilfe der Pressearbeit können Sie Ihre Dienstleistungen, Neuigkeiten, Aktivitäten Ihrer Praxis (zum Beispiel Sponsoring-Engagement) und vieles mehr an die Öffentlichkeit kommunizieren." [324] Informationen aus Zeitung, Funk und Fernsehen werden ernst genommen, auch heute noch besitzt diese Form der Berichterstattung eine hohe Glaubwürdigkeit und Überzeugungskraft.

Für Ihr Ernährungsberatungsunternehmen ist es also von Vorteil, wenn Sie zu einem Radiointerview eingeladen werden oder ein Journalist Sie um Engagement bittet. Pressearbeit heißt nicht nur „Anzeigen für teures Geld schalten". Diese Art von Öffentlichkeitsarbeit beinhaltet Pressekontakte, -mitteilungen, eine Pressemappe, die Veröffentlichung von Fachartikeln sowie Interviews und Statements. All das in Ihr Marketing einzubeziehen bedeutet, wichtige Regeln im Umgang mit den Medien, den Journalisten und Redakteuren, zu kennen, sie angemessen zu nutzen und sie vor allem zu respektieren.

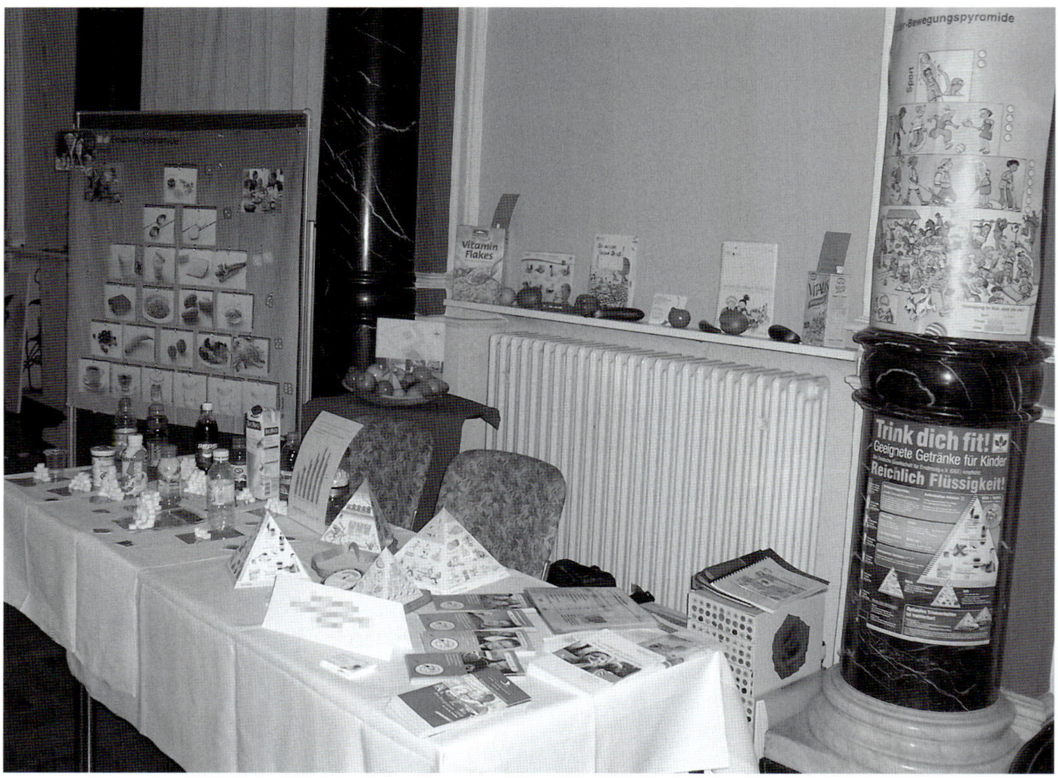

▶ **Abb. 8.3** Messestand Ernährungsberatung.

Infobox

PR durch Presse- und Medien

Gute PR durch Presse- und Medienarbeit will gelernt sein. Kurzfristig und mangelhaft geschriebenen Texten, Artikeln ohne roten Faden und wenig fundierten Daten merkt man meist die Abwesenheit eines Profis an. „Auch wenn die Veröffentlichung eines verfassten Pressetextes von vielen Faktoren abhängt und eine gute Qualität des Inhalts nicht immer ausschlaggebend ist, ist die Erarbeitung von Zielen und Konzepten wichtig." [324]

AIDA – ohne Oper

In allen Bereichen der Öffentlichkeitsarbeit elementar, aber besonders in der Pressearbeit ist nach dem bekannten **„AIDA-Modell"** vorzugehen. Bereits 1898 entwickelt, geht es um ein **„Werbewirkungsprinzip"**, also darum, einen Prozess zu initiieren, der mit der Kaufentscheidung der Kunden endet.

Definition

AIDA steht für

- **A** = Attention (Aufmerksamkeit)
- **I** = Interest (Interesse)
- **D** = Desire (Wunsch)
- **A** = Action (Handeln)

Pressetexte und Fachartikel, die nach AIDA formuliert sind, wecken die Aufmerksamkeit der verantwortlichen Medienakteure. Bieten Sie Journalisten auf diese Weise „Appetithappen". Publizisten benötigen interessante und wirkungsvolle Informationen für ihre Leser – und Sie wollen positiven Bekanntheitsgrad für möglichst wenig Geld. Aber beachten Sie unbedingt: Pressevertreter lassen sich nicht als Werbeplattform missbrauchen, daher muss Ihr Input hieb- und stichfest und Ihre Zusammenarbeit aktionistisch, flexibel und vertrauensvoll sein. Um Texte und Informationen perfekt zu liefern, beachten Sie das **KISS-Prinzip** – und alles in puncto Pressearbeit ist gut. Sie treffen sowohl bei Medienvertretern als auch bei Zielkunden auf offene Türen, wenn Sie Texte und Informationen kurz und knackig, aber sehr anregend halten.

Definition

KISS steht (im Bereich Marketing) für „**K**eep it **S**hort and **S**imple". Das Prinzip: Alle Informationen und alle Texte so einfach, knapp und aussagekräftig wie möglich zu verfassen.

Journalisten **1–2-mal jährlich pro Themenschwerpunkt** mit Pressetexten oder Artikeln zu informieren, wird von vielen Marketingexperten empfohlen. Die entsprechenden Themenschwerpunkte könnten Tageszeitungen und Presseanfragen mit Statements zu aktuellen Ernährungsthemen sowie zusätzliche Informationen (beispielsweise zu Stadtfesten und anderen regionalen Öffentlichkeitsaktionen) sein. Diese Frequenz ist weder zu häufig, um den Medienvertretern auf die Nerven zugehen, noch zu wenig Ansprache an die Berichterstatter, um vergessen zu werden.

Journalisten begegnen

Planen Sie von Beginn Ihrer Selbstständigkeit an, einen **Adressverteiler** der Pressevertreter anzulegen. „Der Aufbau erfordert Geduld, ist für gezielte Öffentlichkeitsarbeit aber unabdingbar." [324] Unterstützung für das Erstellen eines solchen Verteilers geben verschiedene **PR- und Mediendatenbanken** [259, 322].

Es scheint für viele ein Buch mit 7 Siegeln, Kontakt zu Journalisten zu bekommen. Zumindest für die, die bisher keinen oder nur spärlichen Kontakt bekamen. In der Tat sind viele dieser Medienvertreter ein oft schwer zugängliches Grüppchen, aber es gibt ein paar **Regeln**, die Ihnen den Umgang mit ihnen erleichtern (▶ **Kap. 13.9.12**).

Redaktionelle Beiträge

Um eine wirksame Außendarstellung mit Hilfe von Pressetexten zu erreichen, sollte dieses Handwerk einigermaßen verstanden oder mit Unterstützung organisiert werden. Es gilt, **Formalien** einzuhalten und **Regeln** für eine professionelle Textgestaltung zu berücksichtigen. Oft eignet sich gerade für kurzfristige und neue Themen in der Ernährungsbranche eine kurze Pressemitteilung und nicht der Artikel der Marke „XL". Und dann eben etwas „Neues". Eine neue Diät ist kein wirklich gutes Pressethema wert, es sei denn, Sie haben tatsächlich den Stein der Weisen gefunden. Eine Pressemeldung kann dann für Sie den optimalen Kontakt zu den Medienvertretern bedeuten, wenn Sie regelmäßig und flott reagieren. Wenn Sie die Medien selbst aufmerksam und regelmäßig verfolgen, können Sie sich als kompetentes Sprachrohr der Ernährungszunft einbringen. Redakteure lieben es, wenn kurzfristig reagiert werden kann.

Fachzeitschriften (auch Online-Portale), **Blogs** und **Webseiten** sind ideale Plattformen für Ihre Eigen- und Außendarstellung. Hier erreichen Sie überwiegend Kollegen. Die Möglichkeit der Werbung bei einem breiteren Publikum eröffnet sich dann, wenn Sie publizierte Artikel auf Ihrer eigenen Website veröffentlichen. Das vermittelt erneut Seriosität, Glaubwürdigkeit und Kompetenz.

Reden ist Silber ...

Stellen Sie sich für Interviews und Statements zur Verfügung. Voraussetzung für derartige Marketingmaßnahmen ist neben hieb- und stichfesten Hintergrundinformationen viel Kommunikationsgeschick. Sie müssen dabei manchmal rasch und verständlich reagieren und antworten. Das erfordert nicht nur Mut, sondern auch Können.

Auftritte in Radio- oder Fernsehsendungen sind die hohe Kunst der Öffentlichkeitsarbeit, die nur sehr wenige Ernährungsfachkräfte aus dem Stand und durch die pure Ausbildung bzw. durch das Studium beherrschen. Seminare und Coaching bereiten Sie auf diese Art der Werbemaßnahmen vor. Die PR-Wirkung über Funk und Fernsehen, im Vergleich zu Printmedien, ist um ein Vielfaches höher und meist auch überregional. Allerdings sind diese Medien „leicht flüchtig". Die Verständlichkeit Ihrer Informationsvermittlung muss hier noch klarer und definierter sein, damit beim Zuhörer bzw. Zuschauer ausreichende Informationen hängen bleiben.

Das mit Abstand beste Marketinginstrument ist der persönliche Kontakt. Gerade im Dienstleistungssektor, in dem Vertrauen eine große Rolle spielt, geht nichts über persönliche Werbung. Damit sich potenzielle Kunden eine eigene Meinung über Sie und Ihre Dienstleistung, auch schon vor Beratungen und Seminaren, bilden können, gehen Sie auf sie zu, gehen Sie „ins Gespräch". Dadurch entwickelt sich Ihre Personal Selling Proposition (PSP, Positionierung über Ihre Person). „Für Ihre persönliche Werbung brauchen Sie einen roten Faden, und Ihr Gegenüber muss erkennen, dass Sie ihn oder sie ernst nehmen." [182]

8.3.7 „Portfolio" – Blätter, die Information weitertragen

Birgit Blumenschein

Ein potenzieller Auftraggeber ruft an und bittet im kurzen Gespräch um Auskunft über Ihr Angebot und Ihren Preis. Was tun Sie? Zum einen wollen Sie nicht einfach nur Ihr „Pulver verschießen". Zum anderen wollen Sie nicht inkompetent wirken und gar nichts sagen. „Gerade in neu gegründeten Unternehmen mangelt es meist an übersichtlichen und aussagekräftigen Informationen über das konkrete Unternehmensangebot." [65] Bieten Sie Ihrem Gegenüber in solchen Situationen – ob am Telefon oder im persönlichen Gespräch – an, ein **Portfolio** aufzubereiten und zu überstellen. Das lehnen die wenigsten seriösen Anfragenden ab. Sollte der Gesprächspartner tatsächlich nur an kurzen und knackigen Informationen für den aktuellen Moment interessiert sein, seien Sie großzügig und versiert und geben die gewünschte Information „ohne schriftlichen Nachweis".

Infobox

Portfolio

Als Portfolio wird eine geordnete Sammlung von Dokumenten bezeichnet, eine Art Arbeitsmappe. Ursprünglich stammt der Begriff von Künstlermappen, in denen diverse Entwürfe und Arbeiten gesammelt waren, die eine **Entwicklung des Künstlers** darstellten. Heutzutage beinhaltet ein ordentliches Portfolio je nach Erfordernis und Entwicklungsstand:

- Angebote
- Bescheinigungen
- Gutachten
- ggf. den Lebenslauf
- Publikationen
- Referenzschreiben
- Zeugnisse und Zertifikate

In einer derartigen Sammlung bringen Sie **Projektbeschreibungen** ebenso unter wie **Pläne und Konzepte für künftige Aktionen**. Der Einsatz eines Portfolios kann auch für die sogenannte Kaltakquise (▶ Kap. 8.3.2) genutzt werden, ähnlich einer **Bewerbungsmappe**. Unterlagen über Ihr Leistungs- und Preisspektrum, veröffentlichte Artikel sowie Ihre Qualifikationen dienen als Inhalt einer Art **Patienten-Informationsmappe**. Mit all Ihren Werbemitteln (▶ Kap. 8.3.9) und einigen wenigen Beschreibungen Ihrer bisherigen und/oder künftigen Projekte und Leistungen und Ihrer **Kurzvita** bietet es für Sachbearbeiter, Personalchefs und andere Interessierte und Auftraggeber einen **kompetenten Überblick** über Ihre Dienstleistung.

Merke: Bieten Sie Ihr Engagement an, nicht gleich Ihre gesamte Leistung. Machen Sie auch bei Informations- und Angebotsgesprächen „Lust auf mehr“, wie bei „Appetithäppchen“. Beherzigen Sie den Tipp: „First give – then take.“

8.3.8 Praxiseröffnung

Birgit Blumenschein

Wie planen Sie Ihren Markteintritt? Für Ihren Businessplan müssen Sie beschreiben, wie Sie sich den Markt erschließen und welche Strategie für den Markteintritt warum geeignet erscheint (▶ Kap. 7.2.4 und 7.2.5). Vielleicht überlegen Sie, dass für die ganze Mühe bis hierher nun ordentlich gefeiert werden soll. Sie beschließen, Ihr Unternehmen mit einer großen Aktion zu promoten. Angenommen, Sie haben die Möglichkeiten, Ihre Selbstständigkeit mit einem eigenen Praxisraum zu verwirklichen und richten diesen nach allen Regeln der gemütlichen und rechtlichen Kunst ein – dann sollen das auch alle anderen sehen. Sie wollen potenzielle Kunden über Ihr „neues“ Angebot informieren und Ihre Existenzgründung präsentieren – zeigen Sie also eine fertige Praxis, ein fertiges Unternehmen.

Praxistipps
Um den offiziellen Akt einer Eröffnung[sveranstaltung] erfolgreich zu gestalten, sind einige Punkte zu berücksichtigen. Beschäftigen Sie sich unbedingt ausführlich damit (▶ Kap. 13.9.16).

Zur offiziellen Eröffnung eines Unternehmens, mit oder ohne eigenen Raum, gehören ein paar VIPs: Geschäftskollegen, Kooperationspartner, Ärzte, Entscheidungsträger von Banken, Krankenkassen, Betriebe sowie Gesundheitsstudios und andere Institutionen, Vermieter, Presse, Personen des öffentlichen Lebens, Ihr Steuerberater, nicht zu vergessen Mitbewerber, Freunde, Bekannte, bereits akquirierte und interessierte Kunden und natürlich Ihre Familie. Sie geben einer solchen Veranstaltung den richtigen Rahmen und laden Sie die für Sie wichtigen Persönlichkeiten auch zusätzlich persönlich ein. Und vergessen Sie nicht, nach der Veranstaltung darüber zu berichten bzw. berichten zulassen.

Merke: Nicht jeder findet es vertrauenswürdig, von einem „Neuling“ beraten zu werden. Manche Menschen vertrauen Therapeuten, die Berufs- oder zumindest Lebenserfahrung ausstrahlen. Informieren Sie also auf einer entsprechenden Eröffnungsveranstaltung über Ihre Kenntnisse, Methoden und Ihre Erfahrung so, dass die Besucher und potenziellen Kunden das Gefühl entwickeln, Sie sind die richtige Fachkraft und Ihre Praxis bzw. Ihr Unternehmen der kompetente Partner für die Themen Ernährung, Gesundheit und Genuss. „Sie dürfen sich präsentieren, aber gehen Sie nicht auf Patientenfang!“ [182]

8.3.9 Weitere Werbemittel und -maßnahmen von A–Z

Birgit Blumenschein

Soll Ihre Öffentlichkeitsarbeit regional oder überregional stattfinden? Wie weit fassen Sie Ihren Kunden- bzw. Auftraggeberkreis (▶ Kap. 8.2)? Je nach Ausbreitung und Zielstellung ist zu überlegen, welche Werbemittel wie und wo effektiv eingesetzt werden können (▶ Kap. 13.9.17).

Mit entsprechenden Marketingmaßnahmen und -mitteln können Sie spezifisch oder unspezifisch werben. Das bedeutet, dass Sie berücksichtigen, Ihre Zielgruppen entweder regional oder überregional zu erreichen. Bei überregionaler Werbung kalkulieren Sie eine große Streubreite ein. Regionale Öffentlichkeitsarbeit kann besser auf die Zielkunden zugeschnitten werden. Meist ist dafür anfangs ein hoher Arbeitsaufwand notwendig. Dieser verringert sich mit der Zeit, und zeitliche und finanzielle Auslagen refinanzieren sich durch die neu gewonnenen Kunden.

Anzeigen Das Schalten von Anzeigen ist teuer und spült Ihnen im Verhältnis zum Aufwand und zum Preis eher wenig Kunden in die Praxis – leider. Hier gilt es, zielgruppenorientiert Zeitungen und Anzeigenblätter auszuwählen, die Ihre Zielkunden lesen. Von vielen Experten wird empfohlen, eher eine große Anzeige in einer bedeutenden Zeitung aufzugeben, als eine kleine Anzeige gestreut über mehrere, eher unbedeutende Blätter. Kostenlose Anzeigenmagazine werden verhältnismäßig gerne und viel gelesen. Hier treffen Sie mit Ihrer Information potenziell viele Zielkunden – aber nur, wenn Sie Ihre Anzeige in entsprechender Größe mindestens 5–7-mal hintereinander schalten. Das ist mitunter sehr kostenintensiv, also gut zu überlegen. Die Resonanz hier ist oft gleich Null.

Fazit: Lohnen sich nur selten, da wenig effizient; wenn, dann zielgerichtet.

Aktionsangebote Wie wäre es zum Beispiel mit einer Frühlingsaktion im März oder April, zu der Sie für einen oder mehrere Tage Sprechstunden bzw. Beratungen „für kleines Geld" anbieten, mit denen die „Sommer-Figur" erreicht werden könnte? Oder Sie bieten während der Sommerferien für die Daheimgebliebenen eine Woche Kochseminar an. Eine weitere Idee wäre, sich einer Aktion z. B. der VHS mit Fasten- und Yoga-Wochen oder einer Buchhandlung mit Weihnachts-Kochrezepten anzuschließen.

Fazit: Lohnt sich dann richtig, wenn Sie bereits bekannt sind; könnte sich bei regelmäßigem/wiederkehrendem Angebot zum „Kult" entwickeln.

Bannerwerbung Diese Art der Werbung, z. B. in Einkaufsmärkten, ist richtig teuer und fällt ohne gutes CI neben vielen anderen Werbungen ggf. nicht auf. Dennoch prägt sich auf diese Weise ein Logo und Unternehmensname sukzessive in die Köpfe der Kunden ein.

Fazit: Funktioniert aktuell noch als ein Alleinstellungsmerkmal als Werbemaßnahme von Ernährungsexperten; große Streubreite für hohe Kosten, eher nichts für die Existenzgründung.

Branchenverzeichnis Obwohl ein Eintrag im Papier-Branchenverzeichnis heutzutage fast keine Kunden mehr in die Praxis bringt, ist er Bestandteil des Standardprogramms offizieller Werbung. Es gehört traditionell zum guten Ton, in einem derart „soliden" Verzeichnis aufgeführt zu sein. Diese Form der Werbung kann mittlerweile kostengünstig gehalten werden, ein Standardeintrag ist kostenfrei. Ob sich eine Schlagzeile oder eine größere Anzeige lohnt, überlegen Sie in Bezug auf die Kosten und Ihren gewünschten Werbeeffekt. Den größeren Coup erreichen Branchenanzeigen im Internet. Sie können den Eintrag selbstständig vornehmen oder aber durch die Anbindung an Telefon- bzw. Internetanbieter frei geschaltet werden [258].

Fazit: Der Standardeintrag ist ein unbedingtes Muss.

Direktmarketing Persönliche Kommunikation bzw. Direktmarketing sind, wenn Sie gut vorbereitet sind und sich eloquent in Gesprächssituationen bewegen können, ein hervorragendes und fast unbezahlbares Marketinginstrument (▶ **Kap. 8.3.2** und **8.3.3**).

Fazit: Das beste Mittel der Wahl.

Fachzeitschriften Sie bieten zum einen die Möglichkeit, Fachartikel zu veröffentlichen, und zum anderen eine Plattform, um Werbung in Form von Anzeigen zu schalten. Ein von Ihnen verfasster Artikel über z. B. eines Ihrer Spezialgebiete, der publiziert wird, bringt über den Kollegen- und Netzwerkgedanken möglicherweise per Empfehlung Kunden in ihre Praxis. Anzeigenwerbung in derartigen Fachblättern ist sehr teuer und eher für Franchise-Unternehmen und andere größere Institutionen geeignet.

Fazit: Nützt Ihnen marketingstrategisch a) für eine „eigene" Publikation auf Ihrer Homepage und b) zur Darstellung Ihrer Fachkompetenz mit potenziell konsekutiver Empfehlung für Kongresse, Messen und ähnlichen Veranstaltungen.

Funk und Fernsehen Radio und Fernsehen bieten Plattformen für versierte Kommunikationsprofis unter den Ernährungsfachkräften. Inwieweit sich Auftritte als Marketing für Sie lohnen, hängt davon ab, ob im regionalen oder überregionalen Radio oder Fernsehen Ernährungs- oder Gesundheitssendungen Ihr Profil und den Zeitgeist treffen. Auftritte benötigen oft viel und gezielte Vorbereitung, Reisekosten und Spesen werden meist erstattet.

Fazit: Zielgruppenorientierung klären; hohe Kunst der Vermarktung und nur für eloquente Ernährungsfachkräfte kein Problem (▶ **Kap. 8.3.6**).

Gutscheine Sie sind Werbemöglichkeiten, wenn Ihre Dienstleistung bereits bekannt ist. Zufriedene Kunden, die das eine oder andere Mitglied aus dem Familien- oder Freundeskreis zu Ihnen locken wollen, nehmen diese Geschenkmöglichkeit in Anspruch. Ebenso fungieren sie als „Preise bei Preisausschreiben oder an Messeständen für Interessierte oder „treue" Kunden.

Fazit: Nichts für die Kundengewinnung zur Zeit der Gründung.

Kampagnen Seriöse Kampagnen zu unterstützen, ist nicht nur ehrenhaft, sondern durchaus effizient, auch im Hinblick auf Ihr Marketing. Initiativen, die von Bundes- oder Landesregierungen ausgehen [62] und Ernährungsfachkräfte bündeln, bieten eine solide Plattform für Ihre Arbeit und gleichzeitig eine Möglichkeit regionaler wie überregionaler Präsenz. Der Vorteil ist, dass Ihnen die eigentliche Werbung abgenommen wird, Sie profitieren davon, im Verbund aller Anbieter mit aufgeführt zu werden.

Fazit: Kostenfreie überregionale Präsenz Ihres Profils; nicht auf regelmäßige und direkte Kundengewinnung ausgerichtet.

Kino-/Radiowerbung Sie kostet enorm viel Geld. Ob den Kinobesuchern beim Genuss von Nachos und Popcorn tatsächlich die Information für Ernährungsberatung und Einkaufstraining wichtig genug erscheint, tags darauf Kunde bei Ihnen zu werden, bleibt fraglich. Radiowerbung, zumindest bei Regionalsendern, bringt viel Aufmerksamkeit, besonders wenn Werbespots regelmäßig zur besten Sendezeit zu hören sind.

Fazit: Bisher sehr unüblich, weil sehr teuer und wenig auf bestimmte Zielgruppen abzustimmen. Was nicht ist, kann noch werden, besonders im Hörfunk.

Mailings/Werbebriefe Sie haben, wenn zielgerichtet geschrieben, wenige Streuverluste – aber eben nur dann. Sie können von Kunden als Spam, sprich unnötiges Werbeelement wahrgenommen werden. Voraussetzung für diese Werbemaßnahme ist das Vorhandensein eines großen Adressverteilers (mühevoll „abgeschrieben" oder gekauft) und der Erlaubnis des Adressaten. Entweder fungieren die Mailings als Dankschreiben für „erfolgreiche Zusammenarbeit im abgelaufenen Jahr" – und erinnern so an Ihre Dienstleistung. Oder Sie bewerben damit konkret künftige Angebote wie Kochseminare, Ferientreffen oder eine Aktion im Stile eines „Tag der offenen Tür".

Fazit: Bedarf guter Vorbereitung, kosten günstig, in der Phase der Praxissicherung zielgruppenorientiert einzusetzen.

Messen und Ausstellungen Sie bieten scheinbar gute und werbewirksame Plattformen. Es ist viel Vorarbeit zu leisten, einen professionellen Messestand hat nicht jeder Selbstständige. Je nach Thematik ist das Publikum sehr uneinheitlich. Ernährung ist für viele Besucher intim und wird auf großen Veranstaltungen nicht gerne „an Ständen" thematisiert. Erfahrungen zeigen, dass die spätere Ausbeute an Kunden eher gering ausfällt.

Fazit: Viel Arbeit für wenig Kundenpotenzial; unterstützt mehr die Werbemaßnahme „sehen und gesehen werden".

Newsletter Sogenannte Infobriefe und Newsletter sind mittlerweile ein bekanntes und probates Informationsmittel zur Kundenbindung. Sie können in regelmäßigen und unregelmäßigen Abständen versendet werden und informieren in komprimierten Abschnitten über aktuelle Themen. Das Versenden von Newslettern bedarf einer Erlaubnis vom Adressaten, sie sind kostengünstig herzustellen (die Zeit der Erstellung nicht eingerechnet) und entsprechend zu versenden.

Fazit: Gute Rückkopplung, da rasch zu bearbeiten bzw. zu beantworten; werden von vielen Menschen als bequem und informativ beurteilt.

Plakate Auch als Wandzeitungen bezeichnet sind Plakate allseits bekannte Informationsübermittler. Für Veranstaltungen, Messen, Ausstellungen oder Aktionen in Schulen oder Betrieben bieten sie Platz für Unternehmensdaten sowie kurz gefasste thematische oder fachliche Information ggf. mit der Wirkung eines Aufrufes. Innerhalb eines Praxisraumes erfüllt ein Plakat die Eigenschaft einer Kurzbotschaft, ggf. mit Signalwirkung.

Fazit: Thematisch flexibel jedoch räumlich begrenzt einsetzbar, wirken themen- und zielgruppenbezogen; sollten werbe- und kommunikationsbezogen gut aufbereitet und strategisch gut platziert sein.

Postkarten Sie können sogenannte Eye-Catcher darstellen. Geben Sie statt Visitenkarten einfach mal dieselbe Information im Postkartenformat an Interessierte und Kunden weiter. Das fällt auf. Oder nutzen Sie dieses Werbeformat als Einladung oder Kurzmitteilung, die Sie bei diversen Veranstaltungen oder auch innerhalb Ihrer Dienstleistung platzieren.

Fazit: Mal ein anderes Medium, fällt auf und daher gut geeignet, auch für den Start in die Freiberuflichkeit und entsprechend notwendiger Akquise.

Praxisjournal Das Erstellen eines Praxisjournals ist Marketingarbeit auf hohem Niveau. Eine „eigene" Illustrierte ist ein Kommunikationsmedium, das große Kompetenz ausstrahlt. Zum Mitnehmen in einem Wartebereich ausgelegt oder Ihren Kunden viertel- oder halbjährlich zugeschickt bedeutet es viel und kompetente redaktionelle Arbeit, die Sie oder unterstützende Experten leisten müssen. Das Journal kann mit Hintergrundinformationen, Gesundheits- und Ernährungstipps bis hin zu Rezeptideen gespickt werden.

Fazit: Hervorragendes Medium für große Souveränität und Seriosität; rentiert sich nur dann, wenn Sie langfristig planen und auf diesem Niveau arbeiten (können).

Praxisschild Es ist ein „Aushängeschild" – in jeder Hinsicht. Mit allen notwenigen Informationen und Hinweisen zu Ihrer Dienstleistung und Erreichbarkeit ausgestattet kann es Signalwirkung erfüllen.

Fazit: Ein Muss, wenn Sie in eigenen Räumen praktizieren.

Prospekte und Flyer Broschüren, Hand- bzw. Wurfzettel, Prospekte und Flyer gehören zum Standardprogramm eines Unternehmens. Rezept- und Informationsbroschüren sind in der Gesundheits- und Ernährungsbranche bekannte und gerne genutzte Medien. Flyer und Hand- bzw. Wurfzettel landen gern schnell im Mülleimer, bieten im Gegensatz zu Broschüren eher wenig Platz und dienen daher eher der Übermittlung von Kurzbotschaften, unterstützt mit optisch einprägsamen Elementen. Selbstgebastelte Prospekte oder Flyer und „Zettel" können einen sehr unprofessionellen Eindruck hinterlassen.

Fazit: Übliches Kommunikationsmittel, z.T. kostengünstig zu erstellen; als Medium von Lebensmittelproduzenten an Multiplikatoren ausgegeben und mit eigener Werbung versehen; gut erstellt und informativ aufbereitet probat einzusetzen; Achtung bei selbst erstellten Materialien: Sie können amateurhaft wirken und damit eher abschrecken.

Rabatte und Paketpreise Dies sind Offerten, die es in allen Branchen gibt und die großen Anklang finden. Buchen Sie 5 Ernährungsberatungen und bezahlen nur 4. Oder Ernährungsberatungen im Paketpreis zu 3, 5 oder 10 Einheiten – bei Buchung des Zehnerpakets bekommen Sie das Einkaufstraining gratis. Dies sind legale Mittel, um auf Ihre Dienstleistung aufmerksam zu machen. Sie bedienen die „Schnäppchen-Mentalität" der Bevölkerung. Ob sich Ernährungsberatungen im „Paket" auch pädagogisch oder methodisch-didaktisch lohnen und Sie durch Beteiligung an Rabattschlachten mehr Kunden gewinnen und damit eine Gewinnsteigerung erreichen, ist nicht hinlänglich evaluiert.

Fazit: Als Maßnahme eingebettet in Aktionsangebote, z. B. im Rahmen eines „Tag der offenen Tür" oder auf Messen etc., eine öffentlichkeitswirksame Strategie; im Hinblick auf den gesundheitserziehenden Effekt eher fragwürdig.

Schaukästen und Vitrinen Lebensmittelattrappen und Plakate in Schaukästen oder Vitrinen auszustellen, erzielt optische Effekte. Indirekte Ansprache und Information hilft manchmal, die Scheu vor dem Thema „Ernährung und Therapie" zu minimieren. Aktuelle Nachrichten, Trends und Impulse können so z.T. spielerisch aufbereitet werden.

Fazit: Bieten breite Streuung; nicht zur gezielten Kundengewinnung geeignet; können „feste Größe" z.B. in einem Stadtbild oder in einer Institution werden, ungezwungen an das Thema Ernährung und Gesundheit heranzuführen; müssen regelmäßig neu bestückt werden.

Schwarzes Brett Ein Schwarzes Brett kennt jeder aus der Schule, von Bibliotheken oder Einkaufsmärkten. An Tafeln oder Pinnwänden sind Informationen für Jedermann angebracht. Die Informationsflut ist oft groß und ggf. unstrukturiert. In seiner ursprünglichen Form vor Ort ist es für Ihre Ernährungsberatungsinformation ähnlich wie mit Flyern und Handzetteln: sehr allgemein, sprich nicht zielgruppenspezifisch. Im Zeitalter des Internets gibt es Schwarze Bretter auf vielen auch seriösen Seiten, z.B. denen der Hochschulen und Städte – hier lohnt es sich mitunter für Sie, sich zu präsentieren.

Fazit: Gut geeignet für die Präsenz, eingebettet z.B. in ein Stadtmarketing, gemeinsam mit anderen medizinischen und therapeutischen Einrichtungen; Kosten unterschiedlich hoch; schwierig ist evtl. der Zugang zu offiziellen Informationstafeln; Werbung in Einkaufsmärkten u.ä. meist ineffektiv.

Sponsoring In Ernährungsberatungsunternehmen ist Sponsoring derzeit noch nicht übliche Marketingpraxis. Diese Form der Öffentlichkeitsarbeit setzt vorhandenes und verfügbares Kapital voraus, für Existenzgründer scheinbare Utopie. Dies ist nur eine Seite der Medaille. Es müssen nicht ausschließlich Finanzmittel eingesetzt werden, Dienstleistung kann ebenso Unterstützung bieten. Ernährungsseminare und individuelle Betreuung für jugendliche Sportler des örtlichen Judovereins oder Kochtrainings für karitative Initiativen wie der „Tafel" verpflichten die jeweilige Institution, bei öffentlichen Auftritten oder entsprechenden Gelegenheiten, Sie (kostenfrei) in deren Werbemaßnahmen aufzunehmen.

Fazit: Bedeutet hohen Zeit- und ggf. Arbeitsaufwand, Kosten-Nutzen-Rechnung muss dezidiert ausfallen, bietet hohes Ansehen und viel Mund-zu-Mund-Propaganda.

Tag der offenen Tür Dieser ist immer eine willkommene Gelegenheit, als Sonderaktion bereits vorhandenen Kunden in ungezwungener Atmosphäre zu begegnen, sie einzuladen, sich in Ruhe „Neues" anzuschauen (▶ **Kap. 2.2.[illegible]**). Für alle anderen bieten Sie so die Möglichkeit, die „Neugier" zu befriedigen. Eine gewisse Anzahl von Interessierten mag sich gerne auf diese Weise der „ominösen" Dienstleistung nähern. Wie sonst ohne Problem und offizielle Aufforderung vom Arzt oder Heilpraktiker, kann eine Ernährungspraxis mitsamt potenziellen Methoden und Medien von innen beäugt werden?

Fazit: Als „Schnupperaktion" übliche Werbemaßnahme; muss besonders medial und pressetechnisch sehr gut vorbereitet werden, damit genügend Interessenten aufgerufen sind zu kommen, egal bei welchem Wetter und anderweitigem Termin; benötigt viel Zeit in der Vorbereitung; eignet sich gut in Zusammenarbeit mit Kooperationspartnern.

Veranstaltungen und Aktionstage Diese sind gute Gelegenheiten, sich persönlich zu zeigen. Ein „Tag der gesunden Ernährung (VFED)" [295] oder der „Tag der Zahngesundheit" laden ein, sich im eigenen Umfeld der Öffentlichkeit aktiv zu präsentieren. Themen können an offiziellen „Gedenk- und Aktionstagen" z.B. der Vereinigten Nationen [311] orientiert werden. Oder Sie haben einen Anlass, ein Jubiläum oder einfach die Idee, Ihre Dienstleistung auf diese Art und Weise zu vermarkten (▶ **Kap. 2.2.4**). Veranstaltungen wie eine Börse oder Messe, unterstützt durch eine Krankenkasse, bieten Ihnen die Möglichkeit, sich „anzuhängen".

Fazit: Viel Arbeit, vor allem Recherche und Planung; breite Streuung; gut geeignet für erste offizielle Auftritte und der Schirmherrschaft anderer seriöser Institutionen oder in der Phase der Praxissicherung durch „sehen und gesehen werden".

Verbandslogos Die Berufsverbände der Diätassistenten und Ökotrophologen bieten ihren Mitgliedern beispielsweise an, als zertifiziertes Mitglied gegen eine Lizenzgebühr das **Verbandslogo**

zu nutzen und damit als Marketinginstrument einzusetzen (▶ Kap. 2.7.4).

Fazit: eine sehr gute und seriöse Möglichkeit, Qualifizierung und Zertifizierung deutlich zu machen.

Verkehrsmittelwerbung Sie ist entgegen vieler Meinungen für Ernährungsfachkräfte (außer den Medizinern und HPs) gestattet. Obwohl noch häufig unüblich, können Sie Ihr Kfz als Informationsmedium nutzen. Wenn Sie im regionalen Umfeld häufig mit dem Auto unterwegs sind und dies entsprechend abstellen, dient ein aufgedrucktes CI als Eye-Catcher für Passanten. Werbung in öffentlichen Verkehrsmitteln wie Bussen, S-Bahnen oder Taxen eignet sich sehr gut, ist aber sehr teuer. Meist wird in Vereinbarungen festgelegt, dass die Werbestrecke für mindestens 3 Jahre fest anberaumt wird – und damit auch die Kosten.

Fazit: Das eigene Kfz, je nach Zielgruppe, meist gut geeignet (manchem „übergewichtigen" Kunden mag es seinem Nachbarn gegenüber sehr unangenehm sein, wenn ein Auto mit Werbeaufdruck „Ernährungstherapie" vor der Haustür parkt); größer angelegte Werbung auf z. B. städtischen Fahrzeugen muss gut kalkuliert sein, eignet sich eher für die Praxissicherung.

Visitenkarten Sie sind kleine Kärtchen mit enorm großer Wirkung. Unternehmerische Kontaktaufnahme ohne Austausch von Visitenkarten wirkt unprofessionell. Für einen aktuellen oder künftigen Dialog eignen sich diese Geschäftskärtchen ohne Zweifel. Sie ersetzen keinen persönliche Kommunikation, dienen jedoch dem (Wieder-)Auffinden von Gesprächspartnern oder Interessenten. Das Erstellen von Visitenkarten mutet zwar üblich an, ist für jeden persönlich dennoch oft noch heikel, soll hier doch auf jeden Fall die Individualität, das Alleinstellungsmerkmal des Selbstständigen und des Unternehmens deutlich werden.

Fazit: Zu jeder Zeit einer Selbstständigkeit unersetzlich.

Werbegeschenke Sogenannte Give-aways sind gang und gäbe, um neuen und treuen Kunden etwas Gutes zu tun. Kugelschreiber, Notizblöcke, Kalender, Schrittzähler, Schlüsselanhänger, Taschen, Einkaufswagen-Chips, bedruckt mit Ihrem Logo und/oder Schriftzug, dienen als kleine und zum Gesundheitsthema passende Aufmerksamkeiten. Sie können zu unterschiedlichen Zeiten oder Gelegenheiten an Sie und Ihre Dienstleistung erinnern. Als Dankeschön für das Vertrauen in Ihre Arbeit und ggf. für Weiterempfehlungen werden gerade von Ernährungsfachkräften gerne Lebensmittel oder Speisen verschenkt. Selbst hergestellte Vollkornplätzchen zu Weihnachten oder Spezialitäten aus Ihrer Heimat sind beliebt, verursachen jedoch mitunter viel Arbeit und Kosten.

Fazit: Zur Unternehmensphilosophie und -thematik passende Give-aways aussuchen (Streichholzschachteln, Regenschirme, Einkaufstaschen u. ä. mit Ernährungs-Aufdruck sind eher unbeliebt bei den Kunden, weil entweder irritierend oder „zu offensichtlich bzw. offensiv"); Kosten dezidiert kalkulieren; spiegelt Tradition und guten Ton wider.

P Praxistipps

Lassen Sie alle Ihre Werbemittel und -strategien von Marketingspezialisten und auch sogenannten „unbedarften" Menschen beurteilen. Sowohl das Lob als auch die Kritik unterstützen Sie, ihre Öffentlichkeitsarbeit zu professionalisieren. Auch Sie selbst sollten Ihre Angebote und Werbung aus dem Blickwinkel des Kunden betrachten.

8.4 Was kostet die „Werbe"-Welt?

Birgit Blumenschein

„Die haben es nicht nötig, die haben ein Budget", so der Spruch eines Werbefachmanns in einer Diskussion über das Marketing eines Werbenden (eines Gesundheitsberufes) [182]. **Marketing ist unerlässlich.** Wie können dabei die Kosten kontrollierbar bleiben?

Es kursieren unterschiedliche Zahlen für einen Werbeetat für Ernährungsfachkräfte. Ein Vorschlag ist z. B., pauschal ungefähr 500–1500 € pro Jahr einzuplanen, ein anderer, 5–7 % Ihres Umsatzes für jährliche Werbung zu kalkulieren. Die Erfahrung von bereits etablierten Ernährungsberatungsunternehmen zeigt, dass mitunter bis zu 20–30 % des Jahresumsatzes für Werbung veranschlagt werden können. Angefangen beim Erstellen eines CI inkl. Logo, Schriftzug, Visitenkarten und Briefbögen bis hin zu Radiowerbung und mehr kommen Kosten für kompetente Außendarstellung auf Sie zu. Es ist nicht nur essenziell, dass Sie werben, um Ihr Unternehmen bekannt zu machen und zu erhalten. Marketingmaßnahmen wie Werbegeschenke gehören eindeutig zur Kundenpflege und Praxissicherung.

8.4.1 Wie man’s macht ...

Es muss nicht sofort das teuerste Marketing sein. Sie können z. B. für Flyer o. Ä. Schwarz-Weiß-Drucke bevorzugen oder mit Farben arbeiten. Je nach Wahl der Papierdicke oder Beschaffenheit eines Briefbogens ergeben sich Unterschiede im Preis – aber auch in der späteren Wirkung (durchsichtiges Papier mit 80 g Gewicht wirkt eher unprofessionell in der Verwendung von Briefbögen und Patienten-Handouts). Preiswerten und schlecht „selbst gebastelten“ Visitenkarten sieht und fühlt man eine Budgetknappheit an. Es muss jedoch auch nicht eine eigens erstellte Broschüre im Hochglanz-Design sein. Entwickeln Sie ein Gespür für Ihre Kunden und deren Bedürfnisse und richten Sie Ihr Marketingziel daran kostentechnisch aus. Kugelschreiber als Give-away eines Ernährungsberatungsunternehmens sind nicht verkehrt, aber auch nicht wirklich innovativ. Einkaufswagen-Chips dagegen wirken gleichermaßen witzig und „ermahnend“, aber sie sind kostenintensiv, also eher nichts für die Startphase Ihrer Selbstständigkeit.

Planen Sie strategisch, Schritt für Schritt und dann nach Budget, sowohl für die in der jeweiligen Unternehmensphase notwendigen Werbemaßnahmen als auch für Werbemittel. „Ganz am Anfang bleibt nur die bloße Schätzung der Kosten, die auf Sie zukommen, da in diesem Bereich die Erfahrung fehlt. Aber aus den ersten Erfahrungen kann ein konkreter Budgetplan aufgestellt werden, der aber unbedingt immer wieder aktualisiert werden muss.“ [324]

Der größte Posten innerhalb einer optimalen PR ist Zeit, nicht Geld. Selbst in einer etablierten Ernährungsberatungspraxis rechnen Sie pro Woche durchschnittlich 8 Stunden für Akquise, Kundenpflege und/oder Verfassen redaktioneller Beiträge/Fachartikel etc. und damit per se nicht als Einnahmen. **Betreiben Sie Werbung nicht erst dann, wenn Geld übrig ist.** Lassen Sie sich hierzu die Aussage von Henry Ford durch den Kopf gehen: „Wer aufhört Werbung zu machen, um Geld zu sparen, kann ebenso seine Uhr anhalten, um Zeit zu sparen.“

▶ **Tab. 8.2** zeigt eine Reihe von Beispielen zur **Budgetplanung** verschiedener Werbemaßnahmen und -mittel (ohne Anspruch auf Vollständigkeit bei Preis und Werbemittel).

In Ihrem **Werbeetat** kalkulieren Sie die gesamte Gestaltung Ihrer Öffentlichkeitsarbeit. Experten wie Grafiker, Werbetexter, Web-Hoster oder Werbeagenturen kosten Geld. Anzeigen schlagen mit hohen Kosten zu Buche und sind leider nur marginal effizient. Mailings/Werbebriefe, die an alle in Ihrer Kundenkartei vorhandenen Adressen verschickt werden, sind bezüglich des Portos zu berücksichtigen. Die Kosten rund um das Erstellen, Gestalten und Pflegen Ihrer Website sind ebenfalls nicht zu vergessen. Weitere Kosten im Beratungsalltag wie z. B. die Aufnahme in ein Branchenverzeichnis bei besonderem Eintrag oder die Mitgliedsgebühr für eine besondere Mitgliedschaft in einer sozialen Plattform fallen häufig nicht auf. Um langfristig profitabel planen zu können, befragen Sie Ihre Kunden, wie sie auf Sie aufmerksam geworden sind und eruieren so, welche Werbemaßnahmen erfolgreich oder zu kostenintensiv und wenig effektiv waren.

P Praxistipps

Planen Sie bereits zu Jahresbeginn **feste Termine und Zeiten** im Kalender, zu denen Sie sich definitiv um Ihr Marketing kümmern. Das Tagesgeschäft hält Sie oft von strategischen Werbemaßnahmen ab. Druckereien funktionieren nicht auf Knopfdruck. Kalkulieren Sie stets genügend Zeit und Alternativen ein. Orientieren Sie beispielsweise bestimmte Werbemaßnahmen wie redaktionelle Beiträge zu feststehenden Aktionsterminen wie den „Welt-Osteoporosetag“ oder der „Herzwoche“. Vielleicht steht ein Jahrestag einer Klinik an, oder es werden „Tage der offenen Tür“ geplant. Legen Sie sich auch intern für ungeplante Presse- und Medienarbeit Zeitkontingente zurecht, dann wird Ihr Unternehmen nicht nur bekannt, sondern bleibt es auch.

► **Tab. 8.2** Kosten für Werbemaßnahmen und -mittel.

Werbemaßnahme	Menge/Art	Preis*
Printmedien		
Anzeigen	Visitenkartengröße	150–250 €/Anzeige
Branchenbucheintrag	Standardeintrag	kostenlos
Briefpapier	1000 Stück	100–150 € **
Flyer (DIN A4, 2 Farben)	500 Stück	250–400 € **
	1000 Stück	150–500 € **
	2500 Stück	300–700 € **
Konzept/Layout/Design/Erstellen des CI (inkl. Logo, Schriftzug etc.)		500–1000 €
Plakate (DIN A3)	100 Stück	125 € **
	250 Stück	130 € **
Postkarten (DIN A6, 2 Farben)	250 Stück	125 € **
	1000 Stück	140 € **
Visitenkarten	250 Stück	80–100 € **
	1000 Stück	80–100 € **
Internet		
Arbeitsaufwand für IT-Spezialisten (Betreuung etc.)		30–50 €/h
Content-Management-System		kostenlos
Domain (www.ihrname.de)		12 €/Jahr
Hosting Homepage		60–100 €/Jahr
Sonstige Werbemaßnahmen/Werbegeschenke		
Einkaufswagenchips	250 Stück	600 €
Bannerwerbung		875 €/6 Monate
Fahrzeugbeschriftung	Berechnung nach Aufwand (laufender Meter)	60 €
T-Shirts mit Textildruck	1 Stück	10 €/Stück
	ab 10 Stück	9 €/Stück
Weihnachts-/Geburtstagsgeschenke	200 × pro Jahr	variabel

* alle Preise zzgl. Mehrwertsteuer
** das Einrichten der Druckmaschinen verursacht die höchsten Kosten, der Preis für Papier/Material ist marginal

9 Praxisführung

Birgit Blumenschein

Wäre das nicht schön, wenn Sie den ganzen (Werk-) Tag beraten könnten, das Vor-, Neben- und Nachgeplänkel jemand anderer macht und Sie sich nur auf Ihre Kernkompetenzen konzentrieren könnten? Begriffe wie Return on Investment, Cash-Flow und Break-Even-Point sowie Maßnahmen der Buchführung oder Kostenrechnung sind nicht das tägliche Brot vieler Ernährungsfachkräfte, Fachtermini wie Qualitätsmanagement und besonders Struktur-, Prozess- und Ergebnisqualität schon eher.

9.1

Wie kann Ihr Qualitätsmanagement aussehen?

Damit Ihre Unternehmensentwicklung nicht zufällig, sondern geplant verläuft, führen Sie regelmäßig **Datenerfassung**, **Dokumentation**, **Buchführung** sowie **Kostenrechnungen** durch. Das ermöglicht Ihnen notwendige **Soll-Ist-Vergleiche**. In der Beratung geht es häufig um Soll-Ist-Analysen z.B. von Labor- oder Gewichtsdaten. Nun übertragen Sie diese Methoden auf Ihre Unternehmenszahlen. Zudem wollen Ihre Geldgeber von Zeit zu Zeit ein Feedback über Ihr unternehmerisches Vorgehen sowie Ihre positiven und negativen Perspektiven.

Qualität ist handhabbar oder messbar. Sie ist häufig abhängig vom subjektiven Erleben, von Einstellungen und Erwartungen der Menschen. Wenn Ihr Patient nicht in der vereinbarten Zeit weiter abnimmt, sich die allergische Reaktion nach der Elimination getesteten Lebensmittelallergene nicht beruhigt oder der Kunde keine weiteren Online-Anfragen mehr stellt, war dann Ihre Dienstleistung ohne Qualität? Nein! „Um Qualität messbar zu machen, müssen zunächst Standards entwickelt werden, die aussagen, wie etwas sein soll." [12] Sie können sich jederzeit für sich und Ihre Arbeit ein **persönliches System für ein Qualitätsmanagement (QM)** entwerfen. Ausgehend von Ihrer Geschäftsidee und den von Ihnen vorab definierten Zielen und Schritten entstehen Ihre **eigenen Standards**. Sie können sich für die Entwicklung dieser Qualitätskriterien auch Unterstützung an die Seite holen. **Systematik** und regelmäßige **Kontrolle der Arbeitsprozesse**, fachspezifisch und organisatorisch, nutzen der **Nachhaltigkeit** in ihrem Unternehmen.

P Praxistipps

Zur Entwicklung von Qualitätsmaßstäben für Ihre Ernährungsberatungspraxis könnte ein **„Controller"**, angelehnt an eine **Checkliste zum Qualitätsmanagement in Unternehmen**, folgende Fragen stellen [14]:

- Welche Ziele wollen Sie in den nächsten Jahren verfolgen?

▼

▼

- Welche Qualität soll Ihr Unternehmensangebot bezogen auf Ziele und Kundenwünsche haben?
- Was müssen Sie organisieren, um diese Qualitätsziele zu erreichen?
- Wie können Sie das evaluieren?
- Welche Prozesse bestimmen die Qualität Ihrer Leistungen?
- Von welchen äußeren Faktoren hängt die Qualität Ihrer Dienstleistungen und Angebote ab?
- Können Sie die Qualität der o. g. Prozesse und Faktoren fortlaufend verbessern?
- Überprüfen Sie regelmäßig, ob Sie die Qualitätsziele erreichen?
- Gibt es Zertifizierungen in Ihrem Bereich, die Sie anstreben und nutzen können?
- Gibt es Maßnahmen, um Ihre Kunden über Ihr Qualitätsmanagement zu informieren?

Im Zuge von Zertifizierungen werden immer mehr Unternehmen aufgerufen, ihre Qualität zu offenbaren. Auch wenn es dies noch nicht offiziell gibt, sollte es kein Argument für Sie sein, es nicht intern bereits anzustreben und durchzuführen. Was bedeutet denn nun QM in einem Ernährungsberatungsunternehmen? Neben den fachlichen und marketingstrategischen Kriterien zeichnet sich Qualitätsmanagement auch und besonders in der **Sorgfalt und Auswahl interner Prozesse** aus.

9.1.1 Praxisorganisation

„Andere nennen es Alltag. Horst Evers nennt es Schikane." [141] Ein Komiker erzählt von liebevollen und lustigen Geschichten aus dem Hier und Jetzt, und es klingt an manchen Stellen wie der tägliche Wahnsinn in einem Unternehmen, besonders dann, wenn die Auftragslage alles hergibt, was man sich als Selbstständiger wünscht. **Was passiert hinter den Kulissen?** Je nachdem, wie organisiert Sie sein können (auch künftig), werden Sie es als Alltag oder Schikane empfinden.

Merke: Zur Praxisorganisation gehören die Administration, das Controlling, die Dokumentation sowie die Verwaltung von Material und Patienten- bzw. Kundendaten.

Den Arbeitsplatz zu organisieren hat Vorteile. Büro- und Schreibtischarbeit optimal zu gestalten, spart Zeit und Geld. Laut Experten verbringen die Menschen ca. 25 % ihrer Arbeitszeit mit Suchen [9]. Lektüre, Ratgeber oder Kurse für **effektives Büromanagement** gibt es in Hülle und Fülle. Sie lernen dann, woran Sie denken und arbeiten (müssen), wenn Sie Ihre Praxis selbst organisieren (▸ **Kap. 13.10**). Oder Sie „lassen organisieren" – es gibt Dienstleister, die Ihr Büromanagement übernehmen.

9.1.2 Terminmanagement

Ratsuchende wünschen sich häufig zeitnahe Termine und wenig Wartezeit. Je nach Arbeitsaufkommen und persönliche Organisationsstrukturen können Sie das leisten. Machen Sie sich Gedanken darüber, wie viele Stunden am Tag Sie „präsent", sprich „im Dienst" sein können und wollen. In puncto Terminmanagement haben Ernährungsfachkräfte, die nebenberuflich selbstständig arbeiten, ggf. Nachteile. Sie haben ein begrenztes Zeitfenster zur Verfügung und dürfen nicht zu viel Zeit und Energie für eine Nebentätigkeit investieren (▸ **Kap. 2.5**). Für Sie als Unternehmer, egal ob haupt- oder nebenberuflich aktiv, ist unerlässlich, **Termine optimal zu organisieren**, das lastet Ihr Unternehmen effektiv aus. Planen Sie Pufferzeiten zwischen abgesprochenen Terminen ein, so fangen Sie Verschiebungen auf. Und Sie benötigen zwischen den Terminen, abgesehen von manchen zurückzulegenden Wegstrecken, genügend Zeit zum „Luftholen und Energieauftanken" (▸ **Kap. 10.1**).

Recherchieren Sie! Es gibt für alles **Arbeitshilfen**, die Ihnen den Büroarbeitsalltag erleichtern, Sie müssen auch hier das Rad nicht neu erfinden. Das Existenzgründerportal des BMWi und viele andere Institutionen stellen Checklisten zur Verfügung, mit denen Sie eruieren können, wie es um Ihre Büroorganisation steht und was Sie verbessern können oder müssen [72, 143, 270]. Obwohl es manchmal verlockend wäre: Halten Sie es nicht wie der deutsche Schriftsteller Kurt Tucholsky: „Die Basis einer gesunden Ordnung ist ein großer Papierkorb." [323]

P Praxistipps

Wie sich Ihr gesamter Arbeitsablauf entwickelt, nicht nur die Administration, können Sie erleben, nicht voraussagen. Aber planen Sie ihn wenigstens gut. Ablenkungen, Pannen und Störfaktoren lassen sich in einer Arbeits- und Beratungswelt, die mit Menschen und Technik zu tun hat, nicht ganz ausschließen.

9.1.3 Vertrauen ist gut – „Controlling" ist besser

Gerade in kleinen Ein-Mann- bzw. Ein-Frau-Unternehmen wird das Thema Controlling gerne vernachlässigt.

Definition

Controlling umfasst Strategien und Aufgaben der Überwachung – Analysen, Evaluation und daraus entwickelte Lösungs- oder Modifizierungsvorschläge für das Unternehmen.

Stärken und Schwächen in einem Unternehmen zu erfassen und mögliche Risiken zu enttarnen unterstützt, auch wenn das auf den ersten Blick nicht so aussieht. Controlling hat für viele Nicht-BWLer erst einmal ein „Gschmäckle". Muss es nicht haben. Als Selbstständiger trachten Sie danach, Gewinne zu erwirtschaften, Ihr Eigenkapital zu stärken und finanzielle Unabhängigkeit zu erreichen. Wenn sich diese Ziele nicht real abbilden, kann Controlling das „Frühwarnsystem" Ihres Unternehmens sein. Aber verwechseln Sie nicht Kontrolle mit Controlling – das eine ist das pure Überwachen, das andere geht einen Schritt weiter und entwickelt Maßnahmen zur Verbesserung. Optimale Praxisführung – und damit auch Controlling – bedeutet Praxissicherung.

9.1.4 Buchführung – das Buch mit 7 Siegeln

In das Controlling fließen die Ergebnisse der Buchführung, Gewinnermittlung, Kostenrechnung, Statistik und Planung ein. „Von dem Moment an, an dem Sie die **Buchführung** als ein wichtiges Instrument für die Führung Ihrer Ernährungsberaterpraxis begreifen, wird sie nicht länger nur eine lästige Pflicht gegenüber dem Finanzamt sein. Die Buchführung verhilft Ihnen zu einer Kontrolle über die Herkunft finanzieller Mittel bzw. deren Verwendung und gibt Ihnen einen Überblick über die Wirtschaftlichkeit Ihrer selbstständigen Tätigkeit." [320] Für die Buchführung erfassen Sie sämtliche Geschäftsvorgänge Ihres Unternehmens. Alle dienstlichen Transaktionen müssen lückenlos und nachprüfbar aufgezeichnet werden.

Für Einzelunternehmen, wie bei den meisten Ernährungsfachkräften in der Selbstständigkeit, wird diese Transparenz über die **Einnahmen-Überschuss-Rechnung (EÜR)** erreicht (▶ **Kap. 5.2.1**). Alle **Belege** über die Geschäftsvorgänge, den Wertefluss und damit verknüpfte Veränderungen Ihres Vermögens (und ggf. Ihrer Schulden) werden chronologisch und systematisch geordnet. Belege sind z. B. Kassenzettel, Quittungen, Rechnungen sowie Kursteilnehmerlisten. Gemäß dem Buchhalter-Grundsatz „Keine Buchung ohne Beleg" achten Sie darauf, dass sowohl die Ausgaben als auch ihre Einnahmen vollständig mit Belegen nachgewiesen werden können. Unauffindbare Belege ersetzen Sie durch gut gekennzeichnete und glaubwürdig erstellte „Eigenbelege", jedoch ohne Gewähr auf Anerkennung durch das Finanzamt oder eine Betriebsprüfung.

P Praxistipps

Nachweise auf **Thermopapier** gedruckt, wie mittlerweile in vielen Restaurants Usus, sind ggf. nach Jahren der Aufbewahrung z. B. in feuchten Kellern so verblasst, dass es zu Schwierigkeiten bei einer Überprüfung kommen kann. Abhilfe können Sie schaffen, in dem Sie eine **Rechnungskopie** anfertigen.

Und Sie nutzen sogenannte **Bewirtungsbelege** (anerkannte Vordrucke dafür finden Sie im Internet, ▶ **Kap. 13.10.3**), auf die die Informationen des Belegs geschrieben werden. Belege über **Fachliteratur** müssen mit genauem Titel ausgewiesen sein, es muss der fach- bzw. berufsbezogene Inhalt klar erkennbar sein.

Merke: Für Geschäftsunterlagen und Einnahmen-Überschuss-Rechnungen gilt die Aufbewahrungspflicht von 10 Jahren. Die

▼

Zeit beginnt mit dem Schluss des Kalenderjahres, in dem die Daten entstanden sind. Belege, Teilnehmerkurslisten und weitere ähnliche Geschäftsunterlagen müssen 6 Jahre deponiert werden. Dies ist unbedingt einzuhalten –unabhängig von haupt- oder nebenberuflicher Selbstständigkeit (▸ Kap. 4.3.2)!

Das **Aufbewahren** an sich ist Ihnen überlassen, ebenso die Art der Aufbewahrung (▸ **Kap. 13.10**). Beachten Sie beim Deponieren von elektronischen Materialien oder EDV-erfassten Daten System-Updates und „alte" Programmversionen. **Sie als Unternehmer sorgen für die Lauffähigkeit aller Daten, egal zu welcher Zeit einer Betriebsführung.**

P Praxistipps

Lassen Sie sich bei der Einrichtung einer Buchführungsorganisation oder einem entsprechenden Softwareprogramm helfen, auch in der Art und Weise der Sortierung und sonstigen Organisation der Ablage und Aufbewahrung der Belege.

Fehlen Ihnen ausreichende Kenntnisse auf diesem Gebiet, ist es unter Umständen sinnvoll, diese **Dienstleistung auszulagern**. Die Kosten, die dadurch entstehen, sind zum einen als Betriebsausgaben absetzbar (▸ **Kap. 5.3.2**). Zum anderen benötigt ein Buchhaltungsprofi nur einen Bruchteil der Zeit, die Sie aufbringen müssten, um das gleiche Ergebnis zu erreichen. Der Unternehmergedanke dabei: Sie könnten in dieser Zeit (auf leichte Art, weil ihr Fachgebiet) mindestens das Honorar für den Experten erarbeiten und hätten so keinen wirklichen Verlust.

9.1.5 Kosten im Griff?

Gegenstand der **Kostenrechnung** ist es, die Leistungen Ihres Unternehmens zu erfassen und die Kosten dabei zu kontrollieren. Ergebnisse dienen nur internen Zwecken. Es gibt keine gesetzliche Vorgabe, dies zu tun. Dennoch ist Kontrolle an der Stelle überlebenswichtig für ein Unternehmen. Verlassen Sie sich nicht nur auf einen Steuerberater und dessen betriebswirtschaftliche Auswertung (BWA). Bleiben Sie selbst aktiv im Zahlengeschehen, auch wenn Ihre Praxis im Leistungsangebot größer wird, das Auftragsvolumen ansteigt oder Mitarbeiter mit von der Partie sind und Ihr Zeitkontingent dadurch enger wird. „Die Kostenrechnung hilft Ihnen dabei, Unwirtschaftlichkeiten aufzudecken und festzustellen, welche Produkte oder Leistungen die Kostentreiber sind. Nur wer seine Kosten im Blick hat, kann diese auch beeinflussen und – falls erforderlich – senken." [29]

P Praxistipps

Um Ihre Kosten im Blick zu behalten, helfen Ihnen folgende Fragen, die Sie im Rahmen Ihrer Überprüfungen aufschlüsseln und beantworten:

1. Welche Kosten sind entstanden (= Kostenartenrechnung)?
2. Wobei sind die Kosten entstanden (= Kostenstellenrechnung)?
3. Wofür sind die Kosten entstanden (= Kostenträgerrechnung)?

Die sogenannte **Kostenartenrechnung** ist die Berechnung, die Sie weitgehend aus einer ordentlichen Buchführung herauslesen können. Miete, Kfz-Kosten, Zinsen, Abschreibungen und Ihr kalkulatorischer Unternehmerlohn zählen z. B. zu diesen Kosten. In der Aufstellung der **Kostenstellenrechnung** werden Aufwendungen zusammengefasst, die direkt einem sogenannten Kostenträger zugeordnet werden können. Im Ernährungsberatungsunternehmen sind das die Kosten, die ein Auftrag verursacht hat, beispielsweise Lebensmittel für eine Verkostung und Kopien für Teilnehmer-Handouts. Ausgaben, die nicht direkt einem bestimmten Kostenträger zugeordnet bzw. zugeteilt werden können, sind z. B. Raummiete, Strom, Werbung und ggf. Lohn oder Honorar für Mitarbeiter. Diese Kosten fallen für mehrere Kostenstellen, sprich Aufträge an und werden daher separat berechnet. In der **Kostenträgerrechnung** ermitteln Sie den Selbstkostenpreis, der Ihnen die Kalkulation für den Gesamtpreis ermöglicht. Ein wenig ist diese Kostenträgerrechnung wie die Honorarkalkulation für eine Gruppenberatung oder einen Aktionstag (▸ **Kap. 5.1.7**).

9.1.6 Kalkulatorisches Know-how am Rande

Den **Break-Even-Point** (BEP), sprich die **Gewinnschwelle** (► **Kap. 5.3.4**), haben Sie dann erreicht, wenn Ihre Umsätze bzw. Einnahmen so hoch ausfallen, dass sie alle fixen und variablen Kosten decken. Steigen Ihre Einnahmen noch höher, schreiben Sie „schwarze Zahlen", so der betriebswirtschaftliche Wortlaut. Erfahrungsgemäß erreichen die meisten Ernährungsfachkräfte, die hauptberuflich tätig sind, den Break-Even-Point ungefähr 2–5 Jahre nach der Gründung. Sollte sich in Ihrem Controlling andeuten, dass der BEP innerhalb dieser Zeit nicht erreicht wird, ist dringend angeraten, Unterstützung von Steuerberatern und Banken einzuholen.

Der Indikator für die **Ertragskraft und Selbstfinanzierung** – quasi die „Gesundheit" Ihres Unternehmens – ist der **Cash-Flow** (Geldfluss). Er gibt Ihnen Auskunft über die Überschüsse der Umsatzerlöse über die Betriebsausgaben. Aus Ihren Gewinnen entnehmen Sie nicht nur die Mittel zur Deckung der fixen und laufenden Kosten. Die Überschüsse nutzen Sie, um Rücklagen zu bilden. Wenn Sie diese Rücklagen von den Umsätzen wieder abziehen, Abschreibungen und außerordentliche Aufwendungen davon subtrahieren, dann erhalten Sie Finanzmittel, die Ihnen für den täglichen und künftigen Geldfluss zur Verfügung stehen. Der Cash-Flow entscheidet darüber, welche künftigen Investitionen Sie aus eigener Kraft finanzieren können und eben nicht erneut Darlehen aufnehmen müssten. Finanzielle Stabilität, eine Messgröße für Ihre Praxissicherung, ist gegeben, wenn der Umsatz im gleichen Verhältnis wächst wie der Cash-Flow.

Die kalkulatorische Kennzahl **Return on Investment (ROI)**, zu Deutsch Kapitalrendite oder Anlagenrendite, gibt **Auskunft über die unternehmerische Rentabilität** Ihres Unternehmens. Sie, als Selbstständiger mit Wunsch bzw. Bedarf eines Darlehens, erstellen zu Zeiten der Existenzgründung eine Rentabilitätsvorschau (► **Kap. 5.3.6**). Im Laufe der Jahre wird aus dem erwirtschafteten Kapital die tatsächliche Wirtschaftlichkeit offensichtlich. Hier zeigt sich, ob Ihre ursprüngliche Geschäftsidee so gut war, dass sie sich in der Durchführung „rentiert", also bezahlt macht. ROI bezieht sich auf das komplette Unternehmen und kann für Planungen besonders für künftige Investitionen, z. B. den Bau einer eigenen Lehrküche oder den Kauf einer eigenen Praxis, eingesetzt werden.

9.1.7 Platz ist in der kleinsten Hütte – von wegen

Formulare, Notizblöcke, Beratungsunterlagen, Vordrucke, Dokumentationsbögen, Kopierpapier und vieles mehr – wo und wie findet das Platz, und wie behalten Sie den Überblick? Vielleicht haben Sie das zu Beginn Ihrer Selbstständigkeit noch nicht überblicken können. Der Platzbedarf für die zu archivierenden Patientenakten sowie Buchhaltungsunterlagen für 10 Jahre (► **Kap. 4.3.2**) ist nicht zu unterschätzen – neben der erwähnten weiteren Materialien. Wahrscheinlich sind die Lagerhaltung und der Materialumsatz nicht so üppig, dass sich reguläre Softwareprogramme rentieren, die Materialbestände und zur Neige gehende Kapazitäten melden.

Merke: Sorgen Sie, wenn nicht bereits geschehen, für einen nicht zu feuchten und abschließbaren Ablage- und Lagerplatz, der gut zugänglich ist. Sie wissen nie, wer einmal „erlaubt" in Ihre Unterlagen schauen möchte.

9.1.8 „Patientendatenmanagementsystem" – nicht nur in der Klinik

Kennen Sie **Patientenkarteikarten** aus den Arztpraxen? Im Zeitalter elektronischer Verwaltung sind die Papierversionen für viele Ärzte, Heilpraktiker und auch viele der üblichen Ernährungsfachkräfte immer noch eine lieb gewonnene Methode, Daten bereitzuhalten und zu nutzen. Bestimmen Sie nach eingehender Recherche, welches System der Patienten- und Kundendatenverwaltung (Karteikarte oder Datenbank) Ihnen bei Ihrer Arbeit für das Anlegen und Bearbeiten Unterstützung bietet. Überlegen Sie dabei, wie Sie mit Aktualisierungen umgehen wollen und müssen. Handschriftlich ist das in Ihr Zeitmanagement einzurechnen.

Wenn Sie Kunden- und Patientenverwaltung über **elektronische Systeme** abwickeln, müssen automatische Updates fixiert und regelmäßig Datensicherung betrieben werden. Überprüfen Sie die Sicherheit und Effizienz der gewählten Organisation regelmäßig. Sie leben in einer schnelllebigen Zeit, und deshalb sind Sie stets dabei, Anpassungen einzuarbeiten.

Merke: Kunden- und Patientendaten sind sehr sensibel und entsprechend zu handhaben.

Einerseits müssen Sie **gesetzlichen Regelungen** nachkommen: Grundsätzlich hat ein Patient das **Recht auf Einsichtnahme** in seine Behandlungsunterlagen [180] (▶ **Kap. 4.3.2**). Das bedeutet, Sie stellen sicher, dass dies bei Bedarf und auf Nachfrage mit den von Ihnen erstellten Unterlagen jederzeit möglich ist.

Zum anderen sind Sie per Gesetz verpflichtet, die **Vertraulichkeit der Daten** der Patienten und Kunden, die Sie archivieren, zu sichern. **Datenschutz**, den Sie berücksichtigen, und die **Schweigepflicht** [178] (▶ **Kap. 4.3.2**), die Sie innehaben, geben vor, dass die Informationen für keine sogenannten Dritten zugänglich sein dürfen. „Führt ein unzureichender Schutz zu einem Missbrauch, kann das Ihre Praxis wirtschaftlich ruinieren." [24]

Für die Zukunft sind der Einsatz elektronischer Medien und passender Softwareprogramme unerlässlich (▶ **Kap. 3.3.2**), denn die potenziell künftige Abrechnung mit Krankenkassen macht sie unerlässlich. Und der Einsatz hat viele Vorteile: Dokumentation kann darüber noch effizienter geschehen.

9.2 Welche Dokumentationsunterlagen können Sie verwenden?

„Schreibarbeit" ist für Ernährungsprofis und vor allem in der Freiberuflichkeit unabdingbar. Wer gerade im medizinischen und therapeutischen Sektor dokumentiert, erhält, so ungewöhnlich das klingt, seinen Arbeitsbereich. Die **Maßnahmen zur Dokumentation** sind nicht einheitlich geregelt. Sie können sich ein **eigenes Dokumentationssystem** für Ihr Unternehmen, den Ablauf, die Dienstleistungen und Ihre Administration entwickeln. Oder Sie bedienen sich bereits von Experten entwickelter und professionell gestalteter **Dokumentationshilfen** [213]. Zudem haben Sie die Möglichkeit, Ihre gesamte Administration, nicht nur die Dokumentation, über sogenannte „Software on Demand" zu bearbeiten [138]. Hier kümmert sich ein Internet-Dienstleister um die Pflege Ihrer Software, die Datensicherung und entsprechende Lizenzen. Diese Leistung wird Ihnen gegen geringe Gebühr über das Internet zur Verfügung gestellt.

9.2.1 Praxishilfen – online oder direkt

Per Gesetz festgelegte Standards und Leitlinien für die Praxisführung von Ernährungsfachkräften gibt es nur bedingt. Ärzten und Heilpraktikern sind Formulare für Abrechnung und Dokumentation vorgegeben. Diverse Institutionen haben Praxishilfen, sprich Formulare, Vordrucke, Fließdiagramme etc. für die praktische (freiberufliche) Arbeit der qualifizierten Ernährungsberatung, sowohl stationär als auch ambulant, entwickelt. In Leitfäden bzw. Info-Ordnern der Berufsverbände sowie auf deren Websites finden Sie vorgefertigte, aber modifizierbare Dokumentationshilfen (komplette Übersicht ▶ **Kap. 13.10.4**):

- Als Mitglied im **Bundesverband Deutscher Ernährungsmediziner e. V. (BDEM)** können Sie „Materialien für die ernährungsmedizinische Praxis" herunterladen [83]. In diesem Material sind u. a. **Abrechungshilfen** und **Behandlungspfade** abgebildet. Den größten Teil in diesen Arbeitsmanualen bildet mittlerweile das Programm „Doc Weight®", ein multimodales, interdisziplinäres Programm zur Therapie der Adipositas Grad II und III [84].
- Der **Verband der Diätassistenten – Deutscher Bundesverband e. V. (VDD)** hat, für alle Ernährungsprofis kostenlos, einen **Leistungskatalog** mit entsprechenden **Qualitätsstandards und Leitlinien** entwickelt [287]. Ebenso hält der VDD – dies jedoch ausschließlich für seine Mitglieder – entsprechende Dokumentationshilfen und Formulare vor, die im Praxisalltag mit eigenen Designs und Inhalten gefüllt und genutzt werden können.
- Über den **Verband der Oecotrophologen e. V. (VDOE)** können die Verbandsmitglieder den Infoordner „Erfolgreich als Unternehmer

– Informationen für Selbstständige und Existenzgründer" beziehen [290]. Alle wichtigen Themen zur Existenzgründung werden komplettiert mit hilfreichen Links zu wichtigen Internetseiten.

- Auch der **Verband für Ernährung und Diätetik (VFED)** bietet seinen Mitgliedern für diese Fälle hilfreiche Informationen [295].
- Von der **Deutschen Gesellschaft der qualifizierten Ernährungstherapeuten und Ernährungsberater e. V. (QUETHEB)** wurden explizit zu diesem Thema Handbücher entwickelt [15, 16]. In diesen Handbüchern ist der **Qualitätsmanagementprozess** qualifizierter Ernährungsberatung beschrieben. Zudem können aus den Handbüchern, separat und über einen Verlag **Organisations- und Formularvorlagen** (von QUETHEB entworfen) bezogen und genutzt werden [153, 213].

Merke: Organisierte Maßnahmen, Leistungsbeschreibungen, Formulare, Vordrucke und Mustervorlagen, die bereits durch Erfahrung von anderen Existenzgründern und praxiserfahrenen Ernährungsfachkräften verifiziert und zur Verbesserung von Leistungen und Prozessen beigetragen haben, unterstützen Ihre Arbeit. Aber – es bedeutet nicht, dass Sie sich nicht auch Neues ausdenken, entwickeln und zur Anwendung bringen können.

Literatur und Praxishilfen für Heilpraktiker sowie weitere Ernährungsberater gibt es in Hülle und Fülle. Viele „Wildwuchs"-Formulare und Vordrucke sind ggf. nicht qualitätsgesichert oder bei Kassen und Behörden anerkannt.

9.2.2 Praxishilfen – praktisch

Einen **Vordruck für eine Abtretungserklärung** gibt es auf einer CD-ROM des VDD [280]. Für die neuen Praxishilfen wurde dieser Formularvordruck nicht mehr aufbereitet, auch andere Berufsverbände geben hierfür keinen Vorschlag (mehr). Der Grund ist ein rechtlicher: Selbst wenn der Kunde bzw. Patient das Recht zur Leistungsabrechnung abtritt, bleibt er zur Zahlung der Beratungsleistung verpflichtet. Verweigert nun die Kasse die Erstattung oder den Zuschuss der Beratungskosten, muss der Ernährungsberater das Honorar direkt vom Kunden einfordern, das ist ggf. ein Problem.

Praxistipps

So lange Diättherapie kein Heilmittel ist und die Abrechnung über Kassenleistung erfolgen muss, richten Sie die Rechnung grundsätzlich direkt an den Kunden.

Vordrucke für mögliche **allgemeine Geschäftsbedingungen (AGBs)**, die Sie Ihren Leistungen anschließen können, finden Sie beispielsweise bei den Berufsverbänden (VDD, VDOE). Meist sind diese rechtlich geprüft, darauf zumindest sollten Sie bei anderweitig ausgegebenen achten. Rechtsexperten raten, keine ungeprüften AGBs zu nutzen. Die Problematik mit vorformulierten AGBs ist, dass sie ggf. nicht zu 100% mit Ihren persönlichen und dienstlichen Gegebenheiten übereinstimmen (▶ **Kap. 4.2.3**).

Anamnesebögen gibt es in jeder Klinik, Einrichtung und Praxis. Die Vielfalt der Ausführungen ist so mannigfaltig wie die Schar der Ernährungsberater. Es gibt keine Vorgabe, wie ein derartiger Bogen aufgebaut zu sein hat. Je nach Zielgruppe (z. B. Allergiker, Kinder, Diabetiker) ist es sinnvoll, individuelle, auf Sie, die Praxis und Ihre Kunden abgestimmte Anamneseformulare zu entwerfen. Es gibt als Anamnese-Vordruck keinen „Stein der Weisheit". In ▶ **Kap. 12.3** finden Sie einen Vorschlag, den Sie modifizieren und nutzen können.

Wenn Sie Aushänge für Kochkurse oder Seminar machen können, eignen sich **Anmeldeformulare**, die Sie mit Ihrem CI (▶ **Kap. 8.3.3**) und den entsprechenden Daten der gewünschten Veranstaltung versehen. Mitunter können Sie diese Formulare als Kursteilnehmerlisten verwenden. Das Layout hängt davon ab, ob Sie komplette Adressdaten oder nur Namen der Kunden benötigen.

Merke: Beachten Sie unbedingt die Schweigepflicht.

Anwesenheitsnachweise sind heute obligat. Für jede Gruppenberatung und jedes Seminar werden diese erstellt. Für Institutionen und Krankenkassen, die Zuschüsse zu Programmen und Leistungen bieten, müssen die Teilnehmer persönlich dokumentieren, dass sie auch vor Ort waren. Sie können dafür selbstverständlich auch Kursteilnehmerlisten nutzen.

Als Praxishilfe eingesetzt gibt es so viele verschiedene Bögen zur Dokumentation wie Anamneseformulare. Wie Ihr **Dokumentationsbogen** aussieht und welche Fakten Sie niederschreiben, ist Ihnen überlassen. Es gibt kaum rechtliche Vorgaben (Ausnahme: Dokumentation bei Ärzten und Heilpraktikern). Wenn Sie einen Beratungsvertrag schließen, folgt daraus jedoch eine Dokumentationspflicht (▸ **Kap. 4.3.2**). Häufig fragen gerade junge Freiberufler, welche Kriterien, Fakten und Formulierungen dokumentiert werden (sollen bzw. müssen). Hierfür gibt es Vorlagen, z. B. für Mitglieder des VDD und bei MED+ORG [213] (▸ **Kap. 13.10.4**).

Eine **Einverständniserklärung** können Sie als Praxishilfe entwerfen, wenn Sie z. B. Ihre Kundenpflege danach ausrichten wollen. Möchten Sie Ihre Kunden regelmäßig anschreiben oder anmailen, ihnen aktuelle Kurs- oder Beratungsinformationen zukommen lassen (▸ **Kap. 8.3.9**), müssen sich diese damit einverstanden erklären (▸ **Kap. 4.5.1** und **4.5.2**).

Das mit Abstand üblichste Instrument in der Ernährungsberatung ist das **Ernährungsprotokoll**. Vorlagen für Ernährungsprotokolle bieten viele Institutionen [1, 213] (kostenlos und kostenpflichtig, je nach Anbieter). Wichtig sind Hilfestellungen zum Ausfüllen eines solchen Anamneseinstrumentes, die mündlich oder schriftlich „mitgeliefert" werden müssen.

Evaluationsbögen (Fragebögen zur Beurteilung von Beratungen bzw. Seminaren) sind entweder für Sie als Berater, um innerhalb Ihrer Dokumentation Bewertungen vorzunehmen. Oder Sie erfragen damit, ob Kunden mit Ihren erbrachten Leistungen zufrieden waren und welche Wünsche oder Vorschläge es zu Modifizierungen gäbe. Ein Evaluationsbogen für Sie als Fachkraft ermöglicht eine Art Patientendokumentation mit internen und vielleicht wichtigen Hinweisen. Im Rahmen von eventuellen, künftigen Zertifizierungen für Unternehmen werden derartige Formulare ggf. standardisiert.

Häufig werden von Krankenkassen oder anderen Institutionen **Kostenvoranschläge** angefordert. Verschiedene Institutionen und Berufsverbände offerieren Vordrucke [213, 292]. Krankenkassen und andere Gesundheitseinrichtungen akzeptieren derzeit alle „Arten" von Kostenvoranschlägen (▸ **Kap. 12.5; 12.6**).

Um in Datenbanken gelistet zu werden und Kursangebote und Seminare zu promoten, müssen **Kurskonzepte** geschrieben und eingereicht werden. Bei Krankenkassen und anderen Gesundheitseinrichtungen gibt es für Präventionskurse und Schulungen klare Vorgaben für vorgesehene Rahmenbedingungen und Inhalte, die im Konzept aufgeführt gehören (▸ **Kap. 13.10.5**).

Normalerweise reicht es, die **Anforderung einer Ernährungsberatung** auf herkömmliches Papier zu schreiben. Es muss weder eine Überweisung noch ein Rezept ausgestellt werden – wie oft falsch vermutet. Die Kassen akzeptieren ein formloses Schreiben, so die Patientendaten, Indikation(en) und die Anweisung vermerkt sind. Selbstverständlich darf die Unterschrift des verordnenden Arztes nicht fehlen. Berufsverbände wie Institutionen bieten einen Vordruck für solch eine Bescheinigung an: die sogenannte **Notwendigkeitsbescheinigung** oder **ärztliche Zuweisung**. Nutzen Sie, wenn Sie möchten, diese Vorlage, wissen Sie jedoch, dass es auch ohne geht – aber „Selbstgestricktes" sieht nicht immer kompetent aus.

Sie müssen eine **Schweigepflichterklärung** abgeben (▸ **Kap. 4.3.2**). Sie können dies jederzeit gegenüber Ihrem Kunden mündlich tun, oder Sie verfassen dazu ein Formular. Meist beinhalten schriftliche Schweigepflichterklärungen, dass Sie als Ernährungsfachkraft um die Entbindung von der Schweigepflicht ersuchen, um ggf. interdisziplinär arbeiten zu dürfen. Klären Sie Ihren Kunden trotz Schriftstück ordnungsgemäß und mündlich über den Sachverhalt einer potenziellen Datenweitergabe auf, und lassen Sie sich diese Entbindung schriftlich bestätigen.

Wenn Kurse oder Seminare beendet sind, erhalten alle regelmäßig Anwesenden eine **Teilnahmebestätigung**. Diese ist oft notwendig, damit Zuschüsse von Kassen und anderen Einrichtungen an die Teilnehmer gezahlt bzw. rückerstattet werden. Verfassen Sie eine Teilnahmebescheinigung auch ohne „Nachweiszwang", sie dient beispielsweise als ein kompetentes Mittel im Rahmen Ihres Marketings (▸ **Kap. 8.3.9**).

9.3

Wie kommen Sie ans Geld?

Rechnungen

Ernährungsmediziner können manche ernährungstherapeutischen Leistungen über die Krankenärztliche Vereinigung abrechnen (► **Kap. 5.1.4**) und von dort ihr Geld erhalten. Viele entscheiden sich jedoch auch, die eine oder andere Beratung, Schulung oder Anamnese als individuelle Gesundheitsleistung (IGeL) zu finanzieren. Für die anderen Ernährungsberater sind alle Kunden offizielle Selbstzahler.

Richten Sie die Rechnung persönlich an den Kunden. Bei Selbstzahlern liegt es in Ihrem eigenen Ermessen, wann Sie die Rechnung stellen. Halten Sie jedoch zu Ihrer eigenen Sicherheit und Liquidation die feste **Frist** einer Rechnungsstellung **bis 3 Monate nach Auftragsfertigstellung** ein. Später verlieren Sie den Anspruch auf Honorarzahlung. Nehmen Ihre Leistungen längere Zeit in Anspruch, nutzen Sie ggf. die Möglichkeit einer **Zwischenrechnung**.

Die Rechnungen, die Sie stellen, müssen transparent und in sich schlüssig sein. Um vom Finanzamt und vor Gericht Anerkennung zu erhalten, müssen bestimmte **Formalien** eingehalten werden (► **Kap. 12.8**).

„Bei nebenberuflich Selbstständigen ist die ‚Steuernummer' auf Ausgangsrechnungen […] in aller Regel identisch mit der persönlichen Steuernummer." [320] Die ausdrückliche Kennzeichnung als „Rechnung" ist nicht erforderlich, sie ist aber im Hinblick auf die Verständlichkeit nützlich. Die Rechnung sollte unterschrieben werden, muss sie aber nicht. Sie gilt auch ohne Ihre Unterschrift. Die **Papierform** einer Rechnung ist nicht zwingend notwendig. Deshalb ist es möglich, eine Rechnung per E-Mail zu verschicken (► **Kap. 13.10.6**).

Sie können sich Ihre Leistungen auch **bar** bezahlen lassen. Für diesen Fall stellen Sie eine **Quittung** oder eine **Rechnung** aus. Bei einer Rechnung vermerken Sie „Betrag in bar erhalten". Auf einer Quittung, die nur bei Beträgen unter 100 € ausgestellt werden darf, muss außer dem Empfänger, der Steuernummer und einer laufenden Rechnungsnummer alles andere genauso vermerkt sein wie auf einer Rechnung. Organisieren Sie sich eine **Kopie** bzw. den **Durchschlag** der Quittung für Ihre Buchhaltung.

P Praxistipps

Hilfreich ist, so Sie keine Umsatzsteuer auf der Rechnung ausweisen müssen (► **Kap. 12.6**), dies auch zu vermerken. Mögliche Formulierungen sind:

- „In diesem Betrag ist keine Mehrwertsteuer enthalten. Ich bin nicht mehrwertsteuerpflichtig."
- „Der Betrag versteht sich inkl. MwSt."
- Als Kleinunternehmer: „Mehrwertsteuerfreie Leistung gemäß § 19 UStG"

Mahnungen

Eine Mahnung zu schreiben, ist unerfreulich. Mitunter ist das kein böser Wille, es ist immer möglich, dass die Zahlungsaufforderung vergessen oder verlegt wird oder die Post den Sachverhalt verzögert.

Wenn **Zahlungsfristen**, die Sie in der Rechnung gesetzt haben, überschritten werden, können Sie folgendermaßen vorgehen (► **Kap. 13.10.6**):

- Erinnern Sie die Kunden in einem ersten Schreiben (das per Einschreiben verschickt wurde) an die Zahlungsaufforderung.
- Bekräftigen Sie eine erneute Zahlungsfrist.
- Entscheiden Sie, ob Sie bei wiederholter Säumnis weitere Schreiben verschicken. Per Gesetz ist das nicht notwendig.

Unterstützung in der Formulierung solcher Schriftstücke erhalten Sie im Internet und bei den Industrie- und Handelskammern. Ob Sie Inkassounternehmen oder einen Anwalt hinzuziehen bleibt Ihnen überlassen. Inkassounternehmen arbeiten kompetent und legal, dennoch haben Sie häufig ein eher negatives Image – das öffentlich dann nicht auf Sie übergeht.

9.4

Selbst ist der Unternehmer

Gerade bei **kaufmännischem Know-how** geht vielen Ernährungsfachkräften die Luft aus. Wenn Ihnen der Wert Ihrer unternehmerischen Eigenleistung hoch genug ist, beschäftigen Sie sich mit

Ihren Defiziten, und versuchen Sie, diese zu verringern. Als Unternehmer müssen Sie Ihre Stärken und Schwächen kennen (► **Kap. 1.3**). Wenn Sie Ihre Stärken nutzen und Ihre Schwächen minimieren, überzeugen Sie durch Kompetenz und Energie.

Zu Beginn Ihrer Selbstständigkeit haben Sie vielleicht noch den Gedanken: Die Mehrkosten für einen Steuerberater kann ich (noch) nicht aufbringen. Dann mache ich das einfach selbst. Der Gedanke ist menschlich und nachvollziehbar. Aber so einfach geht das nicht immer. Mitunter kostet es viele Stunden und viel Kraft, sich in „fremde" Themenwelten einzuarbeiten. Sich mit Ernährungsthemen und den dazugehörigen Leistungen zu beschäftigen, wird Ihnen leichter fallen. Das **Auslagern von Unternehmensbereichen** kann deshalb durchaus kostenbewusst sein. Sie stellen in der Zwischenzeit Ihre kompetente Arbeitskraft im Unternehmen für aktuelle und künftige Projekte zur Verfügung und erwirtschaften so mindestens die Beträge, die Sie für andere Fachkräfte bzw. ausgelagerte Leistungen bezahlen müssen.

Merke: Auch wenn Sie unternehmerische Aufgaben „auslagern" – behalten Sie als Chef den Überblick über alles. Aufträge an Steuerberater, Buchhalter und Marketingspezialisten abzugeben, entlastet Sie. Das „Fremdvergeben" eröffnet Ihnen die Möglichkeit, sich um Ihre Kernkompetenzen zu kümmern.

10 Selbstmanagement

Susanne Klein

Zu Beginn einer Selbstständigkeit wird häufig unterschätzt, was es bedeutet, sich nun ganz alleine und selbst zu managen. Vorher gab es einen Vorgesetzten, ein Team, bestimmte Arbeitsabläufe, feste Zeiten und Aufträge, die dem Tag eine Struktur gegeben haben. Von heute auf morgen entfällt das alles, und Sie sind auf sich selbst gestellt. Eine Struktur muss man sich nun selbst geben. Und das bedeutet zu Beginn in erster Linie, freie Zeit sinnvoll zu füllen. Nur was ist sinnvoll? Das Abarbeiten alleine reicht nicht mehr aus. Strategische Überlegungen sind nun relevant, die Entwicklung von neuen Produkten und die eigene Vermarktung. Alles Dinge, die vorher meist keine Notwendigkeit hatten, und – meistens jedenfalls – sind das die Bereiche, in denen man sich schlichtweg nicht geübt fühlt. Deswegen betrachten wir im kommenden Abschnitt, wie wir gut priorisieren, den Tag gestalten, unangenehme Dinge anpacken und so nach und nach in einen guten Arbeitsrhythmus finden können.

10.1 Selbstständigkeit: selbst und ständig arbeiten

„Wenn ich gewusst hätte, was damit auf mich zukommt, hätte ich gar nicht erst begonnen“, sagen manche Unternehmer. „Oder wahrscheinlich doch“, schieben die meisten dann hinterher.

Selbstständig zu sein verbinden viele Menschen mit einem Gefühl von Freiheit: Selbst seine Zeit einzuteilen, den Urlaub zu planen, wie man möchte, in den Badesee zu hüpfen, wenn alle anderen arbeiten, durch die Stadt zu bummeln, wenn man sie fast für sich alleine hat. Und sich nie mehr von einem Vorgesetzten etwas sagen lassen zu müssen. Diese Vorstellung tut gut. Und es macht Spaß, sich das alles bildlich vorzustellen. Vor allem, wenn man schon angestellt gearbeitet und erlebt hat, wie es sich anfühlt, von betrieblichen Abläufen und den Launen eines Chefs abhängig zu sein.

Die ersehnte Selbstständigkeit kann einem Menschen auch ein Stück Freiheit geben. Sie kann ein Unabhängigkeitsgefühl geben und zum individuellen Glück beitragen. Gleichzeitig fordert sie eine Menge ab. Denn diese Freiheit hat ihren Preis. Wir tauschen also nicht nur die Abhängigkeit gegen die Freiheit, sondern wir tauschen auch die Bequemlichkeit, Berechenbarkeit und Sicherheit gegen Energiebedarf, Antrieb, Aktivität und Unsicherheit.

10.1.1 An alles selbst denken

Ein Selbstständiger muss selbst und ständig an alles alleine denken. Es gibt keine Sekretariate, Rechnungsstellen oder gar eine Marketingabteilung, die die eigentliche beratende oder therapeutische Arbeit unterstützen. Denn der Selbstständige arbeitet alleine und ist selbst gleichermaßen Sekretariat, Qualitätschef, Marketingabteilung und therapeutische Leitung. Mit anderen Worten: Selbstständige arbeiten selbst und ständig. Es liegen immer Aufgaben auf dem Tisch, und wenn sich Selbstständige nicht einen Feierabend oder ein Wochenende festlegen, dann gibt es das auch nicht. Man könnte immer mehr machen, und das Thema Freizeit bekommt einen ganz anderen Klang. Denn Freizeit ist unbezahlte Zeit, die mit den bezahlten Tagen und Stunden erst einmal erwirtschaftet werden muss.

Gleichermaßen ist es ein Thema für Selbstständige, wenn sie nicht über genügend Aufträge verfügen. Die Sorge, ob das Geschäftsmodell trägt, die Sorge, von welchem Geld in Zukunft die Brötchen gekauft werden können und auch die Unzufriedenheit mit der eigenen Leistung stehen nun in einem anderen Licht. Als Angestellter kann man immer noch über die Organisation schimpfen: „Die haben etwas verbaselt. Die sind nicht flexibel genug. Die denken nicht nach.“ In der Selbstständigkeit müssen wir uns immer an die eigene Nase fassen: Vielleicht ist unser Marketing nicht ausreichend? Vielleicht sind unsere Ideen gar nicht so gut, wie wir dachten? Vielleicht gibt es gute Gründe dafür, dass der Erfolg ausbleibt?

Viele Menschen, die eine selbstständige Arbeit anstreben, unterschätzen den Aufwand, der dahinter steckt und nicht sofort sichtbar ist. Alleine das Erstellen einer Homepage, die nett gestaltet ist und Patienten wie Ärzte anspricht, kann einer Herausforderung gleichen. Das dauert gerade beim ersten Mal auch nicht 2 oder 4 Stunden, auch nicht 2 Tage, sondern zieht sich oft über Wochen hin. Man könnte täglich etwas ändern und hat immer wieder Ideen zur Verbesserung. Gleichzeitig differenzieren wir uns über die Außendarstellung selbst. Wir müssen uns fundamentale Gedanken machen:

- Was ist das Besondere an unserer Beratungsleistung?
- Wofür stehen wir?
- Welche Struktur und welche Prozesse wollen wir nutzen?
- Welche Innovationen tragen wir und setzen wir um?
- Welche Zielgruppe wollen wir besonders ansprechen?

10.1.2 Sich Pausen gönnen

Und außerdem ist der Sonntagnachmittag eine ideale Zeit, um sich mit der Homepage zu beschäftigen. Sie merken schon: Wir haben ganz schnell umgekehrte Verhältnisse. Wir haben uns vielleicht selbstständig gemacht mit dem Gedanken, einfach spontan in die Stadt gehen zu können, wenn andere noch in der Klinik arbeiten, und finden uns nun auch noch in den Zeiten arbeitend vor, in denen alle anderen frei haben – und das ist nicht mal bezahlte Zeit. In der Regel ist diese Erfahrung der erste Tiefpunkt, bei dem Sie sich fragen: War diese Entscheidung wirklich richtig?

Derartige Tiefpunkte wird es immer wieder geben. Und damit müssen wir umgehen, wenn wir selbstständig sein möchten. Wichtig ist einfach, dass schon bei der Entscheidung für die Selbstständigkeit deutlich wird, dass es Schwierigkeiten geben wird und dass Sie auch schon Ideen haben, wie Sie damit umgehen möchten.

Um in Ihrer Entscheidung sicher zu sein, prüfen Sie sich am besten mit der Überlegung nach dem „Preis“. ▶ **Tab. 10.1** zeigt dazu ein Beispiel.

> **Übung**
> Gestalten Sie für sich eine eigene Tabelle wie ▶ **Tab. 10.1**: Welches sind für Sie die Vorteile der Selbstständigkeit, und was ist der „Preis“ für Sie?

10.1.3 Den „Preis“ gestalten

Überlegen Sie nun: Wie möchten Sie damit umgehen, damit der „Preis“ für die Selbstständigkeit nicht zu hoch ist und sie Ihnen trotzdem Spaß macht. Wählen Sie zunächst die Themen aus, die praktische Lösungen ermöglichen. Ein Beispiel wäre: Sie zahlen nicht in die Rentenkasse, könnten dafür aber eine private Lebensversicherung abschließen. Dann stellen Sie einen Plan auf, wie Sie sich diesem Thema nähern möchten: Von welchen Gesellschaften möchten Sie Angebote einholen? Welche Kriterien sollte der Vertrag er-

► **Tab. 10.1** Vorteile der Selbstständigkeit und dafür zu zahlender „Preis".

Vorteil der Selbstständigkeit	Preis der Selbstständigkeit
Unabhängigkeit	Unsicherheit
Freiheit	keine finanzielle Planbarkeit
Pausen nach Belieben	keine bezahlten Pausen
Schwerpunkte selbst wählen	Weiterentwicklung selbst planen und finanzieren
Entwicklung selbst wählen	keine Rentenkasse
mehr Urlaub	keine organisatorische Unterstützung
mehr Gestaltungsmöglichkeiten	Verantwortung für Gestaltung liegt in der eigenen Hand
an Familie anpassbar	freie Zeiten müssen aktiv geplant und genommen werden

füllen? Was ist Ihnen dabei besonders wichtig? Bis wann möchten Sie hierzu eine Entscheidung getroffen haben?

Manch einem ist es an dieser Stelle schon zu viel. Es sind schon einige Dinge, die man sich überlegen muss, wenn man diesen wunderbaren Schritt wagt. Und es ist sicherlich nicht der richtige Schritt, wenn Sie es aus Ärger über den Arbeitgeber heraus beabsichtigen. Diese substanzielle Entscheidung will gut überlegt sein.

Haben Sie also die operativen Themen geklärt, wagen Sie sich an die emotionalen Themen: Wie werden Sie mit einem unregelmäßigen Einkommen umgehen können? Wie werden Sie mit Unsicherheit umgehen können? Werden Sie nachts weiterhin ruhig schlafen?

Diese Themen lassen sich nicht einfach und schnell klären. Aber sie werden immer wichtiger, je weiter Ihr Projekt gedeiht. Zunächst kann man sie noch in den Hintergrund drängen, weil es so viele operative Themen gibt, mit denen umgegangen werden muss. Eines Tages stehen sie jedoch vor einem und wollen betrachtet werden.

10.1.4 Sich selbst Sicherheit geben

Packen wir doch einfach mal das Thema Sicherheit an, denn Sicherheit ist eines der wichtigsten Dinge in unserem Streben. Die Hirnforschung bestätigt immer wieder, dass Menschen im Prinzip 2 Bestrebungen folgen. Diese kommen aus der frühen Entwicklung im Mutterleib und werden uns sozusagen als Urerfahrungen mitgegeben. Im Mutterleib erleben wir sehr stark Sicherheit, Geborgenheit und Schutz. Darauf aufbauend entwickeln wir uns jeden Tag weiter, wachsen und verändern uns bis hin zur Geburt und darüber hinaus. Aus dieser ersten Lebenserfahrung des Menschen bleiben aus Sicht der Hirnforscher diese **2 Bestrebungen**, die uns das ganze Leben über leiten:

1. Sicherheit, Geborgenheit, Schutz
2. Autonomie, Entwicklung, Veränderung

Mit der Entscheidung hin zur Selbstständigkeit werden wir dem 2. Faktor sehr gut gerecht, wackeln gleichzeitig möglicherweise an dem ersten. Deswegen ist es so wichtig, sich zu überlegen, wie Sie damit umgehen möchten. Folgende Fragen können Sie leiten:

- Welche Lebensbereiche fühlen sich sicher an?
- Welche finanziellen Möglichkeiten habe ich? Wie lange ist ein Auskommen damit sicher?
- Welche sicheren Aufträge habe ich, die mich durch das Jahr tragen?
- Wie viel Urlaub möchte ich mir nehmen?
- Auf welches Budget möchte ich meine Investitionen festlegen: 1. Jahr? 2. Jahr?
- Wie viel Sicherheit brauche ich? Auf einer Skala von 0 (sehr unsicher) bis 10 (sehr sicher): Wo positioniere ich mich?
- Wie würde mich mein(e) Partner/Freund/Freundin einschätzen?
- Was außer Sicherheit ist besonders wichtig für mich?
- Was können Sie denken und tun, um sich in der Selbstständigkeit sicher zu fühlen?

Diese Fragen müssen nicht sofort und spontan beantwortet werden. Vielleicht nehmen Sie diese einfach mit und denken in Ruhe darüber nach.

10.2 Sich selbst managen

Das Erste, was sich Selbstständige geben sollten, um mit der potenziellen neuen Unsicherheit zurecht- und Schritt für Schritt erfolgreich voranzukommen, ist eine passende **Tagesstruktur**. Wenn Sie sich in einer festen Struktur befinden, kann es viel leichter gelingen, Ihr Vorankommen zu beurteilen. Dadurch, dass Sie am Abend einen Überblick darüber haben, was geleistet wurde, stellt sich eine Zufriedenheit ein. Sie blicken auf den Tag zurück, erkennen, was Sie geschafft haben und können sich einen Feierabend gönnen, den Sie genießen können. Das schafft Zufriedenheit und Sicherheit, denn Sie erzeugen so das Selbstgefühl, die Dinge im Griff zu haben und gut voranzukommen.

P Praxistipps

Die Struktur wird sich mit der Geschäftsentwicklung immer wieder ändern. Es hilft zu Beginn, wenn Sie für bestimmte Tätigkeiten gewisse **Zeitfenster definieren**. Später füllen Sie diese mit anderen Themen oder strukturieren den Tag um. Auch das Integrieren neuer Aufgaben und Anforderungen gelingt deutlich einfacher, wenn eine Grundstruktur existiert.

Gerade zu Beginn der Selbstständigkeit möchten Sie gerne an alles denken und am liebsten alles gleichzeitig fertig bekommen. Das kann natürlich nicht gelingen. Deswegen beginnen Sie erst einmal mit einer groben Struktur und verfeinern dieses nach und nach, wenn sich der Terminkalender füllt.

Ein Beispiel:

- 8:00–10:00 Uhr: Büroarbeit
- 10:00–13:00 Uhr: Einzelberatung
- 14:00–17:00 Uhr: Gruppenberatung
- 2-mal wöchentlich 19:00–21:30 Uhr: Sport- oder Kochkurse

Vielleicht beginnen Sie zukünftig ihre ersten Beratungen schon um 9:00 Uhr oder können die Gruppen um 16:00 Uhr schließen und finden im Anschluss noch eine Stunde für die Büroarbeit. Das ist letztendlich auch nicht relevant. Wichtig ist, dass Sie Bürozeiten einplanen und nicht das Gefühl haben: „Lassen wir das erst einmal weg. Die beratende Arbeit ist das Wichtigste, den Rest mache ich zwischendurch." Es dauert nur wenige Wochen und ihr „Büroberg" ist so hoch, dass Sie kaum noch eine Idee dazu entwickeln können, von welcher Seite Sie sich ihm nähern können. Er scheint unüberwindbar geworden zu sein und frisst einen Sonntag nach dem anderen auf.

10.2.1 Wir unterschätzen den Aufwand

Viele Tätigkeiten – vor allem die administrativen – dauern wesentlich länger, als man zunächst schätzt. Erst mit etwas Erfahrung können Sie zuverlässig überschlagen, wie lange es dauert, 20 Rechnungen zu schreiben, die Homepage auf den neuesten Stand zu bringen oder einen Arztbrief mit neuen Angeboten zu verfassen. Am Anfang gestalten Sie für alles ein neues Layout und machen sich grundsätzlichere Gedanken. Später wächst das Volumen, aber die Arbeit ist stärker Routine geworden. Sie arbeiten dann intensiv an der Weiterentwicklung Ihres Angebotes.

Ein Zeitfenster von **2 Stunden täglich** ist sicher ein guter Einstieg. Und auch hier ist es klug, sich zu überlegen, an welchem Tag Sie was erledigen möchten. Schreiben Sie sich einen Wochenplan und freuen Sie sich, wenn Sie am Ende der Woche 3 Ihrer 4 Vorhaben erledigen konnten:

Zum Beispiel:

- Montag: erster Textentwurf Flyer
- Dienstag: Unterlagen für Patienten erstellen
- Mittwoch: Textentwurf Flyer überarbeiten
- Donnerstag: Druckerei finden und Termine vereinbaren
- Freitag: Rechnungen, Wochenplan, Einkäufe für den Gruppenraum

Wenn Sie einen Wochenplan schreiben und diesen auch schon für die Folgewoche festlegen, dann fällt es viel leichter, sich am Wochenende zu entspannen. Sie wissen, was Sie geschafft haben und können sich zufrieden zurücklehnen. Gleichzeitig wissen Sie nicht nur, was Sie noch erreichen möchten, sondern auch, wann Sie die Zeit dafür haben, sich mit diesen Themen auseinanderzusetzen. Und das ist ein wesentlicher Faktor, um sich gut zu fühlen.

10.2.2 Nicht nur in To-do-Listen denken

Viele Menschen schreiben am Ende des Tages eine To-do-Liste mit den Dingen, die Sie noch nicht geschafft haben. Das ist sicher eine sehr gute Methode, um alle Themen, die noch zu erledigen sind, im Blick zu behalten. Gleichzeitig schafft das eher ein unzufriedenes Gefühl. Erweitern Sie Ihre To-do-Liste um Zeitpunkte, zu denen Sie die Arbeit erledigt haben möchten und um Zeitfenster, in denen Sie sich damit beschäftigen möchten (▶ **Tab. 10.2**). Dann gelingt es viel einfacher, das Zufriedenheitsgefühl und Erleben von Erfolg aufrechtzuerhalten:

Pflegen Sie diese Daten auch auf Ihrem Rechner in Outlook oder einem anderen Programm, damit Sie jeden Morgen daran erinnert werden, was Sie heute im Büro erledigen wollten. Diese Selbstfestlegung wirkt stark strukturierend. Und wenn Sie einmal das Gefühl haben, nicht voranzukommen, dann blättern Sie einfach zurück und sehen, was Sie alles geschafft haben. Auch das sollte ein wesentlicher Bestandteil der Arbeit sein. Neben der täglichen To-do-Liste können Sie sich auch eine **Already-did-Liste** anfertigen. Das klingt nicht nur gut, das ist fantastisch und baut auf. To-do-Listen werden oft immer länger. Aber Already-did-Listen auch – wenn man ihnen die Chance dazu einräumt. Dazu ein Beispiel:

Already-did:

- Lebensversicherer gefunden, Police abgeschlossen
- Räumlichkeiten gefunden, Vertrag unterschrieben
- Homepage skizziert, Anbieter gefunden
- Telefon organisiert, Vertrag umgestellt
- Ärzte informiert, Konzept vorgestellt
- Flyer skizziert, mit Bekannten diskutiert
- neue Diabetesgruppe organisiert
- ersten Kochkurs erfolgreich abgeschlossen
- Laufgruppe ein bisschen getrieben

10.3 Was heißt eigentlich „perfekt“?

Perfekt wären wir alle gerne. Wenn etwas perfekt funktioniert, fühlen wir uns sicher und gut. Wir haben das Gefühl, dass die Dinge gut vorankommen und dass wir vor allem selbst zu unserer eigenen und zu der Zufriedenheit anderer Personen funktionieren. Wir sind in der Lage, die Dinge erfolgreich zu steuern und zu kontrollieren. Deswegen tut Perfektion so gut.

Die Realität zeigt, dass wir nicht perfekt sind. Menschen sind unzulänglich, und das ist auch gut so. Weder in Ihrem Job noch in Ihrem privaten Umfeld werden Sie perfekt sein können, ohne irgendwie nicht menschlich, nicht lebendig und unzugänglich oder arrogant zu wirken. Perfektion ist vielleicht nur in Gedanken schön. Im Umgang mit anderen bringt sie eher Distanz. Kennen Sie eine Person, die Sie für „perfekt“ halten? Wie wirkt diese Person auf Sie? Mögen Sie sie? Finden Sie ein Gespräch mit ihr angenehm? Gemütlich? Inspirierend?

„Provisorien halten am längsten“, sagen die Franzosen. Die Lampen, die wir zu Beginn des Einzugs nur vorübergehend aufgehängt haben, hängen manchmal nach 10 Jahren immer noch.

▶ **Tab. 10.2** To-do-Liste mit Deadlines und Zeitfenstern.

To-do	fertig bis	eingeplant am
Anruf Dr. Müller	25. Mai	21. Mai, 13:00 Uhr
erster Entwurf Flyer	3. Juni	20. Mai, 8:00–9:00 Uhr
Rechnungen schreiben	Ende Mai	28. Mai 9:00–9:45 Uhr
neues Konzept Adipositas-Schulung	Ende Juni	28. Mai 8:00–9:00 Uhr, 30. Mai 8:00–10:00 Uhr 2. Juni 8:00–10:00 Uhr

Perfekt können wir uns immer noch später einrichten. Und später geschieht dann etwas anderes.

10.3.1 Zu hohe Ansprüche an uns selbst

Perfekt sein zu wollen wird uns in unserer Kultur sozusagen anerzogen. Nur 0 Fehler wurden in der Schule beim Diktat mit einer sehr guten Note bewertet. Ein Fehler war schon nur noch gut. Und über 2 Fehler haben Sie sich vielleicht schon geärgert: Das muss wirklich nicht sein! Neben dem kulturellen Erbe der Perfektion wollen wir außerdem gerne noch stark sein, mit anderen Menschen gut auskommen, uns beeilen und uns anstrengen. Mit diesen 5 Eigenschaften wurde man schnell ein sehr guter Schüler und mit guten Zensuren belohnt. Auch das Sozialverhalten hat sich dann gepasst.

Unsere Ziele im Überblick:

- Sei perfekt!
- Sei stark!
- Sei nett zu anderen!
- Beeil dich!
- Streng dich an!

Und da es kaum einem Menschen gelingen kann, in allen Feldern gut zu sein, sind wir unzufrieden mit uns selbst. Wir werden den eigenen Ansprüchen und den Ansprüchen der Umgebung nicht gerecht. Also wird es Zeit, diese Ziele, auch Treiber genannt, zu hinterfragen. Vielleicht ist es auch in Ordnung, wenn etwas nicht perfekt gelingt. Vielleicht dürfen wir uns auch schwach zeigen, nicht immer nett zu anderen sein, langsam gehen oder uns weniger anstrengen. Denn auch, wenn wir all den Anforderungen entsprechen, ist nicht garantiert, dass wir erfolgreich sind. Sie kennen alle Menschen, die sich nicht besonders anstrengen und trotzdem weit kommen. Vielleicht sind sie einfach nur schlauer, haben bessere Ideen oder Glück?

Schon früh können wir lernen, dass es gut für uns und unsere Umwelt ist, wenn wir perfekt sind. Gleichzeitig machen wir im Alltag die Erfahrung, dass wir dem eigenen Anspruch an Perfektion oft nicht gewachsen sind. Wir verlangen zu viel von uns. Und oft auch von den Menschen um uns herum. Vielleicht lebt es sich entspannter, wenn wir gar nicht erst versuchen, perfekt zu sein? Möglicherweise schließen wir dann zufriedener das Büro und den Beratungsraum ab und freuen uns über alles, was an diesem Tag gelungen ist. Vielleicht haben wir dann auch die Zeit und die Muse, uns zu überlegen, was uns tatsächlich erfolgreich macht?

Bis wir uns daran gewöhnt haben, dass wir nicht perfekt sind und die Einstellung nicht angepasst haben, denken wir am Abend eines Tages oft so: „Ich habe vergessen, die Druckerei anzurufen, die Patientin Müller habe ich noch nicht zurückgerufen, morgen muss ich daran denken, den IT-Mann zurückzurufen, auch die Frühlingsdeko muss neu gemacht werden, dafür muss ich morgen noch mal kurz in die Stadt, und die Rechnungen von letzter Woche liegen immer noch hier, obwohl schon wieder Donnerstag ist, und die Abnehmgruppe braucht noch einen Ersatztermin, außerdem muss ich noch in die Reinigung, der Kühlschrank ist leer und das Geburtstagsgeschenk für Ute muss ich auch mal anfangen."

Wenn dann noch eine Familie hinzukommt, dann reicht der Heimweg nicht einmal mehr, um die Liste zu Ende zu bringen. So lange fährt man in der Regel nicht nach Hause. Wenn es überhaupt einen Heimweg gibt. Viele Selbstständige arbeiten von zu Hause aus. Vorteil: Sie stehen nicht im Stau. Nachteil: Sie leben an ihrem Arbeitsplatz. Und da fällt das Abschalten noch schwerer, als wenn man die Bürotür hinter sich zuziehen und die Haustür aufschließen kann. Und wenn Sie dann noch dem Anspruch genügen möchten, alles perfekt zu machen, dann ist das fast eine Garantie dafür, nicht abschalten zu können – schlechtes Schlafen inklusive.

10.3.2 Für ein gutes Lebensgefühl sorgen

Das Lebensgefühl, mit dem Sie einen Tag in dieser Form beschließen, ist ein ganz anderes als das Gefühl, wenn Sie sich an Ihrem perfekten Anspruch messen. Das ist genauso, wie wenn Sie sich mit Modells aus der „Marie Claire" vergleichen. Dann ist es doch besser, Sie gehen an den Strand. Und schon sind wir ganz zufrieden mit uns selbst. Also ist es einfach der Maßstab, der über Zufriedenheit oder Unzufriedenheit entscheidet. Überlegen Sie zu Beginn Ihrer Selbstständigkeit:

- Welches sind Ihre Ziele? Prüfen Sie, ob diese Ziele realistisch sind. Definieren Sie einen eigenen Maßstab und fragen Sie sich anschließend:
- Was sollte gelingen, damit ich mit mir und mit meiner Arbeit zufrieden bin?

Greifen Sie bei Ihrer Antwort nicht zu hoch und kalkulieren Sie Fehler ein. Denn Fehler sind nötig, um sich selbst zu entwickeln. „Aus Fehlern wird man klug, darum ist einer nicht genug“, sagte Ingrid Steeger in den 70er-Jahren in der Ulk-Sendung „Klimbim“. Und sie hatte Recht: Fehler sind die Chance zu Entwicklung, ein geeignetes Feedback, um voranzukommen. Wenn Ihnen immer gleich Ihre Vorhaben gelingen, dann werden Sie nicht nachdenken, sondern einfach so weiter machen. Wozu auch? Fehler bringen Ihnen die Möglichkeit, zu reflektieren und sich neu aufzustellen.

Nur: Wie formuliert man Ziele so, dass sie keine unerfüllten Silvesterwünsche bleiben? Bewährt hat sich hierfür das **SMARTE-Ziele-Modell**. Jeder Buchstabe steht für ein Kriterium, das ein Ziel erfüllen sollte. Fangen Sie einfach an, zu überlegen, und schreiben Sie Ihr Ziel auf:

Infobox

Das SMARTE-Ziele-Modell

- **S** – Ihr Ziel sollte konkret sein, so dass Sie es **mit allen Sinnen** (dafür steht das S) wahrnehmen können: Wie betrachten Sie die Welt, wenn das Ziel erfüllt ist? Was ist dann anders? Was sehen und hören Sie?
  Beispiel: Täglich rufen neue Patienten an und erkundigen sich nach Einzel- oder Gruppenschulungen.
- **M** – Wenn das Ziel **messbar** ist, können Sie es leichter erreichen. Versuchen Sie, Ihr Ziel zu quantifizieren. Legen Sie sich fest, auch wenn es schwer fällt.
  Beispiel: 3 neue Patienten pro Arbeitstag möchte ich sprechen.
- **A** – Das Ziel sollte **attraktiv** sein. Überlegen Sie, ob es wirklich attraktiv für Sie ist? Freuen Sie sich darauf, jeden Tag mit 3 unbekannten Menschen zu sprechen?
- **R** – Fragen Sie sich, ob das Ziel **realistisch** ist. Sind drei Anrufe am Tag realistisch? 15 in der Woche? 60 neue Patienten im Monat? Oder erwarten Sie hier zu viel. Vielleicht sind 3 in der Woche realistischer?
- **T** – Überlegen Sie, **bis wann** Sie diese Ziel erreicht haben möchten. Vielleicht gelingt das nicht sofort. Aber wenn Sie alle Ihre Maßnahmen zur Akquise umgesetzt haben, kann das gelingen. So sitzen Sie nicht ab morgen vor dem Telefon, sondern setzen Ihre Maßnahmen um und erwarten erst dann den entsprechenden telefonischen Rücklauf.
- **E** – Denken Sie auch daran, dass Sie das Ziel selbst **erreichen können** sollten. In unserem Beispiel können Sie sich schlecht selbst anrufen. Also brauchen Sie entsprechende Maßnahmen, um neue Patienten zu aktivieren, mit Ihnen in Kontakt zu kommen. Und von diesen Maßnahmen hängt es letztendlich ab, ob Sie Ihr Ziel erreichen.

10.3.3 Fehler nutzen

Die kluge Erkenntnis für die Selbstständigkeit ist: Wenn etwas schief läuft, dann haben wir in der Regel einen eigenen Anteil, den wir beeinflussen können. Denn wir sind nicht mehr abhängig und können auch die Schuld nicht mehr wegschieben. Das ist auf der einen Seite unangenehm, auf der anderen Seite erhalten wir ein Feedback, was wir so bisher noch nicht bekommen haben.

Merke: Fehler sind notwendig, eine Chance zu lernen und lassen sich auch nicht vermeiden, auch wenn Sie noch so perfekt sein möchten.

Möchten Sie in ein gutes Fehlermanagement einsteigen, dann lohnt es sich, die **Fehlerarten zu differenzieren**. Dann können Sie schnell überlegen, wie Sie sich weiter entwickeln können.

Flüchtigkeitsfehler

Flüchtigkeitsfehler entstehen vor allen dann, wenn wir 2 und mehr Dinge versuchen, gleichzeitig und schnell hinzubekommen. Wir schreiben eine E-Mail, schicken sie ab und waren beim Schreiben schon beim nächsten Telefonat, das Sie führen möchten. Die E-Mail hat einen Fehler, und schon gelingt eine Verabredung nicht. Bei dem folgenden Telefonat sprechen Sie verschiedene Optionen durch. Abschließend treffen Sie eine Vereinbarung. Da sie zum Schluss schon überlegen, welche Strecke Sie im Anschluss zum Baumarkt fahren wollen, um noch Materialien für den neuen Gruppenraum zu kaufen, legen Sie auf und wissen nicht mehr genau, welche Vereinbarung sie getroffen haben und so weiter.

Wenn wir viel zu tun haben, stoßen wir viele Dinge an und sind nicht mehr ganz bei der Sache, die wir gerade tun. Gerade zum Ende einer Mail, eines Telefonats; eines Gesprächs, beim Lesen einer Mail lässt die Aufmerksamkeit nach, und uns passiert ein Flüchtigkeitsfehler.

Überforderungs- oder Stressfehler

Dieser Fehler geschieht auch dann, wenn wir zu viel zu tun haben. Wir vergessen Termine, wir muten uns selbst zu viel zu, wir haben nicht die Energie für die Gruppe, die am Nachmittag kommt, weil wir den ganzen Vormittag schon im Büro und am Telefon gearbeitet haben und es viele Dinge gab, die uns beanspruchten. Plötzlich wissen wir nicht mehr, ob die Gruppe um 15:00 oder um 16:00 Uhr beginnen möchte und haben auch keine Idee mehr, was wir eigentlich in dieser Stunde geplant haben. Gleichzeitig finden wir das Protokoll der letzten Sitzung nicht mehr. Das müsste doch eigentlich in dem Ordner sein! Vor lauter Stress sehen wir es nicht, obwohl es oben abgeheftet ist.

Wenn wir zu viel zu tun haben und uns selbst überfordern, dann gelingt nichts mehr. Die Fehlerrate nimmt zu. Wir haben dann schnell das Gefühl, einem ganzen Berg an Problemen gegenüberzustehen, dem wir nicht gewachsen sind. „Ich habe so viele Probleme, das verursacht einen ganz schönen Stress“, denken wir dann. Dabei ist es umgekehrt: Wir haben zu viel Stress, überfordern uns selbst und das schafft Probleme.

Stress schafft Probleme – nicht umgekehrt. Und wenn Sie das Gefühl haben, dass es einfach zu viele Baustellen gibt und Sie nicht mehr wissen, womit Sie beginnen sollen, dann verzetteln Sie sich schnell, und es geschieht eine große und unnötige Anzahl von Fehlern. Fahren Sie Ihren Anspruch und den Maßstab runter, und entwickeln Sie einen Plan, wann Sie sich um welches Anliegen kümmern möchten. Schon tritt Entspannung ein, und die Dinge gelingen wieder besser.

Anfängerfehler

Der 3. Fehlertyp sind die Anfängerfehler. Sie haben keine Erfahrung, sie machen die Dinge zum ersten Mal, und oft sind sie nicht so leicht, wie Sie sich das vorgestellt haben. Schnell beschleicht Sie das Gefühl: Das habe ich nicht gewusst! Dann hätte ich das ja ganz anders gemacht.

Mit diesem Fehler kann man es ganz kurz halten: Anfängerfehler sind normal. Wenn sie nicht anfangen, machen Sie auch keinen Fehler. Wenn Sie anfangen, dann kommen die Fehler automatisch. Sie können gar nichts dagegen tun. Sicher können Sie Informationen einholen, viel fragen, viel Unterstützung in Anspruch nehmen. Aber letztendlich legen Sie sich fest, Sie treffen die Entscheidung. Und diese kann immer falsch sein. Daraus lernen Sie dann, und es geht auf einem höheren Niveau mit mehr Erfahrung weiter. Ohne diesen Fehler hätten Sie die Erkenntnis nicht gewinnen können.

Merke: Fehler lassen sich einfach nicht ganz vermeiden. Wichtig ist nur, dass Sie diese erkennen und ihnen einen Sinn geben können. Dann können Sie souverän damit umgehen und aus ihnen lernen.

10.4 Leistungsfähigkeit langfristig erhalten

Wenn etwas Spaß macht und man erfolgreich ist, dann hat man alle Kraft, die für die gewünschten Ziele benötigt wird. Die meisten erfolgreichen Menschen sagen, dass sie gar nicht unbedingt sehr viel Freizeit brauchen, denn ihre Aufgabe, ihre Arbeit gibt ihnen bereits sehr viel Energie zurück. Je mehr Freude Sie an Ihrer Arbeit haben, je mehr Sie das Gefühl haben, das Richtige zu tun, und je mehr Sie mit den Rahmenbedingungen Ihrer Arbeit zufrieden sind, umso weniger haben Sie das Gefühl der Erschöpfung. Gleichzeitig macht es nur Spaß zu arbeiten, wenn nicht ständig die schon erwähnte Perfektionsfalle zuschnappt und man sich immer wieder kritisch überprüft, anstatt den Spaß an der Arbeit zu genießen.

Laufen die Dinge nicht so gut, gibt es Konflikte und Widerstände zu überwinden, dann sind wir eher erholungsbedürftig. Wir haben stärker das Gefühl, uns zurückziehen zu wollen. Und gleichzeitig ist es wichtig, auch bei gutem Gelingen immer wieder einen Punkt zu machen und an etwas anderes zu denken.

In Interviews mit Top-Managern, die ich 2009 und 2010 durchgeführt habe, sagten die meisten Befragten, dass sie zum einen Zeit für sich alleine brauchen und zum anderen Gespräche mit Menschen aus ganz anderen Bereichen wie Partner, Familie oder Freunde. Die **Zeit alleine** finden viele Top-Manager auf dem Weg zur Arbeit und auf der Fahrt nach Hause. Hier reflektieren sie ihren Tag und spannen ab. Sie schmieden Pläne für den Folgetag und stellen sich auf ihr häusliches Umfeld ein. Gleichzeitig arbeiten sie oft am Abend nochmals und auch am Wochenende.

Im **Gespräch mit Menschen**, die nichts mit ihrem beruflichen Umfeld zu tun haben, können sie sich geistig entspannen und bekommen wichtige Impulse für ihre unternehmerische Tätigkeit. Es ist aus ihrer Sicht wichtig, sich auch mit ganz anderen Themen zu beschäftigen, um wieder Energie aufzutanken und anders über manche Dinge nachdenken zu können.

Auch **körperliche Bewegung** ist für viele Menschen wichtig. Manche gehen auch aus gesundheitlichen Gründen zum Sport. Entspannen können sie sich besser beim Musikmachen, bei der Gartenarbeit oder bei handwerklichen Tätigkeiten.

P Praxistipps

Um sich gut entspannen zu können, ist es hilfreich, herauszufinden, was tatsächlich Entspannung bringt. Wenn es für Sie gut ist, nach der Arbeit einen Waldspaziergang zu machen, dann tun Sie das. Wenn es besser ist, einfach zu Hause zu sein und Musik zu hören, dann ist das der richtige Weg. Wenn Sie sich bei einem Gespräch mit einer Freundin am besten entspannen können, dann rufen Sie an. Körperliche Bewegung ganz zu vernachlässigen, wäre sicher ein Fehler. Gleichzeitig können Sie nur wirklich die Kraft erhalten, wenn Sie genau wissen, was Ihnen gut tut – langfristig. Ein üppiges Essen ist sicher während des Essens angenehm. Ein paar Minuten danach führt es bei den meisten Menschen zu Unwohlsein. Insofern ist es nur ein kurzfristiger Genuss und hilft nicht zur Erhaltung der Leistungsfähigkeit.

10.4.1 Finden Sie Ihren eigenen Rhythmus

Es wird so viel darüber geschrieben, was wir tun sollten, um unsere Leistungsfähigkeit zu erhalten, darüber, was gut und richtig ist. Genau genommen funktioniert jeder Mensch anders, auch jeder Körper hat einen anderen Rhythmus, Stoffwechsel und eine andere hormonelle Lage. Was Ihnen gut tut, muss einer anderen Person mit der gleichen Belastung nicht gut tun.

Manchmal ist es gar nicht so einfach, herauszufinden, was gut tut. Wir sind irritiert durch die vielen Dinge, die uns nahegelegt werden. Vielleicht spüren wir es selbst nicht mehr und denken, wir müssen in einer bestimmten Weise essen, den Tag gestalten, Sport integrieren, um vielleicht abends festzustellen, dass wir total erschöpft sind und uns der vermeintlich gute Tagesablauf überhaupt nicht gut tut.

Ein Beispiel: Anna dachte lange, dass ein Waldlauf um 6:00 Uhr für sie den Tag sehr gut beginnen lässt. Schließlich kann man überall nachlesen, dass ein Waldlauf am Morgen viel besser ist als ein abendlicher. Gleichzeitig fühlte sie sich um 5:30 Uhr schon gestresst, begann den Tag zwar mit dem Gefühl, etwas geschafft zu haben, gleichzeitig merkte sie aber, dass sie mit einem langsamen Aufstehen oder Kuscheln mit der Katze und einem gemütlichen Frühstück viel fröhlicher den Tag beginnt.

Merke: Versuchen Sie, auf sich zu hören und zu spüren, was für Sie passend ist. Wenn Sie das herausfinden, dann bleiben Sie länger fit und leistungsfähig. Dabei gibt es nur eine Person, die wichtig ist – und das sind Sie!

Gleichzeitig gibt es Erfahrungen, von denen Sie lernen können. Erfolgreiche Menschen tun alle ähnliche Dinge, damit es Ihnen gut geht. Über ein Thema haben wir schon gesprochen:

Pflegen Sie Freundschaften!

Das Gespräch mit anderen Menschen gibt so viele Ideen und Inputs, die wir alle im Büro oder mit Kunden nicht entwickeln können. Und gleichzeitig können wir hier am besten entspannen, weil wir uns nicht immer wieder um unser eigenes Thema drehen.

Essen Sie gut!

Eigentlich braucht man das Ernährungsprofis nicht zu sagen. Aber Sie kennen sicher das Phänomen, dass Sie genau wissen, wie Sie es tun sollten, aber nicht die Energie aufbringen, es umzusetzen. Genau wie Ärzte oft selbst Raubbau am eigenen Körper betreiben und Lehrer „Themen" mit den eigenen Kindern haben, sollten auch Ernährungsberater auf ihre eigene Ernährung achten. Was gut für Sie ist, mit welcher Ernährung Sie sich fit fühlen und was langfristig Ihre Leistungsfähigkeit erhält, das wissen Sie selbst am besten.

Bewegen Sie sich!

Dieses Thema legen Sie auch Ihren Kunden immer wieder ans Herz, und Sie wissen, wie es geht. Sie wissen, was richtig ist. Sie wissen, wie es gelingen kann. Tun Sie es auch? Aber da Sie auch in diesem Bereich Profi sind, kommen wir gleich zum nächsten Punkt:

Sorgen Sie für ausreichenden Schlaf!

Das ist manchmal gar nicht so einfach. Besonders dann nicht, wenn einem besonders nachts die wichtigen Dinge einfallen, die mal wieder vergessen wurden. Es gibt Menschen, die sind so im Stress, dass sie nachts E-Mails schreiben, von Fehlern in abgeschickten E-Mails träumen, Terminkalender pflegen, Konzepte planen und vieles mehr. Sie können nicht mal im Schlaf richtig abschalten und wachen überarbeitet auf.

Eine Freundin sagte einmal zu mir: „Wenn ich total erschöpft bin, dann gönne ich mir 3 Nächte hintereinander 10 Stunden Bettruhe – ohne etwas im Bett zu erledigen. Und dann bin ich wieder fit." Das klingt sehr einfach. Aber ehrlich gesagt habe ich gedacht: „3 Tage am Stück 10 Stunden im Bett. Das gönne ich mir nicht. Ich habe die Vorstellung, dass ich mit einer Nacht von 8 Stunden schon wieder fit sein muss."

Vielleicht haben wir auch hier überzogene Vorstellungen von unserer eigenen Leistungsfähigkeit. Immerhin ist der Job beanspruchend. Wir haben immer Kontakt mit Menschen und versuchen den ganzen Tag, Menschen dabei zu unterstützen, ihre Probleme zu lösen. Da kann man schon erwarten, dass wir ausgeschlafen und fit sind. Und dafür können wir nur selbst sorgen, indem wir unseren Rhythmus kennenlernen und ihm genügen.

Zum guten Schlaf gehört auch, dass Sie sich am Tag ab und zu eine **Ruhepause** gönnen. Wenn Sie 12 Stunden durcharbeiten, brauchen Sie sich nicht zu wundern, dass Sie nicht einschlafen können. Es kann nicht übergangslos gelingen, von Aktivität zur Ruhe zu kommen. Nutzen Sie immer wieder einige Minuten am Tag, um zur Ruhe zu kommen, die Gedanken fließen zu lassen und aus dem Fenster zu sehen oder einen kurzen Spaziergang zu machen. Danach geht die Arbeit oft viel schneller und einfacher von der Hand. Und Sie landen am Ende nicht halb so gestresst im Bett. Denn, wenn wir überdreht sind, dann werden auch das Einschlafen und das gute Durchschlafen zu einem Leistungsanspruch.

P Praxistipps

Aus all den genannten Gründen ist es besonders hilfreich, wenn Sie sich einen guten Übergang von der Arbeit zum Schlaf ermöglichen. Direkt vom Büro ins Bett ist nicht sonderlich erholsam. Schaffen Sie sich ein **Übergangsritual**, auch wenn Sie noch bis 22:00 Uhr E-Mails beantwortet haben, um langsam runterzukommen und sich auf die Ruhephase vorzubereiten. Bewährt hat sich hier eine kleine Mahlzeit, ein entspanntes Getränk, ein kurzer Spaziergang, ein interessantes Gespräch. Finden Sie etwas, das für Sie gut passt.

Gönnen Sie sich etwas und genießen Sie!

Viele Ernährungsberater sind sehr streng mit sich selbst. Was sich zunächst auf das Essen bezieht, dehnt sich manchmal auf das ganze Leben aus. Belohnen Sie sich, wenn Sie etwas geschafft haben, gönnen Sie sich etwas und genießen Sie das, was Sie sich ermöglicht haben. Dazu gehört auch, sich zu erlauben, stolz auf das Geleistete zu sein.

Wenn Sie einen neuen Auftrag für eine Gruppe bekommen haben, dann gehen Sie ruhig einmal wieder in die Stadt, genießen Sie einen Kinofilm, oder gehen Sie mit einem lieben Menschen essen. Seien Sie nett zu sich, und achten Sie darauf, dass Sie bei guter Laune bleiben. Menschen sind viel lieber mit entspannten und gut gelaunten Menschen zusammen als mit verkrampften.

Also alles, was Sie sich selbst Gutes tun und genießen können, kommt wieder Ihren Kunden zugute. Die genießen das Zusammensein mit Ihnen und freuen sich auf die Zeit, die Sie miteinander verbringen können.

10.5 Wie gehen Sie mit parallelen Anforderungen um?

Angeblich sind Frauen multitaskingfähig. Es wird ihnen bescheinigt, alles gleichzeitig zu können: telefonieren, zuhören, schreiben und vielleicht noch Auto fahren. Alles auf einmal.

Schauen wir uns das mit dem Autofahren nochmals genau an: Telefonieren ist dabei kein Problem – jedenfalls nicht auf den ersten Blick. Frauen und Männer bestätigen sofort, dass in einer schwierigen Verkehrssituation ihre Aufmerksamkeit für ein Telefongespräch abnimmt und sie ihre Aufmerksamkeit dem Geschehen auf der Straße widmen. Sie bekommen von dem Gespräch nicht mehr so viel mit, bis der Verkehr wieder normal läuft. Und umgekehrt wissen die meisten Fahrer nach einem konzentriert geführten Gespräch oft nicht so ganz genau, wo sie sind. Sie können nicht beschreiben, wie sich der Verkehr in den letzten Minuten gestaltet hat oder wissen nicht, wie schnell sie auf der aktuellen Strecke fahren dürfen. Manchmal haben sie durch das Telefonat eine Ausfahrt verpasst.

Die volle Aufmerksamkeit können Menschen immer nur einer einzigen Tätigkeit schenken. Tut man zwei Dinge gleichzeitig, dann bekommt eine Tätigkeit mehr Aufmerksamkeit und die andere weniger. So lassen sich Routinetätigkeiten gut mit beanspruchenden Tätigkeiten verbinden: Hausarbeit und Radio hören, Essen und ein Gespräch führen, Joggen und Nachdenken und so weiter. Eine Tätigkeit steht im Vordergrund, die andere wird mit einem geringeren Level an Aufmerksamkeit ausgeführt.

Merke: Aufmerksamkeit kann verteilt aber nicht vermehrt werden.

Vielleicht erleben Sie es auch häufiger, dass viele gleichzeitig ablaufende Dinge Sie eher zerstreuen, als Sie zu fokussieren. Stellen Sie sich einen Tag vor, an dem Sie versucht haben, viele Bälle gleichzeitig in der Luft zu halten und parallel an Lösungen zu arbeiten. Sie wollten alles gleichzeitig schaffen: Kontakte zu Ärzten herstellen, neues Konzept für Ihre Abnehmgruppe mit Jugendlichen entwickeln, die Homepage fertigstellen, Rechnungen schreiben und vielleicht noch Wäsche waschen, einkaufen und die Betten frisch beziehen. Am Abend hatten Sie vielleicht das Gefühl, zwar Vieles getan, aber nichts wirklich gut geschafft zu haben.

10.5.1 Weniger ist oft mehr

Mit dem Fokus auf eine Tätigkeit können Sie diese zufriedenstellend abschließen. Sie haben die Möglichkeit, das Thema wirklich zu durchdringen, und Ihre Rechnungen haben weniger Fehler, oder Ihr neues Konzept ist erheblich kreativer. Nehmen Sie Ihrer Tätigkeit Aufmerksamkeit, weil sie gleichzeitig überlegen, was Sie außerdem noch schaffen möchten, dann ist das Ergebnis weniger zufriedenstellend.

Was jedoch gelingen kann, ist seine ungeteilte Aufmerksamkeit in schnellen Wechsel zwischen verschiedenen Themen hin- und herpendeln zu lassen. So ist es denkbar, ein größeres Projekt zu verfolgen, daran zu arbeiten und immer wieder zwischendurch zu anderen Themen Entscheidungen zu treffen. Sie arbeiten dann an Thema A, bis Ihnen nichts mehr dazu einfällt, dann arbeiten Sie an Thema B, danach an C, und dann nehmen Sie sich wieder A vor. Meistens fällt Ihnen dann wieder etwas dazu ein. Das wäre vielleicht auch passiert, wenn Sie intensiver darüber nachgedacht hätten. So haben Sie das Thema A nur in den Hintergrund gebracht und sich mit voller Aufmerksamkeit mit

B und C beschäftigt. A blieb aber präsent. Es arbeitete im Hintergrund weiter und wurde dann wieder fokussiert, als B und C entschieden waren.

Merke: Die beschriebene Arbeitsweise bietet sich vor allem dann an, wenn Sie kreativ sein wollen. Denn die Vorstellung, durch Nachdenken wie auf Kommando Ideen entwickeln zu können, gelingt oft nicht. Dafür braucht es Zeit, und die Aufgabenstellung oszilliert idealerweise zwischen den verschiedenen Aufmerksamkeitslevels.

Schiebt man ein Thema in den Hintergrund, arbeitet es dort unbemerkt weiter. Dadurch haben wir das Gefühl, dass uns die guten Ideen unter der Dusche oder beim Spazierengehen bekommen. Wenn wir eine gute Idee absichtsvoll haben möchten, warten wir manchmal vergeblich.

10.5.2 Aufmerksamkeit auf verschiedenen Levels

Aufmerksamkeit ist also kein geschlossenes Konzept, sondern kann eher in verschiedenen **Intensitätsstufen** betrachtet werden:

Level 1 = fokussierte Aufmerksamkeit Sie versuchen ein Thema voll fokussiert zu verstehen und sinnvolle Schritte abzuleiten. Dabei nutzen Sie alle Ihre Sinneskanäle und zur Verfügung stehenden Informationen, ihre Aufmerksamkeit schwingt also frei zwischen verschiedenen interessanten und zum Thema gehörenden Aspekten. Ihre Interaktion mit den beteiligten Personen ist fokussiert. Sie lassen sich nicht durch andere Themen ablenken. Diese Mischung aus Fokussieren und freier Aufmerksamkeit bringt viele gute Ergebnisse.

Level 2 = einfache Aufmerksamkeit Sie bearbeiten ein Thema, das nicht Ihre gesamte Kapazität benötigt, weil es eine Routinearbeit ist. Sie recherchieren beispielsweise etwas im Internet. Gleichzeitig denken Sie über andere Dinge nach. Sie haben Ideen, und es fallen Ihnen Dinge ein, die Sie noch erledigen möchten, Sie springen gedanklich von Thema zu Thema. Sie lassen Ihre Gedanken treiben. In diesem Modus arbeiten Sie nicht voll fokussiert und das, was Sie vordergründig tun, enthält leicht Fehler. Sie bearbeiten aber gleichzeitig mit entsprechend geringer Tiefe andere Themen.

Level 3 = Hintergrundaufmerksamkeit Ein Thema ist für Sie im Hintergrund präsent. Sie denken nicht aktiv darüber nach. Es entwickeln sich möglicherweise dennoch Lösungen, die Ihnen erst bewusst werden, wenn Sie sich wieder voll fokussiert diesem Thema widmen. Manchmal schieben sich gute Ideen auch in den Vordergrund. Das erleben wir dann als spontane Ideen und bemerken gar nicht, dass wir im Hintergrund die ganze Zeit an Ideen oder an einer Lösung gearbeitet haben.

Merke: Diese drei Levels stehen Ihnen zur Verfügung und können genutzt werden. Alles gleichzeitig zu wollen, ist also weniger effizient, als genau zu überlegen, auf welchem Level wir ein Thema bearbeiten möchten.

Wenn Sie sich mit voller Aufmerksamkeit einem Thema widmen, dann bemerken Sie oft nicht, wie die Zeit vergeht. Sie scheint zu verfliegen und gleichzeitig macht Ihnen die Arbeit Freude. Sie haben Ideen, kommen voran und fühlen sich wohl. Diesen Zustand nennen Wissenschaftler auch **„Flow“** oder „Operating in the Zone“. Für diesen Zustand braucht es Energie bei gleichzeitiger Gelassenheit. Sobald Sie sich beispielsweise unter Druck setzen und unbedingt ein gutes Ergebnis erzielen wollen oder zu einem bestimmten Zeitpunkt fertig sein möchten, kann dieser innere Druck das Gelingen stören. Vertrauen in die eigenen Fähigkeiten ist die Basis, um in diesen guten Zustand zu gelangen. Es ist also ein Zustand, in den wir uns hineinzurutschen erlauben müssen. Wir können ihn schlecht bewusst herstellen.

10.5.3 Gute Leistungsfähigkeit durch innere Gelassenheit und Freude

Kommen wir nochmals zurück auf die Perfektion. Wollen wir perfekt sein, dann entwickeln wir so etwas wie „Muss“- und „Soll“-Gedanken. Wenn wir unbedingt eine perfekte Leistung erbringen wollen, dann gelingt es nicht, in diesen Zustand zu kommen. Es gelingt nur dann, wenn wir Spaß haben und uns weiter entwickeln möchten. Timothy

Gallwey, der sich in Bezug auf sportliche Höchstleitungen damit befasst hat, fasst das in einem Dreieck zusammen:

Wir gelangen in diesen Zustand, wenn wir 3 Dinge beachten:

1. Wir wollen Leistung erbringen.
2. Wir wollen etwas lernen.
3. Wir haben Spaß und Freude daran.

Unsere Leistungsfähigkeit wird also nur durch uns selbst gestört. Zum Beispiel durch unseren Perfektionsdrang und durch zu hohe Erwartungen an uns selbst. Das haben wir in den vorangegangenen Kapiteln schon festgestellt. Auch eine zu genaue Vorstellung vom Ergebnis verhindert den eigentlichen Erfolg. Beliebter „Störer" ist neben einem zu hohen Anspruch auch der innere Druck, der einem selbst nicht wohlgesonnen ist. Dazu gehören innere Sätze wie:

- „Das schaffst du nie!"
- „Wie soll das denn gelöst werden?"
- „Du musst was tun!"
- „Das dauert alles viel zu lange!"
- „Als hätten alle Leute darauf gewartet, dass ausgerechnet Du Dich selbstständig machst!"

Dieser innere Kritiker blockiert die Leistungsfähigkeit in jeder Hinsicht. Der innere Treiber verbessert nicht die Leistung, wie man sich das vielleicht vorstellt, sondern mindert sie eher. Denn die Aufmerksamkeit ist nicht ausschließlich auf die Arbeit konzentriert, sondern muss sich mit diesen inneren Sätzen auseinandersetzen. Und das bindet Aufmerksamkeit.

Oft bemerken wir gar nicht, dass wir uns selbst blockieren. Wir haben das Gefühl, uns anzustrengen und unser Bestes zu geben. Aber das gelingt nicht, und wir fühlen uns frustriert, was dem inneren Kritiker wieder Recht gibt. So begeben wir uns in eine Spirale nach unten, werden nicht besser, sind unzufrieden, finden aber den Ausgang nicht.

10.5.4 Langsamer ist schneller

In diesem Zustand ist eine Pause oder eine Unterbrechung das Einzige, was uns nun noch helfen kann. Gönnen Sie sich eine Unterbrechung, und denken Sie an etwas ganz anders. Organisieren Sie etwas für Ihren Alltag, sortieren Sie etwas, räumen Sie auf. Durch diese äußeren, strukturierenden Arbeiten räumt man auch innerlich sinnbildlich auf. Vielleicht kennen Sie das Phänomen: Wenn ihr Leben sehr turbulent ist, dann tut es richtig gut, den Keller aufzuräumen, im Garten Ordnung zu schaffen oder die Küche umzuorganisieren. Dieses äußere Tun regt innere Prozesse an, die hilfreich sind, ohne dass Sie bewusst über Ihre Themen nachgedacht haben.

Haben Sie sich die Pause genommen, dann können Sie sich mit ein paar **Selbstcoaching-Fragen** beschäftigen – wenn Sie möchten:

- Was ist mir wirklich wichtig?
- Was möchte ich auf jeden Fall schaffen?
- Was ist ganz dringend (Fristen laufen ab etc.)?
- Was bringt schnell Umsatz?
- Was stabilisiert mein Wohlbefinden?

Arbeiten Sie erst dann weiter, wenn Sie das Gefühl haben, wieder zu Ihrer **inneren Gelassenheit** zurückgefunden zu haben. Die meisten Menschen haben dann das Gefühl, dass ihnen die Dinge leichter von der Hand gehen. Auch Themen, zu denen sie vorher keine Ideen hatten, lassen sich nun ganz einfach auflösen. Und das, was schwierig erschien, wird jetzt als überwindbar eingestuft.

Die innere Stimmung entscheidet also deutlich über den Erfolg Ihrer Arbeit. Das Arbeitsethos der westlichen Welt kann auch Druck erzeugen und die Qualität der Ergebnisse verschlechtern. Mehr Arbeit schafft dann nicht mehr Ergebnisse. Aus diesem Teufelslauf auszusteigen und ein Stück von östlichen Kulturen zu lernen, kann den Erfolg deutlich beschleunigen – trotz Entschleunigung.

10.5.5 Und die Freude nicht vergessen

Ein zweiter Nebeneffekt von Stress und innerem Druck ist, dass uns die Freude abhandenkommt. Vor lauter „Ich muss noch, ich muss noch!" vergessen wir nicht nur, was wir bereits erreicht haben, sondern verlieren auch den Spaß an den Dingen, die wir gerade tun. Und das Paradox ist, dass wir uns doch genau deswegen selbstständig gemacht haben, damit wir mehr Freude haben. Und nun machen wir diesen Erfolg selbst zunichte! Wir brauchen gar keinen Chef dazu. Das können wir ganz alleine.

Wenn Sie an dieser Stelle über sich schmunzeln können, dann haben Sie schon den ersten Schritt getan, um diesen inneren Druck zu überwinden. Machen Sie sich immer wieder bewusst, welches Ihre Ziele für die Selbstständigkeit sind und setzen Sie diese um – auch stimmungsmäßig.

- **Es läuft gerade alles nicht ganz so, wie Sie sich das wünschen?**
  Anstatt nun Tag und Nacht zu arbeiten, gönnen Sie sich eine Pause. Sie wollten doch auch selbstständig sein, um einfach mal für eine Stunde in der Stadt verschwinden zu können. Das ist die ideale Gelegenheit dafür! Vertrauen Sie darauf, dass sich die Dinge auch wieder ändern und überlegen Sie, wie Sie konkret vorgehen möchten, um das Tief zu überwinden. Handeln Sie nicht im Druck und in der Frustration.
- **Sie haben viele interessante Projekte auf dem Schreibtisch und haben Sorge, wie Sie die Themen pünktlich abliefern können?**
  Verzweifeln Sie nicht, freuen Sie sich! Genau deswegen wollten Sie selbstständig sein. Und die Termine, wann was fertig sein muss, setzen Sie selbst. Also entspannen Sie sich, priorisieren Sie und freuen Sie sich ausgiebig darüber, dass es Ihnen gelungen ist, dieses Ziel zu erreichen! Nehmen Sie mit Stolz zur Kenntnis, was Sie geschafft haben, und überlegen Sie erst danach, wie Sie mit den großen Aufgaben und dem engen Zeitfenster umgehen möchten.
- **Es müssen wirklich viele Themen hintereinander abgearbeitet werden?**
  Fokussieren Sie sich für einige Zeit auf Ihren Job, ziehen Sie sich zurück, strukturieren Sie Ihre Arbeitszeiten gut, planen Sie Entspannungspausen ein, verschieben Sie andere Termine.
- **Die Erwartungen der Ärzte sind andere?**
  Nutzen Sie die Chance, um zu lernen und um sich weiter zu entwickeln. Wie können Sie den Erwartungen begegnen? Welche Angebote können Sie machen? Welche Angebote wollen Sie machen? Nehmen Sie sich die Zeit, um in Ruhe darüber nachzudenken, und kommunizieren Sie Ihre Entscheidung erst dann, wenn Sie selbst zufrieden damit sind.

10.6

Wie stehe ich mir selbst im Weg?

Das haben Sie nach den obigen Ausführungen wahrscheinlich schon erkannt: Wir sind oft einfach zu streng mit uns selbst, wollen zu viel auf einmal erreichen oder haben kein ausreichendes Selbstvertrauen, um Schritt für Schritt die Selbstständigkeit zu entwickeln. Wir kritisieren innerlich alles, was wir tun, und es wird unbedingt Zeit, hier Ordnung zu schaffen. Anstatt uns selbst Zeit zu geben, setzen wir uns unter Druck.

Um aus diesem Kreislauf auszusteigen, hilft es, sich bewusst zu machen, was innerlich vorgeht: Meistens tragen wir innere Stimmen in uns, die verschiedene Dinge sagen. Haben Sie sich beispielsweise vorgenommen, mehr Sport zu treiben, könnten folgende innere Stimmen sich zu Wort melden:

- „Du musst unbedingt Sport treiben, sonst wirst du immer dicker."
- „Du bist einfach faul. Du wirst nie dein Ziel einhalten können, 2-mal die Woche zu laufen."
- „Es gibt nichts Wichtigeres als deine Gesundheit. Tu endlich was dafür, und jammere nicht!"
- „Anderen kannst du immer viele schlaue Dinge erzählen, aber auf Dich selbst achtest du nicht."
- „Wenn du nicht bald mit dem Sport anfängst, ist bald nichts mehr zu machen."
- „Sport ist Mord. Ein Sehnenanriss reicht. Genieße lieber dein Leben."

Sie sehen also: Die inneren Stimmen weisen nicht in eine Richtung. Sie plädieren weder geschlossen für noch gegen Sport. Und wenn wir innerlich so zerrissen sind, dann tun wir außen in der Regel nichts, oder beginnen die Dinge konfus: Eine Woche viel Sport, dann wieder wochenlang nichts.

Übung

Schreiben Sie einfach mal die Äußerungen Ihres sogenannten inneren Teams zum Thema Selbstständigkeit auf. Was sagt es zu Ihnen?

▼

Fügen Sie die Sätze ein, die Ihnen spontan einfallen, zum Beispiel:

- „Endlich selbstständig, das tut gut!“
- „Jetzt bist du nur noch für Dich verantwortlich, das entspannt.“
- „Selbstständig zu arbeiten macht richtig Freude.“
- „Auf Dich hat keiner gewartet. Es gibt so viele Selbstständige.“
- „Wieso sollte jemand zu Dir kommen und nicht zu den etablierten Kolleginnen gehen?“
- „Du bist doch gar nicht der selbstständige Typ.“
- „Das schaffst du nie, habe ich ja gleich gesagt.“
- „Bei der kleinsten Hürde knickst du schon ein.“

Wenn Sie sich diese inneren Diskussionen betrachten, die so oder so ähnlich ablaufen könnten, dann brauchen Sie sich nicht mehr darüber zu wundern, dass für den Aufbau Ihrer Selbstständigkeit weniger Kraft zur Verfügung steht, als Sie sich wünschen. Die innere Zerrissenheit ist auch nach außen hin zu spüren.

10.6.1 Der innere Zustand wirkt nach außen

Wenn Sie mit Ärzten und Patienten zusammentreffen und Sie sagen sich innerlich: „Die haben auf Dich nicht gewartet. Es gibt bessere Kolleginnen. Ich bin ein blutiger Anfänger und habe keine besondere Idee“, dann haben Sie deutlich weniger Wirkung, als wenn Sie innerlich sagen: „Meine neue Idee zum Abnehmprogramm wird super erfolgreich werden. Die Leute werden froh sein, dass sie zu mir kommen können. Bei mir bekommen Sie wirklich einen außergewöhnlichen Kurs.“

Mit kinesiologischen Muskeltests lässt sich einfach zeigen, wie wirkungsvoll Gedanken die innere Kraft und damit die äußere Wirkung beeinflussen. Ein ausgestreckter Arm bleibt auch bei Druck stabil, wenn wir uns innerlich positiv fokussieren. Kritisieren wir uns selbst, kann eine andere Person den Arm ganz leicht runterdrücken. Probieren Sie es einfach mal aus. Es ist erstaunlich wie stark wir körperlich auf Gedanken reagieren.

Übung

Lassen Sie Ihre inneren Stimmen miteinander diskutieren und beobachten Sie:

- Welches ist die stärkste Stimme?
- Welche Stimme dominiert das Geschehen?

Normalerweise ist das eine der positiven Stimmen. Sonst hätten Sie die Idee, sich selbstständig zu machen, sicher nicht realisiert. Ihr Glaube an die eigene Kraft und Fähigkeit muss schon substanziell sein, sonst wären Sie diesen Weg vermutlich nicht gegangen.
Betrachten Sie nun genauer die anderen Stimmen: Was wollen diese Ihnen sagen? Wählen wir einmal einen der Kritiker aus. Zum Beispiel: „Auf Dich hat keiner gewartet. Es gibt so viele Selbstständige.“ Diese Stimme möchte Sie nicht davon abhalten, aktiv zu werden, sondern Sie vielleicht eher auf etwas hinweisen. Was könnte das sein? Diese Stimme möchte wahrscheinlich auch sicherstellen, dass Sie erfolgreich sein werden. Erfolgreich sind sie ihrer Meinung nach nur dann, wenn Sie etwas Besonderes anbieten, was es bisher in dieser Form am Markt noch nicht gibt. Vielleicht neue Ideen, Zielgruppen, Arbeitsweisen o. Ä.

10.6.2 Lernen Sie aus kritischen Fragen

Dieser Hinweis ist durchaus sinnvoll, und Sie überlegen, wie Sie Ihr Angebot ausformen, damit es sich von den anderen Angeboten abhebt, diese gut ergänzt oder einen neuen Aspekt hinzunimmt. Es bewahrt Sie davor, ins Stottern zu kommen, wenn Sie gefragt werden: „Und was ist das Besondere an Ihrer Diabetesberatung?“ Es bereitet Sie auf kritische Gesprächssituationen vor und erfüllt damit einen guten Zweck.

Anstatt sich also demotivieren zu lassen, nehmen Sie einfach die Inhalte der kritischen Stimmen auf, und leiten Sie positive Aktionen daraus ab: Was können Sie tun, um diesen kritischen Hinweis aufzunehmen und positiv für sich umzusetzen?

Mit Ihrer Handlung schützen Sie sich selbst davor, Fehler zu machen. Wenn Sie in dieser Form mit dem inneren Kritiker umgehen, können Sie die guten Hinweise nutzen, ohne sich gleichzeitig entmutigen zu lassen. Und Sie werden bemerken, dass diese kritische innere Stimme ruhiger wird, wenn Sie sie berücksichtigen.

Lassen Sie uns ein zweites Beispiel betrachten: „Bei der kleinsten Hürde knickst du schon ein." Auch eine nette innere Stimme, die nicht gerade ermutigt. Lassen Sie uns wieder überlegen, auf was Sie diese Stimme hinweisen möchte. Vielleicht:

- „Stell Dir das nicht zu leicht vor."
- „Es wird Hürden geben."
- „Du wirst Dich durchbeißen müssen."
- „Überlege Dir, wie Du mit Schwierigkeiten umgehen möchtest."

Das klingt doch schon gar nicht so schlecht. Es stecken weniger Vorwürfe darin und dafür ganz gute Hinweise. Der Start einer Selbstständigkeit ist nicht immer nur ein Zuckerschlecken und die anfängliche Euphorie weicht schnell einem Alltag, der viel von einer Person abverlangt. Deswegen ist es klug, sich darauf einzustellen und nicht zu erwarten, dass alles wie von selbst laufen wird. Dann sind Sie auch nicht enttäuscht. Und Sie denken vielleicht schon über einen Plan B nach.

Nach diesem Muster können Sie alle Ihre Kritiker befragen und deren Hinweise nutzen und positiv in Aktionen umwandeln. Die innere Diskussion kann sich beruhigen und Ihre positiven Stimmen können Ihre Stimmung beeinflussen.

Normalerweise haben wir den Impuls, die negativen Aspekte zu unterdrücken. Mit diesem Vorgehen suchen Sie sich Ihren Weg und müssen sich durchsetzen. Dafür haben sie vielleicht das Gefühl, sehr laut und dominant auftreten zu müssen. Vielleicht ist das aber unangemessen laut und dominant, sodass sie die positiven Stimmen nicht mehr gut hören können, und vielleicht sind sie auch unangemessen für das Thema. Berücksichtigen Sie die Aspekte, und suchen Sie hierfür Lösungen, finden Sie innerlich schneller Ruhe und Gelassenheit.

10.6.3 Die Suche nach dem Schuldigen

Manchmal stehen wir uns aber auch selbst im Weg und glauben, dass andere Personen oder Umstände daran Schuld sind: „Ich kann einfach nicht am Schreibtisch sitzen, wenn ich die Wäsche aufhängen muss." Der böse Haushalt ist oft Schuld, wenn wir uns nicht konzentrieren wollen, das Gefühl haben, keine Ideen zu haben oder zu keiner schnellen Lösung kommen können. Dann nerven die Kinder, mit dem Partner gab es Streit, die Bügelwäsche fliegt herum, das Büro ist staubig oder irgendetwas anderes klemmt, das es uns unmöglich macht, uns mit den Dingen auseinanderzusetzen, die notwendig sind.

Äußere Umstände und Personen eignen sich wunderbar, um von dem eigenen Unvermögen abzulenken. Das schafft zwar auch kurzfristig ein gutes Gefühl, bringt uns aber langfristig nicht weiter. Es liegt an uns, anders mit unseren Kräften umzugehen. Erst wenn es gelingt, uns selbst in die **Verantwortung** zu nehmen, können wir erfolgreich handeln. Und genau diese Fähigkeit fordern Sie Ihren Patienten ab. Zum Beispiel bei Adipositas:

Wenn Ihre Patienten sagen: „Das Übergewicht liegt bei uns in der Familie. Meine Oma sah auch so aus, meine Mutter ist übergewichtig, und ich bin es halt auch", dann suchen die Patienten einen Grund außerhalb ihrer Verantwortung: Die Familie ist schuld, wahrscheinlich eine Veranlagung, also die Gene. Und was soll man dagegen schon tun?

Auch im psychischen Bereich kann das gelingen: „Ich habe einfach gelernt, so zu essen. Was nicht süß und fett ist, schmeckt nicht. Meine Oma und meine Mutter haben auch immer so gekocht: An jedes Gemüse und an Salat muss viel Zucker. Sonst kann man das nicht genießen." Auch hier ist die Umgebung Schuld: Gelernt ist gelernt. Und damit geben sich die Patienten selbst einen Freibrief im Sinne von: „Das liegt außerhalb meiner Verantwortung. Gene oder Familie sind schuld. Ich kann mich nicht verändern."

Merke: Hinter dem vermeintlichen „Nichtkönnen" steckt in erster Linie ein „Nichtwollen". Und wenn Sie an diesem Punkt in Ihrer Beratung nicht arbeiten, wird sich nichts verändern können.

Vielleicht erinnern Sie sich, wenn das nächste Mal die Bügelwäsche ruft oder der Schreibtisch nicht aufgeräumt ist daran, dass Sie sich – genau wie manchmal Ihre Patienten – einfach selbst im Weg

▶ **Tab. 10.3** Beispiel für einen Zeitplan für die Homepage-Erstellung.

Ziel	Schritte	Termine
Homepage erstellen	Internetrecherche	3. März
	Ideen sammeln	4.–12. März
	Struktur festlegen	13. März
	Texte schreiben	13.–21. März
	Designer und Programmierer und Webanbieter finden	22.–24. März
	Auftrag erteilen	28. März
	Endkorrekturen und Abnahme	6. Juni

stehen und das Gelingen Ihrer Arbeit aktiv verhindern. Dann können Sie darüber nachdenken und sich überlegen, ob das so bleiben soll oder ob Sie das ändern möchten. Die Wahl liegt bei Ihnen.

10.7 Worauf es wirklich ankommt

Worauf kommt es beim Selbstmanagement wirklich an? Die vorangegangenen Kapitel haben schon einige Dinge aufgezeigt. Wenn wir das zusammenfassen und überlegen, was wirklich erfolgreich macht, dann kommen wir zu folgenden Punkten:

Wir brauchen einen klaren Fokus auf das, was wir wirklich erreichen wollen. Und dafür brauchen wir einen realistischen Zeitplan. Der könnte wie in ▶ **Tab. 10.3** dargestellt aussehen.

Bei unseren Zeitplänen vergessen wir manchmal, dass andere Menschen nicht so schnell Ressourcen für unsere Projekte bereitstellen können, wie wir das möchten. Im April sind vielleicht Osterferien und die Designer und Programmierer nicht so schnell verfügbar, wie wir uns das gedacht haben. Gleichzeitig haben diese Personen auch noch andere Projekte abzuarbeiten und können uns nicht unbedingt sofort bevorzugt behandeln.

Wenn wir uns nun das Projekt einmal ansehen, sind 3 Monate dafür geplant. Es kann schneller klappen, wenn es reibungslos verläuft, dauert aber oft länger, weil unvorhergesehene Probleme auftreten. Oft beschäftigen wir uns mit den Vorarbeiten und möchten dann, dass alles ganz schnell klappt. Dann sind wir enttäuscht, wenn es nicht gelingt.

Das kennen Sie sicherlich auch von Ihren Patienten. Diese ringen 2 Jahre mit sich, ob sie eine Abnehmschulung machen sollen. Wenn Sie sich dann dazu entschlossen haben, dann möchten sie sofort einen Platz haben und weder auf einer Warteliste landen noch sich 14 Tage für einen ersten Gesprächstermin gedulden. Bevor sie dann warten, fahren Sie lieber weiter oder akzeptieren eine Schulung, die nicht so gut passt, als sich zu gedulden. Und dann sind sie vielleicht nicht so erfolgreich wie erhofft oder scheuen den Reiseaufwand. Und das macht weder Spaß noch Mut. Und gleichzeitig wissen Sie, dass die Menschen, die die Dinge schnell umsetzen, auch schnell Rückfälle erleiden. Und diese Erkenntnis können Sie für sich selbst nutzen.

11 Das ist mein Unternehmen

Susanne Klein

Um ein Unternehmen gut steuern zu können – auch wenn es nur ein sehr kleines Unternehmen ist –, ist es hilfreich, sich sehr klar darüber zu sein, was man erreichen möchte und was funktioniert. Dazu gehört ein guter Auftritt genauso wie ein starker persönlicher Kontakt. Innere Klarheit und ein guter Umgang mit sich selbst wirken hier direkt nach außen.

11.1 Welche Ziele unterstützen mich?

Ziele unterstützen immer dann, wenn Sie helfen, voranzukommen. Und umgekehrt helfen Sie nicht, wenn Sie zu groß sind und damit Frustration erzeugen. Um die Ziele, die Sie unterstützen, besser betrachten zu können, hat es sich bewährt, einen **Zielbaum** zu zeichnen (▶ **Abb. 11.1**). Bei einem Zielbaum wählen Sie ein übergeordnetes Ziel und leiten daraus Teilziele ab. Das schafft eine gute Übersicht, denn Sie können erkennen, welche Ziele und daraus abgeleiteten, konkreten Schritte notwendig sind, um ein übergeordnetes Ziel zu erreichen. Wenn wir an dieser Stelle weitergehen, dann entsteht eine To-do-Liste. In dieser Liste sind die konkreten Schritte zur Erreichung des Ziels eingetragen und werden so systematisch abgearbeitet.

In vielen Ratgebern wird empfohlen, die Ziele möglichst konkret zu fassen. Nach meiner Erfahrung fällt das zunächst schwer. An dieser Stelle können Sie sich entspannen, auch wenn Sie noch kein ganz konkretes Ziel vor Augen haben. Ziele konkretisieren sich automatisch über ihre Operationalisierung. Wenn Sie konkrete To-dos fixieren, wird das Ziel deutlicher und muss vielleicht auch nochmals geändert werden. So definieren Sie zunächst die Schritte und prüfen dann nochmals, ob Sie damit auch die gewählten Ziele erreichen können.

Manchmal ist es sogar so, dass sich die Ziele mit der Erfahrung erweitern und anpassen. Vielleicht ist die Idee des „regelmäßigen Einkommens“ nicht realistisch, weil es so etwas wie eine Sommer- und eine Weihnachtspause gibt. Der Mai hat auch weniger Arbeitstage als der November, und über Karneval möchte im Rheinland niemand eine Schulung besuchen. Das sind die Gegebenheiten. Wenn wir uns mit der Erfahrung an die Gegebenheiten anpassen, bedeutet das, dass das Einkommen in den Monaten, in denen die Patienten gut zur Verfügung stehen, für die „Pausenmonate“ mitgestemmt wird. Vielleicht ist es deswegen besser, ein bestimmtes Jahresgehalt erwirtschaften zu wollen und von einem Monatsgehalt absehen zu können.

Daraus ergibt sich vielleicht, dass es auch illusorisch ist, als Selbstständiger seine Arbeits-

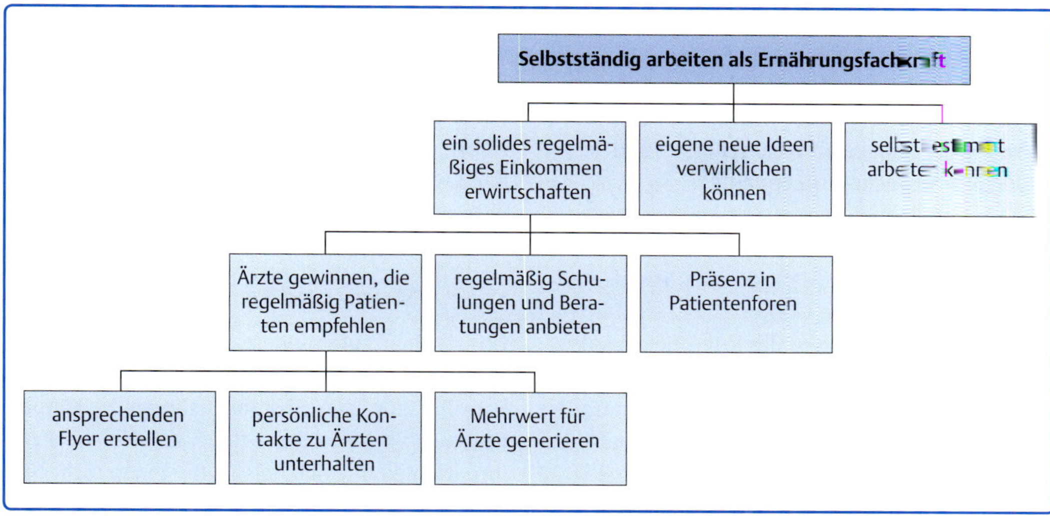

▶ **Abb. 11.1** Zielbaum mit übergeordnetem Ziel, daraus abgeleiteten Teilzielen und notwendigen Teilschritten.

zeit ganz frei steuern zu können. Wenn Sie eingangs die Idee hatten, einfach länger als 3 Wochen Urlaub nehmen zu können, um die Welt zu bereisen und das vielleicht noch im Oktober und November, weil es Richtung Asien gehen soll, dann ist das vielleicht mit den Notwendigkeiten der Selbstständigkeit gar nicht übereinzubringen. Möglicherweise müssen Sie gerade im Aufbau der Selbstständigkeit davon Abstand nehmen und Ihr Ziel neu definieren. Denn genau in diesen beiden Monaten können Sie 30% Ihres Jahresumsatzes generieren. Vielleicht ist die Selbstständigkeit dann keine Lösung für den Wunsch, 2 Monate zu verreisen, sondern es ist viel besser, seinen Urlaub zu sparen, Überstunden zu sammeln und gemeinsam mit dem Chef zu überlegen, ob es möglich ist, in dieser Jahreszeit einen langen Urlaub zu planen. Auch die Überlegung, unbezahlten Urlaub zu nehmen, könnte interessant sein und die Idee bei einem Jobwechsel eine Auszeit zu nehmen. Zunächst scheint zwar die Selbstständigkeit eine Lösung für viele Probleme eines Angestelltenlebens zu sein. Bei genauerer Betrachtung wird deutlich, dass auch Selbstständige gewissen Bedingungen ausgesetzt sind, die sie nicht frei beeinflussen können.

Ziele leben einfach immer mit. Und mit wenig Erfahrung kann man nicht erwarten, dass die eingangs definierten Ziele nach einigen Monaten noch die gleichen sein werden. Starten Sie deswegen mit Ihren Zielen, verfeinern Sie diese im Zielbaum, und passen Sie sie immer wieder an die Notwendigkeiten und an Ihr Erfahrungslernen an. Dann bleiben Sie immer auf der Höhe mit den Entwicklungen und orientieren sich am aktuellen Geschehen.

11.1.1 Ziele, die motivieren

Wählen Sie sich Ziele aus, die Sie motivieren. Soll- und Muss-Ziele werden Sie nicht erreichen. Das haben Sie sicher auch schon vielfach bei Ihren Patienten erfahren. Wenn Sie etwas selbst erreichen möchten, dann ist die Wahrscheinlichkeit, dass Sie es schaffen deutlich höher, als wenn Sie glauben, es wäre gut, etwas zu erreichen, aber innerlich nicht davon überzeugt sind. Sie müssen von Ihren Zielen und Ihrem definierten Weg überzeugt sein. Außerdem müssen Sie dazu bereit sein, die notwendigen **Investitionen** zu tätigen. Das können sein:

- finanzielle Investitionen
- Energie bereitzustellen
- Zeit zu investieren – auch zu unüblichen Arbeitszeiten
- proaktiv zu denken und zu handeln
- über den eigenen Schatten zu springen, wenn Aufgaben anstehen, die man nicht so gut kann
- Geduld mit sich und anderen zu haben

- sich um kollegialen Austausch und Weiterbildung zu bemühen
- die Bereitschaft zu lernen und sich weiter zu entwickeln
- sich von Träumen zu verabschieden und die Realität betrachten zu können

Das ist manchmal gar nicht so leicht. Wenn es gelingt, ist es aber eine sehr gute und solide Basis für einen erfolgreichen Weg.

Neben den Kriterien, dass die Ziele konkret und messbar sein müssen, ist das der wichtigste Punkt für die Umsetzung. Denn es gibt nun niemanden mehr, der es sich zur Aufgabe macht, Sie zu motivieren – außer Ihnen selbst!

11.2 Selbstbewusst und engagiert auftreten

So wie wir auftreten, so werden wir auch behandelt. Manchmal hat man das Gefühl, nicht ausreichend gehört oder gewürdigt zu werden. Wir suchen die Schuld dafür schnell bei anderen Menschen und bemerken nicht, dass wir selbst ganz konkret einen Beitrag dazu leisten. Denn auch wir tragen einen Teil dazu bei, wie wir von anderen wahrgenommen werden.

Einmal sagte ein Bekannter zu mir: „Nach meiner Scheidung habe ich mir neue Klamotten gekauft und mir eine neue Frisur machen lassen, und danach war ich ein anderer Mensch.“ Offen gestanden glaubte ich ihm das nicht. Denn er war immer noch er selbst, und dass er ein bisschen anders aussieht, ändert zwar etwas, aber die Wirkung eines Menschen auf einen anderen Menschen hängt nicht nur von Frisur und Kleidung ab. Viel dominanter wirkt die Persönlichkeit. Ein ausgeglichener Mensch, der innerlich in sich ruht, freundlich auf andere zugeht, Angebote macht, aber nicht zwingt, für eine positive Atmosphäre sorgt und uns an seiner Kompetenz teilhaben lässt, hat eine positive Wirkung. Dieser Person verzeihen wir es auch, wenn er Tennissocken zum Anzug trägt, obwohl wir es sonst als ein No-Go empfinden.

Die innere Balance und die innere Zufriedenheit strahlen so stark nach außen, dass der geschäftliche Erfolg davon abhängen kann. Deswegen haben wir uns ein paar Kapitel zuvor so ausführlich mit dem Thema beschäftigt, wie Sie dafür sorgen können, dass es Ihnen gut geht. Neben dem wunderbaren Effekt, dass es Ihnen dann wirklich gut geht, haben Sie eine ausgesprochen positive Wirkung auf andere Menschen.

11.2.1 Muss- und Soll-Vorstellungen

Um zu einer guten inneren Balance zu finden, ist es ganz wesentlich, von schlechten Muss- und Soll-Vorstellungen Abstand nehmen zu können. Die meisten Menschen schleppen sehr viele Anforderungen mit sich herum, die Ihnen nicht hilfreich zur Seite stehen. Alle diese Muss- und Soll-Vorstellungen haben uns sicher eine gute Weile in unserem Leben unterstützt, und wir verdanken dieser Energie auch viele Leistungen. Wenn es aber darum geht, als balancierter Mensch mit einer hohen Wirkung auf andere aufzutreten, kann es hilfreich sein, hier nochmals kritisch durchzuschauen und aufzuräumen.

1. Schritt – Erkennen der Vorstellungen Das hat Jolanda, eine Kollegin, die sich vor einigen Jahren selbstständig gemacht hat, versucht und ist auf folgende Vorstellungen gekommen, die sie dann nochmals kritisch überprüft hat. Nach Abschluss beschreibt sie sich selbst als deutlich entspannter und letztendlich in ihrem Beruf als wirkungsvoller.

Hier kommt ihre Liste. Schauen Sie doch einfach mal für sich, ob sich die eine Muss- oder Soll-Vorstellung auch bei Ihnen wiederfindet.

- Wenn man etwas anfängt, muss man es zu Ende bringen.
- Man sollte nur Dinge beginnen, die auch erfolgreich sind.
- Wenn etwas nicht gelingt, dann liegt es an mir.
- Alles, was man tut, muss richtig und gut erledigt werden.
- Man muss seine Sachen schnell auf die Reihe kriegen.
- Ich bin dafür verantwortlich, dass mich andere Menschen mögen.
- Wenn meine Patienten nicht erfolgreich sind, zeigt das, dass ich eine schlechte Beraterin bin.

- Ich bin verantwortlich für den Erfolg meiner Patienten.
- Wenn ein Arzt einen Patienten überweist, bin ich dafür verantwortlich, dass dieser Patient erfolgreich ist.
- Ich muss meine Fehler kennen und mich verbessern.

Die Liste war noch länger. Wenn Sie selbst darüber nachdenken, dann finden Sie sicher viele Muss- und Soll-Vorstellungen, die Sie bisher unterstützt haben. Das war der erste Schritt für die innere Balance: Das Erkennen dieser Vorstellungen.

2. Schritt – die Überprüfung Nehmen wir einmal die erste Vorstellung: „Wenn man etwas anfängt, muss man es zu Ende bringen." Das ist sicher eine hilfreiche Vorstellung. Sie hat uns unterstützt, die Schule zu beenden, bei der Berufsausbildung oder beim Studieren nicht die Lust zu verlieren. Wir wollten unbedingt durchhalten und haben es auch geschafft. Das ist ein gutes Gefühl. Es kann aber eine Situation im Leben geben, in der diese Überzeugung nicht mehr hilfreich ist. Stellen Sie sich vor, Sie hätten einen Raum in einer Praxis zur Verfügung, in dem Sie nicht in Ruhe arbeiten können. Sie bemerken, dass sich die Patienten auch nicht konzentrieren können, weil es einfach zu viele Nebengeräusche gibt: die Autos, die Straßenbahn, der Praxisbetrieb. Und nicht selten steckt jemand seinen Kopf in die Tür, weil er sich geirrt hat.

Das ist eine unschöne Situation. Wenn Sie der Überzeugung sind, dass Sie in diesem Raum bleiben müssen, weil Sie beispielsweise einen 2-Jahres-Vertrag unterschrieben haben, dann sitzen Sie in einer Klemme – in einer selbst gemachten Klemme. Sie entscheiden, dass Sie bleiben müssen, weil man einmal begonnene Dinge aus Ihrer Sicht nicht ändern darf. Das Ergebnis ist leidvoll. Jeden Tag, an dem Sie den Raum nutzen, fühlen Sie sich unwohl. Das überträgt sich auf Ihre Patienten. In einer nicht so schönen Atmosphäre arbeitet es sich nicht gut, das Ergebnis ist nicht gut, Sie sind nicht zufrieden, die Patienten sind nicht zufrieden, die überweisenden Ärzte sind nicht zufrieden. Im Zweifel schaden Sie alleine durch Ihre Überzeugung nachhaltig Ihrer Reputation. Und das ist zu Beginn einer Selbstständigkeit nicht klug.

Um die Situation zu verändern, müssten Sie Ihre Überzeugung weiterentwickeln. Zum Beispiel könnte Sie diese Überzeugung entlasten und Ihnen wieder mehr Freiheit geben: „Es ist zwar gut, wenn man einmal begonnene Dinge abschließt. Wenn es aber nicht geht, dann sucht man besser einen einvernehmlichen Ausstieg aus der Situation."

3. und 4. Schritt – Umformulieren und Umdenken Wenn Sie eine Formulierung gefunden haben, die Sie überzeugt und die Sie für sich akzeptieren können, dann können Sie sich entspannen und überlegen, was Sie nun konkret tun möchten. Sicher fallen Ihnen nun andere Ideen ein als zuvor.

Infobox

Abstandnehmen von schlechten Soll- und Mussvorstellungen

Die Schritte im Überblick:

- **Schritt 1:** Identifizieren von Muss- und Soll-Vorstellungen.
- **Schritt 2:** Überprüfen, ob die Muss- und Soll-Vorstellungen in dieser Situation hilfreich und unterstützend sind.
- **Schritt 3:** Umformulierung in eine unterstützende Überzeugung, die Ihren Handlungsspielraum erweitert.
- **Schritt 4:** Entspannen und über andere Handlungsoptionen nachdenken.

Diese Reflexion sortiert innerlich und räumt sozusagen auf. Damit können wir anderen Menschen deutlich balancierter gegenübertreten. Sie laufen so nicht irgendwelchen Vorstellungen nach, die Sie daran hindern, Ihre Kompetenzen voll zu entfalten.

11.2.2 Persönliche Stärken nutzen

Der zweite Aspekt, der für einen engagierten und selbstbewussten Auftritt sorgt, ist die Fähigkeit, sich in seinen Stärken zu bewegen. Wenn Sie Ihren selbstständigen Arbeitsplatz betrachten, dann gibt es Dinge, die Sie gerne tun und andere, die Ihnen schwer fallen. Außerdem gibt es Dinge, die neu für Sie sind und die Sie noch nicht so schnell und zuverlässig können, wie Sie es gerne hätten.

Vielleicht wird das mit einiger Übung und Gewöhnung funktionieren. Sortieren Sie diese Tätigkeiten wie in ▶ Tab. 11.1 dargestellt.

Nach dieser Sortierung sollten Sie in diesem Beispiel die Buchhaltung an einen externen Dienstleister abgeben. Wahrscheinlich verbringen Sie sehr viel Zeit damit, die Sie anders nutzen können und machen doch einige Fehler. Bei „putzen" und „Werbung texten" können Sie überlegen, ob Sie dabei bleiben wollen und es als Notwendigkeit betrachten können oder ob Sie die Möglichkeit finden können, die Pflichten abzugeben. Vielleicht macht putzen mit Musik mehr Spaß? Oder gemeinsam mit Kollegen texten? Vielleicht bilden Sie auch eine Marketinggemeinschaft, und es findet sich jemand, der gerne Vorschläge erarbeitet?

Wenn macht sucht, dann gibt es für viele Themen sehr gute Lösungen. Der Schritt davor ist aber, für sich genau zu klären, was man tun möchte und was man lieber lassen möchte. Dafür sollte man sich kritisch selbst betrachten und erkennen, wo die Stärken liegen und in welchen Bereichen es sich nicht lohnt, Energie zu investieren.

Arbeiten Sie überwiegend im Bereich Ihrer Stärken, und fühlen Sie sich innerlich gut aufgestellt, wirken Sie souverän und erfolgreich, und Sie werden die Dinge, die Sie sich vorgenommen haben auch erreichen können.

11.3 Krisen managen

Und die Krisen kommen von ganz alleine. Darum brauchen Sie sich nicht zu bemühen. Das ist die gute Nachricht nach allen diesen Dingen, die man muss und sollte. Krisen bleiben nicht fern, auch wenn man sich sehr darum bemüht. Sie gehören einfach zum Leben, und auch eine Selbstständigkeit läuft nicht immer optimal. Da gibt es mal ein paar sehr gute Wochen und dann wieder scheint nichts zu klappen. Das ist normal, und es lässt sich auch nicht beeinflussen. Wenn Sie ein paar gute Monate oder Jahre erlebt haben, sind Sie nicht automatisch krisensicher. Es kann sich immer wieder etwas verändern, und dann funktionieren die Dinge nicht mehr so wie vorher.

Das kann nur bedeuten, dass wir uns selbst krisensicher machen müssen. Unsere Umwelt können wir nicht so verändern, dass wir sicher davor sind. Das wäre unrealistisch. Um krisensicherer zu werden, gibt es ein paar Prinzipien, die Sie verfolgen können. So wird Ihnen Vieles leichter fallen.

11.3.1 Resilienz

Das aktuelle Schlagwort zur Krisensicherheit heißt Resilienz. Resilienz bedeutet nicht, sich seine Umgebung so zu bauen, dass man keine Probleme mehr hat. Das wird nicht gelingen, denn wir können weder andere Menschen ändern, noch alle Umstände und Situationen zu unserem Besten beeinflussen.

Definition

Resilienz bedeutet, trotz widriger Umstände erfolgreich handeln zu können. Gemeint ist eine innere Stärke und Souveränität, die es uns erlaubt, aufrecht durch schwere Zeiten hindurchzugehen.

„Wenn die Patienten motivierter wären ..." „Wenn die Ärzte netter wären ..." „Wenn die Kassen mehr

▶ **Tab. 11.1** Zuordnung der Tätigkeiten nach eigenen Stärken.

mag ich gerne	mag ich nicht	kann ich noch nicht so gut, will ich aber gerne lernen	kann ich nicht so gut, interessiert mich auch nicht
Gestaltung des Seminarraums	putzen	Pflege des Internetauftritts	Buchhaltung
Entwicklung von Konzepten	Werbung texten	Krankenkassenabrechnung	
Kontaktpflege zu Ärzten und Patienten		Networking mit Kollegen	

Kurse finanzieren würden …“ Auf alles das haben wir keinen Einfluss. Unser Ziel ist es, dennoch erfolgreich unsere Beratung aufzubauen. Denn diese Gedanken unterstützen nicht unser erfolgreiches Tun, sondern lähmen es eher. Aber trösten Sie sich: Wenn alles prima laufen würde, fänden wir wieder etwas, mit dem wir unzufrieden sein könnten. Oder es wäre uns furchtbar langweilig. Ähnlich wie sich Kinder mit perfektem Spielzeug langweilen, macht es keinen Spaß, Energie aufzuwenden, wenn alles einfach und leicht geht.

Also gilt es, die Ärmel hochzukrempeln und zu überlegen, wie man mit demotivierten Patienten, mit unfreundlichen Ärzten und mit wenigen Stunden auskommen könnte. Sicher sind die Dinge einfacher, wenn sie etwas strukturierter, geregelter und zuverlässiger ablaufen. Und bestimmt können Sie auch einen Beitrag dazu leisten, dass Ihre Vorhaben gelingen. Aber wir können nicht alles beeinflussen und müssen auch mit den Dingen umgehen können, die nicht optimal sind.

1. Schritt: Zufrieden mit sich selbst

Der erste Schritt zu einer resilienten Grundhaltung ist die Zufriedenheit mit sich selbst. Sind Sie selbst mit sich und mit Ihrer Leistung zufrieden, dann können Sie Ihren Feierabend genießen. Das haben wir zuvor schon einmal genau betrachtet. Sie überlegen abends, was Sie geleistet haben und genießen dann Ihren Feierabend. Und Sie überprüfen auch, ob Ihre Ziele angemessen hoch sind. Ist das gegeben, können Sie sich wohl und stabil fühlen.

2. Schritt: Etwas anderes ausprobieren

Der zweite Schritt ist die Fähigkeit, kreativ mit einer aktuellen, nicht optimalen Situation umzugehen. Wenn wir nicht weiterkommen, neigen wir dazu, mehr Desselben zu tun. Der Patient nimmt nicht ab, dann darf er noch weniger zu sich nehmen oder soll noch spazieren gehen. Hier ist es wichtig, aus den eigenen Gedankenspiralen auszusteigen:

- Vielleicht kann er nicht noch weniger essen und hält auch jetzt schon seinen Plan nicht ein? Noch weniger zu verordnen, wäre also keine Lösung.
- Vielleicht mag er sich nicht so gerne bewegen? Vielleicht erzählt er nur, dass er spazieren geht? Mehr ist also auch nicht sinnvoll.

Wie Sie ja wissen, essen Menschen oft aus Langeweile oder Einsamkeit. Vielleicht packen Sie seine Freizeitgestaltung einmal gemeinsam an und überlegen, was es in seinem Leben gibt, mit dem er sich immer schon einmal beschäftigen wollte. So kann seine Fokussierung auf das Essen abnehmen, wenn er sich beispielsweise stattdessen mit Fotografie beschäftigt.

3. Schritt: Über sich selbst lachen können

Über sich selbst lachen zu können, ist eine wichtige Fähigkeit, wenn mal wieder alles nicht so gelingt wie man sich das vorstellt. Stellen Sie sich vor, es ist Freitagnachmittag. Sie haben die ganze Woche gearbeitet und gleichzeitig das Gefühl, kaum vorangekommen zu sein. Nun möchten Sie sich am Wochenende erholen, denken aber gleichzeitig, dass Sie sich das Wochenende gar nicht verdient haben, weil so viel liegen geblieben ist oder nicht zufriedenstellend abgearbeitet wurde.

Mit solchen Gedanken kann man sich fantastisch das Wochenende verderben. Wenn Sie Lust haben, über sich selbst zu lachen, dann treiben Sie Ihre Gedanken aus dem realistischen Korridor hinaus in eine absurde Richtung:

Überlegen Sie, wie Sie sich zukünftig noch besser austricksen können. Warum nehmen Sie sich eigentlich nicht noch mehr vor. Dann wäre am Freitagnachmittag noch weniger geschafft, und Sie könnten noch frustrierter sein – unerträglich für die Familie –, aber irgendwie doch mit sich selbst zufrieden: „Mein Gott, habe ich viel zu tun! So viel Arbeit, und nichts kann ich delegieren! Wenn die mich nicht hätten …“ Jetzt wird es doch schon langsam lustig. Vielleicht fallen Ihnen noch mehr Lebensbereiche ein, in denen Sie sich gründlich selbst frustrieren. Vielleicht sind Sie abends unfreundlich zu Ihrer Familie, woraufhin die Kinder den Kontakt meiden und auch Ihr Partner Besseres zu tun findet, als sich den ganzen Abend – oder die 10 Minuten, die davon übrig bleiben, bis Sie halb angezogen ins Bett fallen – mit Ihnen zu beschäftigen.

Vielleicht drängt sich Ihnen auch der Hamster im Käfig als Bild auf? Übertreiben Sie einfach, bis Sie Ihre eigene Unzufriedenheit nicht mehr hören können. Wenn es genug ist, fangen Sie unweigerlich zu grinsen an. Und wenn Sie merken, dass Sie zu grinsen begonnen haben, dann haben Sie auch emotional Abstand zu diesem Problem gefunden und können nun tatsächlich etwas daran ändern.

Wenn Sie diese 3 Schritte beherzigen, kann Sie so leicht nichts mehr aus dem Gleichgewicht bringen. Sie sind zufrieden mit sich selbst, Sie entwickeln im Krisenfall kreativ Lösungen, und wenn gar nichts gelingt, dann können Sie auch über sich selbst lachen. Das klingt alles einfach, ist es aber im Zweifel nicht. Wenn Sie an die letzte schwierige Situation denken, ist Ihnen sicher eine der 3 Fähigkeiten verloren gegangen: Sie waren unzufrieden mit sich selbst, Sie hatten keine Idee mehr, oder Sie haben Ihren Humor verloren.

Wenn es also zukünftig schwierig wird, dann konzentrieren Sie sich auf diese Fähigkeiten, und Sie werden merken, wie einfach die Dinge plötzlich von der Hand gehen, ohne übermäßige Anstrengung in einer entspannten inneren Haltung – resilient eben.

Anhang

12.1 Beispielanschreiben für Kaltakquise an Ärzte

Vorstellung Ernährungsberatung . . . **LOGO**

Sehr geehrte/r Frau/Herr Dr. ...,

als selbstständige/r Diätassistent/in bzw. Dipl.-Ökotrophologe/in/ ... möchte ich mich bei Ihnen vorstellen und Sie über mein Beratungs- und Schulungsangebot informieren.

Aufgrund der gestiegenen Nachfrage nach qualifizierter Ernährungsberatung und Diättherapie sowie der Veränderungen im Rahmen der Gesundheitsförderung habe ich mich ... (vor x Jahren) selbstständig gemacht. Meine beruflichen Qualifikationen ermöglichen mir, diättherapeutische Maßnahmen im Rahmen der von Spitzenverbänden der Krankenkassen geforderten und notwendigen Anbieterqualifikation (§ 20 und § 43 SGB V) durchzuführen. Die Anerkennung der Anbieterqualifikation für den gesamten Bereich „Ernährung" ist bereits erfolgt.

Vor dem Hintergrund der über oben genannte Paragraphen möglichen Abrechnungsmodalitäten von Präventions- und Rehabilitationsleistungen möchte ich künftig Ärzten, Therapeuten sowie Patienten und allen an der Gesundheit und Ernährung interessierten Menschen informierend, beratend, schulend, sprich unterstützend zur Verfügung stehen.

Ernährungsberatungen finden als primärpräventive Diättherapien überwiegend als sekundär- und tertiärpräventive Maßnahmen statt und beinhalten damit modifizierbare Verhaltensmaßnahmen, die das Krankheitsbild vieler Patienten entscheidend und nachhaltig verbessern. Dies setzt tragfähige Konzepte der Gesundheitsprophylaxe und Therapie voraus. Hier biete ich Ihnen eine Zusammenarbeit an.

Mein Beratungsangebot würde ich Ihnen gerne persönlich erläutern. Ich werde mich in den nächsten Tagen mit Ihnen in Verbindung setzen, um einen Gesprächstermin zu vereinbaren.

Freundliche Grüße

Ernährungsfachkraft

Merke: Die Formulierungen sollen Ihnen Ideen und Impulse geben. Sie sind auf keinen Fall die einzige Vorlage für alle potenziellen Jungunternehmer. Es wird dringend empfohlen, durch Kontaktentwicklung, Gespräche oder Aktualität individuell und authentisch vorzugehen und diese Schreiben zu verfassen.

12.2 Beispielanschreiben für Kaltakquise an Betriebe/Unternehmen

Betriebliches Gesundheitsmanagement
(alternativ: Angebot zur Betrieblichen Gesundheitsförderung)

Sehr geehrte/r Herr/ Frau …,

Gesundheitsmanagement in Betrieben/Unternehmen ist ein zentraler Schwerpunkt geworden. Gesunde und motivierte Mitarbeiter sind quasi das Rückenmark und damit das größte Wertschöpfungspotenzial eines Unternehmens.

Wenn Sie daran interessiert sind, Ihre Mitarbeiter gesund zu erhalten und ein systematisches Vorgehen zur Förderung von Gesundheit in Ihrem Unternehmen wollen, unterstütze ich Sie hierbei. Zukunftsorientierte Betriebe schreiben sich auf Ihre Fahnen, dass sie die demographische Entwicklung ernst nehmen und künftig alters- und alternsgerechte und zugleich innovationsfördernde Arbeitsbedingungen schaffen.

Um diesen wirtschaftlichen Erfolgsfaktor zu sichern, kann es für Sie interessant sein, zukünftig mehr Wert auf das Thema Gesundheitsmanagement und -förderung zu legen. Als Ernährungsfachkraft biete ich Ihnen ... (Ernährungsberatung, Schulungen, Workshops usw.), z. B. als ... (Moderator/Prozessbegleiter), für Ihr betriebliches Gesundheitsmanagement. Zudem bin ich selbst (oder Experten aus meinem Netzwerk) als Fachkraft für die (entwickelte/zu entwickelnde/geplante) praktische Umsetzung entsprechender Präventionsmaßnahmen qualifiziert.

Meine beruflichen Qualifikationen ermöglichen mir, Maßnahmen zum betrieblichen Gesundheitsmanagement wie auch der betrieblichen Gesundheitsförderung zu analysieren, gewünschte Veränderungen zu planen und zu bearbeiten. Für die im Rahmen der von Spitzenverbänden der Krankenkassen geforderten und notwendigen Anbieterqualifikation (§ 20 und § 43 SGB V) bin ich bereits erfolgreich registriert.

Ich möchte Sie über mein Beratungs- und Schulungsangebot informieren und mich be Ihnen gerne persönlich vorstellen. Dazu werde ich mich in den nächsten Tagen mit Ihnen in Verbindung setzen, um einen Gesprächstermin zu vereinbaren.

Für weiterführende Fragen und Informationen stehe ich Ihnen selbstverständlich gerne zur Verfügung.

Ich verbleibe bis zum Kontakt mit freundlichen Grüßen

Ernährungsfachkraft

Merke: Die Formulierungen sollen Ihnen Ideen und Impulse geben. Sie sind auf keinen Fall die einzige Vorlage für alle potenziellen Jungunternehmer. Es wird dringend empfohlen, durch Kontaktentwicklung, Gespräche oder Aktualität individuell und authentisch vorzugehen und diese Schreiben zu verfassen.

12.3
Vorschlag für Anamnesebogen

Allgemeine Anamnese

Name:

Anschrift:

Telefon:

Mobil (optional):

Alter .... Jahre Größe .... m Gewicht .... kg

BMI .... kg/m² Körperfett .... % Körperfett .... kg

Gewichtsentwicklung in den vergangenen Monaten ....

OAU .... FFM .... Körperwasseranteil ....

Familienstand

ledig ❑ verheiratet ❑ mit Partner lebend ❑

geschieden ❑ verwitwet ❑ Anzahl der Kinder ....

Sonstiges ....

Wie viele Personen werden in Ihrem Haushalt mitversorgt?

....

Aktuelle Berufstätigkeit ....

Vollzeit ❑ teilzeitbeschäftigt ❑ z. Zt. arbeitssuchend ❑

Hausfrau/Hausmann ❑ RentnerIn/PensionärIn ❑

SchülerIn ❑ StudentIn ❑ sonst. Ausbildung ❑

Tätigkeit ❑ leicht ❑ mittel ❑ schwer ❑ stark eingeschränkt

❑ überwiegend sitzend ❑ überwiegend stehend

Laborparameter	BZ (mg/dl)	Gesamt-Cholesterin (mg/dl)	HDL (mg/dl)	LDL (mg/dl)	Harnsäure (mg/dl)	Blutdruck (mm Hg)
Richtwert	**nüchtern: 80–120 post prandial: <140**	**≤200**	**≥35 ♂ ≥45 ♀**	**≤130**	**≥6,5 ♂ ≥5,5 ♀**	**80–120**
gemessener Wert						

Vor- bzw. Begleiterkrankungen:

Adipositas/Übergewicht ❑
Allergien ❑
Bluthochdruck ❑
Diabetes mellitus Typ 1/Typ 2 ❑
Divertikulose ❑
Erkrankungen des GIT ❑
Fettstoffwechselstörungen ❑
Gicht ❑
Herzinfarkt/ Schlaganfall ❑
Histamintoleranz ❑
Kurzdarmsyndrom ❑
Nahrungsmittelunverträglichkeiten (Laktose/Fruktose/Sorbit) ❑
Obstipation ❑
Osteoporose ❑
Schilddrüsenüberfunktion/-unterfunktion ❑
Tumorerkrankung ❑
Zöliakie ❑

Vorerkrankungen in der Familie

....

Medikamenteneinnahme

....

Raucher

....

Nehmen Sie Medikamente/Nahrungsergänzungsmittel ein?

Abführmittel	❑	Cholesterinsenker	❑
Schmerzmittel	❑	Pille	❑
Vitamintabletten	❑	Mineralstofftabletten	❑

welche: .... welche: ....

Sonstiges: ....

Angaben zum Essverhalten

Bisherige Ernährungsform(en)/„Diätversuche" (z. B. Vegetarismus, diverse Diäten etc.):

....

....

....

....

Essen Sie vegetarisch?

ja, grundsätzlich ❑ ja, oft ❑ nein ❑

wenn ja, bitte noch folgende Aussage beantworten, die auf Sie zutrifft:

Ich verzichte auf Fleisch und Wurst. ❑

Ich verzichte auf Fleisch, Wurst und Fisch. ❑

Ich verzichte auf Fleisch, Wurst, Fisch und Ei. ❑

Ich verzichte auf Fleisch, Wurst, Fisch, Ei und Milch, Milchprodukte und Käse. ❑

Lehnen Sie aus religiösen oder anderen Gründen bestimmte Lebensmittel ab?

ja ❑ nein ❑

Wenn ja, welche?

....

Haben Sie Probleme in der Ernährung?

Es bestehen Unverträglichkeiten gegenüber folgenden Lebensmitteln/Zusatzstoffen/anderen Lebensmittelinhaltsstoffen (z. B. Kohl, Zwiebeln, Fisch, Milch, Ei, Konservierungsstoffe, Gewürze etc.)

....

....

....

....

Haben Sie Vorlieben in Ihrer Ernährung?

....

....

....

....

12.4

Vorschlag für ärztliche Notwendigkeitsbescheinigung

Ärztliche Bescheinigung über die medizinische Notwendigkeit einer Ernährungsberatung (§ 20 bzw. § 43 Satz 1 Nr. 2 SGB V)

Name des Patienten: ____________ Vorname: ____________ Geburtsdatum: ________

Straße: ______________ PLZ, Ort: ______________ Telefon: ____________

Krankenkasse: ______________ Vers.-Nummer: ______________________

Körpergewicht (kg): ____________ Körpergröße (m): ______________________

Zutreffende Indikationen/en bitte ankreuzen (Vom behandelnden Arzt ausfüllen lassen) — letzte Laborwerte vom: ____________

- ❑ Adipositas — BMI: __________
- ❑ Diabetes-mellitus-Medikation — Nüchtern-Blutzucker: _______ mg/dl
  - Typ ____ — HbA1c: _______ %
  - OAD: ______________________ — Insulin: ______________________
- ❑ Fettstoffwechselstörung — Gesamtcholesterin: _______ mg/dl
  - HDL: ____ mg/dl — LDL: ____ mg/dl — Triglyzeride: _______ mg/dl
- ❑ Bluthochdruck — RR: _______ mm Hg
- ❑ Hyperurikämie — Harnsäure: _______ mg/dl
- ❑ Tumorerkrankung — Gewichtsabnahme: _______ kg/Zeit _______
  - Albumin: _______ g/l
  - CRP: _________ mg/dl
- ❑ Mangelernährung — Eisen: _________ µg/dl
  - Albumin: _______ g/l
- ❑ Nahrungsmittelallergie — Bezeichnung: ________________
- ❑ Nahrungsmittel-Intoleranzen (Laktose, Fruktose, Gluten) — Bezeichnung: ________________
- ❑ Osteoporose
- ❑ Erkrankung der Verdauungsorgane — Bezeichnung: ________________
- ❑ Nierenerkrankung — Bezeichnung: ________________
  - Dialysepflicht ____ — Serum-Kreatinin: _______ mg/dl
  - Harnstoff: _________ mg/dl
  - Kalium: _________ mmol/l
  - Kalzium: _________ mmol/l

Diätverordnung: ______________________________________

Sonstiges: ______________________________________

Stempel des Arztes — Datum, Unterschrift des Arztes

12.5

Vorschlag für Kostenvoranschlag Teil 1

Adresse Kasse o. Ä. LOGO

Kostenvoranschlag für Ernährungsberatung/Diättherapie (§ 20 SGB V/§ 43 SGB V)

Versicherte(r): ______________________

____

____

Vers.-Nr.: ______________________ Datum: ____________

Sehr geehrte/r Frau/Herr ____________,

für die empfohlene diättherapeutische Beratung des o. g. Versicherten entstehen voraussichtlich folgende Kosten:

Leistung	Dauer der Beratung	Kosten
Erstberatung	1 × 60 Minuten	_______ €
bis ___ Folgeberatungen	___ × 45 Minuten	_______ €
	gesamt	_______ €

Die Beratung wird als Individualberatung ______________________ durchgeführt.

Ernährungsfachkraft: ______________________

Qualifikation: ______________________

(Anbieterqualifikation siehe beigefügte Kopie)

Hinweis

Sofern kein gesetzlicher Krankenversicherungsschutz besteht oder Leistungen in Anspruch genommen werden, die vom gesetzlichen Krankenversicherungsschutz nicht vollständig umfasst sind, besteht nach Maßgabe der jeweils geltenden gesetzlichen Vorschriften keine Leistungspflicht eines öffentlich-rechtlichen Kostenträgers (z. B. Krankenkassen etc.). In diesen Fällen ist der Patient als Selbstzahler zur Entrichtung des Entgelts bzw. eventueller Differenzbeträge für die Beratungsleistung verpflichtet.

Bewilligung durch Krankenkasse (Schreiben nach Bewilligung bitte an Versicherte/n und mich zurücksenden.)

Hiermit bewilligen wir unserer(m) Versicherten eine Kostenerstattung in Höhe von

______________________ ____________ €

Unterschrift der Leistungserbringerin Datum, Stempel, Unterschrift des Erstatters

12.6
Vorschlag für Kostenvoranschlag Teil 2

Angebots-Nr.: ____/[Jahr]

Angebotsdatum: Monat/[Jahr]

Kostenvoranschlag für

Betr.: ________________________________

Für die empfohlene, diättherapeutische Beratung entstehen voraussichtlich folgende Kosten:

Art der Leistung	Zeitaufwand	Betrag	Erstattung
Erstberatung beinhaltend: ● Intensivanamnese ● Sichtung der ärztlichen Diagnose/ Empfehlung ● Anleitung zur Führung eines Ernährungsprotokolls ● Informationsvermittlung (u. a. Standards der DGE)	1 × 60 Min.	_______€	
bis zu 4 **Folgeberatungen** (je Einheit à 45 Min.) beinhaltend: ● Verbesserung/Stabilisierung der Lebensqualität ● individueller Tageskostplan ● Nährwert(tendenz- oder Fein-)Analyse ● Beratung zu – Essverhalten – Lebensmittelauswahl – Ernährungsphysiologie – Lebensführung ● Begleitung während der Umstellungsphase, regelmäßige Kontrolle ● Anleitung zur Selbstverantwortung ● Stärkung von Motivation und Eigenkompetenz	4 × 45 Min.	bis _______€	
gesamt		**bis** _______**€**	

12.7

Vorschlag für Teilnahmebestätigung

Teilnahmebestätigung **Logo**

Frau/Herr ______________________________

hat am ______________ von __________ bis __________

am Seminar/an der Beratung/an der Veranstaltung

____

durchgeführt von ______________________________

____

teilgenommen.

Inhalte im Seminar/der Beratung/der Veranstaltung waren:

- [Inhalt 1]
- [Inhalt 2]
- [Inhalt 3]
- [Inhalt 4]
- [Inhalt 5]
- [Inhalt 6]

Ernährungsberatung ______________________________

[Adresse]

Ort, Datum: ______________ Unterschrift: ______________

12.8

Vorschlag für Rechnung

[Adresse Klient/Patient] LOGO

Rechnung

Kunden-Nr.: ______________________

Rechnungs-Nr.: ______________________

Rechnungsdatum: ______________________ Zahlungsart: Überweisung/Barzahlung

Für die von mir durchgeführte Beratung erlaube ich mir, Ihnen folgende Leistung zu berechnen:

	Beschreibung	Anzahl	Preis/Einheit	Preis gesamt
Ernährungsberatung				
Datum: ________	Erstberatung	1	________€	________€
[oder]				
Diättherapie	Folgeberatung	4	________€	________€
Datum: ________				
ggf. Mehrwertsteuer	19 %			____________
				________**€**

Der Gesamtbetrag der Ernährungsberatung/Diättherapie beträgt ________€.

Bitte überweisen Sie den Betrag ab sofort bis spätestens ________ auf das angegebene Konto.

[In diesem Betrag sind (keine) MwSt. enthalten.]

Ich bedanke mich für ihren Auftrag, stehe für Fragen gerne zur Verfügung und verbleibe mit freundlichen Grüßen

Ernährungsberatung

____

Unterschrift

12.9

Checkliste für Kursleiter von Kochkursen

Organisatorisches für die Vorbereitung

- Informieren Sie sich im Vorfeld persönlich über den Zustand und die Ausstattung der Küche.
- Orientieren Sie sich, welche Grundausstattung vorhanden ist und welche Materialien Sie für die jeweilige Kochpraxis benötigen. Evtl. müssen einzelne Komponenten von Ihnen besorgt werden, oder es muss mit Alternativen gearbeitet werden.
- Checken Sie, wer die Küche auf- und abschließt.
- Checken Sie, welche Zufuhrhähne geöffnet sind oder ob Sie sie öffnen müssen. Zudem ist wichtig zu wissen, wer die Zufuhrhähne und Geräte wieder abstellt bzw. schließt und wann.
- Überprüfen Sie, ob und welche Gewürze und andere Zutaten aus der Küche genutzt oder von Ihnen organisiert werden können.
- Checken Sie, wie die Abfallgegebenheiten sind, ob es Mülltrennung gibt und wie mit Lebensmittelresten zu verfahren ist.
- Planen Sie, ob und wie viele Geschirr- und Wischtücher aus der Küche verwendet oder von Ihnen besorgt werden müssen und wie die Reinigung der vorhandenen Tücher erfolgen soll. Organisieren Sie auch, ob und wie das Geschirr gereinigt wird (Geschirrspülmaschine, Ausräumen, Reinigungsmittel etc.).
- Checken Sie, wie die abschließende Reinigung der Küche zu erfolgen hat, und planen Sie dafür evtl. Zeit ein. Hygiene-Hinweise sind in den meisten Küchen aufgeschrieben.
- Organisieren Sie sich, und behalten Sie die Kontaktnummern, z. B. vom Hausmeister, in Ihrer Nähe.
- Organisieren Sie evtl. Veranstaltungshinweisschilder oder eine Beschilderung, wenn nötig.
- Bereiten Sie die Seminarunterlagen und Rezepte vor.
- Überprüfen Sie die Rezepte und planen Sie Ihren persönlichen Ablauf des Kochens
- Achten Sie besonders auf evtl. Zeitersparnis bzw. besseres Gelingen, wenn etwas vorbereitet werden kann (z. B. Kartoffel vorgaren für Klöße etc.)
- Evtl. ist es positiv, wenn Sie Namensschilder für Teilnehmer vorbereiten.
- Organisieren Sie, wenn möglich und gewünscht, themen- oder jahreszeitbezogene Tischdekoration oder Blumenschmuck und Servietten.
- Planen Sie, wie viele Personen pro Kochkoje arbeiten können (eine Kleingruppe von ca. 2–3 Personen hat sich bewährt). Überlegen Sie vorab, wie die einzelnen Rezepte an die Teilnehmer verteilt werden oder ob jede Kochgruppe das Gleiche in kleiner Menge kocht. Jeder Teilnehmer sollte ausreichend beschäftigt sein.
- Halten Sie Schürzen, Vorbinder o. Ä. sowie Geschirrhandtücher, Putzlappen, Spülmittel sowie alle weiteren notwendigen Arbeitsmittel in den Kojen bereit.

Organisatorisches für die Durchführung

- Erläutern Sie den Teilnehmern in der 1. Kocheinheit kurz den Aufbau der Küche und die Zuordnung zu den Kochnischen. Weisen Sie auch auf den sorgfältigen Umgang mit den Geräten hin (beschichtete Pfannen, elektrische Geräte, Dampfdrucktopf usw.).
- Geben Sie, wenn nicht vorher schon geschehen, jedem Teilnehmer die Rezepte aus.
- Besprechen Sie die Rezepte kurz, und erläutern Sie ggf. komplizierte Techniken. Achtung bei ungeübten Köchen bzw. geringer Teilnehmeranzahl.
- Geben Sie eine Vorschau auf den Ablauf bis hin zur Verkostung und Auswertung, inkl. der Nachbereitung und dem gemeinsamen Aufräumen.
- Organisieren Sie ein offizielles Ess-Ende. Gestalten Sie das Aufräumen, Spülen evtl. mit Teilnehmern.
- Hängen Sie Geschirrhandtücher, Spül- und Putzlappen wenn nötig auf, desinfizieren Sie die Arbeitsflächen, räumen Sie ggf. noch die Spülmaschine aus.
- Nehmen Sie alle übrig gebliebenen Lebensmittel aus dem Kühlschrank oder der Tiefkühlung.
- Beachten Sie gemeinsam mit den Teilnehmern, dass in allen Gebäuden inkl. der Küchen Rauchverbot herrscht.

Hygiene in der Küche

Krankheitserregende Mikroorganismen finden sich in jeder Küche. In der Regel ist die Keimdichte der Erreger aber zu gering, um Krankheiten auszulösen. Um eine mögliche und dann auch riskante Keimvermehrung zu verhindern, sollten Sie sich an folgende Hygienetipps halten:

- Grundsätzlich gilt: Bitte waschen Sie sich gründlich die Hände, bevor Sie mit Lebensmitteln arbeiten. Auch zwischendurch öfters die Hände gründlich mit warmem Wasser und Seife reinigen.
- Decken Sie kleine Wunden an den Händen mit wasserundurchlässigem Pflaster ab. Bitte achten Sie darauf, dass Sie keine langen Fingernägel haben und möglichst keine Fingerringe tragen.
- Saubere Spüllappen und Küchenhandtücher verwenden.
- Husten oder niesen Sie nicht auf Lebensmittel.
- Das Säubern von Lebensmitteln – insbesondere Salaten – sollte bevorzugt in separaten Schüsseln erfolgen, nicht im Geschirrwaschbecken.
- Verwendung von rohen Eiern: Achten Sie auf das Datum: Nach dem 18. Tag wird die Schale poröser und Salmonellenkeime können leichter eindringen. Hände nach Kontakt mit den Eiern waschen. Rühreier gut durcherhitzen und Spiegeleier von beiden Seiten braten.
- Gefrorenes Fleisch, insbesondere Geflügel, aus der Verpackung nehmen und in einer Schale – getrennt von anderen Lebensmitteln – auftauen. Das Tauwasser in den Ausguss schütten und mit heißem Wasser nachspülen. Danach Hände gründlich waschen.
- Fleisch und Geflügel bei einer Kerntemperatur von mindestens 70–80 °C gut durchbraten.
- Hackfleisch und frische Bratwurst am Tag des Einkaufs verarbeiten und gut durchbraten.
- Alle Küchengeräte nach der Verarbeitung von rohem Fleisch gründlich mit heißem Wasser reinigen.
- Extra-Probierlöffel für jede Kostprobe. Gebrauchten Löffel sofort zur Seite legen (sonst gelangen Speichelenzyme in die Speise).
- Höchst mögliche Temperatur beim Geschirrspülen wählen.

12.10

Checkliste zum Einrichten einer Lehrküche

Arbeitsmittel

- ❑ Apfelentkerner
- ❑ Ausbeiner
- ❑ Backpinsel
- ❑ Buntmesser
- ❑ Dosenöffner
- ❑ Durchschläge, Plastik
- ❑ Eierpikser
- ❑ Eierschneider
- ❑ Eisportionierer
- ❑ Filiermesser
- ❑ Flaschenöffner
- ❑ Fleischklopfer
- ❑ Garthermometer
- ❑ Gefäße mit Ausstechersätzen
- ❑ Geflügelscheren
- ❑ Haarsiebe
- ❑ Kartoffelausbohrer
- ❑ Kartoffelpressen
- ❑ Kartoffelstampfer
- ❑ Käsemesser
- ❑ Knoblauchpressen
- ❑ Kochlöffel
- ❑ Korkenzieher
- ❑ Küchengarn
- ❑ Küchenmesser, groß
- ❑ Kuchengitter, eckig
- ❑ Kuchenpalette
- ❑ Kurzzeitwecker
- ❑ Lachsmesser
- ❑ Muffin-Förmchen
- ❑ Mehlsiebe
- ❑ Office-Messer
- ❑ Pralinen-Förmchen
- ❑ Reisringe
- ❑ Rouladennadeln
- ❑ Sägemesser
- ❑ Schaschlikspieße, Holz
- ❑ Schaschlikspieße, Metall
- ❑ Schneebesen
- ❑ Spätzlepresse
- ❑ Spitzsiebe
- ❑ Tee-Eier/Tee-Sieb
- ❑ Teiglineal
- ❑ Teigrädchen
- ❑ Topfuntersetzer
- ❑ Tortenteiler
- ❑ Tortenretter
- ❑ Tortenringe
- ❑ Trichter
- ❑ Trinkhalme
- ❑ Turniermesser
- ❑ Verschlussklipps
- ❑ Vierkantreibe
- ❑ Vorlegebesteck
- ❑ Waage
- ❑ Wellhölzer
- ❑ Wiegemesser
- ❑ Zahnstocher
- ❑ Ziselierer

Geräte, Gefäße zur Vor-, Zubereitung

- ❑ Bräter, oval
- ❑ Elektro-Wok
- ❑ Fischkocher
- ❑ Flammeri-Förmchen
- ❑ Friteusen
- ❑ Gugelhupf-Form
- ❑ Handrührgeräte
- ❑ Kaffeemaschine
- ❑ Kastenform, klein und groß
- ❑ Kontaktgrill
- ❑ Küchenmaschine
- ❑ Pudding-Formen mit Deckel
- ❑ Pürierstäbe
- ❑ Salatschleudern
- ❑ Schnellkochtopf mit Zubehör
- ❑ Simmertöpfe
- ❑ Springform, klein und groß
- ❑ Stövchen
- ❑ Suppentöpfe
- ❑ Tartelett-Formen
- ❑ Toaster
- ❑ Tortenboden-Formen
- ❑ Römertopf
- ❑ Waffeleisen
- ❑ Wärmeplatten, elektrisch

Geschirr, Gefäße zum Aufbewahren

- ❑ Auflaufformen, rund, oval, weiß
- ❑ Beilagenschüssel, mittel, groß, klein
- ❑ Eisbecher
- ❑ Essteller
- ❑ Gabeln

- ❑ Kaffeekännchen
- ❑ Kaffeelöffel
- ❑ Kaffeetassen
- ❑ Kaffeeuntertassen
- ❑ Karaffen
- ❑ Kuchengabeln
- ❑ Kuchenteller
- ❑ Löffel
- ❑ Messer
- ❑ Milchkännchen
- ❑ Müslischälchen
- ❑ Saucieren
- ❑ Salat-/Dessertschälchen, flach, rund
- ❑ Schöpfkellen
- ❑ Sektgläser
- ❑ Servierplatten, oval, eckig, klein, groß
- ❑ Soßenkellen
- ❑ Spaghettizangen
- ❑ Sparschäler
- ❑ Suppentassen
- ❑ Suppenteller
- ❑ Suppenterrine, Deckel
- ❑ Suppenuntertassen
- ❑ Teigkarten/-schaber
- ❑ Tortenplatten
- ❑ Trinkgläser, hoch, klein

12.11
Liquiditätsvorschau

Bezeichnung	Jan.	Feb.	März	April	Mai
Einzahlungen					
Umsatzerlöse					
Sonstiges					
Summe Einzahlungen					
Auszahlungen					
Investitionen					
Versicherungen (KV, PV, RV)					
Material/Waren					
Betriebsausgaben					
Zinsen					
Tilgung					
Umsatzsteuer					
sonstige Steuern					
Privatentnahmen					
Sonstiges					
Summe Auszahlungen					
Überschuss/Fehlbetrag					
Saldo Vormonat					
Betriebsmittelkredit					
effektive Liquidität					

Juni	Juli	Aug.	Sep.	Okt.	Nov.	Dez.

13.1 Berufs- und Interessenverbände

BDEM – Bundesverband Deutscher Ernährungsmediziner e. V.
Girardetstraße 2–38, Eingang 5, 45131 Essen
Tel. 0201 79989311, Fax 0201 7267942
Internet: www.bdem.de
Mail: info@bdem.de

DGE – Deutsche Gesellschaft für Ernährung e. V.
Godesberger Allee 18, 53175 Bonn
Tel. 0228 3776600, Fax 0288 3776800
Internet: www.dge.de
Mail: webmaster@dge.de

DGEM – Deutsche Gesellschaft für Ernährungsmedizin e. V.
Info- und Geschäftsstelle
Olivaer Platz 7, 10707 Berlin
Tel. 030 31983115007, Fax: 030 31983115008
Internet: www.dgem.de
Mail: infostelle@dgem.de

EFAD – European Federation of the Associations of Dietitians
Internet: www.efad.org
Mail: Secretariat@EFAD.org

QUETHEB – Deutsche Gesellschaft der qualifizierten Ernährungstherapeuten und Ernährungsberater e. V.
Schlossplatz 1, 83410 Laufen
Tel. 08682 954400, Fax 08682 954498
Internet: www.quetheb.de
Mail: info@quetheb.de

UGB – Vereine für Unabhängige Gesundheitsberatung in Europa
Sandusweg 3, 35435 Wettenberg/Gießen
Tel. 0641 808960, Fax 0641 80896 50
Internet: www.ugb.de
Mail: info@ugb.de

VDD – Verband der Diätassistenten – Deutscher Bundesverband e. V.
Susannastraße 13, 45136 Essen
Tel. 0201 94685370, Fax 0201 94685380
Internet: www.vdd.de
Mail: vdd@vdd.de

VDOE – Verband der Oecotrophologen e. V.
Reuterstraße 161, 53113 Bonn
Tel. 0228 289220, Fax 0228 2892277
Internet: www.vdoe.de
Mail: vdoe@vdoe.de

VFED Verband für Ernährung und Diätetik e. V.
Eupener Straße 126, 52066 Aachen
Tel. 0241 507300, Fax 02541 507311
Internet: www.vfed.de
Mail: info@vfed.de

13.2 Vor der Entscheidung

13.2.1 Informationen über hilfreiche Institutionen auf dem Weg zur Selbstständigkeit

- Bundesagentur für Arbeit
  www.arbeitsagentur.de
- Bundesministerium für Arbeit und Soziales
  www.bmas.de
- Bundesministerium für Ernährung, Landwirtschaft und Verbraucherschutz
  www.bmelv.de
- Bundesministerium für Wirtschaft und Technologie
  www.bmwi.de
  www.softwarepaket.de
  www.existenzgruender.de
- Bundesverband der Freien Berufe
  www.freie-berufe.de
- Gründer-Wissen: Von der Idee zum Erfolg
  www.gruender-wissen.de/

- Industrie- und Handelskammern (IHK)
  www.dihk.de
- Komma-net.de: Fachverlag für Kommunikation und Management
  http://www.komma-net.de/unternehmen/

13.2.2 Informationen und Geschäftsideen für Existenzgründer

- **Erfahrungsbericht über einen Gründer einer Unternehmensberatung**
  http://www.e-fellows.net/wiki/index.php/Erfahrungsbericht_-_concept-center,_Gr%C3%BCnder_einer_Unternehmensberatung
- **Geschäftsideen**
  www.impulse-gruenderzeit.de
- **Softwarepaket für Gründer und junge Unternehmen 10.0** (CD-ROM)
  http://www.bmwi.de/BMWi/Navigation/Service/publikationen,did=17894.html
  Existenzgründer finden dort alle Tools, die sie zur Vorbereitung und Durchführung ihrer Unternehmensgründung benötigen; Unternehmer finden unter „Unternehmen führen" zahlreiche Tools, die ihnen helfen, ihr Unternehmen besser zu organisieren sowie effizienter und erfolgreicher zu führen.
- **Start-Bahn: Existenzgründung Beratung, Bildung und Qualifizierung**
  www.weiterbildungscaoch.de
  www.erfolgreiche-firmengruendung.de
  www.existenzgruender.de/initiative_gruenderland/index.php
  www.existenzgruender-jungunternehmer.de/
  www.ifex.de
  www.gruenderleitfaden.de
  www.miracle-media.de
  www.selbstaendig-im-netz.de/erfolgreich-selbstaendig/

13.2.3 Existenzgründung für Frauen

- **akademie.de: Frauen gründen anders – Selbstständigkeit bei Frauen**
  Im Internet: http://www.akademie.de/existenzgruendung/arbeitslosigkeit/kurse/existenzgruendung-selbststaendigkeit-frauen/selbststaendigkeit-frauen-gruendung/selbststaendigkeit-frauen-gruendung.html
- **Bundesweite Gründerinnenagentur (bga)**
  www.gruenderinnenagentur.de
- **Deutsches Gründerinnen Forum e.V. (DGF)**
  www.dgfev.de

13.3 Praxiskonzepte

13.3.1 Informationen und Definitionen zur Ernährungsberatung und Ernährungstherapie

Die Rahmenvereinbarung zur Qualitätssicherung in der Ernährungsberatung und Ernährungsbildung definiert qualifizierte Ernährungsberatung bzw. -therapie wie folgt:

„**Qualifizierte Ernährungsberatung** richtet sich an Gesunde und erfolgt ohne ärztliche Weisung. In einer klientenzentrierten, partnerschaftlichen Gesprächssituation erhält der Klient Hilfestellungen, die seine Kompetenzen und Bedürfnisse berücksichtigen und sich an seiner Lebenssituation orientieren. Die Ernährungsberatung kann Prozesse zur Problemlösung initiieren; die dafür erforderlichen Fertigkeiten werden gemeinsam mit dem Klienten erarbeitet und eingeübt. In der Beratung werden auch Informationen über gesundheitsfördernde Ernährung, Lebensstilfaktoren und die Prävention von Risikofaktoren vermittelt. Die Inhalte basieren auf aktuellen, wissenschaftlich gesicherten Erkenntnissen, z. B. den DGE-Beratungsstandards und den Leitlinien der medizinischen Fachgesellschaften. Ernährungsberatung ist als ein ganzheitlicher Ansatz zu verstehen, dem unter anderem das Konzept der Salutogenese zugrunde liegt. Beratungsziele sind:

- Vermittlung der Grundsätze einer gesundheitsfördernden, vollwertigen Ernährung, um Mangel- und Fehlernährung zu vermeiden und das Risiko ernährungsmitbedingter Krankheiten zu reduzieren
- nachhaltige Verbesserung der individuellen Ernährungsweise und des Ernährungsverhaltens sowie ggf. die Lösung von Ernährungsproblemen
- Verbesserung der Entscheidungsfähigkeit und Handlungskompetenz

Kapitel 13

Die Ernährungsberatung kann auch dazu dienen, Fehlernährung zu erkennen und den Klienten ggf. einer Ernährungstherapie zuzuführen."

„**Qualifizierte Ernährungstherapie** richtet sich an Kranke und erfolgt in enger Kooperation mit dem behandelnden Arzt. Sie wird zur Behandlung ernährungsmitbedingter Erkrankungen oder bei krankheitsbedingten Ernährungsproblemen eingesetzt. In einer klientenzentrierten, partnerschaftlichen Gesprächssituation erhält der Patient Hilfestellungen, die seine Kompetenzen und Bedürfnisse berücksichtigen und sich an seiner Lebenssituation orientieren. Außerdem werden dem Patienten pathophysiologische Zusammenhänge erläutert, die für das Verstehen und die Umsetzung der ernährungstherapeutischen Maßnahmen notwendig sind. Die Ernährungstherapie beinhaltet eine längerfristige Betreuung und umfasst auch die Erstellung individueller Ernährungspläne. Innerhalb eines therapeutischen Gesamtkonzepts auf der Basis wissenschaftlich gesicherter Erkenntnisse verfolgt die Ernährungstherapie folgende Ziele:

- Vermittlung der Grundsätze einer gesundheitsfördernden, vollwertigen Ernährung, um den Gesundheitszustand zu verbessern (Sekundärprävention) und Rückfällen/Folgeerkrankungen vorzubeugen (Tertiärprävention)
- Nachhaltige Verbesserung der individuellen Ernährungsweise und des Essverhaltens orientiert an der medizinischen Notwendigkeit und den individuellen Bedürfnissen und Wünschen des Patienten
- Erhalt bzw. Verbesserung der Lebensqualität."

Quelle: Koordinierungskreis zur Qualitätssicherung in der Ernährungsberatung und Ernährungsbildung. Rahmenvereinbarung zur Qualitätssicherung in der Ernährungsberatung und Ernährungsbildung in Deutschland in der Fassung vom 22.06.2009 erstmals veröffentlicht 12.04.2005. Im Internet: http://www.dge.de/pdf/fb/09-06-22-KoKreis-EB-RV.pdf; Stand: 18.12.2011

13.3.2 Informationen zu Presse- und Autorentätigkeit im Gesundheitswesen

zweiblick // kommunikation
www.zweiblick.com

13.3.3 Informationen zum Thema Fort- und Weiterbildung für Ernährungsfachkräfte

Fortbildungen

- **BDEM – Bundesverband deutscher Ernährungsmediziner e. V.**
  www.bdem.de
- **DAAB – Deutscher Allergie- und Asthmabund e. V.**
  http://www.daab.de
- **DAEM – Deutsche Akademie für Ernährungsmedizin e. V.**
  http://www.daem.de/
- **DAG – Deutsche Adipositas Gesellschaft e. V.**
  http://www.adipositas-gesellschaft.de/
- **DGE – Deutsche Gesellschaft für Ernährung e. V.**
  http://www.dge.de/
- **DGEM – Deutsche Gesellschaft für Ernährungsmedizin e. V.**
  http://www.dgem.de/
- **DGESS – Deutsche Gesellschaft für Essstörungen e. V.**
  http://www.dgess.de/
- **ESG-Akademie bei ESG – Institut für Ernährung**
  http://www.esg-ernaehrung.de/
- **Frankfurter Zentrum für Ess-Störungen gGmbH – Durch Dick und Dünn**
  www.essstoerungen-frankfurt.de
- **freiraum seminare**
  http://www.freiraum-seminare.de/
- **Jutta Kamensky** – Training – Coaching – Beratung
  http://www.jutta-kamensky.de/
- **Nutrizia Ernährungsberatung** – Friederike Fieres
  http://www.nutrizia.de/
- **QUETHEB – Deutsche Gesellschaft der qualifizierten Ernährungstherapeuten und Ernährungsberater e. V.**
  http://www.quetheb.de/
- **UGB – Vereine für unabhängige Gesundheitsberatung**
  http://www.ugb.de/
- **Verband der Diätassistenten – Deutscher Bundesverband e. V. – VDD**
  http://www.vdd.de/

- **Verband der Oecotrophologen e. V. – VDOE**
  http://www.vdoe.de/
- **Verband für Ernährung und Diätetik e. V. – VFED**
  http://www.vfed.de/
- **Z I E L-TUM-Akademie**
  http://www.wzw.tum.de/ziel/akademie/

Weiterbildungen

Adipositas-Akademie Baden-Württemberg e. V.

- Adipositastrainer

http://www.adipositas-akademie-bw.de

Akademie Gesundes Leben

- Ernährungscoach - IHK
- Gesundheitsberater/Gesundheitsberaterin - IHK

http://www.akademie-gesundes-leben.de/ausbildungreformhaus/index.php

DDG – Deutsche Diabetes Gesellschaft e. V.

- Diabetesberater/in DDG
- Diabetesassistent/in DDG

www.deutsche-diabetes-gesellschaft.de

Deutsche Paracelsus Schulen für Naturheilverfahren GmbH

- Heilpraktiker-Ausbildung
- Psychologische/r Berater/in (VFP)/ Heilpraktiker für Psychotherapie
- Ausbildung zum/r Kommunikationstrainer/in
- Ausbildung zum/r Mediator/in
- Fachausbildung zum Psychologischen Managementtrainer für Individualcoaching und Persönlichkeitsentwicklung
- Bachelor of Science mit Studienschwerpunkt Gesundheitswesen
  Ausbildung zum/r NLP-Practitioner

http://www.paracelsus.de/

DGE – Deutsche Gesellschaft für Ernährung e. V.

- Zertifikatslehrgang Ernährungsberaterin/DGE, Ernährungsberater/DGE (EB/DGE)
- Zertifikatslehrgang Verpflegungsmanagerin/DGE, Verpflegungsmanager/DGE (VM/DGE)
- Zertifikatslehrgang „Diätetisch geschulte Köchin/DGE“, „Diätetisch geschulter Koch/DGE“, „Diätetisch geschulte Fachkraft/DGE“

http://www.dge.de/

VDD – Verband der Diätassistenten – Deutscher Bundesverband e. V.

- Z-Kurs Allgemeine Pädiatrie (Hannover)
- Z-Kurs Angeborene Stoffwechselkrankheiten (Münster)
- Z-Kurs Adipositastherapie (Berlin)
- Z-Kurs Allergologie (Würzburg)
- Z-Kurs Diätassistent(in) mit besonderer Qualifikation für die Ernährung und Verpflegung von Senioren/VDD (Bielefeld)
- Z-Kurs Enterale Ernährungstherapie (Krefeld)
- Z-Kurs Gastroenterologische Ernährungstherapie (Porta Westfalica)
- Z-Kurs Nephrologische Ernährungstherapie (Minden)
- Z-Kurs Parenterale Ernährungstherapie (Leverkusen)

http://www.vdd.de/

VDOE – Verband der Oecotrophologen e. V.

Zertifikat „Ernährungsberater/in VDOE“
http://www.vdoe.de/

UGB – Vereine für unabhängige Gesundheitsberatung

- Ausbildungen für Diätassistenten:
  - FachdiätassistentIn Vollwert-Ernährung UGB (4 Seminare)
  - Fachberaterin Fasten UGB (6 Seminare)
  - FachberaterIn für Säuglings- und Kinderernährung UGB (5 Seminare)
  - Zertifizierte/r KursleiterIn und BeraterIn (5 Seminare)
- Ausbildungen für Oecotrophologen:
  - FachberaterIn Vollwert-Ernährung UGB (5 Seminare)
  - FachberaterIn Fasten UGB (6 Seminare)
  - FachberaterIn für Säuglings- und Kinderernährung UGB (5 Seminare)
  - Zertifizierte/r KursleiterIn und BeraterIn (5 Seminare)

http://www.ugb.de/

Fachhochschulen, Universitäten

Charité – Universitätsmedizin Berlin Instituts für Medizin,- Pflegepädagogik und Pflegewissenschaft

- Bachelorstudiengang: Gesundheitswissenschaften

- Masterstudiengang: Health Professions Education (ab WS 2014/2015)

http://imppw.charite.de/

Dresden International University – DIU
- Bachelorstudiengang: Management für Gesundheitsfachberufe (B. Sc.)
- Bachelor-Studiengang Präventions-, Therapie- und Rehabilitationsmanagement (B. Sc.)

www.dresden-international-university.com

Hochschule für Angewandte Wissenschaften Hamburg – Hamburg University of Applied Sciences
Bachelorstudiengang: Ökotrophologie (B. Sc.)
- Masterstudiengänge:
  - Food Sciences (M. Sc.)
  - Health Sciences (M. Sc.)
  - Public Health (M. Sc.)

http://www.haw-hamburg.de/

Hochschule Fulda
- Bachelorstudiengänge:
  - Ökotrophologie - Ernährung, Gesundheit, Lebensmittelwirtschaft (B. Sc.)
  - Gesundheitsmanagement (B. Sc.)
- Masterstudiengänge:
  - Public Health Nutrition (M. Sc.)
  - International Food Business & Consumer Studies (M. Sc.)
- Weiterbildungen:
  - Zertifikat Ernährungspsychologie (ZEP)
  - Zertifikat Lebensmittelqualität (ZLQ)

http://www.fh-fulda.de/

Mathias Hochschule Rheine
- Bachelorstudiengänge:
  - Diabetes Care and Management/Diabetes und Management (B. Sc.)
  - Clinical Nutrition / Ernährungsmanagement (B. Sc.)

http://www.mhrheine.de/

Medical School Hamburg - MSH
- Bachelorstudiengang Medizinpädagogik (B. A.)
- Masterstudiengang: Medizinpädagogik (M. Ed.)

http://www.medicalschool-hamburg.de/

SRH Fachhochschule für Gesundheit Gera
- Bachelorstudiengang: Medizinpädagogik (B. A.)

http://www.gesundheitshochschule.de/

Universität Bielefeld Fakultät für Gesundheitswissenschaften
- Bachelorstudiengang: Health Communication (B. Sc.)
- Masterstudiengänge:
  - Public Health (M. Sc.)
  - European Public Health (M. Sc.)
- Fernstudium: Zertifikat als Gesundheitsmanager/in oder Zertifikat als Case-Manager/in

http://www.uni-bielefeld.de/

Studiengänge Diaetologie und Ernährungsmedizin in Österreich:
FH Gesundheit – University of Applied Sciences Tyrol (fhg)
- Bachelorstudiengang: Diätologie – B. Sc. Diabetologie
- Master-Lehrgang: Lehrgang zur Weiterbildung gem. § 14a FHStG „Klinische Diaetologie" – M.Sc. Klinische Diaetologie

www.fhg-tirol.ac.at

FH JOANNEUM – University of Applied Sciences
- Bachelorstudiengang: Diätologie – B. Sc. Health Studies (Diätologe/in)
- Masterstudiengang: Angewandte Ernährungsmedizin – M. Sc. Applied Nutrition Medicine; Kooperation der Meduni Graz und der FH JOANNEUM, Studiengang Diätologie

www.fh-joanneum.at/nut
www.medunigraz.at/nutr

FH St. Pölten – University of Applied Sciences
- Bachelorstudiengang: Diätologie – B. Sc. Health Studies (Diätologe/in)
- Master-Lehrgang: Lehrgang zur Weiterbildung gem. § 14a FHStG Klinische Diätetik und ernährungstherapeutisches Management – M. Sc. Diätologie

www.fhstp.ac.at

Weiterbildungen im Bereich Gesundheit und Ernährung in der Schweiz

Ausbildungsinstitut für Ganzheitliche Therapien IKP

- Diplomausbildung als Ernährungs-Psychologische/r Berater/in IKP

http://www.ikp-therapien.com/

Bénédict-Schule Zürich

- Dipl. Gesundheitsberater/-in (Zürich/ Bern/ Luzern)
- Ernährungsberater/Ernährungsberaterin & -Trainer/-in Bénédict (Zürich/ Bern/ Luzern/ St. Gallen)

http://www.benedict.ch/

Eidgenössische technische Hochschule Zürich – ETH

- Bachelorstudiengang: Gesundheitswissenschaften und Technologie

http://www.ethz.ch/

Eidgenössische technische Hochschule Zürich – ETH Labor für Humanmedizin

- Master of Advanced Studies (MAS) Ernährung und Gesundheit (EG)

http://www.hu.ilw.agrl.ethz.ch/

Fernfachhochschule Schweiz – FFHS

- Master of Advanced Studies (MAS) Gesundheitsförderung

http://www.fernfachhochschule.ch/

Public-Health-Weiterbildung

- Master of Public Health (MPH)
- Diploma of Advanced Studies in Public Health
- Certificate of Advanced Studies in Gesundheitsförderung und Prävention
- Certificate of Advanced Studies in Gesundheitssysteme
- Interuniversitäres Weiterbildungsprogramm der Universitäten Basel, Bern und Zürich

http://www.public-health-edu.ch/

Schule für angewandte Naturheilkunde

- Lehrgang Dipl. NaturheilpraktikerIn mit Fachrichtung Ernährung (NHP ern)
- Supervision Ernährung

http://www.nhk.ch/

13.3.4 Informationen zur Zertifizierung

Mindestanforderungen an Absolventen ökotrophologischer und ernährungswissenschaftlicher Studiengänge für das DGE-Zertifikat sind naturwissenschaftliche und medizinische Grundlagen mit den Schwerpunkten

- ernährungs- und lebensmittelwissenschaftliche Kenntnisse
- Grundlagen der Diätetik
- Kenntnisse in Ernährungssoziologie und -psychologie
- Kommunikation, Gesprächsführung
- Beratungsmethodik inkl. methodischer Kompetenzen in Einzel- und Gruppenberatung

Entsprechende Kenntnisse und Kompetenzen sind entweder aus Inhalten des Studiums oder aus Weiterbildungen nachzuweisen. Studierenden der Ökotrophologie bzw. Ernährungswissenschaft wird empfohlen, bei Bedarf und Wunsch, in der und für die Ernährungsberatung zertifiziert zu werden, ihre Studienschwerpunkte darauf abgestimmt zu wählen (www.dge.de > Ernährungsberatung > Zulassungskriterien).

VDD-Zertifikat

Zugangsvoraussetzungen für das VDD-Zertifikat sind:

- die Mitgliedschaft beim Berufsverband der Diätassistenten (damit Berufsausbildung Diätassistent) sowie
- der Nachweis von 50 Punkten (nach anerkannter Weiterbildung) bzw. 90 Punkten (ohne anerkannte Weiterbildung), die innerhalb von 3 Jahren erworbenen werden.

Das Zertifikat wird berufsverbandsintern geprüft, ist nicht kostenpflichtig und für drei Jahre gültig. www.vdd.de

VDOE-Zertifikat

Voraussetzungen für das Erlangen des VDOE-Zertifikates sind:

- die Mitgliedschaft im Berufsverband der Oecotrophologen e. V.
- der Nachweis von 28 Seminartagen aus diversen Themenbereichen der Ernährung, Erwachsenenbildung, Gesundheitsförderung und Prävention, Gesundheitsbildung, Management und Beratung sowie
- berufliche Tätigkeiten im beratungsrelevanten Bereich, die in unterschiedlichem Maße halb- oder ganztags erfolgen.

Es gibt eine festgelegte Nachweisstruktur für die jeweiligen Seminarthemengebiete. 12 Seminartage müssen direkt bei den vom Berufsverband angebotenen Veranstaltungen absolviert werden. Eine unabhängige Kommission prüft die auf Antrag eingegangenen Unterlagen und vergibt 2-mal pro Jahr das kostenpflichtige Zertifikat, das für 3 Jahre Gültigkeit hat.
www.vdoe.de

VFED-Zertifikat

Damit der VFED als unabhängige Ernährungs- und Diätetikorganisation einen Antrag bearbeitet, gelten derzeit folgende Vorgaben:

- Zugehörigkeit zu einer der oben genannten Berufsgruppen
- bei studierten Ernährungsfachkräften: Nachweis über eine fachbezogene Berufserfahrung, mindestens im Umfang einer 2-jährigen Vollzeitstelle
- Mitgliedschaft in einem der benannten Verbände/Vereinigungen (VFED, VDD, VDOE, DGE oder DGEM)
- Bezug von mindestens 2 Fachzeitschriften

Für den erstmaligen Erwerb dieses Zertifikates werden aktuell 196 Punkte gefordert, die durch Fort- und Weiterbildungen erreicht werden, die nicht länger als 5 Jahre zurückliegen. Das Zertifikat ist kostenpflichtig, für 12 Monate gültig und setzt eine jährliche Fortbildung voraus. Verlängerungen sind möglich und ebenfalls kostenpflichtig. Für die Verlängerung müssen jeweils 30 Punkte erworben werden. Zertifiziert wird durch eine Kommission des VFED, die sich aus zwei Mitgliedern des Vorstandes, der Geschäftsführung und einem Mitglied des wissenschaftlichen Beirates zusammensetzt.
www.vfed.de

QUETHEB-Registrierung

Die Voraussetzungen für eine erfolgreiche Registrierung bei QUETHEB sind:

- eine Berufsausbildung gemäß geforderten Eingangsvoraussetzungen
- der Nachweis von Fort- und Weiterbildungsmaßnahmen in unterschiedlich geforderten Bereichen der Ernährungsberatung
- 1 Jahr Berufserfahrung in der Ernährungsberatung

Für die Registrierung zur Ausübung der Ernährungstherapie gilt als Voraussetzung nicht nur ein Jahr Berufserfahrung, sondern der Nachweis über eine 3-jährige kontinuierliche Berufstätigkeit in der Ernährungstherapie in Kooperation mit Ärzten. Zusätzlich müssen die Anwärter dieser Zertifikatsmaßnahme erfolgreich und nachprüfbar Patienten-Fallbeispiele bearbeiten. Voraussetzungen und Nachweise werden über einen QUETHEB-internen Schlüssel von einer unabhängigen Kommission bewertet. Die Registrierung gilt für 3 Jahre, ist an eine Mitgliedschaft bei QUETHEB gebunden und kostenpflichtig.
www.quetheb.de

13.3.5 Informationen zum Thema Nebenerwerbsgründung

Voraussetzungen für das Ausüben einer Nebentätigkeit sind laut § 3 im Arbeitszeitgesetz:

- die gesetzlich zulässige Höchstarbeitszeit darf nicht überschritten werden (in Deutschland festgelegt: bis 10 Stunden pro Tag bei zugelassener 6-Tage-Woche),
- die Leistungsfähigkeit des Arbeitnehmers darf, ausgelöst durch die Nebentätigkeit, im Rahmen der Haupttätigkeit nicht erheblich eingeschränkt werden und
- es darf zu keiner Interessen- bzw. Pflichtenkollision zwischen Haupt- und Nebentätigkeit kommen [50, 180].

In folgenden Gesetzen und Vereinbarungen finden sich Regelungen zur Nebentätigkeit:

- Arbeitszeitgesetz
- Betriebsvereinbarungen
- Gesetz über die Teilzeit und befristete Arbeitsverträge
- Individualabreden
- landeseigene Nebentätigkeitsverordnungen
- Sozialversicherungsgesetz
- Steuerrecht
- Tarifverträge (z. B. TVöD)

- **Beamtenrecht**
  http://www.gesetze-im-internet.de/brrg/
- **Bundesbeamtengesetz**
  http://www.gesetze-im-internet.de/bundesrecht/bbg_2009/gesamt.pdf
- **Bundesnebentätigkeitsverordnung**
  http://www.gesetze-im-internet.de/bnv/BJNR002990964.html
- **Bundesministerium für Wirtschaft und Technologie**
  www.bmwi.de
- **Bundesurlaubsgesetz (BUrlG)**
  http://www.gesetze-im-internet.de/burlg/
- **Komma-net.de: Fachverlag für Kommunikation und Management**
  www.komma-net.de/unternehmen/existenzgruendung/
- **Thema Teilzeit- und Kleinstgründungen**
  www.existenzgruender.de –
- **Thema Arbeitszeitgesetz (ArbZG)**
  www.juris.de

13.3.6 Informationen zum Thema Praxisübernahme/Unternehmensnachfolge

- www.arzt-praxisgruendung.de
- www.bmwi.de
- www.existenzgruender.de
- www.nexxt.org
- www.nexxt-change.org
- www.praxis-recht.de
- www.praxisuebernahme-recht.de

13.3.7 Anbieter von Franchise-Konzepten für qualifizierte Ernährungsfachkräfte

Mit Lizenzgebühr

- Dr. Ambrosius – Studio für Ernährungsberatung: www.dr-ambrosius.de
- ESG Institut für Ernährung: www.esg-ernaehrung.de
- RICHTIG ESSEN INSTITUT Berlin©: www.richtig-essen-institut.de

Ohne Lizenzgebühr (u. a.)

- m&e move&eat&more®: www.move-eat-more.de/
- Moby Dick Netzwerk: www.mobydickhamburg.de/
- POWER KIDS: www.powerkids.de/
- SAFARIKIDS: www.dak-safarikids.de/

13.3.8 Informationen zum Thema Franchising, Konzepte und Anbieter

„Typische Stolpersteine", auf die Sie als potenzieller Franchise-Nehmer achten sollten, sind:

- Vorsicht bei neuen Franchise-Systemen auf dem Ernährungsberatungsmarkt. Die Konzepte sind evtl. noch nicht ausreichend erprobt und nicht anerkannt.
- Vorsicht bei ausländischen Franchise-Systemen bzw. wenn der Franchise-Geber seinen Hauptsitz und Gerichtsstand außerhalb von Deutschland hat: Es gelten andere Rechtsbestimmungen.
- Vorsicht, wenn ein Franchise-Geber sich weigert, mindestens zwei Projekte zu benennen und wirtschaftliche Eckdaten aufzudecken. Ein Einblick in die Geschäftszahlen ist Voraussetzung für jegliche Vertragskommunikation.
- Vorsicht, wenn der Franchise-Geber keine Referenzen angeben kann.
- Vorsicht, wenn Sie kein Franchise-Handbuch bzw. Startpaket bekommen. Seriöse Anbieter geben Ihnen vor Vertragsabschluss Checklisten für einen Überblick und die Dokumentation Ihrer Geschäftsidee.
- Vorsicht, wenn Sie für den Vertragsabschluss unter (Zeit-)Druck gesetzt werden. Sie benötigen Zeit, um das Vertragswerk und die

Rahmenbedingungen zu prüfen und prüfen zu lassen.
- Vorsicht, Vorsicht, Vorsicht, wenn Sie in Ihrem Franchising-Vertrag eine Konkurrenzschutzklausel unterschreiben. Wollen Sie nach ein paar Jahren aus dem Franchising aussteigen und Ihr eigenständiges Ernährungsberatungsunternehmen am gleichen Ort/in der gleichen Stadt führen, ist Ihnen das ggf. auf bestimmte Zeit nicht möglich, weil Sie in Konkurrenz zum Franchise-Geber geraten.

- www.bmwi.de
- www.dfnv.de
- www.dfs-franchising.de
- www.dfv-franchise.de
- www.existenzgruender.de
- www.foerderdatenbank.de
- www.franchise.institut.de
- www.franchise-net.de
- www.franchise-network.de
- www.franchiseportal.de
- www.franchise-world.de
- www.initiat.de
- www.meinneuerplan.com
- www.nexxt-franchiseboerse.org

13.3.9 Informationen zum Thema Praxisgemeinschaften – Kooperationen

- www.business-angels.de
- www.gruendenimteam.de
- www.kooperationsboerse.ihk.de

13.3.10 Informationen zum Thema Mitarbeiter

- www.arbeitsagentur.de
- www.bmas.bund.de Teilhabe behinderter Menschen Initiative „job-Jobs ohne Barrieren“
- www.ernaehrung.de „Ernährungsfachkräfte“
- www.ugb.de „Service“ → „Stellenbörse“
- www.vdd.de „Stellenmarkt“
- www.vfed.de „Berufspraxis“ → „Stellenbörse“
- www.vdoe.de „Studium, Praktikum, Beruf“ → „Stellenmarkt“
- www.gesetze-im-netz.de für alle wichtigen gesetzlichen Regelungen zu Mitarbeitern und Arbeitsverhältnissen
  BMAS-Broschüre „Arbeitsrecht“ (BMAS = Bundesministerium für Arbeit und Soziales)
- www.integrationsaemter.de
  § 217 Sozialgesetzbuch III (SGB III) für Lohnzuschüsse
- www.info-arbeitsrecht.de zum Thema befristete Arbeitsverhältnisse
  Kündigungsschutzgesetz (KSchG)
- www.jobboerse.arbeitsagentur.de
- www.minijob-zentrale.de
  § 20 Abs. 2 SGB IV bei juris.de für Gleitzonenrechner bei Midi-Jobs

13.3.11 Informationen zu berufsständischen Interessenvertretungen für Ernährungsfachkräfte

- www.aqed.de
- www.bdem.de
- www.dge.de
- www.diaetologen.de
- www.efad.org
- www.fet-ev.eu
- www.ifeb-deutschland.de
- www.internationaldietetics.org
- www.quetheb.de
- www.svde-asdd.ch
- www.vdd.de
- www.vdoe.de
- www.vfed.de
- www.ugb.de

13.3.12 Informationen zum Thema Netzwerken

- www.bdem.de „Schwerpunktpraxen“
- www.existenzgruender.de Stichwort „Netzwerke“
- www.existenzgruender-netzwerke.de
- www.facebook.com
- www.gruendungskatalog.de
- www.gruenderstadt.de
- www.linkedin.com
- www.nebw.de/wirueberuns/index.htm
- www.netzwerk-gesunde-ernaehrung.de/e_n_1_143620_n_n_n_n_n_n_n.html

- www.stmelf.bayern.de/ernaehrung/35700/
- www.twitter.com
- www.vdd.de „Der VDD“ >>> „Arbeitsgruppen“
- www.vdoe.de/vdoe-oertliche-gruppen.html
- www.vfed.de „Regionalgruppen“
- www.xing.com

13.4

Der Weg zum Unternehmen „Ernährungsberatung“

13.4.1 Informationen zum Markenrecht

- **Deutsches Patent- und Markenamt**
  www.dpma.de

Unterstützung erfahren Sie durch spezialisierte Anwälte. Sie können auch selbst recherchieren. Jede große Stadt in Deutschland hat eine Filiale dieses Amtes. Dort können Sie für derzeit 49 € über ein elektronisches Schutzrechtauskunftssystem „DPINFO“ entsprechende Daten abfragen [118].

- **Kompetenz Centrum für Marken – Rechercheinstitut**
  www.kcm-online.de
- Kostenpflichtige Markenrecherche unter:
  www.domainguard.de
  www.markenplatz.de
  www.researcher24.de

13.4.2 Informationen zur Domain und ihre Recherche

Domainrecherche bei:

- www.denic.de
- www.domain-recht.de
- www.united-domains.de
- www.uni-muenster.de/jura.itm/hoeren/materialien/Skript/Skript_Maerz2008.pdf

DENIC eG [100] unterstützt Sie bei der Recherche nach einer Existenz der von Ihnen gewählten Domain. Die Recherche ist einfach und kostenfrei. Das Registrieren einer Domain liegt derzeit bei 12 € für de-Domains, bei 29 € für eu-Domains.

P Praxistipps

Die sogenannte Domainrecherche-Stelle „Domain-Recht“ propagiert „7 goldene Domain-Regeln“ [126]:

- keine Marken, keine Namen von („anderen“ = Anmerkung Hrsg.) Unternehmen
- keinen Namen von Prominenten
- keine Titel von Zeitschriften, Filmen, Software
- keine Städtenamen und Kfz-Zeichen
- keine Bezeichnungen von staatlichen Einrichtungen
- keine Tippfehler-Domains
- Handel nur mit „ungefährlichen“ Domains

Unterstützung bei der Recherche einer Domain und dem Aufbau einer Website

- www.demo.diaetassistentin.info
- www.ifeb-deutschland.de
- www.mymis.info

13.4.3 Informationen zur Mindestausstattung von Praxisräumen

Vorgaben zur Einrichtung und Ausstattung von Praxisräumen (gemeinsame Empfehlungen der Spitzenverbände der gesetzlichen Krankenkassen gemäß § 124 Abs. 4 SGB V)

Laut diesen Vorgaben muss eine Praxis in sich abgeschlossen sein, also getrennt von privaten Wohnräumen (sollte der Unternehmer seine Praxisräume im Privathaus betreiben). Die Trennung zwischen gewerblichen und freiberuflichen Tätigkeiten muss klar sein (▶ Kap. 5.2.2). Kooperieren Sie mit anderen Disziplinen, so sind diese ebenfalls durch eine klare Trennung der entsprechenden Räumlichkeiten deutlich zu machen. Die Praxis muss einen barrierefreien Zugang ermöglichen und einen Wartebereich mit ausreichend Sitzgelegenheiten wie eine Toilette und ein Handwaschbecken vorhalten. Ein Verbandskasten für die Erste Hilfe wird ebenso gefordert wie adäquate Patientendokumentation [172]. Eine Raumhöhe von 2,40 m – lichte Höhe – wird veranschlagt, die Vorgabe erstreckt sich dann auch auf die Beheizbarkeit und Be- und Entlüftung sowie Beleuchtung.

Eine erforderliche Nutzfläche wird für andere therapeutische Berufe und deren Praxen genau vorgegeben. Hier sind die Ernährungsberatungsunternehmen noch außen vor. Ernährungsfachkräften, die mit dem Namen „Praxis für…“ eröffnet haben, wurden diese Kriterien, die für andere therapeutische Berufsgruppen gelten, als Maßstab vorgegeben. Informieren Sie sich ganz detailliert und aktuell über entsprechend einzuhaltende Maßnahmen, wenn Sie sich eigene Praxisräume einrichten. Von Bundesland zu Bundesland gelten unterschiedliche bauamtliche und rechtliche Vorgaben. Erkundigen Sie sich in der jeweils für Sie zuständigen Institution (Bauamt, Gesundheitsamt, Krankenkassen).

13.4.4 Informationen zu Software für Verwaltungs- und Beratungsarbeit, Buchhaltung und Steuern

► **Tab. 13.1** Übersicht Software für Verwaltungs- und Beratungsarbeit, Buchhaltung und Steuern.

Firmen	Funktionen/Angebote	Preis
Lexware (www.lexware.de) Ordnung für Unternehmen, Privatpersonen und Vereine	**Lexware Buchhalter** ● Buchungen, Kontoführung, Steuer ● aktueller Stand der Gesetze ● Kleinbetriebe, Freiberufler ● Zahlungsverkehr, Auswertungen	**Lexware Buchhalter:** 159,90€ **Lexware Buchhalter plus:** Erweiterung 239,90€
	Lexware büro easy plus ● Buchhaltung schnell und korrekt ● auch für Einsteiger ● Rechnungen, Angebote, Steuer, Finanzen ● Überweisungen, Onlinebanking	149,90 €
	QuickSteuer Deluxe 2011 ● Steuererklärung (privat und gewerblich) ● amtliche Formulare, Vorjahres-Vergleich ● für Selbstständige, Freiberufler	34,99 €
www.softguide.de Internet Design und EDV Entwicklung Michael Hertlein	**EAR 17 Buchhaltung Version 15.0.5** Buchhaltungssoftware nach Erfordernissen des Finanzamtes: ● Buchhaltung, ELSTER ● Onlinebanking, Kostenrahmen ● schnelle Buchungseingabe Die Vollversion kann mit einer normalen Lizenz auf unbegrenzte Zeit genutzt und auf beliebig vielen Computern installiert werden.	**Vollversion**: 236,81€ **Update**: 58,31€ **jährlich mieten**: 83,30€ **6 Monate testen**: 29,75€ inklusive MwSt.
www.ms-buchhalter.de Cyberlab GmbH	**Buchhaltungssoftware MS-Buchhalter 2012** ● doppelte Buchführung ● Rechnungen/Mahnungen ● Steuer (ELSTER), Datenaustausch	2 Versionen: Bilanz (Unternehmen): 129€
	MS-Buchhalter 3.0 ● Buchhaltung ● Belege verwalten ● Stammdateneinstellungen	EÜR (Selbstständige): 89 € inklusive MwSt.
www.buhl.de www.wiso-buchhaltung.de	**Buchhaltung WISO** ● Buchführung, Bilanz, Kostenübersicht ● Steuern, Onlinebanking	49,95€ Jahreslizenz

▶ **Tab. 13.1** (Fortsetzung).

Firmen	Funktionen/Angebote	Preis
	Steuer-Sparbuch WISO Software ● auch für Selbstständige ● Einnahmen und Ausgaben ● elektronische Übertragung der Steuererklärung	29,95 € pro Steuerjahr
COLLMEX www.collmex.de	**Online-Software**: Komplettpakete für Buchhaltung, Warenwirtschaft ● für Freiberufler und Dienstleister z. B. **Collmex pro**: ● Rechnungen, Umsatz, Buchhaltung ● Projekte verwalten, Adressverwaltung ● Onlinebanking, Reisekosten	● Collmex basic: 9,95 €/Monat ● Collmex plus: 14,95 €/Monat ● Collmex pro: 29,95 €/Monat
	Collmex Buchhaltung basic ● Buchhaltung, Kassenbücher, Onlinebanking ● Umsatzsteuer an das Finanzamt senden mit ELSTER	● Collmex free: 0,00 €/Monat ● Collmex light: 4,95 €/Monat ● Collmex basic: 7,95 €/Monat Es kann jederzeit zum Monatsende gekündigt werden.

(Stand Mai 2012)

13.4.5 Informationen zu Ernährungssoftware

Universität Hohenheim: ErnährungsInformationsSystem

https://www.uni-hohenheim.de/wwwin140/info/info.htm

▶ **Tab. 13.2** Übersicht Ernährungssoftware

Software	Funktionen	Preis
PRODI Nutri-Science GmbH www.nutri-science.de	● Ernährungsberatungsprogramm ● Nährwertberechnung/Ernährungsprotokoll ● BLS 3.01 ● 15 000 Firmenprodukte ● Patientenverwaltung ● statistische Auswertungen	● PRODI Compact: 258 € ● PRODI Basis: 859 € ● PRODI Expert: 1769 € ● kostenfreie Testversion
NutriGuide® Nutri-Science GmbH www.nutriguide-software.de	● Nährwertberechnung mit BLS 3.01 und bis zu 15 000 Firmenprodukten ● Onlineeingabe von Ernährungsprotokollen ● Klientenverwaltung ● individuelle Lebensmittellisten ● Essverhaltenscheck	● NutriGuide Go: 35 € ● NutriGuide Basis: 195 € ● NutriGuide Standard: 450 € ● NutriGuide Plus: 750 € ● kostenfreie Testversion

▶ **Tab. 13.2** (Fortsetzung).

Software	Funktionen	Preis
Diät 2000 Soft&Hard D. Beyer www.softhard.de http://www.software-marktplatz.de	Ernährungsberatung, GV-Organisation nach Disease und Case-Management ● Ernährungsprotokolle, Rezepte ● DGE-Empfehlungen ● Nährwertberechnung/Optimierung ● Patientenverwaltung, Beratungshilfen ● BLS, D-A-C-H-Empfehlungen ● Diät 2000/Beratung 2000	● FCMS/Ernährungsberatung PC-Version ab 850 € ● kostenfreie Demo-CD
BLS 3.01 Bundeslebensmittelschlüssel in Zusammenarbeit mit BMELV und dem Max-Rubner-Institut www.bls.nvs2.de	● Datenbank Nährstoffgehalt von LM ● Standardinstrument zur Auswertung von Studien und Erhebungen im Bereich Ernährung in Deutschland ● 15 000 Lebensmitte ● Grundlage u. a. Nationale Verzehrsstudie II ● hierarchische Gliederung der LM-Gruppen ● eindeutige und schnelle Verschlüsselung ● Berechnung der Missing Values	● BLS: elektronische Datensammlung ● BLS-Lizenz: Rechte, den BLS zu nutzen ● Einzelplatz-Lizenzen (119 € inkl. MwSt.): – unbefristet – Updates für 2 Jahre – ab 10 Lizenzen Rabatt
EBISpro Software für Ernährungsberatung und Wissenschaft: **E**rnährungsanamnese **B**eratungs- und **I**nformations- **S**ystem	Ernährungssoftware ● Lebensmittelanalyse ● Erstellung von Diätplänen (manuell oder automatisch) ● Ernährungsanamnese (Ernährungsprotokoll, Diet History, Food Frequency) ● individuelle Bedarfsberechnungen ● Rezeptverwaltung	● 398 € + MwSt. (Einzelplatzlizenz) ● 110 € + MwSt. (Update für Einzelplatzlizenz mit 30 % Rabatt für Besitzer der Version 2009)
OptiDiet GOE Gesellschaft für optimierte Ernährung http://www.goe-software.de/opti.html	● aktuelle Datenbank mit 12 000 Lebensmitteln ● zusätzlich über 1100 diätetische Lebensmittel ● Allergen- und Pseudoallergiendatenbank ● Sportdatenbank mit über 40 Sportarten	● gebührenpflichtige Testversion ● Vollversion: 845 € + MwSt. ● einmaliges Update: 129 € + MwSt. ● Update-Abo: 84,50 € + MwSt./Jahr ● zusätzlich Handbücher und Schulungen
BodyCapVital Firma trebaxa www.bodycap.de	Ernährungssoftware ● 9000 Lebensmittel, 80 Mikronährstoffe ● auch Fast-Food-Produkte ● Körperfettanalyse, GU, Puls, BMI ● Ernährungspläne ● LM-Datenbank ● USDA SR 18 2005 (National Nutrient Database for Standard Reference, Release 18)	BodyCapVital Standard: ● per E-Mail 59,95 € ● per DVD 62,96 € ● Service-Vertrag BodyCap mit einem Jahr Updates und Hotline: 79,95 € BodyCap Deluxe: ● per Email 149,95 € ● per DVD 152,96 €

▶ **Tab. 13.2** (Fortsetzung).

Software	Funktionen	Preis
DGE-PC professional Die Ernährungssoftware der DGE www.dge-medienservice.de http://www.goe-software.de/dge_pc.htm	Ernährungssoftware ● DGE-PC-Basismodul inkl. Service-Hotline ● DGE-PC-Rezeptdatenbank ● DGE-PC-Optimierung ● DGE-PC Version 5.0 ● DGE-Info-Archiv inkl. Service-Hotline	Je nach Modul: ● 330 € inkl. MwSt. + Versand ● 79 € inkl. MwSt. (Zusatzmodul) ● 419 € inkl. MwSt. + Versand ● einmalige Aktualisierung [illegible] inkl. MwSt. + Versand ● mit Updatevertrag: 65 € inkl. MwSt. + Versand ● 95 € inkl. MwSt. + Versand

(Stand Mai 2012)

13.4.6 Informationen zur Medizintechnik für das Gewichts- und Ernährungsmanagement

▶ **Tab. 13.3** Übersicht Medizintechnik für das Gewichts- und Ernährungsmanagement.

Firmen	Geräte/Angebote
EgoFit Gesundheitsberatung GmbH www.egofit.de	Körperanalysegeräte
Tanita www.tanita.de	Körperanalysegeräte, Schrittzähler
Erhard Sport www.erhard-sport.de	Caliper und Körperanalysegeräte
OMRON Medizintechnik www.omron-medizintechnik.de/	Körperanalysegeräte und -waagen, Blutdruckmessgeräte etc.
ZellTec diagnostics Futrex® www.vicmedic.com	Körperanalysegeräte, Geräte zur Messung von GU und Kalorimetrie

(Stand Mai 2012)

13.4.7 Informationen zu Vortrags- und Arbeitsmaterial für Seminare, Schulungen

▶ **Tab. 13.4** Übersicht Vortrags- und Arbeitsmaterial für Seminare und Schulungen.

Anbieter	Foliensätze/Infomaterial
UGB Vereine für Unabhängige Gesundheitsberatung www.ugb.de/foliensatz	Vortragsfolien für Ernährungsberater mit Power Point Foliensatz Ernährung ● Basiswissen z. B. Gemüse, Getränke, Getreide, Hintergrundwissen ● nach dem Standardwerk „Vollwert-Ernährung – Konzeption einer zeitgemäßen und nachhaltigen Ernährung“ von 2004 (aktualisiert) ● ca. 100 Farbfolien ● CD-Rom 59 € inklusive Versand

► **Tab. 13.4** (Fortsetzung).

Netzwerk lernen www.netzwerk-lernen.de	Foliensatz gesunde Ernährung für Schulen (Ernährungslehre) 3.–7. Schuljahr ● 7 Folien u. a. Ernährungskreis, Gewicht, ausgewogen essen – CD Einzellizenz: 24,95 € – Datei: 14,95 € ● Foliensatz Obst, Gemüse und Einkaufen – CD Einzellizenz: 24,95 € – Datei: 14,95 €
DGE www.dge.de	Infomaterial zu Themen wie Ernährungswissen, Beratung, Fortbildung, Fachartikel, Lebensmittelkunde ● Broschüre: Nährstoffe-Bausteine für die Gesundheit mit D-A-C-H-Referenzwerten 8,50 € + Versandkosten ● Foliensatz: Vollwertig essen und trinken nach den 10 Regeln der DGE – Foliensatz auf CD-Rom für Fachkräfte – 15 Folien 25,00 € + Versandkosten ● Nährwerttabelle mit über 1000 Lebensmitteln und ihren Inhaltsstoffen 9,90 € + Versand
aid Medienshop www.aid.de/shop	Broschüren zu Themen wie gesunde Ernährung, Lebensmittelkunde, Verbraucherschutz, Landwirtschaft: ● Die E-Nummern in Lebensmitteln – kleines Lexikon der Zusatzstoffe (2011): 3,00 € ● Mein Weg zum Wohlfühlgewicht (2010): 2,50 € ● Folien über Kartoffeln (2011): 4,50 €
Verein zur Förderung von Ernährungsinformationen Forum Ernährung heute aus Wien www.forum-ernaehrung.at	● 25 Folien zum Thema Ernährung und Gesundheit z. B. Grundumsatz, Fettstoffwechsel, BMI, Karies, Lebensmittelauswahl ● 9 Folien zum Unterricht an Schulen z. B. Ernährungskreis, Karies, Leistungskurve (Download ist kostenlos, Nutzung nur mit Quellenangabe [forum-ernährung heute]) ● 41 Artikel zum Thema richtige Ernährung ● 65 Artikel zum Thema Warenkunde
Jugend is(s)t aufgeklärt Informationsdienst des aid www.talkingfood.de	● jeden Monat Ernährungswissen zum Nachlesen z. B. Artikel über Nährstoffe, Verbraucherschutz oder Essstörungen ● Bund und Länder aktiv (Ernährung und Bewegung) ● Schaubilder, Comics und Artikel zum Thema Ernährung ● Rezepte zum Ausprobieren ● Experten beantworten Fragen ● Unterrichtsmaterialien für Lehrer und Schüler
Kölln Flocken www.koelln.de	● Warenkunde über Haferflocken, Zubereitung und Müslitypen ● Lexikon mit Ernährungswissen ● Bastelbögen und Comics für Kinder

(Stand Mai 2012)

13.4.8 Informationen über Rezeptsammlungen

► **Tab. 13.5** Übersicht Rezeptsammlungen im Internet.

Datenbanken	Rezepte	Schwerpunkte	Aufteilung	Bewertung
Brigitte.de www.brigitte.de/rezepte/rezepte	ca. 4000 Rezepte vollwertige Ernährung mit Nährwertangaben	Durchführung der Brigitte-Diät. Die Rezepte sind gekennzeichnet, ob sie Bestandteil der Diät sind.	Themengebiete z. B. fettarm, Kräuter, Vegetarisch, Fleisch etc., Rezepte für Kinder und zu besonderen Anlässen	seriös und gut umzusetzen
Lecker ohne... www.lecker-ohne.de	Datenbank für spezielle Ernährungsthemen mit 800 Rezepten und Nährwertangaben	z. B. pürierte Kost, Reduktionskost, Laktoseintoleranz und mehr	Rezepte ohne Milch, Ei, Gluten, Soja oder Nüsse, übersichtlich	seriös, da die Seite von zwei Diätassistentinnen entwickelt wurde und betrieben wird
Diabetes|de www.diabetesde.org/gesund_leben/rezepte/	ausgewogene Rezepte mit Nährwert- und BE-Angaben und Energie, saisonal und vollwertig	Informationen über Diabetes Typ 1 und Typ 2	Themengebiete z. B. Kochen für Kinder, Gebäck, Hauptgerichte, Desserts etc.; übersichtlich	seriös, da zusammen mit Ärzten und Diabetes-Experten entwickelt
Vereine für Unabhängige Gesundheitsberatung www.ugb.de	Rezepte aus der Vollwertküche, keine Nährwertangaben	Kochen nach der Vollwerternährung	viele vegetarische Rezepte, Frischkost, Hülsenfrüchte	seriös, da die Vereine für unabhängige Gesundheitsberatung gemeinsam diese Seite entwickelt haben
FIT-FOR-FUN www.fitforfun.de	vollwertige Rezepte mit Nährwertangaben und Energie	Durchführung der Fit-For-Fun-Diät, die auf Ernährung, Bewegung und Entspannung setzt	Themengebiet z. B. vegetarisch, Frühstück, Desserts, Fleisch, Fisch, Obst und Gemüse	empfehlenswert, Testsieger bei Stiftung Warentest und Ökotest
Alnatura www.alnatura.de	Rezepte aus der Vollwerternährung, die auch vollwertig sind, nicht immer Nährwertangaben, aber Energie	Zutaten aus biologischem Anbau, nachhaltig kochen, abwechslungsreiche Kost	Themengebiete z. B. Getreide, Nudeln, Vegetarisch, Anlässe, saisonal, Länderküche	trotz der fehlenden Nährwertangaben zu empfehlen, da abwechslungsreich und einfach umzusetzen
Die Rezeptsammlung im Internet www.Rezept-Insel.de	abwechslungsreiche Rezepte mit Nährwertangaben und Energie pro Portion	keine, die meisten Energiemengen sind zum Abnehmen akzeptabel	Themengebiete z. B. Gebäck, Fisch, Salate, vegetarisch; übersichtlich und gut aufgeteilt	empfehlenswert, obwohl nicht von Ernährungsfachkräften konzipiert
Laura Diät www.laura-diaet.de	Rezepte auf Gewichtsreduktion zugeschnitten	Durchführung der Laura-Diät (ähnlich wie Brigitte-Diät)	Themengebiete z. B. Fisch, Gemüse, Fleisch, Gebäck; übersichtlich	empfehlenswert; im Hintergrund arbeiten Diätassistenten, Sport- und Ernährungswissenschaftler

▶ **Tab. 13.5** (Fortsetzung).

Datenbanken	Rezepte	Schwerpunkte	Aufteilung	Bewertung
EatSmarter! Deutschland isst gesünder www.eatsmarter.de	1000 Rezepte mit Energie und Nährwertangaben; vollwertige Ernährung und abwechslungsreich	gesunde Ernährung mit Spaß am Kochen; dazu Hintergrundinformationen zu Laktoseintoleranz, Ballaststoffen und den neusten Forschungsergebnissen	Themengebiete wie vegetarisch, Hauptgerichte und Desserts; aufgeteilt nach Kalorien, Saison oder Zeitaufwand	seriös, da die Seite von Ärzten, Ernährungswissenschaftlern und Forschern im Bereich Ernährung entwickelt wurde

(Stand Mai 2011)

13.4.9 Kriterien für die Planung, Einrichtung und Ausstattung einer (Lehr-)Küche

Die **Verordnung über Arbeitsstätten (ArbStättV)** gibt Auskunft über Rahmenbedingungen bezüglich Ausgestaltung, Lichtquellen, Beleuchtungs-, Lüftungs-, Heizungs-, Feuerlösch- und Versorgungseinrichtungen einer Lehrküche und auch für den Fall, dass Sie Mitarbeiter beschäftigen.

Neben dieser Verordnung legt die Bundesanstalt für Arbeitsschutz und Arbeitsmedizin (BAuA) hinsichtlich Technischer Regeln für Biologische Arbeitsstoffe (TRBA 250) definierte Standards fest. Diese „geben den Stand der sicherheitstechnischen, arbeitsmedizinischen, hygienischen sowie arbeitswissenschaftlichen Anforderungen bei Tätigkeiten mit Biologischen Arbeitsstoffen wieder." [38] Unter „1 Anwendungsbereich" in den Abschnitten 1.3 und 1.4 wird ausgewiesen, was in Bezug zur Arbeit in Küchen bzw. Kochstudios und im Umgang mit Gegenständen in den Küchen und den damit arbeitenden Menschen zu berücksichtigen ist.

Die Berufsgenossenschaft für Gesundheitsdienst und Wohlfahrtspflege (BGW) regelt abschließend das „Arbeiten in Küchenbetrieben | BGR111 […] Diese BG-Regel enthält neben grundlegenden Sicherheits- auch Gesundheitsanforderungen für das Arbeiten in Küchen. Dabei werden unter anderem Anforderungen an die baulichen Anlagen, den Brandschutz und die technischen Arbeitsmittel dargestellt sowie Verpflichtungen, die der Betrieb für die Sicherheit seiner Arbeitnehmer hat." [18]

13.5 Formalitäten

Alle Gesetze im Text und nachzulesen im Internet unter www.juris.de.

13.6 Finanzierung und Steuern

13.6.1 Informationen zum Sozialgesetzbuch (SGB)

- www.sozialgesetzbuch.de

13.6.2 Informationen zu Steuern allgemein

- www.bundesfinanzministerium.de
- www.bundesgesetzblatt.de
- www.bzst.bund.de Bundeszentralamt für Steuern
- www.dz-portal.de Bundesamt für zentrale Dienste und offene Vermögensfragen
- www.steuernetz.de
- www.steuertipps.de

Informationen zu Einkommensteuer

- www.freie-berufe.de
- www.ifb-gruendung.de

Informationen zum Status „Selbständiger/Freiberufler als Ernährungsfachkraft"

§ 18 Abs. 1 Nr. 1 EStG enthält eine Übersicht über Berufe, die unter freiberufliche Tätigkeiten und damit klassisch selbständig zu fassen sind:

- Katalogberufe,
- den Katalogberufen ähnliche Berufe,
- Tätigkeitsberufe und
- neue freie Berufe (nach Einzelfallprüfung).

Den Katalogberufen werden Heilberufe wie die der Ärzte, Heilpraktiker, Physiotherapeuten und Hebammen, aber auch Journalisten und Steuerberater zugeordnet. Dazu kommen die im Partnerschaftsgesellschaftsgesetz (PartGG) genannten (selbstständig ausgeübten) Berufsbilder: Diplom-Psychologe, Heilmasseur und hauptberuflicher Sachverständiger. Weiter zählen Berufe, die den Katalogberufen ähnlich sind, da ihre Ausbildung und Tätigkeit vergleichbar ist. Ein Merkmal der Vergleichbarkeit ist z.B. das Führen einer amtlichen Erlaubnis.

Informationen zu Gewerbesteuer und Ernährungsfachkraft

Je nach Gemeinde wir ein „Hebesatz" mit Ihren Erträgen multipliziert und dann individuell berechnet. Natürliche Personen und Personengesellschaften können einen Freibetrag von derzeit 24 500 € pro Jahr geltend machen. Für Ihre Buchhaltung und Gewinnermittlung wichtig: „Die Gewerbesteuer ist als Betriebsausgabe nicht (mehr) abziehbar, mindert also nicht den steuerlichen Gewinn." [29] Gültig ist das für die gewerbliche Tätigkeit – wohl gemerkt nicht für Ihr Dienstleistungsangebot.

Informationen zu Mehrwert-/ Umsatzsteuer

- www.umsatzsteuerwissen.de
- www.umsatzsteuerpraxis.de

Bürokratie bei der Umsatzsteuerpflicht

Bei Umsatzsteuerpflicht müssen die regulären Umsatzsteuererklärungen in der **Zeit der Existenzgründung monatlich bis zum 10. Tag** des nachfolgenden Kalendermonats an das Finanzamt abgegeben werden. Später wird festgelegt, wie häufig die Zahlen abgegeben werden. „Sollten Sie Einkünfte aus sowohl umsatzsteuerbefreiter als auch umsatzsteuerpflichtiger Leistung haben, grenzen Sie diese Umsatzbereiche durch separate Steuernummern bzw. Separierung entsprechender Buchungskreise und Belegführung voneinander ab." [280]

Umsatzsteuervoranmeldungen sind für diejenigen Ernährungsfachkräfte von Bedeutung, die der Mehrwertsteuerpflicht nachkommen müssen. Hier sind die eingenommene Umsatzsteuer wie die bezahlte Vorsteuer anzugeben. Die Differenz wird an das Finanzamt abgeführt. Für Ernährungsfachkräfte, die laut EStG Freiberufler sind, müssen die Anmeldung und das Abführen des Differenzbetrages erst mit Zahlungseingang des Kunden erfolgen (Ist-Besteuerung). Umsatzsteuervoranmeldungen reichen Sie auf elektronischem Weg auf dem amtlichen Vordruck ein [133].

Neben der Pflichtsteuernummer gibt es noch die so genannte **Umsatzsteuer-Identifikationsnummer** (USt-IdNr.). Sie wird für **Auslandsgeschäfte** gebraucht und ermöglicht reibungslose Abwicklung von Geschäften im internationalen Bereich. Wenn Sie geschäftliche Transaktionen mit internationalen Auftraggebern pflegen, müssen Sie sich eine USt-IdNr. organisieren. „Die Beantragung der USt-IdNr. kann mittlerweile online erfolgen oder in der bekannten, herkömmlichen Form an: Bundeszentralamt für Steuern, Dienstsitz Saarlouis, 66 738 Saarlouis […]" [29]

Informationen und ausführliche Erläuterungen zu diesen steuerlichen Fakten finden Existenzgründer auf Internetseiten des BMWi und der Industrie- und Handelskammern. Unter www.hk24.de finden Sie ein Steuerlexikon [267].

Informationen zur Übungsleiterpauschale

Voraussetzungen für das Nutzen der „Übungsleiterpauschale" sind:

- die ausschließlich nebenberufliche Tätigkeit d. h. max. ⅓ der Arbeitszeit einer Vollzeitbeschäftigung; mehrere gleichartige Tätigkeiten werden addiert,
- die Tätigkeit erstreckt sich auf die Bereiche Übungsleiter, Ausbilder, Dozent/Lehrer, Erzieher, Betreuer, Künstler, Pflegekraft und
- Auftraggeber ist ein öffentlicher Träger, eine Kirche, ein Verein oder eine andere Einrichtung des öffentlichen Rechts.

Die Regelungen der Übungsleiterpauschale gelten nicht für sonstige Tätigkeiten in diesen Einrichtungen bzw. bei diesen Trägern [90].

13.6.3 Informationen zur Kapitalbedarfsplanung

- www.dihk.de Deutscher Industrie- und Handelskammertag
- www.stuttgart.ihk24.de

13.6.4 Zusatzinformationen zu Investitions- und Anschaffungskosten

Entnehmen Sie dieser Aufstellung der potenziell anfallenden Kosten (▶ **Tab. 13.6**) die notwendigen persönlichen Fakten und kalkulieren so Ihren Investitionsbedarf. Die Kalkulation erfolgt in der Regel in Euro und Bruttobeträgen.

▶ **Tab. 13.6** Aufstellung potenziell anfallender Investitionskosten

Investition/Anschaffung	Kosten	Notizen
Abfindung bei Praxisübernahme		
Anmeldungen, Genehmigungen		
Beratungen/Coaching		
Büromaterial		
Einrichtung, Mobiliar		
Eröffnung		
Erstausstattung (Praxisschild, Logo…)		
Kaufpreis/Übernahmepreis/ Franchisegebühr		
Kaution		
Kfz		
Kundenverwaltungsprogramm		
Makler, Gründungscoach, Rechtsanwalt, Steuerberater		
Markterschließung		
Medien		
Messgeräte, Medizintechnik		
Nährwertberechnungsprogramm		
technische Installation/Ausstattung Räume		
Umbau/(Neubau)		
Sonstiges		
gesamte Investitionskosten		

13.6.5 Informationen zu Geschäfts- und Betriebskosten

Entnehmen Sie dieser Aufstellung der potenziell anfallenden Kosten (▶ Tab. 13.7) die notwendigen persönlichen Fakten und kalkulieren so anfallende **Geschäfts- und Betriebskosten**. Die Kalkulation erfolgt in der Regel in Euro und Bruttobeträgen.

- www.bundesfinanzministerium.de – Suchbegriff „Arbeitszimmer"
- BMF-Schreiben vom 6. Oktober 2009
- www.jurablogs.com/de/steuerrecht-bmf-schreiben-abziehbarkeit-aufwendungen-haeusliches-arbeitszimmer-antrag > Stichwort Arbeitszimmer

▶ **Tab. 13.7** Aufstellung potenziell anfallender Betriebskosten.

Betriebskosten	Kosten	Notizen
Abonnements		
Abschreibungen		
Beiträge (Verbände, Interessengruppen, GEZ)		
EDV, Telefon, Büro-/Verbrauchsmaterial		
Fortbildung, Weiterbildung		
Instandhaltung Räume, Kfz		
Leasing, Franchising-Gebühren		
Materialeinsatz (z. B. Lebensmittel)		
Miete		
Nebenkosten		
Personal/Mitarbeiter/Honorarkräfte		
Reisekosten, Repräsentation		
Reserve für Startphase, Folgeinvestitionen etc.		
Schuldzinsen		
Steuern		
Tilgung, Geldverkehr		
Versicherungen		
Verwaltung		
Werbung		
Sonstiges		
gesamte Betriebskosten		

Informationen zu Abschreibungen

Es gibt unterschiedliche **Modelle der Abschreibungen**, die vom Gesetzgeber vorgegeben sind:

- geringfügige Wirtschaftsgüter mit einem Nettopreis von maximal 150 € können sofort abgeschrieben werden,
- Wirtschaftsgüter mit einem Preis zwischen 150 und 1000 € werden in den Kalkulationen zusammengefasst; der Abschreibungszeitraum beträgt fünf Jahre,
- jedes Wirtschaftsgut, das im Anschaffungspreis über 1000 € liegt, wird über eine „AfA-Tabelle“ entsprechend der Nutzungsdauer abgeschrieben [47].

Pauschalbeträge für den **Verpflegungsmehraufwand** für

- mindestens 8 aber weniger als 14 Stunden Abwesenheit gilt ein Betrag von 6 €,
- mindestens 14 aber weniger als 24 Stunden Abwesenheit gilt der Betrag von 12 € und
- 24 Stunden Abwesenheit können Sie 24 € geltend machen.

Informationen zum Arbeitszimmer

Ein Arbeitszimmer muss ein abgeschlossener eigener Raum sein und das Zimmer „muss ausschließlich oder nahezu ausschließlich zu beruflichen beziehungsweise betrieblichen Zwecken genutzt werden.“ [12] Die Anerkennung eines „häuslichen Arbeitszimmers“ bestimmt seit Jahren viele Rechtsstreitigkeiten. Es empfiehlt sich daher, eine genaue Planung und Deklaration der Räumlichkeit zu gestalten, damit keine Schwierigkeiten entstehen. Die aktuelle rechtliche Lage ist nicht eindeutig geklärt, bestimmte Aufwendungen bis zu einem Betrag von 1250 € werden bei einer Nutzung des Zimmers zu 50 % vorläufig anerkannt – dies ein BMF-Beschluss aus dem Jahr 2010 [48] – alle Angaben für die Zukunft ohne Gewähr. Nicht von diesen Anrechnungs- bzw. Abzugsverboten betroffen sind sämtliche in dem Zimmer genutzten Arbeitsmittel und betrieblich notwenige Gegenstände inkl. Mobiliar (► **Kap. 3.3**).

Informationen zu Kosten der privaten Existenzsicherung

Entnehmen Sie dieser Aufstellung der potenziell anfallenden Kosten (► **Tab. 13.8**) die notwendigen persönlichen Fakten und kalkulieren so die **Kosten für die private Existenzsicherung**. Die Kalkulation erfolgt in der Regel in Euro und Bruttobeträgen.

► **Tab. 13.8** Aufstellung potenziell anfallender Kosten für die private Existenzsicherung.

Kosten für private Existenzsicherung	Kosten	Notizen
Lebensunterhalt		
Lebensversicherung o. Ä.		
Krankenversicherung/Pflegeversicherung		
private Miete		
Rentenversicherung/Altersvorsorge!		
Sonstiges		
gesamt private Existenzsicherung		

Informationen zur Umsatzplanung

Die Summe der Geschäfts- bzw. Betriebskosten und der Kosten der privaten Existenzsicherung ergibt den Betrag, den Sie monatlich zu erwirtschaften haben. Ein Beispiel zeigt ► **Tab. 13.9**. Ihre eigenen Umsätze können Sie mithilfe von ► **Tab. 13.10** planen.

- monatliche Geschäfts- bzw. Betriebskosten: ____________
- monatliche Kosten der privaten Existenzsicherung: ____________
- Umsatzbedarf pro Monat ____________

▶ **Tab. 13.9** Beispiel-Umsatzplan.

Leistung	Menge/ Zeiteinheit	Preis in Euro	Monate/Jahr	Einnahmen/ Jahr in Euro
Beratungen	20/Monat	60/Stunde	11	13200
Schulungen	3/Monat	75/Einheit	11	2475
Kochtraining	2/Monat	150/Training	11	3300
Vorträge	1/Monat	200/Vortrag	6	1200
Workshop	2/Monat	500/Workshop	6	6000
BGF	1/Monat	500/Aktion	6	6000
gesamt				32175

▶ **Tab. 13.10** Ihr persönlicher Umsatzplan.

Leistung	Menge/Zeiteinheit	Preis in Euro	Monate/Jahr	Einnahmen/ Jahr in Euro

Informationen zur Rentabilitätsschau

Entnehmen Sie dieser Aufstellung der potenziell anfallenden Kosten die notwendigen persönlichen Fakten und entwickeln Sie daraus die **Rentabilitätsvorschau** (▶ Tab. 13.11). Die Kalkulation erfolgt in der Regel in Euro und Bruttobeträgen.

▶ **Tab. 13.11** Rentabilitätsvorschau.

	1. Geschäftsjahr	2. Geschäftsjahr	3. Geschäftsjahr
Nettoumsatz/Einnahmen (= Rohgewinn)			
+ Aufwendungen:			
● Wareneinsatz (z. B. Lebensmittel)			
● Personal (inkl. Nebenkosten)			
● Miete/Raumkosten			
● Heizung, Strom, Wasser, Gas			
● Kraftfahrzeugkosten			
● Werbung			

► **Tab. 13.11** (Fortsetzung).

	1. Geschäftsjahr	2. Geschäftsjahr	3. Geschäftsjahr
• Reisekosten			
• Versicherungen, Beiträge			
• Reparatur, Instandhaltung			
• Leasing			
• Büromaterial			
• Telefon, Fax, Internet, Porto			
• Buchführung			
• Rechts- und Beratungskosten			
• Sonstiges			
• Zinsaufwendungen			
Summe der Aufwendungen			
= Betriebsergebnis			
– Abschreibungen			
– betriebliche Steuern			
= verfügbares Einkommen = Gewinn			

Informationen zu Eigen- und Fremdkapital

Prüfen Sie in Bezug auf Eigenkapital folgende Kriterien:

- Wie hoch sind Ihre Ersparnisse?
- Können bis zur Existenzgründung noch Ersparnisse angehäuft/angespart werden?
- Können Verwandte und/oder Freunde Geld zur Verfügung stellen?
- Welche Kapitalanlagen sind kurzfristig verfügbar?
- Gibt es Kooperationspartner, die mit deren Eigenkapital in das Unternehmen einsteigen?

Informationen zum Kreditwesen

Beachten Sie in Bezug auf Kreditvergaben und Bonitätsprüfungen folgende Empfehlungen:

- überziehen Sie Ihre Kontodisposition nicht ohne Absprache Ihres Bankfachmanns,
- Kontopfändungen bedeuten das „Aus“ für jegliche Finanzierungsanfrage – jetzt und später und
- bedenken Sie, dass es eine SCHUFA gibt.

Die SCHUFA ist ein Dienstleister mit Sitz in Wiesbaden, der kreditrelevante Informationen für Banken, Sparkassen und den Handel bietet. Die Daten zeigen nach SCHUFA-Angaben auf, dass die meisten gelisteten Personen wirtschaftlich aktiv sind und dabei zuverlässig handeln [241]. Ihre bisherigen finanziellen Transaktionen, so sie über Kredite oder ähnliche Finanzgeschäfte abgewickelt wurden, sind dort gespeichert. Bei jeder neuen Kreditanfrage wird der aktuelle Stand Ihres zuverlässigen finanziellen Handelns überprüft.

13.6.6 Informationen zu Beratung über Fördermittel und -programme

- www.existenzgruender.de
- www.foerderdatenbank.de
- www.kfw-beraterboerse.de
- www.kfw.de/kfw/de/Inlandsfoerderung/Programmuebersicht/Gruendercoaching_Deutschland/index.jsp
- www.kfw-mittelstandsbank.de

Unternehmerkapital: ERP-Kapital für Gründung

Der Unterschied zu regulären üblichen Darlehen ist hier, dass im Falle einer Insolvenz die Kapitalgeber mit ihren Ansprüchen hinter den Ansprüchen weiterer Gläubiger zurücktreten würden (**„Nachrangdarlehen"**). „Der Eigenanteil der Antragsteller sollte dabei 15% der Finanzierungssumme nicht unterschreiten. Die Laufzeit [...] beträgt 15 Jahre. Die ersten Tilgungen sind nach 7 Jahren zu leisten. Die Verzinsung ist gestaffelt." [305] Dieses Förderkapital kann mit anderen Förderprogrammen gekoppelt werden, z.B. mit Fördermaßnahmen zur Festigung des Unternehmens. Das Kapital (max. 500 000 €) muss für Grundstücke, Gebäude, Geräte, Hilfsmittel, Vorräte sowie die Markterschließung eingesetzt werden. 100% des Gesamtbetrags werden ausgezahlt.

KfW-Unternehmerkredit

Darlehen besteht aus zwei Anteilen: **Programmteil A**, dem sogenannten „Fremdkapital", das zur Finanzierung von Investitionen und Betriebsmitteln eingesetzt wird. Zum anderen gibt es den **Programmteil B**, das „Nachrangkapital", das zur sekundären Investition eingesetzt wird. Voraussetzung ist eine gute Bonität, die Verzinsung richtet sich danach. Laufzeit und Tilgungszeit orientieren sich an den zu finanzierenden Ausgaben. Das Darlehen kann in einer Höhe bis zu 10 Mio € pro Vorhaben in Anspruch genommen sowie zu 100% des Gesamtbetrages ausbezahlt werden. Auch diese Fördermittel können mit anderen Förderprogrammen gekoppelt werden. „Unternehmen und Freiberufler, die seit mindestens 2 Jahren am Markt tätig sind, können eine 50-prozentige Haftungsfreistellung des durchleitenden Kreditinstitutes in Anspruch nehmen." [29]

KfW-Gründerkredit-StartGeld bzw. KfW-Gründerkredit-Universell

Für Vorhaben mit einem höheren Finanzierungsbedarf steht der KfW-Gründerkredit-Universell zur Verfügung. Voraussetzung ist hier, dass der **Hauptwohnsitz des Gründers bzw. Unternehmers in Deutschland** liegt. Die Laufzeit beträgt derzeit 10 Jahre beim StartGeld und 20 Jahre für den Universell-Kredit, mit einer tilgungsfreien Zeit von 2 bzw. 3 Jahren. Der Darlehensbetrag wird zu 100% ausbezahlt.

Gründercoaching

KfW Kreditanstalt für Wiederaufbau
www.kfw.de

Beratungszentren

▶ **Tab. 13.12** Übersicht über Beratungszentren in Deutschland.

Ort	Internetadresse	Beratungszentrum
Berlin	www.fz-juelich.de/ptj www. ibb-bet.de	Wirtschaftsförderung Berlin
Baden-Württemberg	www.rkw-bw.de www.newcome.de/existenzgruendung/ www.starter-center-bw.de	Wirtschaftministerium Baden-Württemberg Startercenter der Handwerkskammern
Bayern	www.ifb-gruendung.de www.startup-in-bayern.de www.existenzgruenderpakt-bayern.de	Bayrisches Staatsministerium für Wirtschaft, Infrastruktur, Verkehr und Technologie
Brandenburg	www.mwfk.brandenburg.de www.innovationen-brauchen-mut.de www.esf.brandenburg.de	LASA Brandenburg GmbH Europäischer Sozialfond im Land Brandenburg
Bremen	www.rkw-bremen.de www.bab-bremen.de	
Hamburg	www.gruenderhaus.de www.hei-hamburg.de	H.E.I. Hamburger Existenzgründerinitiative

► **Tab. 13.12** (Fortsetzung).

Ort	Internetadresse	Beratungszentrum
Hessen	www.rkw-hessen.de www.ibh-hessen.de www.wibank.de www.wirtschaft.hessen.de	Wirtschafts- und Infrastrukturbank Hessen Hessisches Ministerium für Wirtschaft, Verkehr und Landesentwicklung
Mecklenburg-Vorpommern	www.lfi-mv.de www.gruender-mv.de www.fmvev.net	Landesförderinstitut Mecklenburg-Vorpommern (LFI) Allgemeiner Unternehmensverband Neubrandenburg e. V.
Niedersachsen	www.nbqank.de	
Nordrhein-Westfalen	www.nrwbank.de	NRWBank – Förderbank für NRW
Rheinland-Pfalz	www.lfb-rlp.de www.mwvlw.rlp.de	Landesverband der Freien Berufe Rheinland-Pfalz e. V. Ministerium für Wirtschaft, Verkehr, Landwirtschaft und Weinbau
Saarland	www.sikb.de www.sog.saarland.de	Saarländische Investitionskreditbank AG Saarland Offensive für Gründer (SOG)
Sachsen	www.sab.sachsen.de	Sächsische Aufbaubank-Förderbank- (SAB)
Sachsen-Anhalt	www.ib-sachsen-anhalt.de www.sachsen-anhalt.de	
Schleswig-Holstein	www.ib-sh.de/zparbeit www.schleswig-holstein.de/Wirtschaft/DE/Foerderung-Finanzierung/Foerderung/beratungsfoerderung1/beratungsfoerderung1.html	
Thüringen	www.gfaw-thueringen.de www.stift-thueringen.de	

13.6.7 Informationen über öffentliche Zuschüsse

Gründerzuschuss

Voraussetzungen nach §§ 57 f. SGB III für die Gewährung der Förderung bei Aufnahme der selbstständigen Tätigkeit:

- es besteht noch mindestens 150 Tage Anspruch auf Arbeitslosengeld I oder
- es wurde eine Beschäftigung ausgeübt, die als Arbeitsbeschaffungsmaßnahme gefördert wurde,
- in den vergangenen zwei Jahren wurde keine andere Förderung der Agentur für Arbeit bezogen,
- der zeitliche Mindestumfang der selbstständigen Tätigkeit umfasst mindestens 15 h/Woche,
- ein Nachweis für die Tragfähigkeit der Existenzgründung sowie ein
- Nachweis über Kenntnisse und Fähigkeiten zur Ausübung der geplanten selbstständigen Tätigkeit.

Der Gründungszuschuss ist derzeit in zwei Phasen aufgeteilt:

- **1. Phase: Grundförderung**
  6 Monate Förderung in Höhe des Arbeitslosengeld-I-Anspruches + monatliche Pauschale von 300 € (sie ist gedacht für Sozialversicherungsbeiträge)

- **2. Phase: Aufbauförderung**
  Förderung kann um 9 Monate verlängert werden, wenn intensive Geschäftigkeit und hauptberufliche unternehmerische Aktivität nachgewiesen werden kann; in dieser Zeit wird nur die monatliche Pauschale 300 € ausbezahlt

Einstiegsgeld

Voraussetzungen für die Förderung sind
- der Anspruch auf Arbeitslosengeld II,
- ein zeitlicher Mindestumfang der selbstständigen Tätigkeit von mindestens 15 h/Woche sowie
- die Vorlage und Prüfung eines Businessplanes

Wichtig für die Gründerperson zu beachten ist:
- Die **Regelleistung für Alleinstehende** beträgt derzeit in der Regel 359 € + 50–100 % (ca. 517 € oder mehr für 12–24 Monate; **über die genaue Höhe entscheidet der Fallmanager**, der die Dauer der Arbeitslosigkeit und die Größe des Haushaltes besonders prüft.
- Die **Miete und Heizkosten sind zuzüglich zu rechnen**.
- Es darf **nicht beliebig dazu verdient** werden.
- **Alleinstehende Existenzgründer** bekommen zusätzliches Einstiegsgeld in Höhe von derzeit 179,50 € und sind dann kranken-, renten- und pflegepflichtversichert.

Existenzgründung, finanzielle Hilfen
- www.arbeitsagentur.de
- www.gruenderzuschuss.de

13.7 Absicherung

13.7.1 Informationen zur allgemeinen Absicherung

- Soziale Absicherung
  http://verlag.dihk.de
- VBG – Ihre gesetzliche Unfallversicherung
  http://www.vbg.de/

13.7.2 Informationen zu Versicherungen

- BGW Berufsgenossenschaft für Gesundheitsdienst und Wohlfahrtspflege
  www.bgw-online.de
- Deutsche Rentenversicherung Bund – Versicherungspflicht für Lehrende
  http://www.deutsche-rentenversicherung-bund.de/SharedDocs/de/Navigation/Service/Zielgruppen/existenzgruender/versicherungspflicht/01_Versicherungspflichtnode.html
- Deutsche Rentenversicherung Bund – Vorinformation für Existenzgründer
  http://www.deutsche-rentenversicherung-bund.de/SharedDocs/de/Navigation/Service/Zielgruppen/existenzgruender/07_vorinformationt_node.html
- www.finanzberatung-versicherungsvergleiche.de/betriebshaftpflichtversicherung/berufshaftpflichtversicherung.htm Abrufdatum 15.05.2011
- www.taunus-finanz.de/6.html Abrufdatum 25.09.2011

13.8 Businessplan

13.8.1 Informationen über den Businessplan

- Lutz A. Business-Plan. Für Gründungszuschuss-, Einstiegsgeld und andere Existenzgründer. Wien: Vom Linde; 2006
- Lutz A, Bussel C. Die Businessplan-Mappe. 40 Beispiele aus der Praxis. Wien: Vom Linde; 2007
- MBPW-Handbuch „Der optimale Businessplan" (zum Download)
  www.mbpw.de
- www.arbeitsagentur.de/nn_26400/Navigation/zentral/Buerger/Hilfen/Existenzgruendung
- www.bmwi.de
- www.das-rechtsportal.de
- www.erfolgreiche-firmengruendung.de Button „Gründung" → „Businessplan" → Anleitung
- www.existenzgruender.de/businessplaner
- www.gruenderleitfaden.de, Button „Dokumente" → „Geschäftsplan"

- www.dihk.de
- www.kfw-mittelstandsbank.de, Button „Programmfinder“ → „Gründen“ → „Businessplan“
- www.mbpw.de
- www.softwarepaket.de

13.8.2 Informationen über Businessplan-Wettbewerbe

- www.b-p-w.de/2011
- www.biz-awards.de
- www.fgf-ev.de
- www.mbpw.de
- Science4Life-Handbuch (zum Download) www.science4life.de

13.8.3 Informationen über statistische Daten

- www.destatis.de
- www.bundesrepublik.tv
- www.dguv.de

13.8.4 Informationen über Finanzplanung

- www.abgabenrechner.de

13.9 Marketing

13.9.1 Beispiele für infrage kommende Zielgruppen und Kunden

Diese Beispiele sind angelehnt an das potenzielle Leistungsspektrum eines Ernährungsberatungsunternehmens:

- Klienten (Gesunde, Angehörige von Patienten, Interessierte, Ratsuchende)
- Patienten

- Frauen
- Männer

- Ältere Menschen
- Familien
- Kinder, Jugendliche
- Menschen mit Behinderungen
- Mütter, Väter, Eltern
- Schwangere, Stillende
- Sportler (Freizeit, Leistung)

- Ambulanzen
- ambulante Pflegedienste
- Altenheime, Pflegeeinrichtungen
- Apotheker, Apotheken
- Ärzte, Arztpraxen
- Werkstätten für Menschen mit Behinderungen, Lebenshilfe
- Erzieher, Lehrer
- Gesundheitsämter
- Gesundheitszentren
- Hebammen
- Heilpraktiker, Naturheilpraxen
- Klinotels
- Krankenhäuser
- Krankenkassen
- Köche
- Kureinrichtungen
- Landesstiftungen
- Lebensmittelbranche
- Psychologen, Psychotherapeuten, Psychologische Berater
- Rehabilitationskliniken, Klinikverbände
- Selbsthilfegruppen
- weitere therapeutisch tätige Berufsgruppenangehörige (z. B. Physiotherapeuten, Logopäden, Podologen)

- Betriebe, Firmen (z. B. Speditionen, Unternehmen)
- Bioläden, Reformhäuser
- Einkaufszentren, -märkte
- Fahrschulen
- Familienbildungsstätten
- Fitnesseinrichtungen, -studios
- Fort- und Weiterbildungsinstitutionen
- Funk, Fernsehen, Zeitungen, Verlage
- Hotels (Wellness, Sport)
- Kantinen
- Kindergärten, Kindertagesstätten
- Kosmetikstudios
- Sanitätshäuser
- Schulen
- Stadtverwaltungen
- Verbraucherzentralen
- Vereine
- Volkshochschulen

- Zentren (z. B. Kompetenz- bzw. Referenzzentren für Adipositas-Chirurgie)

13.9.2 Beispiele für potenzielle Mitbewerber

- Ärzte (alle Fachrichtungen)
- andere freiberuflich tätige Ernährungsfachkräfte
- Apotheker
- Bäckerei-, Fleischereifachverkäufer
- Dozenten, Lehrkräfte
- Drogisten
- „Ernährungsberater" ohne einschlägige Ausbildung/einschlägiges Studium
- „Gesundheitsberater" mit und ohne Ausbildung/einschlägiges Studium
- Heilpraktiker, Naturheilkundler, Homöopathen
- Journalisten
- Lebensmittelchemiker, Biologen
- Medizinische Fachangestellte
- Personal Coach
- Psychologen, Psychotherapeuten, Psychologische Berater
- PTAs, MTAs
- Präventionsberater
- Sportfachkräfte, Physiotherapeuten

13.9.3 Markt- und Konkurrenzanalyse

Nehmen Sie sich Zeit und versuchen, sich folgende Fragen zu beantworten:

- Wer bietet in Ihrem mittel- und unmittelbaren Umfeld die gleiche(n) Dienstleistung(en) an wie Sie?
- Wer bietet in Ihrem mittel- und unmittelbaren Umfeld ähnliche Dienstleistung(en) an wie Sie?
- Mit wem ist Kooperation möglich?
- Mit wem ist keine Kooperation möglich? Warum nicht?
- Wer sind die zwei stärksten Mitanbieter? Warum?

13.9.4 Stärken-Schwächen-Profil

▶ Tab. 13.13

Ressourcen	Beurteilung				
Leistungspotenziale	gut		mittel		schlecht
	10	5	0	-5	-10
Akquise					
Ausstattung					
Corporate Identity					
Erfahrung					
Erreichbarkeit					
Finanzkapital					
Fluktuations-/Abbrecherrate					
Führungssystem					
Image					
Kundenzufriedenheit					
Leistungsspektrum					
Marketingkonzept					
Marktanteile/Stellung					

► **Tab. 13.13** (Fortsetzung).

Ressourcen	Beurteilung
persönliche Ausstrahlung	
Qualität der Leistung	
Sprechzeiten	
Standort(e)	
Steigerungspotenzial	
Zusatzleitsungen	

13.9.5 Zulässiges Marketing für Ernährungsfachkräfte

Zulässig für Ernährungsfachkräfte ist Marketing, das den Kunden auf dem Gebiet der Gesundheit und Heilkunde sachlich, überschaubar, ohne Heilversprechen und nicht anpreisend oder reißerisch informiert. Dies kann u. a. erfolgen über:

- Abbildungen
- Bannerwerbung
- Broschüren
- Darstellung des Leistungsspektrums
- Handzettel
- Homepage
- Interviews
- Kinowerbung
- Kunstausstellungen
- Poster
- Postwurfsendungen
- Praxisschild
- Pressearbeit
- redaktionelle Berichterstattung
- Schaufensterwerbung
- Schwerpunktbezeichnungen, Qualifikationen
- Sponsoring
- Tage der offenen Tür
- Trikotwerbung, Bandenwerbung
- Wartezimmer-TV
- Wegweiser
- Werbespots
- Werbung auf öffentlichen Verkehrsmitteln
- Zeitungsanzeigen

13.9.6 Überblick über das Marketing im Gesundheits- und Ernährungsbereich

- Kommunikations-Toolbox für Selbstständige im Ernährungs- und Gesundheitssektor
  Von Corporate Identity über Pressearbeit bis hin zu Veranstaltungen und Mundpropaganda – so kommunizieren Sie erfolgreich und effizient für Ihr Unternehmen
  www.zweiblick.com
- www.mplans.com (Mustermarketingpläne verschiedener Branchen, nur in englischer Sprache)

13.9.7 Akquise

- **Telefonakquise Leitfaden**
  http://www.online-marketing-praxis.de/tipps/artikel/Telefonakquise01.php3
- **Akquise und Rechtsgrundlagen**
  http://www.selbst-und-staendig.de/50226711/die_rechtliche_seite_der_kaltakquise.php

Achtung: Kaltakquise ist strengen gesetzlichen Regelungen unterworfen, und das wissen nicht viele! Ein Auszug aus einer Übersicht von erlaubten und unerlaubten Maßnahmen zur Kaltakquise [134]:

- „Der Versand von adressierten Werbesendungen ist uneingeschränkt möglich, diese müssen aber spätestens nach dem Öffnen als solche zu erkennen sein.
- E-Mails zu Werbungszwecken bedürfen der vorherigen Einwilligung des Adressaten.

- Newsletter, die viele Firmen benutzen, um ihre Kunden und Partner regelmäßig zu der Firma, ihren Produkten oder auch anderen interessanten Themen zu informieren, müssen abonniert werden, indem der Kunde sich auf der Homepage oder in einer E-Mail registriert (= sein Einverständnis erteilt).
- Kaltakquise per Telefon (auch per Fax) ist verboten. Nötig ist die vorherige Einwilligung.
- Die Werbung darf die Identität des Absenders, in dessen Auftrag die Nachricht übermittelt wird, nicht verschleiern oder verheimlichen.
- Die kommerzielle Kommunikation muss als solche klar zu erkennen sein, und die natürliche oder juristische Person, in deren Auftrag die kommerzielle Kommunikation erfolgt, muss eindeutig identifizierbar sein."

13.9.8 Logoerstellung

Farben in der Werbung
- www.farbenundleben.de

13.9.9 Unterstützung beim Erstellen einer Website

Mögliche Navigation bzw. Menüpunkte einer Homepage: Eine Auswahl an Menüpunkten könnte sein:
- Startseite, „Home"
- Aktuelles
- Über die Praxis
- Angebote, Leistungen
- Schwerpunkte
- Tipps, Rezepte
- Team
- Referenzen
- Termine
- Kontakt
- Login
- Impressum
- Anfahrt
- Links

Sie könnten zukunftsweisend noch mehr Möglichkeiten für Interessierte und Kunden vorhalten, z. B.
- kennwortgeschützter Bereich (Login)
- Download-Möglichkeiten (z. B. Powerpoint-Präsentation vom letzten Vortrag, generelle Infos zu bestimmten Themen)
- Übersicht über eigene Veröffentlichungen
- Shop
- kurze Videosequenzen (ähnlich wie bei YouTube)
- Rückblick auf vergangene Veranstaltungen (wenn nicht unter „Aktuelles")
- Gästebuch

- www.demo.diaetassistentin.info
- www.drweb.de
- www.einsteigerclub.at
- www.homepage-baukasten.de
- www.mysis.org
- www.online-marketing-praxis.de
- http://de.selfhtml.org

13.9.10 Zusatzinformation zu Social Media

Forensprache

Zur Übersicht und Anwendung für Sie gängige **Tastenkombinationen** (▸ Tab. 13.14), die Gefühle ausdrücken. In vielen Foren sind Smileys bereits für das Nutzen im Text eingebunden, sodass Sie diese per Mausklick einfügen und aktivieren können.

▸ **Tab. 13.14** Gängige Tastenkombinationen für Emoticons.

Gefühl	Emoticon	Tastenkombination
lachen	☺	: + - -)
Traurigkeit	☹	: + - - (
geht so	😐	: + - + AltGr <
zwinkern	;-)	; + - +)
schreien, Aggression		nur Großbuchstaben

Besonderheiten beim Arbeiten mit Netzwerken

XING z. B. bietet Ihnen die Möglichkeit, unter „Ich suche“ und „Ich biete“ Informationen einzutragen, die für Ihre Öffentlichkeitsarbeit und Ihr Unternehmen wichtig sind. Suchen Sie beispielsweise einen Schulungsraum, dann ist dort der richtige Platz für die Information. Bieten Sie neue Seminare und Vorträge an, dann gehören diese Mitteilungen in die entsprechende Rubrik. Schreiben Sie keine Romane. Gesucht wird lediglich nach Stichpunkten. Eine Art „Barometer“ zeigt Ihnen an, ob Sie noch mehr Informationen einstellen können und sollen.

Für die optimale Nutzung von sozialen Netzwerken wie z. B. **Facebook** ist es wichtig, Ihre **Profil-** und Ihre **Privatsphären-Einstellungen** penibelst zu bearbeiten, sich auch dafür Zeit zu nehmen. Sie können sich via Facebook nämlich „zu öffentlich“ machen. Es braucht ein wenig Zeit, voreingestellte „Häkchen“ zu kontrollieren und für Ihre eigenen Bedürfnisse zu modifizieren. Nur dann sind Sie dort relativ „geschützt“ unterwegs. Allgemeingültige Empfehlungen gibt es leider nicht. Was wie mit wem geteilt, gepostet, geblockt und gelöscht wird, entscheiden Sie individuell für sich. Immer wieder tauchen Sicherheitsbedenken auf. Wahren Sie also Ihre **Privatsphäre**, Sie können sie selbst beeinflussen. Hinterfragen Sie grundsätzlich:

- Ist dies eine Information, die wichtig für mein Business ist?
- Soll dies jeder lesen?

Merke: Wie viel Sie schreiben und veröffentlichen, bleibt letztendlich Ihnen überlassen. Ebenso ist es Ihre Entscheidung, wer welche Infos lesen kann oder darf. Bedenken Sie, auf diesen Plattformen wird weltweit getextet und Kontakt geknüpft. Wenn Sie nicht alle Welt an Ihren Aktionen und Meinungen teilhaben lassen wollen, ist die Einstellung Ihrer Privatsphäre eine wichtige Entscheidung.

XING bietet unterschiedliche Mitgliedschaften an, die sich in ihren Funktionen unterscheiden (► **Tab. 13.15**).

► **Tab. 13.15** Funktionen und Möglichkeiten einer Basis- bzw. Premiummitgliedschaft im Vergleich [317*].

	Basismitgliedschaft	Premiummitgliedschaft
Profil anlegen und verwalten	x	x
Kontakte knüpfen, verwalten, merken, Nachrichten schreiben	x	x
Neuigkeiten aus dem Netzwerk verfolgen	x	x
Gruppen beitreten und gründen	x	x
Events besuchen, organisieren inkl. Ticketservice	x	x
Stichwortsuche nach Name, Unternehmen, Interessen usw. nutzen	x	x
Besucher Ihres Profils sehen	x	x
Dokumente wie Arbeitsproben, Zeugnisse etc. an das Profil anhängen		x
Referenzen erhalten		x
werbefreie Profilseite		x
persönliche Nachrichten auch an Nicht-Kontakte schreiben		x
erweiterte Suchoptionen nutzen (z. B. nach Hochschulen, Arbeitgebern, Arbeitsorten etc.)		x

* (modifiziert: S. Hagedorn)

Twitter

Wie bei vielen neuen Plattformen empfiehlt sich auch bei Twitter das Learning by Doing. Hier eine Übersicht der wichtigsten Twitter-„Fachbegriffe“ für die ersten Schritte:

- Twitterer: Nutzer von Twitter
- Tweet: eine verfasste Nachricht
- Follower: Menschen, die Ihren Beiträgen folgen
- Timeline: Zeitleiste, in der die neuesten Nachrichten der User angezeigt wird, denen Sie selbst folgen
- @ (Reply): Hier wird Bezug auf die Nachricht eines anderen Users genommen (hinter das @ wird dann der entsprechende Benutzername gesetzt
- DM/ Direct Message: Direktnachricht, die nicht öffentlich einzusehen ist
- RT (Retweet): Tweets von anderen Usern werden an die eigenen Follower weitergeleitet
- # (Hashtag): durch das Vorstellen einer Raute (#) wird ein Begriff zu einem Schlagwort; Beispiel: #Adipositas → Wer als Suchbegriff Adipositas eingibt, wird zu allen Tweets geführt, die sich mit dem Schlagwort Adipositas beschäftigen
- Britneys: leicht bekleidete Mädchen, die nicht in die Followerliste gehören (unerwünschte Follower können übrigens geblockt werden)

13.9.11 Presseverteiler erstellen

- www.zimpel.de
- www.pressguide.de
- www.stamm.de

13.9.12 Pressearbeit mit Journalisten

Ein paar Regeln, die Ihnen den Umgang mit Journalisten erleichtern:

- Beachten Sie Terminvereinbarungen, kommen Sie nicht unangekündigt in Redaktionen.
- Geben Sie allen kontaktierten Journalisten stets das Gefühl, sehr wichtig zu sein.
- Bleiben Sie bei manchen Themen und Informationen zentriert auf ein oder zwei Journalisten, sie lieben Exklusivität.
- Führen Sie keine langatmigen Gespräche und diese nicht vor 11 Uhr (10 Uhr am Vormittag sind viele Redaktionssitzungen).
- Formulieren Sie eloquente Texte und Pressemitteilungen schon vor, Redakteure können so den Arbeitsaufwand einschätzen und die Veröffentlichung wählen: Text umschreiben oder umschreiben lassen.
- Bleiben Sie bei negativen Veröffentlichungen ruhig und versuchen Sie dies sachlich zu klären.
- Und halten Sie stets eine Pressemappe (ähnlich einem Portfolio; ▸ **Kap. 8.3.7**) bereit, um bei Kontaktaufnahme alle wichtigen Informationen über Sie und Ihr Unternehmen gesammelt und kompakt weitergeben zu können – neben einem aktuellen Pressethema oder -text.

Sehen Sie auch unter „Kommunikations-Toolbox für Selbstständige im Ernährungs- und Gesundheitssektor“: www.zweiblick.com

13.9.13 Verbraucherinformation zum Dialogmarketing

- http://www.direktmarketing-info.de/

13.9.14 Branchenverzeichnisse

- http://www.stadtbranchenbuch.com/
- www.dasoertliche.de
- www.telefonbuch.de
- www.gelbeseiten.de/yp/quick.yp

13.9.15 Adressen aller TV- und Radiosender

- www.alm.de

13.9.16 Praxiseröffnung

Um den offiziellen Akt einer Eröffnung(sveranstaltung) erfolgreich zu gestalten, sind einige Punkte zu berücksichtigen:

- Damit alles „in time“ verläuft, benötigen Sie eine Vorlaufzeit. Für Werbematerialien, die erstellt und gedruckt und noch mit ausreichend Puffer vor dem Ereignis verteilt werden, brauchen Sie Zeit.
- Organisieren Sie zur künftig „ständigen/dauerhaften“ Werbung auch Aktuelles in Form von

Pressemitteilungen und Anzeigen.

- Vielleicht richten Sie eine Art kurzweilige Vortragsveranstaltung aus oder organisieren für Besucher und Interessierte diverse Aktionen (Wettbewerbe, Preisausschreiben, Clowns, Koch o. Ä.). Mitunter macht ein übergeordnetes Motto oder eine bestimmte Thematik die Veranstaltung attraktiv. Kümmern Sie sich frühzeitig um qualifizierte Referenten und Akteure sowie dem Anlass und Ihrem Unternehmen angemessene Maßnahmen zur Unterhaltung.
- Bedenken Sie im Zeit- und Terminplan, dass Sie die Eröffnung nicht ausgerechnet kurz vor, in oder kurz nach den Ferien anberaumen. Achten Sie auch auf bereits festgelegte Termine, z. B. des Stadtmarketings, und Feiertage.
- Laden Sie die Teilnehmer schriftlich ein.
- Planen Sie Getränke und kleine Speisen, vielleicht Häppchen oder einen Imbiss für Ihre Gäste. Hier eignet es sich, nicht das Übliche an Buffetspeisen zu reichen. Kunden erwarten zu derartigen Gelegenheiten und ausgerechnet von Ihnen als Ernährungsprofi Lebensmittel und Speisen, die für Sie und Ihr Unternehmen, sprich Ihre Empfehlungen sprechen, jedoch nicht zu abgedreht erscheinen, um sie zu irritieren. Sie sollten nur „Gastgeber" sein, lassen Sie Ihre Besucher ggf. von anderen Menschen bedienen, Sie wollen als Ernährungsfachkraft werben, nicht als Kellner.
- Vielleicht halten Sie Werbegeschenke, sogenannte Give-aways oder Gutscheine bereit (► **Kap. 8.3.9**), die die Besucher mitnehmen können. Mit optimalem CI erreichen Sie hier Nachhaltigkeit und noch mehr Werbung.
- Überlegen Sie, ob Sie zur Eröffnung Schnupperaktionen anbieten wollen, getreu dem Motto: Besondere Tage und Situationen erfordern besondere Maßnahmen.
- Legen Sie an übersichtlichen Stellen Werbemittel und Informationen aus, die mitgenommen werden können.

13.9.17 Werbemittel

► **Tab. 13.16** zeigt Ihnen eine Übersicht über den möglichen Einsatz von Werbemitteln.

► **Tab. 13.16** Übersicht über Einsatzgebiete von Werbemitteln bzw. -maßnahmen.

Werbemittel	Zielgruppe	
	regional	überregional
Anzeigen	x	x
Aktionsangebote	x	
Bannerwerbung	x	
Branchenverzeichnis	x	x
Direktmarketing, persönliche Kommunikation		x
Fachzeitschriften		x
Funk/Fernsehen	x	x
Gutscheine	x	
Homepage	x	x
Kampagnen	x	x
Kino-/Radiowerbung	x	(x)
Mailings/Werbebriefe	x	
Messen/Ausstellungen	x	x
Newsletter/Infobriefe	x	

▶ **Tab. 13.16** (Fortsetzung).

Werbemittel	Zielgruppe	
Plakate	x	
Portfolios	x	x
Postkarten	x	
Praxisjournal	x	
Praxisschild	x	
Pressearbeit	x	x
Prospekte/Flyer/Broschüren/Hand- bzw. Wurfzettel	x	
Tag der offenen Tür	x	
Telefonmarketing	x	
Rabatte/Paketpreise	x	
Schaukasten/Vitrine	x	x
Schwarzes Brett	x	
Social Media/Netzwerke	x	x
Sponsoring		x
Veranstaltungen, Aktionstage	x	x
Verbandslogo	x	x
Verkehrsmittelwerbung	x	x
Visitenkarten, Stempel	x	x
Werbegeschenke, Give-aways	x	

13.10
Praxisorganisation

13.10.1 Informationen zum Qualitätsmanagement

- Becke B, Benecke M. Prozessqualität in der Ernährungsberatung und Ernährungstherapie. Band II. 2. aktualisierte Auflage. Organisations- und Formularhandbuch. Niedereschach: MED+ORG Alexander Reichert GmbH; 2006 Bestellung im Internet unter: http://www.medundorg.de/shop/quetheb/fachbuecher/quetheb-band2.php
- Benecke M, Hermann M, Hipp S. Prozessqualität in der Ernährungstherapie und Ernährungsberatung. Band II. Leitfaden für den Therapieprozess. Niedereschach: MED+ORG Alexander Reichert GmbH; 2006 Bestellung im Internet unter: http://www.medundorg.de/shop/quetheb/fachbuecher/quetheb-band1.php
- Geiger W, Kotte W. Handbuch Qualität. 4. Aufl. Braunschweig: Vieweg; 2005
- Kamiske GF, Brauer JP. Qualitätsmanagement von A–Z. 5. Aufl. München: Hanser; 2005
- Verband der Diätassistenten – Deutscher Bundesverband e.V. VDD-Leistungskatalog für Diätassistenten (Teil I), VDD-Qualitätsstandards (VDD-Leistungskatalog Teil II), VDD-Leistungskatalog (Teil III). Im Internet: http://www.vdd.de/index.php?id=2; Stand: 24.07.2011

Für ein strukturiertes Qualitätsmanagement und damit eine optimale Büro- und Arbeitsorganisation richten Sie Ihre Aufmerksamkeit auf folgende Bereiche:

- Ablage
- Abrechnung
- Akten
- Arbeitsmethoden
- Arbeitsabläufe
- Terminmanagement
- Wiedervorlage
- To-do-Listen
- Prioritätenlisten
- Zeitfresser

Viele Wege führen nach Rom. Welchen Sie im Hinblick auf Ablagesysteme, Aktenkennzeichnung und -verwaltung wählen, muss und wird sich entwickeln. Vielleicht nutzen Sie ein ausgeklügeltes „eigenes" System, Papiere zu sortieren und Akten zu kennzeichnen. Hauptsache ist, Sie behalten den Überblick. Ob Sie Ihre Administration im Anschluss an Beratungen und Seminare durchführen oder sich für den „Papierkram" einen gesonderten Termin am Vormittag, einem „freien" Tag oder einen Tag am Wochenende nehmen, entscheiden Sie. Fakt ist, es muss gemacht werden.

Es gibt Ablagesysteme für den Schreibtisch zum einen über Ordner oder Ablagefächer, zum anderen organisatorische Hinweise. Kümmern Sie sich unbedingt um die sogenannte EDV-Ablage. Vielleicht entwickeln Sie auch eine Idee für eine Projektablage – Unterlagen über Fakten, die über einen längeren Zeitraum bereitgehalten werden müssen. Sie finden breite Unterstützung für das optimale „Aufräumen" Ihres Arbeitsplatzes sowohl persönlich durch Büroservice-Dienstleister, die Ihnen Anleitung geben, als auch in der Literatur und im Internet.

13.10.2 Informationen zu Software für Buchführung, Material- und Patienten-/Kundenverwaltung sowie Dokumentation

- bvitg – Bundesverband Gesundheits-IT
  http://www.bvitg.de/
- euro-MIS online
  http://www.mymis.info/
- Patientenverwaltung für med. Heilberufe – Software
  http://www.winsoftware.de/patientenverwaltung-fuer-med-heilberufe,92,34416.htm
- Patientenverwaltung für med. Heilberufe
  http://www.beamstream.de/anwendungen/patientenverwaltung/index.html
- PRAXISstick
  http://www.iglware.com/moro/html/PRAXISstick/konzept/index.htm Abrufdatum

13.10.3 Arbeitshilfen für die Büroorganisation

- Bundesministerium für Wirtschaft… Existenzgründerportal… Büroorganisation
  http://www.existenzgruender.de/checklisten_und_uebersichten/bueroorga/index.php
- experto.de: Expertenportal im Netz, online im Internet
  http://www.experto.de/b2b/organisation/bueroorganisation/checkliste-bueroorganisation-regeln-fuer-die-ablage.html
- To-do-Liste
  http://www.todo-liste.de
- Bewirtungsbelege
  www.amtsvordrucke.de

Achtung: Für ein effizientes Controlling lohnt es sich, Ihre Buchführung nicht nur in „2 Schuhkartons" zu erledigen. Auch wenn diese Kartons ordnungsgemäß in Betriebseinnahmen und -ausgaben getrennt werden, erscheint die Aufbewahrung weder geordnet noch für Termine oder kurzfristige Überprüfungen handhabbar. Im Rahmen von Analysen der Unternehmensentwicklung, einer Korrektur evtl. auftretender Fehlentwicklungen sowie einem spontanen Interesse Ihrer Geldgeber ergibt es Sinn, ein modernes Buchführungsprogramm zu nutzen [31, 208]. Laufende und offiziell anerkannte Kontierung und Buchung sind dadurch möglich und verhindern bei einer Betriebsprüfung eine bloße Schätzung.

13.10.4 Praxishilfen für die Dokumentation in der Ernährungsberatung

Formularvorlagen und Muster, die Sie von verschiedenen Berufs- und Interessenverbänden bzw. über Verlage einzeln oder im Set beziehen können:

- Abtretungserklärung
- AGBs
- Anamnesebogen
- Anmeldeformular
- Anwesenheitsnachweis
- Dokumentationsbogen
- Einverständniserklärung
- Ernährungsprotokoll
- Evaluationsbogen
- Kostenvoranschlag
- Kurskonzept
- Notwendigkeitsbescheinigung
- Schweigepflichterklärung
- Teilnahmebestätigung

- Bundesverband Deutscher Ernährungsmediziner e. V. http://www.bdem.de/index.php?page=5
- MED+ORG Alexander Reichert GmbH. Ernährungsberatung. Vordrucke nach QUETHEB http://www.medundorg.de/shop/formularwesen/ernaehrungsberatung/index.php
- QUETHEB e. V. Vorlagen zur professionellen Abrechnungen von Ernährungsberatungsleistungen. http://www.quetheb.de/fach-medien_quetheb.htm
- Verband der Diätassistenten – Deutscher Bundeverband (VDD). Fit für den Erfolg. Praxis-Leitfaden für Diätassistenten. Essen: Eigenverlag; 2007
- Verband der Oecotrophologen (VDOE). Erfolgreich als Unternehmer – Informationen für Selbstständige und Existenzgründer http://www.vdoe.de/s-ordner.html

13.10.5 Zusatzinformationen zu „Kurskonzept“

Eckpunkte, die im Einzelfall mit konkreten Fach-/Kursinformationen gefüllt werden müssen, sind für ein Kurskonzept z. B.:

- Titel
- Kursleitung
- Zielsetzung
- Zielgruppe
- Gruppengröße
- Inhalte
- Methodik
- Ablauf
- Räumlichkeiten
- Kursmaterial/Medien
- Dauer
- Ort
- Kosten
- Dokumentation, Evaluation

Sie füllen die einzelnen Kategorien „mit Leben“, sprich mit Inhalten Ihres Kurses oder Ihrer Beratung. Sachbearbeiter, die ein solches Kurskonzept zu lesen und zu genehmigen haben, können sich anhand der Struktur dann sehr gut vorstellen, was wie durchgeführt wird und warum die Genehmigung bzw. ein Zuschuss bestens investiert ist.

13.10.6 Praxishilfen für Rechnungs- und Mahnwesen

Auf einer **Rechnung** müssen gemäß **§ 14 UStG** folgende Angaben stehen:

- vollständiger Name und vollständige Anschrift des Leistungsanbieters
- vollständiger Name und vollständige Anschrift des Leistungsempfängers
- Menge und übliche Bezeichnung der erbrachten Leistung (z. B. Ernährungsberatung, Workshop, Vortrag)
- Umfang und Art der erbrachten Leistungen (z. B. 1 Erstberatung – 60 Minuten, 3 Folgeberatungen – je 45 Minuten)
- Zeitpunkt der erbrachten Leistung (Datum)
- Netto-Beträge
- ggf. anfallende Mwst.-Beträge
- fortlaufende Rechnungsnummer, die nur einmal vergeben wird
- Ausstellungsdatum der Rechnung
- Steuernummer des Leistungserbringers

Im Steuervereinfachungsgesetz, das im Sommer 2011 verabschiedet werden sollte, war der Plan, dass per PDF oder Fax versandte Rechnungen auch ohne Signatur Gültigkeit haben. Die Gesetzesinitiative wurde kurzfristig gestoppt, es blieb offen, ob das Gesetz nachgebessert wird. Wichtig hierbei und derzeit: Die Signatur „muss vom Rechnungsempfänger nach Erhalt geprüft und diese Prüfung dokumentiert werden. Prüfprotokoll, Rechnungs- und Signaturdatei müssen in einem elektronischen Archiv aufbewahrt werden, und dieses muss zehn volle Kalenderjahre nach Rechnungserhalt dem Prüfer zur Verfügung gestellt werden.“ [210]

Wenn **Zahlungsfristen**, die Sie in der Rechnung gesetzt haben, **überschritten** werden, können Sie folgendermaßen vorgehen:

- Überlegung 1:
  Sie verfassen einen gerichtlichen Mahnbescheid, den Sie offiziell an das zuständige Amtsgericht schicken (Formblätter gibt es in jedem Schreibwarenladen, Formulierungshilfen, wenn Sie im Internet die Begriffe „Mahnbescheid“ und „online“ eingeben). Von dort wird es geprüft und verschickt.
  Reagiert Ihr Kunde? Prima. Reagiert er nicht, wird ein Gerichtsvollzieher aktiv. In dieser Zeit werden bereits sogenannte Verzugszinsen fällig, oder Sie beantragen Schadenersatz.
- Überlegung 2:
  Sie ziehen einen Anwalt hinzu und lassen ihn die Schreiben verfassen.
  Reagiert Ihr Kunde? Prima. Reagiert er nicht, sorgt der Anwalt für das Einleiten eines Mahnverfahrens.
- Überlegung 3:
  Sie beauftragen ein Inkassounternehmen, den säumigen Geldbetrag einzutreiben.
  Reagiert Ihr Kunde? Prima. Reagiert er nicht, leitet das Inkassounternehmen den Sachverhalt an interne oder von Ihnen ausgesuchte Anwälte weiter.

- IHK Frankfurt am Main: Die Mahnung im Geschäftsverkehr. Inhalte und Formulierungshilfen
  http://www.frankfurt-main.ihk.de/recht/themen/verfahrensrecht/mahnung/index.html
- IHK Stuttgart: Wenn der Schuldner nicht zahlt…., Inhalte, Vorgehensweisen und Formulierungshilfen
  http://www.stuttgart.ihk24.de/recht_und_fair_play/Wirtschaftsrecht/Vertragsrecht/971584/Wenn_der_Schuldner_nicht_zahlt.html
- Online-Mahnantrag: Eine Anwendung der deutschen Mahngerichte
  https://www.online-mahnantrag.de/omahn/Mahnantrag?_ts=8408748-1312128076700&-Command=start

14 Glossar

Abschreibungen	planmäßige und außerplanmäßige Wertminderungen von Gütern
Administration	(allgemeine) Verwaltung
Akquise	Kundenwerbung
Alleinstellungsmerkmal	„Unique Selling Proposition, USP", derjenige Aspekt einer Geschäftsidee, der die Dienstleistung einzigartig und unverwechselbar macht, dient der Unterscheidung zu Mitanbietern/zur Konkurrenz
Altersvorsorge	Maßnahmen zur Sicherung der Einkünfte nach dem aktiven Berufsleben
Anbieterqualifikation	Festlegung der qualifizierenden Anforderungen an Berufsgruppenangehörige, die Leistungen für Maßnahme der primären Prävention anbieten und über Krankenkassen bzw. deren „Leitfaden Prävention" erbringen wollen
Beitragsobergrenze	der Betrag, bis zu dem höchstens Beiträge für gesetzliche Sozialversicherungen erhoben werden dürfen
Berufsunfähigkeit	ärztlich bestätigte, dauerhafte Situation, den Beruf nicht mehr ausüben zu können, verursacht durch Krankheit, Unfall oder Invalidität
Betriebsergebnis	Ergebnis Ihrer Betriebsprozesse (Gewinn oder Verlust); die Einnahmen-Überschuss-Rechnung stellt Ihre Kosten und die Erträge dar, so kann Gewinn oder Verlust ermittelt werden
Blog	auf einer Webseite geführtes und einsehbares Tagebuch oder Journal
Bonitätsprüfung	Prüfung der Zahlungsfähigkeit
Break-Even-Point	Anhaltspunkt, der eine Gewinnzone von der Verlustzone trennt; setzt die Ermittlung der fixen und variablen Kosten voraus und ergibt den Punkt bzw. Zeitraum von Umsätzen, die alle fixen und variablen Kosten decken
Buchführung	lückenlose, zeitlich und sachlich organisierte, planmäßige Aufstellung aller Geschäftsvorgänge
Businessplan	Geschäftsplan; beinhaltet alle Informationen über das Unternehmenskonzept und seine Realisierung; „Regieanweisung" für die Existenzgründung
Caliper	Messschieber zur Messung der Hautfaltendicke
Cash-Flow	sogenannter (Bar-)Geldfluss
Controlling	Steuerungskonzept eines Unternehmens, das Strategien der Überwachung, Analysen und Evaluation einschließt
Corporate Identity	Unternehmerpersönlichkeit
Curriculum	Strukturschema, pädagogisches Konzept für den Ablauf entsprechender Lehr-/Lerneinheiten
Darlehen	Kredit, Anleihe
Diätetik	synonym für Diätologie; ursprünglich: Lehre der gesunden Lebensweise einschließlich der Maßnahmen zur Heilung; aktuell: Beschreibung für die Versorgung und Beratung (Prävention wie Therapie) von Gesunden und Kranken im Bereich Ernährung
Dienstleistung	von Menschen erbrachte ökonomische Leistung bzw. ökonomisches Gut zur Deckung eines Bedarfs
Diplom	Urkunde über abgelegte Hochschulprüfung bzw. Abschlussprüfungen an akademischen und nichtakademischen Bildungseinrichtungen
Domain	Teilbereich eines hierarchischen Systems im Internet für die Vergabe von Systemen und Namen
Dozent	Lehrender an staatlichen und privaten Bildungseinrichtungen
Eigenkapital	Kapital, das aus Quellen des Unternehmers in das Unternehmen einfließt; kann aus Geld- und/oder Sachleistungen bestehen
Einkünfte	Einnahmen, „Vermögensmehrungen"
Elevator Pitch	kurzer Überblick über eine Idee bzw. einen Sachverhalt; wörtlich: „Aufzugspräsentation"
Ernährungsfachkraft	Berufsgruppenangehörige, die durch Ausbildung und/oder Studium eine Qualifikation erlangt haben, die von offiziellen Institutionen oder Interessenverbänden (z. B. Krankenkassen, DGE) für Ernährungsberatungsdienstleistungen und deren Bezuschussung bzw. Kostenübernahme anerkannt wird

Erwerbsunfähigkeit	krankheits- bzw. behinderungsbedingter Zustand, der verhindert, seinen Lebensunterhalt durch eine berufliche Tätigkeit zu verdienen
Excecutive Summary	Zusammenfassung zu Beginn eines Businessplans
Einnahmen-Überschuss-Rechnung	chronologisch zusammengestellte Übersicht über jegliche Einnahmen sowie Ausgaben eines Unternehmens zum Zwecke der Gewinnermittlung
Einstiegsgeld	staatliche Subvention (finanzielle Unterstützung) für Existenzgründer, die aus der Arbeitslosigkeit heraus gründen, die Anspruch auf ALG II haben
Feng Shui	Konzept, das sich mit den Einflüssen von Natur und Umwelt auf den Menschen beschäftigt
Fixkosten	Kosten, die unabhängig von Ihren Einnahmen und Ihrem Gewinn regelmäßig und immer in gleicher Höhe anfallen (z. B. Miete, Versicherungen)
Flexitarier	Gelegenheitsvegetarier, legt Wert auf gesunde Ernährung und Lebensweise, isst weniger ungesunde/ungeeignete Lebensmittel
FlexPoints®	Ernährungskonzept zur Gewichtsreduktion, das Lebensmittelportionen in Kategorien einteilt
Förderkredite	öffentliche Darlehen, die für Existenzgründer von Banken und Kreditanstalten angeboten werden; stellen Alternativen zu regulären Bankdarlehen dar
Franchise	vertraglich festgelegtes, entgeltliches Gewähren von Nutzungsrechten eines Unternehmenskonzepts; der Franchisegeber entwickelt das Geschäftskonzept, der Franchisenehmer erhält Nutzungsrecht, arbeitet dann auf eigene Rechnung und unter eigenem Namen
Freiberufler	laut § 18 EStG Personen mit einer Tätigkeit bestimmter katalogisierter Berufe, z. B. Heilberufe, Rechts-, Steuer- und wirtschaftsberatende Berufe, naturwissenschaftliche und technische Berufe sowie Kulturberufe; ergänzt ist die Berufsgruppenzuordnung mit sogenannten katalogähnlichen Berufen; typisch ist eine hoch qualifizierte und persönlich und fachlich unabhängig erbrachte Leistung;
Fremdkapital	alle Geldmittel, die Sie nicht aus eigener Kraft und Tasche aufbringen, z. B. Bankdarlehen, öffentliche Finanzierungsmittel, Finanzmittel von anderen Privatpersonen
Gebührensatz	geldwerter Anteil einer ärztlichen Leistung
Gesundheitsfachberuf	staatlich anerkannter Heilhilfsberuf bzw. nicht ärztlich medizinischer Dienst; meist Synonym für Medizinalfachberuf
Gewerbe	laut Steuerordnung eine dauerhafte, selbstständig wirtschaftliche, auf Gewinn gerichtete Tätigkeit; im engeren Sinne, produzierende und verarbeitende Tätigkeiten; abzugrenzen von freiberuflicher Arbeit
Gewinn	Summe aller Einkünfte abzüglich der Summe aller Ausgaben
Give-aways	Kunden-/Werbegeschenke
Gründungszuschuss	staatliche Subvention (finanzielle Unterstützung) für Existenzgründer, die aus der Arbeitslosigkeit heraus gründen, die Anspruch auf ALG I haben
Haustürgeschäft	Vertragsabschlüsse in besonderen Situationen z. B. auf einer Kaffeefahrt, an der Haustüre, auf der Straße
Health Food	„Gesundheitsessen“
Hebesatz	Faktor zur Ermittlung der „Steuerschuld“ eines Gewerbetreibenden
Heilmittel	im Sinne des SGB V „persönlich zu erbringende, ärztlich verordnete medizinische Dienstleistungen, die nur von Angehörigen entsprechender Gesundheitsfachberufe geleistet werden dürfen“ [233]
Homecare	häusliche Versorgung (im Gegensatz zur Versorgung in klinischen Bereichen)
Home-Office	Arbeitsplatz zuhause
Insolvenz	Konkurs, Zahlungsunfähigkeit
Invalidität	dauerhafte Beeinträchtigung der körperlichen und/oder geistigen Leistungsfähigkeit, die zur Dienst- oder Berufsunfähigkeit führt
Investition	langfristiges Anlegen von Geld- und Finanzmitteln in Objekte und Leistungen, die künftig Erträge erbringen sollen
Junk Food	minderwertige und als ungesund bewertete Lebensmittel
Kaltakquise	Erstansprache eines potenziellen Kunden, zu dem es vorher noch keine geschäftlichen Beziehungen gab
Kapitalbedarfsplan	Plan, mit dem der Bedarf an Kapital für die Unternehmensgründung ermittelt wird. Es wird genau aufgeschlüsselt, in welcher Höhe benötigte Finanzen für Investitionen, Zins und Tilgung, Betriebsstoffe (z. B. Geschirr und Geräte für eine

	Lehrküche etc.), Waren (z. B. Lebensmittel aus Grundausstattung einer Lehrküche, aber auch Broschüren und Bücher, die verkauft werden können/sollen), Beratungsleistungen und weitere Gebühren sowie alle Kosten der privaten Lebensführung durch Risikoabsicherung des Unternehmers benötigt werden. Eine auftretende Differenz zwischen Eigenkapital und Kapitalbedarf muss durch Fremdkapital gedeckt werden.
Katalogberufe	Berufe, die im Einkommenssteuergesetz in einem Katalog zusammengefasst sind und durch bestimmte Merkmale, die sie aufweisen von der Einkommensteuer befreit sind (§ 18 Abs. 1 EStG)
Kleinunternehmer	diejenigen Unternehmer, die nur geringe Umsätze pro Jahr tätigen; der Umsatz ist pro Jahr auf maximal 17 500 € festgelegt und betrifft umsatzsteuerpflichtige Tätigkeiten und deren Umsätze
Kostenrechnung	Erfassen, Verteilen und Berechnen der entstehenden Kosten im betrieblichen Alltag
Leasing	Nutzungsüberlassung von Gütern auf Zeit gegen Entgelt
Liquidität	Zahlungsfähigkeit; Übersicht über die Fähigkeit des Unternehmers, kurzfristigen Verbindlichkeiten und Zahlungsverpflichtungen nachzukommen.
Liquiditätsplanung	Abschätzung der Liquidität als Übersicht; voraussichtliche Einnahmen des Unternehmens werden den voraussichtlichen Ausgaben gegenübergestellt. Sie kann mit einem Haushaltsplan verglichen werden. Die Ergebnisse zeigen Differenzen von entweder monatlichen Überschüssen oder Fehlbeträgen auf, die dann in den Kapitalbedarfsplan übernommen werden (müssen).
Marke	Zeichen, Markierung, Erkennungsmerkmal
Medizinalfachberuf	medizinischer Beruf mit staatlicher Anerkennung; z. B. Diätassistent, Physiotherapeut, Ergotherapeut
Mischkalkulation	Kalkulationsprinzip zur flexiblen Ausnutzung aller Marktchancen bei der Preis-/Honorargestaltung
Moulagen	Lebensmittelattrappen aus Holz oder Kunststoff
Multimorbidität	Mehrfacherkrankung
Musterprotokolle	Vorlagen, Vordrucke für Anmeldungen, Verträge etc.
Nebenerwerbsgründung	Teilzeitgründung; besondere Form der „Kleingründung“; Personen, die nebenberuflich freiberuflich tätig sind, habe eine hauptberufliche Anstellung und bieten Dienstleistungen o. Ä. neben der Haupttätigkeit an; gesetzlichen Regularien und Absprachen mit Hauptarbeitgebern unterworfen
Nettiquette	Benimm-Regeln im Internet, in Foren
Nomen est Omen	lat.: „der Name ist ein Zeichen“
Ökotrophologie	Studienfach der Haushalts- und Ernährungswissenschaft
Ottawa-Charta	Dokument zur Gesundheitsförderung, 1986 gefasst und beschlossen in Ottawa zum Abschluss der ersten Internationalen Konferenz zur Gesundheitsförderung von der Weltgesundheitsorganisation
Outsourcing	Auslagerung, Abgabe von Aufgaben
Paläo-Diät	Steinzeit-Diät
Patientendatenmanagementsystem	Softwareprogramm für die papierlose Dokumentation von Patientendaten im klinischen Alltag
Police	Versicherungsschein
Portfolio	Sammlung von Dokumenten, dient als Arbeits-/Informationsmappe
Progression	Fortschritt, Fortentwicklung
Qualifikation	Befähigung, Fähigkeit und Fertigkeit sowie deren Überprüfung; Einschätzung eines Leistungsniveaus
Qualitätsmanagement	organisierte Maßnahmen zur Verbesserung des Betriebsablaufes, der Leistungen und des Angebots
Quereinsteiger	Person, die aus einer fremden Branche in ein neues Berufsfeld wechselt, ohne dafür unbedingt beruflich qualifiziert zu sein
Rating	Bewertung, Einstufung
Rechtsform	zivil- und handelsrechtliche sowie juristische Rahmenbedingung eines Unternehmens; sie bedingt und beeinflusst Eigentumsverhältnisse und die Risikoverteilung im Unternehmen
Rentabilität	„Kenngröße zur Messung der Wirtschaftlichkeit einer Investition oder des in einem Unternehmen investierten Kapitals. Die Rentabilität ist die wichtigste Größe zur

	Beurteilung der Leistungsfähigkeit des Unternehmens und die Entscheidung eines potenziellen Geldgebers (Bank oder Kreditinstitut) über eine Kreditvergabe.“ [65]
Rentabilitätsvorschau	siehe Umsatzplan/-vorschau
Resilienz	Fähigkeit, sich selbst ins innere Gleichgewicht zu bringen, „Krisensicherheit“
Return on Investment	„Kapitalverzinsung“; Modell zur Messung einer Anlagenrendite; aussagekräftig für den erwirtschafteten Gewinn im Verhältnis zum eingesetzten Finanzvolumen
Sachleistungsprinzip	Bereitstellung von Leistungen (medizinische Sachleistungen wie z. B. Ernährungsberatungen) zur Krankenbehandlung durch Krankenkassen, ohne Vorkasse (GKV)
Sanity Food	Lebensmittelauswahl mit der Vorstellung, einen Zustand ganzheitlicher Balance und Gesundheit zu erreichen
Schwerpunktpraxis	medizinische Praxis, in der überwiegend ein Spezialgebiet behandelt wird; z. B. Diabetes mellitus, Adipositas
Setting	Gestaltung bzw. Rahmenbedingung von Therapieansätzen
Sicherheiten	Vermögensgegenstände oder Personensicherheiten, die im Falle eines Leistungsausfalls den Verlust ausgleichen (sollen)
SGB V	Sozialgesetzbuch (SGB) Fünftes Buch (V); beinhaltet gesetzliche Bestimmungen zu allen Bereichen der gesetzlichen Krankenversicherung; im Sozialgesetzbuch wird alles geregelt, was dem Sozialrecht zugeordnet wird, z. B. die Sozialversicherungen
Skonto	prozentualer Preisnachlass bei Barzahlung oder Zahlung innerhalb einer festgelegten, kurzen Frist
Slow Food	„weltweite Vereinigung von bewussten Genießern und mündigen Konsumenten, die es sich zur Aufgabe gemacht haben, die Kultur des Essens und Trinkens zu pflegen und lebendig zu halten“ [246]
Social Media	digitale Technologien und Medien
Solidarprinzip	jeder Versicherte der GKV erhält die gleichen Leistungen, unabhängig von Einkommen und Krankheitsrisiko
Timeslot	Zeitfenster
Umsatz	alle Ihre betrieblichen Einkünfte
Umsatzplan/-vorschau	Übersicht, die die zu erwartenden Umsätze und Kosten des Unternehmens gegenüberstellt. Aus den ersichtlichen Beträgen muss eine wirtschaftliche Tragfähigkeit des Gründungsvorhabens erkennbar sein.
Umsatzsteuer	Synonym für Mehrwertsteuer; Steuer, die auf den Austausch von Leistungen, Lieferungen erhoben wird; sie wird prozentual vom Nettoerlös berechnet; gehört formal nicht zu Betriebskosten
Unternehmen	Betriebstyp im marktwirtschaftlichen System; gewinnorientiert
Unternehmerlohn	Mindestvergütung, die Ihnen als Unternehmensinhaber zusteht zur Deckung Ihrer Lebenserhaltungskosten; er muss unabhängig von der finanziellen Belastung in der Zeit der Existenzgründung sichergestellt sein („kalkulatorischer“ Unternehmerlohn)
Verpflegungsmehraufwand	Kosten, die im Zusammenhang mit einer Auswärtstätigkeit stehen, z. B. Reisekosten, Kosten für Verpflegung, Übernachtung etc.
Website	Homepage
Zertifikat	Bescheinigung; speziell im Bereich der qualifizierten Ernährungsberatung: sogenanntes „Fortbildungszertifikat“; kennzeichnet und bescheinigt kontinuierliche Fort- und Weiterbildung, ist derzeit für Ernährungsfachkräfte Voraussetzung für anteilige Rückerstattung der Kosten von Ernährungsberatungen bzw. Schulungen für Patienten/Klienten auf Grundlage des § 20 SGB V
§ 20 SGB V	„Prävention und Selbsthilfe“; Regelungen über diese Bereiche, festgeschrieben im Fünften Buch des Sozialgesetzbuches; die Regelungen sollen dabei den allgemeinen Gesundheitszustand verbessern und insbesondere einen Beitrag zur Verminderung sozial bedingter Ungleichheit von Gesundheitschancen erbringen.
§ 43 SGB V	„Ergänzende Leistungen zur Rehabilitation“; Regelungen über diese Bereiche, festgeschrieben im Fünften Buch des Sozialgesetzbuches; die Regelungen sollen dabei die Rehabilitation, die Wiederherstellung nach bzw. bei Krankheit fördern und sichern, sie umfassen alle Nachsorge- und Schulungsmaßnahmen

15 Abkürzungsverzeichnis

ADB	Akademie Deutsches Bäckerhandwerk
ADS	Aufmerksamkeits-Defizit-Syndrom
AfA	Absetzen für Abnutzung
AG	Arbeitsgemeinschaft/Arbeitsgruppe
AGB	Allgemeine Geschäftsbedingungen
aid	Auswertungs- und Informationsdienst Ernährung, Landwirtschaft, Verbraucherschutz e. V.
ALG I	Arbeitslosengeld I
AltEinkG	Alterseinkünftegesetz
AO	Abgabenordnung (im deutschen Steuerrecht)
APD	Arbeitsgemeinschaft für Pädiatrische Diätetik
AQED	Arbeitsgemeinschaft der qualifizierten ernährungsberatend und ernährungstherapeutisch tätigen Berufsgruppen Deutschlands
ArbSchG	Gesetz über die Durchführung von Maßnahmen des Arbeitsschutzes zur Verbesserung der Sicherheit und des Gesundheitsschutzes der Beschäftigten bei der Arbeit (Arbeitsschutzgesetz)
ArbStättV	Verordnung über Arbeitsstätten
AV	Arbeitslosenversicherung
BA	Berufsakademie
BAND	Business Angels Netzwerk Deutschland
BAuA	Bundesanstalt für Arbeitsschutz und Arbeitsmedizin
BÄK	Bundesärztekammer
bAV	betriebliche Altersvorsorge
BDEM e. V.	Bundesverband Deutscher Ernährungsmediziner
BeKi	„Bewusste Kinderernährung“
BEP	Break-Even-Point
BFB	Bundesverband der Freien Berufe®
BFH	Bundesfinanzhof
BIBB	Bundesinstitut für berufliche Bildung
BG	Berufsgenossenschaft
BGB	Bürgerliches Gesetzbuch
BGF	Betriebliche Gesundheitsförderung
BGG	Gesetz zur Gleichstellung behinderter Menschen (Bundesbehindertengleichstellungsgesetz)
BGM	Betriebliches Gesundheitsmanagement
BGW	Berufsgenossenschaft für Gesundheitsdienst und Wohlfahrtspflege
BMBF	Bildungsministerium für Bildung und Forschung
BMF	Bundesministerium der Finanzen
BMI	Body Mass Index
BMWi	Bundesministerium für Wirtschaft und Technologie
BO	Berufsordnung
B. Sc.	Bachelor of Science
BSG	Bundessozialgericht
BStBl.	Bundessteuerblatt
BU	Berufsunfähigkeit(sversicherung)
BUrlG	Bundesurlaubsgesetz
BUZ	Berufsunfähigkeitszusatzversicherung
BWA	betriebswirtschaftliche Auswertung
BWL	Betriebswirtschaftslehre
CB	Corporate Behaviour
CC	Corporate Communications
CD	Corporate Design
CMS	Content-Management-System (Inhaltsverwaltungssystem für die Homepage)
CI	Corporate Identity
DAEM	Deutsche Akademie für Ernährungsmedizin
DDG	Deutsche Diabetes Gesellschaft
DEBInet	Deutsches Ernährungsberatungs- und Informationsnetzes
DFV	Deutscher Franchise Verband e. V.
DGE	Deutsche Gesellschaft für Ernährung
DGEM	Deutsche Gesellschaft für Ernährungsmedizin
DGUV	Deutsche Gesetzliche Unfallversicherung
DiätAssG	Diätassistentengesetz
DL-InfoV	Dienstleistungs-Informationspflichten-Verordnung
DMP	Disease Management Programme
DRV	Deutsche Rentenversicherung
EBM	einheitlicher Bewertungsmaßstab
EFAD	European Federation of the Association of Dietitians (Europäische Förderation der Verbände der Ernährungsberater)
ELENA	elektronischer Entgeltnachweis
ERP	European Recovery Program
ESF	Europäischer Sozialfond
EStG	Einkommensteuergesetz
EU	Erwerbsunfähigkeit(sversicherung)
EÜR	Einnahmen-Überschuss-Rechnung
FET	Fachgesellschaft für Ernährungstherapie und Prävention e. V.
FH	Fachhochschule
GBR	Gesellschaft bürgerlichen Rechts
GDB	Gemeinsamer Bundesausschuss
GDVG	Gesetz über den öffentlichen Gesundheits- und Veterinärdienst, die Ernährung und den Verbraucherschutz sowie die Lebensmittelüberwachung (Gesundheitsdienst- und Verbraucherschutzgesetz
GebühH	Gebührenverzeichnis für Heilpraktiker
GEMA	Gesellschaft für musikalische Aufführungs- und mechanische Vervielfältigungsrechte

GEZ	Gebühreneinzugszentrale der öffentlich-rechtlichen Rundfunkanstalten
GewStG	Gewerbesteuergesetz
GKV	gesetzliche Krankenversicherung
GmbH	Gesellschaft mit beschränkter Haftung
GmbHG	GmbH-Gesetz
GOÄ	Gebührenordnung der Ärzte
GOP	Gebührenordnung für Psychologische Psychotherapeuten und Kinder- und Jugendpsychotherapeuten
Groß-BU	Betriebsunterbrechungsversicherung (reguläre Versicherung, vgl. Klein-BU)
GRV	gesetzliche Rentenversicherung
HGB	Handelsgesetzbuch
HGöGD	Hessisches Gesetz über den öffentlichen Gesundheitsdienst
HP	Heilpraktiker
HVBC	Hauptverband der gewerblichen Berufsgenossenschaften
HWG	Gesetz über die Werbung auf dem Gebiete des Heilwesens
ICDA	International Confederation of Dietetic Associations
IdNr.	Identifikationsnummer
IGeL	individuelle Gesundheitsleistung
i. d. R.	in der Regel
i. e.S.	im eigentlichen Sinne
IFB	Institut für Freie Berufe an der Friedrich-Alexander-Universität Erlangen-Nürnberg
IFEB	Institut für ernährungsmedizinische Betreuung Deutschland
IfSG	Gesetz zur Verhütung und Bekämpfung von Infektionskrankheiten beim Menschen(Infektionsschutzgesetz)
IHK	Industrie- und Handelskammer
ISP	Internet Service Provider (Internet-dienstanbieter)
IT	Informationstechnik (Information Technology)
KfW	Kreditanstalt für Wiederaufbau
Klein-BU	„Variante“, vgl. Groß-BU
KONEK-ted	KompetenzNetz Ernährung Köln
KunstUrhG	Gesetz betreffend das Urheberrecht an Werken der bildenden Künste und der Fotografie
KV	Kassenärztliche Vereinigung
LASI	Länderausschuss für Arbeitsschutz und Sicherheitstechnik
MarkenG	Gesetz über den Schutz von Marken und sonstigen Kennzeichen (Markenschutzgesetz)
(M)BO	(Muster)Berufsordnung (der Ärzte)
MDK	Medizinsicher Dienst der Krankenversicherung
MFA	medizinische Fachangestellte (früher „Arzthelferin“)
MPBetreibV	Verordnung über das Errichten, Betreiben und Anwenden von Medizinprodukten
MPG	Gesetz über Medizinprodukte (Medizinproduktegesetz)
M. Sc.	Master of Science
OHP	Overheadprojektor (Tageslichtschreiber)
ÖGDG	Gesetz über den öffentlichen Gesundheitsdienst
p.a.	per anno
PartG	Partnerschaftsgesellschaft
PartGG	Partnerschaftsgesellschaftsgesetz
PKV	private Krankenversicherung
PN	private Nachricht (Social Media)
PR	Public Relation
PSP	Personal Selling Proposition (Positionierung über Ihre Person)
QM	Qualitätsmanagement
QUEEN	Qualitätszirkel Ernährungstherapie und Ernährungsberatung Nordrhein
QUETHEB	Deutsche Gesellschaft der qualifizierten Ernährungstherapeuten und Ernährungsberater – QUETHEB e.V:
Qze	Qualitätszirkel Ernährung Rheinland-Pfalz
ROI	Return on Investment
RStV	Rundfunkstaatsvertrag
S-Netzwerk	selbstständige Ökotrophologen
SGB	Sozialgesetzbuch
StGB	Strafgesetzbuch
SVDE	Schweizerischer Verband dipl. Ernährungsberaterlnnen HF/FH
TMG	Telemediengesetz
TRBA	Technische Regeln für Biologische Arbeitsstoffe
TVöD	Tarifvertrag für den öffentlichen Dienst
UG	Unternehmergesellschaft
UGB	Vereine für Unabhängige Gesundheitsberatung
UrhG	Gesetz über das Urheberrecht und verwandte Schutzrechte
URL	Uniform Resource Locator (einheitlicher Quellenanzieger = „Internetadresse“)
USP	Unique Selling Proposition (Alleinstellungsmerkmal)
UStG	Umsatzsteuergesetz
Ust-IdNr.	Umsatzsteuer-Identifikationsnummer
UWG	Gesetz gegen den unlauteren Wettbewerb
VBG	Verwaltungs-Berufsgenossenschaft
VDD	Verband der Diätassistenten – Deutscher Bundesverband e. V.
VDOE	Verband der Oecotrophologen e. V.
VFED	Verband für Ernährung und Diätetik e. V.
VG	Verwertungsgesellschaften
W-IdNr.	Wirtschafts-Identifikationsnummer
WHO	World Health Organisation (Weltgesundheitsorganisation)

16 Autorenadressen

Kapitel 16

Herausgeberinnen

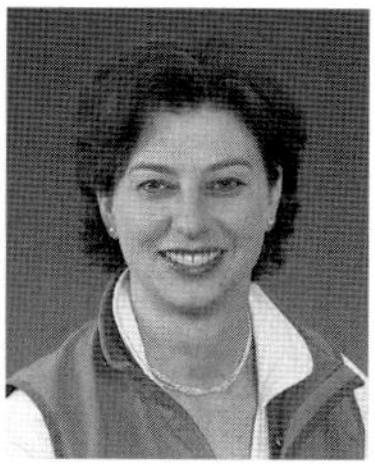

Birgit Blumenschein
Havixbeckerstr. 22A
48161 Münster
Tel. 02534-6466984
Fax 02534-6466985
Mobil: 0177-7502243
E-Mail: blumenschein@ernaehrungsterapie-blumenschein.de
www.ernaehrungsherapie-blumenschein.de

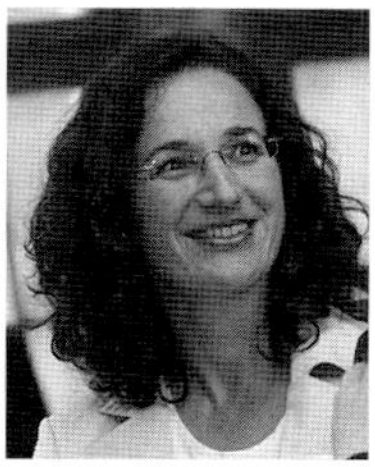

Dr. Susanne Klein
Martinstr. 86
64295 Darmstadt
Tel. 06151 9506648
Fax 06151 9506648
Mobil: 0171 3885196
E-Mail: info@susanne-klein.net
www.susanne-klein.net/

Mitarbeiterinnen

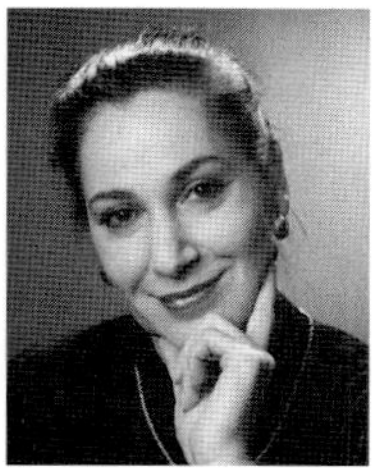

Suzan Ulusal (Formalitäten)
Rechtsanwältin
Birkenleite 14
82319 Starnberg
Tel. 089 227766 (gesch.)
Tel. 08151 7459614 (privat)
Fax 089 229000
Mobil: 08151 7459610
E-Mail: info@rechtsanwaeltin-ulusal.de

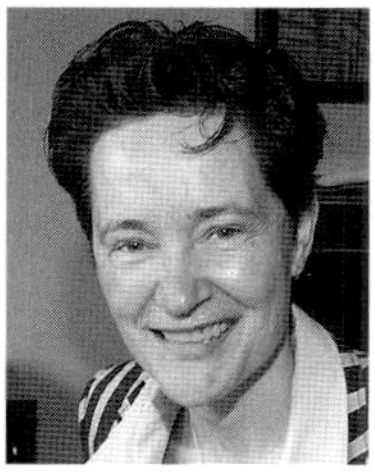

Suzanne Weiler (Absicherung)
Alte Münsterstr. 6
48268 Greven
Tel.: 02571-581866
Mobil: 0171-2653747
E-Mail: suzanneweiler@web.de

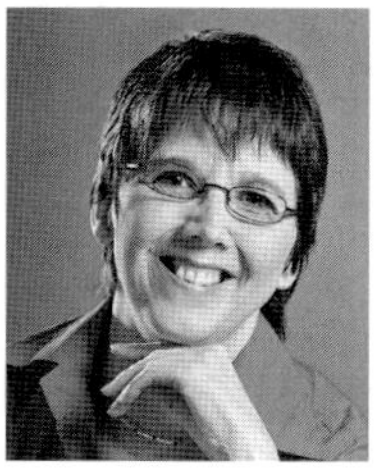

Susanne Hagedorn (Social Media)
Berge 15
48734 Reken
Tel.: 02864-7737
E-Mail: info@sh-e.de

17 Abbildungsnachweis

Abb. 2.4 Screenshot der Seite www.mundgerechtes.de

Abb. 2.5 mit freundlicher Genehmigung des Verbandes der Oecotrophologen e.V. (VDOE), Bonn

Abb. 2.6 Schilling-Maßmann, B. Die Adipositas-Welle rollt – ist sie zu stoppen? Der Hausarzt 2012; Heft 2: 28 – 31. Mit freundlicher Genehmigung der Autorin und der Springer Science + Business Media.

Abb. 3.1 mit freundlicher Genehmigung der Fa. Attrappen Döring GmbH (www.attrappe.de)

Abb. 5.1 Buchholz D, Wechsler JG, Babitsch B. Ambulante Diät- und Ernährungsberatung in Deutschland – eine Bestandsaufnahme. Aktuel Ernährungsmed 2010; 35: 131–137

Abb. 8.1 nach einer Vorlage von zweiblick // kommunikation (www.zweiblick.com)

Abb. 8.2 Screenshot der Seite www.demo.diaetassistentin.info

Abb. 8.3 mit freundlicher Genehmigung von Susanne Krenzer, Bad Schwalbach

18 Literaturverzeichnis

[1] **aid infodienst.** Im Internet: www.aid.de (2011); Stand: 22.07.2011

[2] **aid infodienst.** Talking Food. Jugend is(s)t aufgeklärt (2011). Im Internet: www.talkingfood.de; Stand: 22.07.2011

[3] **Alibaba.com.** Plüschfrüchte. Im Internet: http://german.alibaba.com/products/plush-fruits.html; Stand: 26.07.2011

[4] **Alnatura®.** Im Internet: www.alnatura.de; Stand: 22.07.2011

[5] **Amtsblatt der Europäischen Union.** Verordnung (EG) Nr. 852/2004 des europäischen Parlaments und des Rates vom 29. April 2004 über Lebensmittelhygiene. Im Internet: www.eur-lex.europa.eu/LexUriServ/LexUriServ.do?uri=OJ:L:2004:139:0001:0054:DE:PDF; Stand: 22.07.2011

[6] **Approbationsordnung für Ärzte (ApprOÄ).** Im Internet: http://beck-online.beck.de/default.aspx?bcid=Y-100-G-ArztAppO (2010); Stand: 26.07.2011

[7] **arzt-praxis niederlassung.de.** Praxisübernahme. Im Internet: www.arzt-praxisgruendung.de/praxisuebernahme/ (2011); Stand: 22.07.2011

[8] **Asgodom S.** Raus aus der Komfortzone, rein in den Erfolg: Das Programm für Ihre persönliche Unabhängigkeit. München: Goldmann; 2010

[9] **AUFGERÄUMT.** Büro und Management Andrea Pick. Im Internet: http://www.aufgeraeumt.org/index.php (2011); Stand: 30.07.2011

[10] **Baden-Württemberg Stiftung.** Komm mit in das gesunde Boot (2011). Im Internet: www.gesunde-kinder-bw.de/; Stand: 24.07.2011

[11] **Bährle RJ.** Vermeiden Sie einen Urheberrechtsverstoß! Vorsicht bei Verwendung fremder Fotos. Diät & Information 2011; 1: 26–27

[12] **Bannenberg T.** Leitfaden für freie Beratende, Lehrende und therapeutische Berufe in Deutschland. 2. Aufl. Hamburg: a & o medianetwork; 2005

[13] **Bayrisches Staatsministerium für Ernährung, Landwirtschaft und Forsten: Netzwerk Ernährung in Bayern.** Im Internet: www.stmelf.bayern.de/ernaehrung/35700/ (2011); Stand: 24.07.2011

[14] **Bechler KJ.** (2011): Qualitätsmanagement. Im Internet: http://www.existenzgruender.de/checklisten_und_uebersichten/qualitaet/index.php; Stand: 30.07.2011

[15] **Becke B, Benecke M.** Prozessqualität in der Ernährungsberatung und Ernährungstherapie. Band I. Organisations- und Formularhandbuch. 2. Aufl. Niedereschach: Verlag MED+ORG Alexander Reichert GmbH; 2006

[16] **Benecke M, Hermann M, Hipp S.** Prozessqualität in der Ernährungstherapie und Ernährungsberatung. Band II. Leitfaden für den Therapieprozess. Niedereschach: Verlag MED+ORG Alexander Reichert GmbH; 2006

[17] **Berufe-Lexikon.** Im Internet: www.berufe-lexikon.de (2011); Stand: 22.07.2011

[18] **Berufsgenossenschaft für Gesundheitsdienst und Wohlfahrtspflege.** Arbeiten in Küchenbetrieben | BGR111 (2006). Im Internet: www.bgw-online.de/internet/generator/Inhalt/OnlineInhalt/Medientypen/bgw_vorschriften-regeln/BGR111_Arbeiten_in_Kuechenbetrieben.html; Stand: 22.07.2011

[19] **Berufsgenossenschaft für Gesundheitsdienst und Wohlfahrtspflege.** Im Internet: http://www.bgw-online.de/internet/generator/Navi-bgw-online/homepage.html; Stand: 18.08.2011

[20] **Berufsgenossenschaft für Gesundheitsdienst und Wohlfahrtspflege.** Versicherung. Im Internet: http://www.bgw-online.de/internet/generator/Navi-bgw-online/NavigationLinks/Kundenzentrum/Versicherung/navi.html; Stand: 18.08.2011

[21] **Betriebshaftpflichtversicherung Berufshaftpflichtversicherung.** Im Internet: www.finanz-beratung-versicherungsvergleiche.de/betriebshaftpflichtversicherung/berufshaftpflichtversicherung.htm; Stand: 24.07.2011

[22] **BIH Integrationsämter.** Im Internet: http://www.integrationsaemter.de/Aktuell/72c/index.html; Stand: 01.08.2011

[23] **BITKOM.** 1001 Internetnutzer ab 14 Jahren (2011). Im Internet: http://www.bitkom.org/de/themen/54842_62772.aspx; Stand: 30.08.2011

[24] **Bleiber R.** Existenzgründung für Heilberufe. Freiburg i. Breisgau: Rudolf Haufe; 2008

[25] **BMWi-Existenzgründerportal** Checkliste: Dreh- und Angelpunkt: Die Gründerperson (2011a). Im Internet: http://www.existenzgruender.de/imperia/md/content/pdf/publikationen/uebersichten/vorbereitung_beratung/07_check.pdf; Stand: 01.08.2011

[26] **BMWi-Existenzgründerportal** Checkliste: Warum möchten Sie sich selbständig machen? (2011b).

Im Internet: http://www.existenzgruender.de/imperia/md/content/pdf/publikationen/uebersichten/vorbereitung_beratung/03_check.pdf; Stand: 01.08.2011

[27] **Böckle M.** Kundenorientierung. Existenzgründung in sozialen Berufen und Gesundheitsberufen. Ergebnisse einer Untersuchung des Fraunhofer Institutes. Vortrag: Veranstaltung des ifex, Stuttgart; 2001

[28] **BodyCapVital.** Die Ernährungssoftware. Im Internet: www.bodycap.de; Stand: 22.07.2011

[29] **Bonnemeier S:** Praxisratgeber Existenzgründung. Erfolgreich starten und auf Kurs bleiben. München: dtb; 2010

[30] **Brigitte.de.** Rezepte finden. Im Internet: www.brigitte.de/rezepte/rezepte; Stand: 22.07.2011

[31] **Buchhaltungssoftware MS-Buchhalter.** Die ideale Buchhaltungssoftware für Ihr Büro. Im Internet: www.ms-buchhalter.de; Stand: 22.07.2011

[32] **Buchholz D, Wechsler JG, Babitsch B.** Ambulante Diät- und Ernährungsberatung in Deutschland – eine Bestandsaufnahme. Aktuel Ernährungsmed 2010; 35: 131–137

[33] **BUHL Software für Anwender.** Im Internet: www.buhl.de; Stand: 22.07.2011

[34] **Bundesagentur für Arbeit.** SGB II – Arbeitshilfe Einstiegsgeld § 16b SGB II (2010). Im Internet: www.arbeitsagentur.de/zentraler-Content/HEGA-Internet/A06-Schaffung/Publikation/HEGA-03-2010-VG-Einstiegsgeld-Anlage.pdf; Stand: 22.07.2011

[35] **Bundesagentur für Arbeit.** Im Internet: www.arbeitsagentur.de; Stand: 17.07.2011

[36] **Bundesagentur für Arbeit.** BERUFENET. Ernährungsberater/in. Im Internet: www.berufenet.arbeitsagentur.de/berufe/start?dest=profession&prof-id=13890; Stand 13.02.2012

[37] **Bundesagentur für Arbeit.** Freiwillige Weiterversicherung in der Arbeitslosenversicherung. Im Internet: http://www.arbeitsagentur.de/zentraler-Content/Veroeffentlichungen/Geldleistungen/Flyer-freiwillige-Weiterversicherung.pdf; Stand: 09.08.2011

[38] **Bundesanstalt für Arbeitsschutz und Arbeitsmedizin.** Biologische Arbeitsstoffe im Gesundheitswesen und in der Wohlfahrtspflege (TRBA 250). Ausgabe 2003.GMBl. Nr. 4 vom 14. Februar 2008, S. 83. Im Internet: www.baua.de/nn_15116/de/Themen-von-A-Z/Biologische-Arbeitsstoffe/TRBA/pdf/TRBA-250.pdf; Stand: 22.07.2011

[39] **Bundesärztekammer.** (Muster-)Berufsordnung für die deutschen Ärztinnen und Ärzte (Stand 2006). Im Internet: http://www.bundesaerztekammer.de/page.asp?his=1.100.1143; Stand: 10.08.2011

[40] **Bundesärztekammer, Kassenärztliche Vereinigung.** Persönliche Leistungserbringung. Möglichkeiten und Grenzen der Delegation ärztlicher Leistungen (2009). Im Internet: http://www.bundesaerztekammer.de/page.asp?his=0.7.47.3225#_ftn5; Stand: 29.09.2011

[41] **Bundesfinanzhof.** Umsatzsteuerbefreiung von Dozentenleistungen (Urteil vom 23.08.2007, V R 4/05). Im Internet: http://juris.bundesfinanzhof.de/cgi-bin/rechtsprechung/document.py?Gericht=bfh&Art=en&nr=13040; Stand: 14.08.2011

[42] **Diätassistentengesetz** vom 8. März 1994 (BGBl. I, S. 446), zuletzt geändert durch Art. 48 des Gesetzes vom 6. Dezember 2011 (BGBl. I, S. 2515). Im Internet: http://www.gesetze-im-internet.de/bundesrecht/di_tassg_1994/gesamt.pdf; Stand: 09.02.2012

[43] **Ausbildungs- und Prüfungsverordnung für Diätassistentinnen und Diätassistenten** vom 1. August 1994 (BGBl. I, S. 2088), zuletzt geändert durch Artikel 49 des Gesetzes vom 6. Dezember 2011 (BGBl. I, S. 2515). Im Internet: http://www.gesetze-im-internet.de/bundesrecht/di_tass-aprv/gesamt.pdf; Stand: 09.02.2012

[44] **Gesetz zur Neuordnung der einkommensteuerrechtlichen Behandlung von Altersvorsorgeaufwendungen und Altersbezügen** (Alterseinkünftegesetz – AltEinkG) vom 5. Juli 2004 (BGBl. Jahrgang 2004, Teil I, Nr. 33). Im Internet: http://www.alterseinkuenfte.de/alteinkg.pdf; Stand: 09.08.2011

[45] **Bundesinstitut für Berufsbildung.** 7. Welche Bedeutung hat der Abschluss der Weiterbildungsmaßnahme für Ihre berufliche Zukunft? (2011). Im Internet: www.bibb.de/de/15801.htm; Stand: 22.07.2011

[46] **Bundesinstitut für Berufsbildung.** Checkliste „Qualität beruflicher Weiterbildung" (2011). Im Internet: www.bibb.de/de/checkliste.htm; Stand: 22.07.2011

[47] **Bundesministerium der Finanzen.** AfA-Tabellen. Im Internet: www.bundesfinanzministerium.de/nn_53848/DE/Wirtschaft_und_Verwaltung/Steuern/Veroeffentlichungen_zu_Steuerarten/Betriebspruefung/AfA-Tabellen/005.html?_nnn=true; Stand: 15.08.2011

[48] **Bundesministerium der Finanzen.** Einkommenssteuerliche Behandlung der Aufwendungen für ein häusliches Arbeitszimmer nach § 4 Abs. 5 Satz 1

Nr. 6b, § 9, Abs. 5 und § 10 Abs. 1 Nr. 7 EStG. Im Internet: http://www.bundesfinanzministerium.de/nn_53848/DE/BMF_Startseite/Aktuelles/BMF_Schreiben/Veroffentlichungen_zu_Steuerarten/einkommensteuer/033_a,property=publicationFile.pdf; Stand: 15.08.2011

[49] **Bundesministerium der Finanzen.** Formular-Management-System (FMS) der Bundesfinanzverwaltung. Im Internet: www.formulare-bfinv.de/; Stand: 24.07.2011

[50] **Bundesministerium der Justiz.** Arbeitszeitgesetz. Im Internet: http://www.gesetze-im-internet.de/arbzg/; Stand: 31.07.2011

[51] **Bundesministerium der Justiz.** Besteuerung der Kleinunternehmer. Im Internet: www.gesetze-im-internet.de/ustg_1980/_19.html; Stand: 24.07.2011

[52] **Bundesministerium der Justiz.** Einkommensteuergesetz. Im Internet: http://bundesrecht.juris.de/estg/index.html; Stand: 14.08.2011

[53] **Bundesministerium der Justiz.** Einkommensteuergesetz. Betriebliche Gesundheitsförderung. Im Internet: http://www.gesetze-im-internet.de/estg/_3.html; Stand: 29.07.2011

[54] **Bundesministerium der Justiz.** Gebührenordnung für Psychologische Psychotherapeuten und Kinder- und Jugendlichenpsychotherapeuten. Im Internet: http://bundesrecht.juris.de/gop/index.html; Stand: 22.07.2011

[55] **Bundesministerium der Justiz.** Gesetz gegen den unlauteren Wettbewerb (UWG). Im Internet: http://www.gesetze-im-internet.de/uwg_2004/ Stand: 03.08.2010

[56] **Bundesministerium der Justiz.** Gesetzliche Rentenversicherung. Im Internet: http://www.gesetze-im-internet.de/sgb_6/; Stand: Mai 2012

[57] **Bundesministerium der Justiz.** Gesetz über die berufsmäßige Ausübung der Heilkunde ohne Bestallung (Heilpraktikergesetz). Im Internet: www.gesetze-im-internet.de/heilprg/BJNR002510939.html; Stand: 24.07.2010

[58] **Bundesministerium der Justiz.** Gesetz über die Werbung auf dem Gebiete des Heilwesens. Im Internet: http://www.gesetze-im-internet.de/heilmwerbg/index.html; Stand: 10.08.2011

[59] **Bundesministerium der Justiz.** Siebtes Buch Sozialgesetzbuch Gesetzliche Unfallversicherung. Im Internet: http://www.gesetze-im-internet.de/sgb_7/; Stand: 18.08.2011

[60] **Bundesministerium der Justiz.** Umsatzsteuergesetz. Im Internet: http://bundesrecht.juris.de/ustg_1980/; Stand: 22.07.2011

[61] **Bundesministerium der Justiz.** § 4 Steuerbefreiungen bei Lieferungen und sonstigen Leistungen. Im Internet: www.gesetze-im-internet.de/ustg_1980/_4.html; Stand: 24.07.0211

[62] **Bundesministerium für Ernährung, Landwirtschaft und Verbraucherschutz und Bundesministerium für Gesundheit.** Der nationale Aktionsplan zur Prävention von Fehlernährung, Bewegungsmangel, Übergewicht und damit zusammenhängenden Krankheiten. IN FORM: Deutschland Initiative für gesunde Ernährung und mehr Bewegung (2008). Im Internet: http://www.in-form.de/; Stand: 14.08.2011

[63] **Bundesministerium für Ernährung, Landwirtschaft und Verbraucherschutz (BMELV).** Bundeslebensmittelschlüssel BLS-Version 3.01. Im Internet: www.bls.nvs2.de; Stand: 22.05.2011

[64] **Bundesministerium für Ernährung, Landwirtschaft und Verbraucherschutz (BMELV).** Rechtsgrundlagen für die Lebensmittelhygiene. Im Internet: www.bmelv.de/SharedDocs/Standardartikel/Ernaehrung/SichereLebensmittel/Hygiene/Rechtsgrundlagen.html; Stand: 08.05.2011

[65] **Bundesministerium für Wirtschaft und Technologie.** Starthilfe. Der erfolgreiche Weg in die Selbständigkeit. Im Internet: http://www.bmwi.de/Dateien/BMWi/PDF/foerderdatenbank/br-starthilfe,property=pdf,bereich=bmwi,sprache=de,rwb=true.pdf; Stand: 09.02.2012

[66] **Bundesministerium für Wirtschaft und Technologie.** Ursachen für das Scheitern junger Unternehmen in den ersten fünf Jahren ihres Bestehens. Studie im Auftrag des Bundesministeriums für Wirtschaft und Technologie. Im Internet: ftp://ftp.zew.de/pub/zew-docs/gutachten/Scheitern_junger_Unternehmen_2010.pdf; Stand: 09.02.2012

[67] **Bundesministerium für Wirtschaft und Technologie.** Im Internet: www.bmwi.de; Stand: 22.07.2011

[68] **Bundesministerium für Wirtschaft und Technologie.** ERP-Darlehen und Bürgschaften. Im Internet: www.bmwi.de/BMWi/Navigation/Mittelstand/existenzgruendung,did=312588.html; Stand: 17.07.0211

[69] **Bundesministerium für Wirtschaft und Technologie.** Existenzgründung. Im Internet: www.bmwi.de/BMWi/Navigation/Mittelstand/existenzgruendung.html; Stand: 22.07.2011

[70] **Bundesministerium für Wirtschaft und Technologie.** Existenzgründungsportal des BMWi. Im Internet: www.existenzgruender.de; Stand: 22.07.2011

[71] **Bundesministerium für Wirtschaft und Technologie.** Existenzgründungsportal des BMWi: Checklisten und Übersichten. Im Internet: www.existenzgruender.de/checklisten_und_uebersichten/index.php; Stand: 30.07.2011

[72] **Bundesministerium für Wirtschaft und Technologie.** Existenzgründungsportal des BMWi: Checklisten und Übersichten (Controlling). Im Internet: http://www.existenzgruender.de/checklisten_und_uebersichten/controlling/index.php; Stand: 30.07.2011

[73] **Bundesministerium für Wirtschaft und Technologie.** Existenzgründungsportal des BMWi: E-Business: Unternehmens-Homepage, Im Internet: http://www.existenzgruender.de/selbstaendigkeit/vorbereitung/gruendungswissen/ebusiness/homepage/index.php; Stand: 12.08.2011

[74] **Bundesministerium für Wirtschaft und Technologie.** Existenzgründungsportal des BMWi: Multi-Level-Marketing. Im Internet: www.existenzgruender.de/selbstaendigkeit/entscheidung/gruendungsarten/00639/index.php; Stand: 22.07.2011

[75] **Bundesministerium für Wirtschaft und Technologie.** Förderdatenbank. Förderprogramme und Finanzhilfen des Bundes, der Länder und der EU. Im Internet: http://www.foerderdatenbank.de/; Stand: 15.08.2011

[76] **Bundesministerium für Wirtschaft und Technologie.** Freiwillige Arbeitslosenversicherung für Selbständige. Im Internet: http://www.existenzgruender.de/selbstaendigkeit/vorbereitung/gruendungswissen/versicherung/02477/index.php; Stand: 21.08.2011

[77] **Bundesministerium für Wirtschaft und Technologie.** Softwarepaket 10. Im Internet: www.softwarepaket.de; Stand: 22.07.2011

[78] **Bundesministerium der Justiz in Zusammenarbeit mit der Juris® GmbH.** Arbeitszeitgesetz (ArbZG). Im Internet: www.gesetze-im-internet.de/bundesrecht/arbzg/gesamt.pdf; Stand: 24.07.2011

[79] **Bundesministerium der Justiz in Zusammenarbeit mit der Juris® GmbH.** Verordnung über Arbeitsstätten (Arbeitsstättenverordnung – ArbStättV). Im Internet: www.gesetze-im-internet.de/bundesrecht/arbst_ttv_2004/gesamt.pdf; Stand: 24.07.2011

[80] **Bundesrepublik Deutschland (1949/2010):** Grundgesetz für die Bundesrepublik Deutschland, Die Grundrechte (Artikel 1–19) vom 23.05.1949 (BGBl. I S. 1), geändert durch Gesetz vom 21.07.2010 (BGBl. I S. 944)

[81] **Bundessozialgericht** (2000) 28. Juni 2000 B6KA26/99R, BSG

[82] **Bundesverband der Freien Berufe® (BFB).** Im Internet: www.freie-berufe.de/; Stand: 13.06.2011

[83] **Bundesverband Deutscher Ernährungsmediziner e. V.** Im Internet: http://www.bdem.de/index.php?page=5; Stand: 24.07.2011

[84] **Bundesverband Deutscher Ernährungsmediziner e. V.** Doc Weight®. Im Internet: http://www.bdem.de/index.php?page=13; Stand: 03.09.2011

[85] **Bundesverband Deutscher Ernährungsmediziner e. V.** Schwerpunktpraxen in Ihrer Nähe. Im Internet: www.bdem.de/index.php?page=18; Stand: 24.07.2011

[86] **Bundesverband Deutscher Ernährungsmediziner e. V.** Präsidium und Vorstand des BDEM informieren. Ernährungs-Umsch 2010; 11: 624–625

[87] **Business Angels Netzwerk 2011.** Im Internet: http://www.business-angels.de/; Stand 13.02.2012

[88] **Byrne R, Hörner KF.** The Secret – Das Geheimnis. 18. Aufl. München: Arkana; 2007

[89] **Calory Coach.** Franchise-Partner werden. Im Internet: www.calorycoach.com/franchise/franchise-konzept; Stand: 22.07.2011

[90] **Chromow R.** Die „Übungsleiterpauschale" – Unterschätztes Steuerprivileg für Nebenjobber (2009). Im Internet: www.akademie.de/fuehrung-organisation/recht-und-finanzen/tipps/finanzwesen/uebungsleiterpauschale-steuerfreibetrag.html; Stand: 22.07.2011

[91] **Chromow R.** Freiwillige Arbeitslosenversicherung für Selbständige 2011: Lohnt sie sich noch? Wie teuer wird es? Wie kommen Sie raus? Im Internet: http://www.akademie.de/fuehrung-organisation/recht-und-finanzen/tipps/krankenversicherung-altersvorsorge-selbststaendige/stuetze-fuer-selbststaendige-hat-zukunft.html; Stand: 09.09.2011

[92] **Chromow R.** Honorar-Kalkulation für Dienstleistungen: Realistische Stundensätze berechnen! Im Internet: www.akademie.de/fuehrung-organisation/recht-und-finanzen/tipps/finanzwesen/kalkulation.html?page=2; Stand: 22.07.2011

[93] **Chromow R.** Nebenberuflich selbstständig: Tipps und Informationen für Nebenerwerbs-Gründer. Im Internet: www.akademie.de/existenzgruendung/existenzgruendung/kurse/nebenberuflich-selbststaendig/index.html; Stand: 22.07.2011

[94] **Collmex.** Online-Software für Unternehmen, Buchhaltung und ERP. Im Internet: www.collmex.de; Stand: 22.07.2011

[95] **Cyberlab.** Buchhaltungssoftware MS-Buchhalter 2011. Im Internet: http://www.ms-buchhalter.de/; Stand: 26.07.2011

[96] **D.A.S Gewerbeinformation.** Der Weg zum perfekten Businessplan. Worauf Gründer achten sollten. D.A.S –Presseservice 20.12.2010). Im Internet: www.das-rechtsportal.de/recht/verbraucherinfo/2010/20101220-businessplan.htm; Stand 13.02.2012

[97] **Das Erste Mediathek.** Versicherungscheck 2011: Tipps von Rechtsexperte Wolfgang Büser. Im Internet: http://mediathek.daserste.de/sendungen_a-z/435054_morgenmagazin/7388912_versicherungscheck-2011–tipps-von-rechtsexperte-wo; Stand: 11.09.2011

[98] **DEBInet Deutsches Ernährungsberatungs- und informationsnetz.** Im Internet: www.ernaehrung.de; Stand: 22.07.2011

[99] **DEBInet Deutsches Ernährungsberatungs- und informationsnetz.** Netzwerk Ernährungsmedizin. Im Internet: www.ernaehrung.de/adressen/netzwerk/; Stand: 22.07.2011

[100] **Denic eG.** Im Internet: www.denic.de; Stand: 22.07.2011

[101] **Der öffentliche Sektor.** TVöD – Tarifvertrag für den öffentlichen Dienst – Allgemeiner Teil. Im Internet: www.der-oeffentliche-sektor.de/infoundrat/infothek/1420; Stand: 01.11.2010

[102] **Deutsche Adipositas Gesellschaft (DAG).** Im Internet: www.adipositas-gesellschaft.de/index.php; Stand: 22.07.2011

[103] **Deutsche Akademie für Ernährungsmedizin e. V.** Seit 25 Jahren Seminarfortbildungen in Ernährungsmedizin. Im Internet: www.daem.de; Stand: 22.07.2011

[104] **Deutsche Akademie für Ernährungsmedizin e. V.** Seminare, Seminarstruktur, Kompaktkurse Ernährungsmedizin. Im Internet: www.daem.de/seminar/struktur.php; Stand: 30.07.2010

[105] **Deutsche Akademie für Ernährungsmedizin e. V.** Qualifikationen, Ernährungsberatung / Ernährungstherapie. Im Internet: www.daem.de/qualifikationen/ernaehrungsberatung.php; Stand: 30.07.2010

[106] **Deutsche Gesellschaft für Ernährung.** DGE-Qualitätsstandard für die Verpflegung in Krankenhäusern. Im Internet: http://www.station-ernaehrung.de/service/medien.html#c469; Stand: 06.09.2011

[107] **Deutsche Gesellschaft für Ernährung.** DGE-Zulassungskriterien für die Ernährungsberatung. Mindestanforderungen an Absolventinnen und Absolventen oecotrophologischer und ernährungswissenschaftlicher Studiengänge zur Zertifizierung. Ernährungs-Umsch 2011; 10: 559–561

[108] **Deutsche Gesellschaft für Ernährung e. V.** Im Internet: www.dge.de; Stand: 22.05.2011

[109] **Deutsche Gesellschaft für Ernährung e. V.** Fortbildung. Im Internet: www.dge.de/modules.php?name=Content&pa=showpage&pid=32; Abruf 22.07.2011

[110] **Deutsche Gesellschaft für Ernährung e. V.** Medienservice. Im Internet: www.dge-medienservice.de; Stand: 29.05.2011

[111] **Deutsche Gesellschaft für Ernährung e. V.** Ernährungsbericht 2008. Im Internet: http://www.dge.de/modules.php?name=News&file=article&sid=914; Stand: 10.02.2012

[112] **Deutsche Gesetzliche Unfallversicherung.** Im Internet: http://www.dguv.de/inhalt/index.jsp; Stand: 21.08.2011

[113] **Deutsche Rentenversicherung.** Im Internet: http://www.deutsche-rentenversicherung.de/DRV/de/Navigation/_home_node.html; Stand: 21.08.2011

[114] **Deutsche Rentenversicherung.** Fragebogen zur Feststellung der Pflichtversicherung kraft Gesetzes als selbständig Tätiger bzw. zum Antrag auf Pflichtversicherung als selbständig Tätiger. Im Internet: http://www.deutsche-rentenversicherung-bund.de/sid_5703A769C52E89823B0FBD9C63C76AC8.cae03/SharedDocs/de/Inhalt/04_Formulare_Publikationen/01_formulare/01_versicherung/V0020.html?nn=38546; Stand: 21.08.2011

[115] **Deutsche Rentenversicherung Bund.** Versicherungspflicht. Im Internet: http://www.deutsche-rentenversicherung-bund.de/SharedDocs/de/Navigation/Service/Zielgruppen/existenzgruender/versicherungspflicht/01_Versicherungspflicht_node.html; Stand: Mai 2012

[116] **Deutscher Franchise-Nehmer Verband e. V.** DFNV-Sicherheitssiegel. Im Internet: http://www.dfnv.de/index.php/dfnv-sicherheitssiegel; Stand: 01.08.2011

[117] **Deutscher Franchise-Verband e. V.** Im Internet: http://www.franchiseverband.com/; Stand 01.08.2011

[118] **Deutsches Patent- und Markenamt.** Im Internet: http://www.dpma.de/; Stand: 26.07.11

[119] **diabetesDE.** Rezeptdatenbank. Im Internet: www.diabetesde.org/aktiv_leben/rezepte/; Stand: 22.05.2011

[120] **Die deutschen Versicherer, Gesamtverband der deutschen Versicherungswirtschaft e. V.** Berufsunfähigkeitsversicherung. Im Internet: http://www.gdv.de/Glossar/B/glossareintrag20815.html; Stand: 09.08.2011

[121] **Die gesetzlichen Krankenkassen.** Die GKV. Im Internet: http://www.g-k-v.de/gkv/index.php?id=71; Stand: 09.08.2011

[122] **Die Minijob-Zentrale.** Im Internet: http://www.minijob-zentrale.de/nn_10152/sid_8269AA4F12B5721D1DD6620C80EC1939/nsc_true/DE/0_Home/navNode.html?_nnn=true; Stand: 01.08.2011

[123] **Dienstleistungs-Informationspflichten-Verordnung (DL-InfoV).** Verordnung über Informationspflichten für Dienstleistungserbringer vom 12. März 2010 (BGBl. I, S. 267). Im Internet: http://dl-infov.de/; Stand: 02.09.2011

[124] **Dietitians and Nutritionists.** Significant Points (2009). Im Internet: www.bls.gov/oco/pdf/ocos077.pdf; Stand: 22.07.2011

[125] **Dietrich A.** Wir sind jetzt eine Firma. Die eigene Chefin sein, Pläne wahrmachen, gutes Geld verdienen – und das alles gleich doppelt. Warum Frauen so erfolgreich sind, wenn sie sich als Team selbständig machen. Plus Service: Was Gründerinnen wissen müssen. Brigitte 2010; 16: 134–136

[126] **domain§recht.** Ihr Online-Ratgeber. Im Internet: www.domain-recht.de/recht/; Stand: 22.07.2011

[127] **Döring Lebensmittel-Attrappen.** Im Internet: www.attrappe.de; Stand: 22.07.2011

[128] **Dr. Ambrosius.** Studio für Ernährungsberatung. Im Internet: www.dr-ambrosius.de/; Stand: 22.07.2011

[129] **Duden online.** Im Internet: http://www.duden.de/rechtschreibung/Social_Media; Stand: 30.08.2011

[130] **Dummy-Store.com.** Im Internet: www.attrappe-store.de; Stand: 22.07.2011

[131] **EatSmarter.** Im Internet: www.eatsmarter.de; Stand: 22.05.2011

[132] **EBISpro.** Software für Ernährungsberatung und Wissenschaft. Im Internet: http://www.nutrisurvey.de/ebispro/; Stand: 26.07.2011

[133] **ElsterWEB.** Elektronische Steuererklärung. Im Internet: www.elster.de; Stand: 22.07.2011

[134] **Engelken E.** Die rechtliche Seite der Kaltakquise. Selbst und Ständig (2006). Im Internet: http://www.selbst-und-staendig.de/50226711/die_rechtliche_seite_der_kaltakquise.php; Stand: 12.08.2011

[135] **ernaehrungsteams.de.** DGEM – Netzwerk. Im Internet: www.dgem.de/ernaehrungsteams/php/team_anmelden/team_anzeigen.php?eteams_name=165; Stand: 22.07.2011

[136] **Ernährungsumschau.** Online-Fortbildungen – Wie geht das? Im Internet: http://www.ernaehrungs-umschau.de/fortbildung/wie_geht_das/; Stand: 30.07.2011

[137] **ESG Institut für Ernährung.** Im Internet: http://www.esg-ernaehrung.de/; Stand: 24.09.2011

[138] **euro-MIS online.** Im Internet: http://www.mymis.info/; Stand: 24.09.2011

[139] **Europäischer Gerichtshof.** Versicherungen müssen Unisex-Tarife anbieten. Im Internet: http://www.zeit.de/wirtschaft/2011-03/versicherungen-urteil-unisex-diskriminierung; Stand: 09.08.2011

[140] **European Federation of the Associations of Dietitians (EFAD)** Im Internet: www.efad.eu/everyone; Stand 13.02.2012

[141] **Evers H.** Für Eile fehlt mir die Zeit. Berlin: Rowohlt; 2011

[142] **Existenzgründer Netzwerk.** Im Internet: www.existenzgruender-netzwerk.de; Stand: 24.07.2011

[143] **experto.de.** Expertenportal im Internet. Im Internet: www.experto.de/b2b/organisation/bueroorganisation/checkliste-bueroorganisation-regeln-fuer-die-ablage.html; Stand 13.02.2012

[144] **finanz-spion.de.** Darlehen und Beleihungswert. Im Internet: http://www.finanz-spion.de/darlehen-und-beleihungswert.html; Stand: 16.08.2011

[145] **Fischer B.** „Wir müssen das vorhandene Wissen in unserem Gesundheitswesen besser und effektiver nutzen", … Special Interview mit Birgit Fischer, Leiterin der BARMER GEK. Ernährungs-Umsch 2010; 7: 310–311

[146] **Fit for Fun.** Rezepte. Im Internet: http://www.fitforfun.de/abnehmen/rezepte/suche/; Stand: 24.07.2011

[147] **forum.ernährung – Verein zur Förderung von Ernährungsinformation.** Im Internet: www.forum-ernaehrung.at; Stand: 22.05.2011

[148] **Gabler Wirtschaftslexikon.** Stichwort: berufliche Fortbildung. Internet: http://wirtschaftslexikon.gabler.de/Archiv/57770/berufliche-fortbildung-v3.html; Stand: 22.07.2011

[149] **Gebührenverzeichnis für Heilpraktiker (GebüH) (2011).** Im Internet:www.paracelsus.de/recht/hp_geb.html; Stand: 14.08.2011

[150] **GEMA.** Im Internet: https://www.gema.de/startseite.html; Stand: 25.08.2011

[151] **Generali Group.** Generali-Geldstudie 2009: Rotstift bei Urlaub, Mode und Auto. Im Internet: www.generali.at/_C1256A6F0044EA06.nsf/ie/19C530548D711BD2C125752F0048551F?OpenDocument; Stand: 24.07.11

[152] **Gesellschaft der qualifizierten Ernährungstherapeuten und Ernährungsberater – QUETHEB e. V.** Im Internet: www.quetheb.de/fach-reg_quetheb.htm; Abruf 24.07.2011

[153] **Gesellschaft der qualifizierten Ernährungstherapeuten und Ernährungsberater – QUETHEB e. V.** Vorlagen zur professionellen Abrechnungen von Ernährungsberatungsleistungen. Im Internet: http://www.quetheb.de/fach-medien_quetheb.htm; Stand: 24.07.2011

[154] **Gesellschaft für optimierte Ernährung.** Opti-Diet – PC-Programm für professionelle Diät- und Ernährungsberatung. Im Internet: http://www.goe-software.de/opti.html; Stand: 26.07.2011

[155] **Gierlich D.** Steuerrecht: BMF-Schreiben: Abziehbarkeit der Aufwendungen für ein häusliches Arbeitszimmer – Antrag auf Aussetzung der Vollziehung. Im Internet: www.jurablogs.com/de/steuerrecht-bmf-schreiben-abziehbarkeit-aufwendungen-haeusliches-arbeitszimmer-antrag; Stand: 24.07.2011

[156] **Gieschen G.** Erfolgreich ohne Chef. Handbuch für Freiberufler, Selbständige und freie Mitarbeiter. 2. Aufl. Berlin: Cornelsen; 2008

[157] **GKV-Spitzenverband (Hrsg.).** Leitfaden Prävention Gemeinsame und einheitliche Handlungsfelder und Kriterien der Spitzenverbände der Krankenkassen zur Umsetzung von §§ 20 und 20a SGB V vom 21. Juni 2000 in der Fassung 27. August 2010. Im Internet: http://www.gesundheitswirtschaft.ihk.de/linkableblob/988516/data/09-Leitfaden_Praevention-data.pdf; Stand: 10.02.2012

[158] **Gölz C.** Der Weg in die Selbständigkeit: Existenzgründung als freiberufliche Ökotrophologin/freiberuflicher Ökotrophologe (Teil 1 und 2). Ernährungs-Umsch 2009; 1: 46–49 und 2: 107–111

[159] **Grädler T, Meyer S.** Erfahrungsbericht – concept-center, Gründer einer Unternehmensberatung, e-fellows.net wiki. Im Internet: www.e-fellows.net/wiki/index.php/Erfahrungsbericht_-_concept-center,_Gr%C3 %BCnder_einer_Unternehmensberatung; Stand: 22.07.2011

[160] **Gründerstadt.de.** Im Internet: www.gruenderstadt.de; Stand: 24.07.2011

[161] **Handelskammer Hamburg.** Existenzgründung und Unternehmensförderung. Im Internet: www.hk24.de; Stand: 24.07.2011

[162] **Hensche Rechtsanwälte.** Informationen zum Thema Nebentätigkeit. Arbeitsrecht Online Hensche Rechtsanwälte Kanzlei für Arbeitsrecht. Im Internet: www.hensche.de/Rechtsanwalt_Arbeitsrecht_Handbuch_Nebentaetigkeit.html; Stand: 24.07.2011

[163] **Heseker H.** Die Ernährung der Zukunft, Herausforderungen an Erzeuger und Verarbeiter. Vortrag DLG-Wintertagung 2006 Demografischer Wandel – für wen und was produzieren wir in Zukunft? Im Internet: http://dsg.uni-paderborn.de/fileadmin/evb/materialien/06_08_DLG-Ernaehrung.pdf; Stand: 30.07.2010

[164] **Hettlings Lesezirkel.** Im Internet: www.lesezirkel.com; Stand: 22.07.2011

[165] **Heuchert O.** Überflüssige Versicherungen Was brauchen Sie wirklich? (18.04.2011). Im Internet: http://wiso.zdf.de/ZDFde/inhalt/26/0,1872,8233050,00.html?dr=1; Stand: 09.08.2011

[166] **Hinnemann N.** Optimale Social-Media-Strategie für KMU. Im Internet: http://news.soquero.de/2011/07/28/optimale-social-media-strategie-fur-kmu/; Stand: 07.08.2011

[167] **Hofmann Medizinische Ernährungsberatung.** Im Internet: http://www.demo.diaetassistentin.info/; Stand: 25.09.2011

[168] **IFEB Institut für ernährungsmedizinische Betreuung.** Im Internet: www.ifeb-deutschland.de; Stand: 22.07.2011

[169] **IHK Frankfurt am Main.** Scheinselbständigkeit. Im Internet: http://www.frankfurt-main.ihk.de/recht/themen/arbeitsrecht/scheinselbstaendigkeit/index.html; Stand: 21.08.2011

[170] **IHK Region Stuttgart.** Starthilfe und Unternehmensförderung. Rentabilitätsplanung oder Rentabilitätsvorschau. Im Internet: www.stuttgart.ihk24.de; Stand: 24.07.2011

[171] **IKEA.** Kinderzimmer > Spielzeug > Stofftiere. Im Internet: http://www.ikea.com/de/de/catalog/products/30195746/ und http://www.ikea.com/de/de/catalog/products/10185748/; Stand: 28.12.2011

[172] **IKK-Bundesverband Bergisch Gladbach.** Gemeinsame Empfehlungen der Spitzenverbände der Krankenkassen gemäß § 124 Abs. 4 SGB V zur einheitlichen Anwendung der Zulassungsbedingungen nach § 124 Abs. 2 SGB V für Leistungserbringer von Heilmitteln, die als Dienstleistung an Versicherte abgegeben werden in der Fassung vom 6. Dezember 2007. Im Internet: http://www.gkv-spitzenverband.de/upload/Empfehlungen_125_Pod_2013.pdf; Stand: 10.09.2012

[173] **Informationsdienst Medizinrecht.** Medizinrecht für Ärzte & Kliniken. Im Internet: http://www.praxisuebernahme-recht.de/; Stand: 01.08.2011

[174] **Johne T.** Das 1 × 1 der Kundenbetreuung. Kundenbindung durch Kundenorientierung. Im Internet: http://www.akademie.de/marketing-

pr-vertrieb/marketing/kurse/marketing-einmaleins-kundenbetreuung-kmu/index.html; Stand: 07.08.2011

[175] **JuraForum.** Gesetze – § 42 BRRG. Im Internet: http://www.juraforum.de/gesetze/brrg/42; Stand: 31.07.2011

[176] **JuraForum.** Gesetze – § 64 BBG. Im Internet: http://www.juraforum.de/gesetze/bbg/64-eidespflicht-eidesformel; Stand: 31.07.2011

[177] **Juris® Das Rechtsportal.** Im Internet:www.juris.de; Stand: 12.02.2012

[178] **Juristischer Informationsdienst.** Bürgerliches Gesetzbuch, § 203 Verletzung von Privatgeheimnissen. Im Internet: http://dejure.org/gesetze/StGB/203.html; Stand: 30.07.2011

[179] **Juristischer Informationsdienst.** Bürgerliches Gesetzbuch, § 611 Vertragstypische Pflichten beim Dienstvertrag. Im Internet: www.dejure.org/gesetze/BGB/611.html; Stand: 22.07.2011

[180] **Juristischer Informationsdienst.** Bürgerliches Gesetzbuch, § 810 Einsicht in Urkunden. Im Internet: http://dejure.org/gesetze/BGB/810.html; Stand: 30.07.2011

[181] **Justen R.** Abschlussbericht – homeCare Leipzig: 860 Experten diskutierten die Zukunft der Homecare-Versorgung in Deutschland (2010). Im Internet: http://www.messeninfo.de/news-Abschlussbericht-homeCare-Leipzig-860-Experten-diskutierten-die-Zukunft-der-Homecare-Versorgung-in-Deutschland-N114.html; Stand: 20.08.2011

[182] **Kallenbach S.** Existenzgründung banal – Schritt für Schritt zur eigenen Heilpraktiker-Praxis über alle 6 Felder der Existenzgründung. Aachen: Shaker Media; 2008

[183] **Kassenärztliche Bundesvereinigung KBV.** Einheitlicher Bewertungsmaßstab (EBM). Im Internet: http://www.kbv.de/8156.html; Stand: 14.08.2011

[184] **Kauth T.** Neue Kooperationsformen in der ambulanten Betreuung adipöser Kinder und Jugendlicher. Vorteile der Schwerpunktpraxis Ernährungsmedizin (BDEM). Ernährungs-Umsch 2010; 3: 158–159

[185] **Kellogg's®.** Fachkräfte. Im Internet: www.kelloggs.de; Stand: 24.07.2011

[186] **Keuthage W.** Schwerpunktpraxis Ernährungsmedizin BDEM ist zugleich Diabetologische Schwerpunktpraxis. Ernährungs-Umsch 2010; 10: 566–567

[187] **KfW Bankengruppe.** KfW-Blitzbefragung: Keine Kreditklemme zum Jahreswechsel (2010). Im Internet: www.kfw.de/kfw/de/KfW-Konzern/Medien/Aktuelles/Pressearchiv/2010/20100212_34829.jsp; Stand: 22.07.2011

[188] **KfW Beraterbörse.** Im Internet: www.kfw-beraterboerse.de; Stand: 17.07.2011

[189] **KfW Gründercoaching Deutschland.** Im Internet: www.kfw.de/kfw/de/Inlandsfoerderung/Programmuebersicht/Gruendercoaching_Deutschland/index.jsp; Stand: 15.08.2011

[190] **KH Dewert GmbH.** Praxis- und Therapieliegen. Im Internet:www.khdewert.de; Stand: 24.07.2011

[191] **KIDS®.** Schulungsprogramme für übergewichtige und adipöse Kinder und Jugendliche (2011). Im Internet: http://www.kids-ernaehrung.de/index.php?id=6; Stand: 01.08.2011

[192] **Kleimann C.** Woman's Networks, New York, erfolgreichnetzwerken.de, das große Business Networking Portal. Im Internet: www.erfolgreichnetzwerken.de/ressourcen/networkingzitate.php; Stand: 06.01.2011

[193] **Köck P.** Wörterbuch für Erziehung und Unterricht. Augsburg: Brigg; 2008

[194] **Koelln.** Zu den Expertenseiten (2011). Im Internet: www.koelln.de; Stand: 22.07.2011

[195] **Kölsch O.** Auswirkungen des demographischen Wandels auf Verpflegungskonzepte, Bundesvereinigung der deutschen Ernährungsindustrie, Vortrag: Berlin (2010). Im Internet: www.bve-online.de/presseservice/bve_aktuell/aktuell_100416/ak_food2010_abschlussbericht/; Stand: 22.07.2011

[196] **Komma-net.de.** Im Internet: www.komma-net.de/unternehmen/existenzgruendung/; Stand: 05.07.2011

[197] **Konken M (2003).** Öffentlichkeitsarbeit. Skript aus VDD-Seminar. Düsseldorf. Auszug aus: Konken, M. (2000): Pressearbeit – Mit den Medien an die Öffentlichkeit. Limburgerhof

[198] **Koordinierungskreis zur Qualitätssicherung in der Ernährungsberatung und Ernährungsbildung (2009).** Rahmenvereinbarung zur Qualitätssicherung in der Ernährungsberatung und Ernährungsbildung in Deutschland in der Fassung vom 22.06.2009 erstmals veröffentlicht 12.04.2005

[199] **Küstenmacher MT, Seiwert W.** Simplify your Life – Den Arbeitsalltag gelassen meistern. Frankfurt: Campus Verlag; 2005

[200] **Landesrecht online.** Nebentätigkeitsverordnung (NebVO). Vom 2. Februar 1987. Im Internet: http://landesrecht.rlp.de/jportal/?quelle=jlink&query=NTV+RP&psml=bsrlpprod.psml; Stand: 31.07.2011

[201] **Laura Diät.** Rezepte. Im Internet: www.laura-diaet.de; Stand: 22.07.2011

[202] **Lecker ohne ....** Leckere Rezepte zum Abnehmen, Zunehmen, ohne Ei, ohne Milch, glutenfrei ... Im Internet: www.lecker-ohne.de; Stand: 22.07.2011

[203] **Leinemann H.** Ertrags- und Umsatzsteuern für Diätassistenten. Worauf ist zu achten? Gewerbe oder freier Beruf?... Das ist entscheidend! Diät & Information 2006; 1: 25–26

[204] **Leinemann H.** Umsatzsteuerberechnungen. Diät & Information 2006; 3: 93–94

[205] **LEL – Infodienst Landwirtschaft – Ernährung – Ländlicher Raum.** BeKi Fachfrauen für Kinderernährung, Im Internet: www.landwirtschaft-mlr.baden-wuerttemberg.de/servlet/PB/menu/1042335_l1/index.html?QUERYSTRING=fachfrau%25u0020f%25u00fcr%25u0020kinderern%25u00e4hrung; Abruf 24.07.2011

[206] **Leppin K, Mutafoglu K.** Nebenbei selbständig. Der Ratgeber für Selbständige in Teilzeit. 6. Aufl. Hannover: Humboldt; 2009

[207] **Lesezirkel.** Im Internet: www.lesezirkel.de; Stand: 22.07.2011

[208] **Lexware.** Bewährte Softwarelösungen für Buchhaltung, Lohn-/Gehaltsabrechnung. Im Internet: www.lexware.de; Stand: 22.07.2011

[209] **Linker E.** Freiberufliche Tätigkeit als Ernährungsfachkraft; Workshop im Rahmen des 14. ADF im September 2010 in Aachen

[210] **Lutz A.** E-Mail-Rechnungen: Signaturpflicht bleibt bestehen. Im Internet: http://www.gruendungszuschuss.de/unternehmerwissen/buero-technik/newstipps/blog/e-mail-rechnungen-signaturpflicht-besteht-weiterhin.html; Stand: 31.07.2011

[211] **m&e move&eat&more®.** Im Internet: http://www.move-eat-more.de/; Stand: 25.09.2011

[212] **Mannhardt S.** Webinar 02 Social Media für Ernährungsfachkräfte – Möglichkeiten und Nutzen. 4. Februar 2011

[213] **MED+ORG Alexander Reichert GmbH.** Ernährungsberatung. Vordrucke nach QUETHEB. Im Internet: http://www.medundorg.de/shop/formularwesen/ernaehrungsberatung/index.php; Stand: 24.07.2011

[214] **Medizina.** Medizintechnik, medizinische Liegen und Einrichtung. Im Internet: www.medizina.de; Stand: 24.07.2011

[215] **Nebenjob.de Zentrale.** Im Internet: www.nebenjob.de/startup/startup4.html; Stand: 24.07.2011

[216] **Nefiodow LA.** Der sechste Kondratieff. Wege zur Produktivität und Vollbeschäftigen im Zeitalter der Information. 6. Aufl. Sankt Augustin: Rhein-Sieg; 2006

[217] **Netzwerk Ernährung.** Im Internet: www.ernaehrungsnetz.net/; Stand: 22.07.2011

[218] **Netzwerk Ernährungsmedizin Baden-Württemberg e. V.** Wir über uns. Im Internet: www.nebw.de/wirueberuns/index.htm; Stand: 24.07.2011

[219] **Netzwerk Gesunde Ernährung.** Im Internet: www.netzwerk-gesunde-ernaehrung.de/e_n_1_143620_n_n_n_n_n_n_n.html; Stand: 22.07.2011

[220] **Netzwerk Lernen.** Der kompetente Partner für Unterrichtsmaterialien, Arbeitsblätter, und Übungsblätter. Im Internet: www.netzwerk-lernen.de; Stand: 22.07.2011

[221] **NEXXT.** Initiative Unternehmensnachfolge. Im Internet: www.nexxt.org; Stand: 01.08.2011

[222] **NEXXT.** Unternehmensbörse Change. Im Internet: www.nexxt-change.org; Stand: 01.08.2011

[223] **Nöhmaier N.** Selbstmarketing – Die 10 Gebote des Erfolgs (2010). Im Internet: http://www.focus.de/finanzen/karriere/bewerbung/selbstmarketing/selbstmarketing/selbstmarketing-die-10-gebote-des-erfolgs_aid_25540.html; Stand: 10.08.2011

[224] **NutriGuide®.** Ernährungs-Informationssystem. Im Internet: www.nutriguide-software.de; Stand: 22.07.2011

[225] **Nutri-Science.** Ernährungssoftware. Im Internet: www.nutri-science.de; Stand: 24.07.2011

[226] **OMRON Medizintechnik.** Im Internet: http://www.omron-medizintechnik.de/; Stand: 26.07.2011

[227] **Online-Marketing-Praxis.** Marketing im Internet – für Selbständige, kleine und mittlere Unternehmen (2011). Im Internet: http://www.online-marketing-praxis.de/tipps/artikel/Telefonakquise01.php3; Anrufdatum 12.08.2011

[228] **Pallasch W, Kölln D.** Pädagogisches Gesprächstraining. Lern- und Trainings-programm zur Vermittlung pädagogisch-therapeutischer Gesprächs- und Beratungskompetenz. 5. Aufl. Weinheim und München: Juventa; 2002

[229] **Passau.de.** Existenzgründung (2011). Im Internet: http://www.passau.de/Wirtschaft,Marketing,Arbeit/ServicefuerUnternehmen/Existenzgruendung.aspx; Stand: 24.07.2011

[230] **Pitzen S.** XING verliert 25 Prozent seiner Nutzer – 2011 wird das Jahr von Facebook. Analyse Nutzerzahlen sozialer Netzwerke 2010 (2011). Im Internet: http://www.xing.com/net/kreisaw/rund-um-xing-465293/xing-verliert-25-prozent-seiner-nutzer-2011-wird-das-jahr-von-facebook-34721159/; Stand: 30.08.2011

[231] **Plattform Ernährung und Bewegung e.V. (PEB).** Im Internet: http://peb.he-hosting.de/; Stand: 01.08.2011

[232] **Pudel V, Westenhöfer J.** Ernährungspsychologie. 3. Aufl. Göttingen: Hogrefe; 2003

[233] **Quaas M, Zuck R.** Medizinrecht: Öffentliches Medizinrecht – Haftpflichtrecht – Arztstrafrecht. 2. Aufl. München: Beck; 2008

[234] **Rezept-Insel.** Im Internet: www.Rezept-Insel.de; Stand: 22.07.2011

[235] **Richard L.** Patientenschutz steht im Vordergrund. Diät & Information 2010; 4: 12–13

[236] **RICHTIG ESSEN INSTITUT.** Im Internet: www.richtig-essen-institut.de; Stand: 24.07.2011

[237] **S&P Unternehmerforum.** Seminare-Intensivtrainings (2011). Im Internet: http://sp-unternehmerforum.de/wp-content/uploads/Einladung_Unternehmerforum_Unternehmenswert.pdf; Stand: 23.12.2011

[238] **SBB Stiftung Begabtenförderung.** Weiterbildungsstipendium. Im Internet:http://www.sbb-stipendien.de/weiterbildungsstipendium.html; Stand: 01.08.2011

[239] **Schieb J.** Google+ hat mittlerweile 25 Millionen Mitglieder (2011). Im Internet: http://www.schieb.de/712798/google-hat-mittlerweile-25-millionen-mitglieder; Stand: 30.08.2011

[240] **SCHUB®I Shop.** Im Internet: www.schubi.de; Stand: 22.07.2011

[241] **Schufa.** Im Internet: www.schufa.de/de/private/unternehmen/unternehmenstartseite.jsp; Stand: 15.08.2011

[242] **Schwarzer R.** Psychologie des Gesundheitsverhaltens: Einführung in die Gesundheitspsychologie. 3. Aufl. Göttingen: Hogrefe; 2004

[243] **Sennhenn U.** Ganzheitliche Unternehmerinnen bloggen und twittern (2009). Im Internet: http://ganzunternehmerin.wordpress.com/; Stand: 07.08.2011

[244] **Sesselmeier W.** Die demographische Herausforderung der Alterssicherung. Aus Politik und Zeitgeschichte (APuZ 8–9/2006). Im Internet: http://www.bpb.de/publikationen/DP2OF7,3,0,Die_demographische_Herausforderung_der_Alterssicherung.html; Stand: 25.8.2011

[245] **SI Systemisches Institut Kassel.** Im Internet: www.systemisches-institut-kassel.de; Stand: 22.07.2011

[246] **Slow Food® Deutschland.** Im Internet: http://www.slowfood.de/; Stand: 03.09.2011

[247] **Soft&Hard D. Beyer.** Food-Controll-Management-System. Im Internet: www.softhard.de; Stand: 24.07.2011

[248] **Softguide.** Businesssoftware Branchenlösungen. Im Internet: www.softguide.de; Stand: 22.07.2011

[249] **Software Marktplatz.** Im Internet: www.software-marktplatz.de; Stand: 22.07.2011

[250] **Sozialgesetzbuch (SGB V) Gesetzliche Krankenversicherung (2011).** online im Internet:http://www.sozialgesetzbuch-sgb.de/sgbv/124.html Stand: 14.08.2011

[251] **Sozialgesetzbuch (SGB VI) Gesetzliche Rentenversicherung (2011).** § 2 SGB VI Selbständig Tätige. Im Internet: http://www.sozialgesetzbuch-sgb.de/sgbvi/2.html; Stand: 09.08.2011

[252] **§ 2 Satz 2 SGB V.** Leistungen

[253] **§ 13 SGB V.** Kostenerstattung

[254] **§ 20 SGB V.** Prävention und Selbsthilfe

[255] **§ 43 SGB V.** Ergänzende Leistungen zur Rehabilitation

[256] **§ 92 Abs. 1 Nr. 6 SGB V.** Richtlinien des Gemeinsamen Bundesausschusses

[257] **§ 124 Abs. 2 SGB V.** Zulassung

[258] **Stadtbranchenbuch Deutschland.** Im Internet: http://www.stadtbranchenbuch.com/; Stand: 13.08.2011

[259] **Stamm Verlag GmbH.** Medienverteiler. Im Internet: http://www.stamm.de/; Stand: 12.08.2011

[260] **Statistisches Bundesamt.** Wie leben Kinder in Deutschland? Im Internet: http://www.destatis.de/jetspeed/portal/cms/Sites/destatis/Internet/DE/Presse/pk/2011/Mikro_Kinder/pressebroschuere_kinder,property=file.pdf; Stand: 10.02.2012

[261] **Steuertipps©.** Kleinunternehmerregelung. Im Internet: www.steuertipps.de/lexikon/kleinunternehmerregelung; Stand: 14.08.2011

[262] **Stieß I, Hayn D, Institut für sozial-ökologische Forschung.** Ernährungsstile im Alltag. Ergebnisse einer repräsentativen Untersuchung. Ernährungswende-Diskussionspapier Nr. 5. Im Internet: www.ernaehrungswende.de/pdf/dp5_ernaehrungsstile.pdf; Stand: 24.07.2011

[263] **Stiftung Warentest.** Finanztest extra: Existenzgründung – Erfolgreich selbständig machen (2003). Im Internet: http://www.test.de/themen/bildung-soziales/weiterbildung/infodok/Finanztest-extra-Alles-zum-Thema-Existenzgruendung-1256077–2256077/; Stand: 10.02.2012

[264] **Stiftung Warentest.** Anforderungsprofil für die Weiterbildung von Quereinsteigern für den Bereich der Ernährungsberatung von gesunden Menschen (2005). Im Internet: www.test.de/themen/bildung-soziales/weiterbildung/infodok/Anforderungsprofil-Qualitaet-in-der-Ernaehrungsberatung-1306756–2306756/; Stand: 24.07.2011

[265] **Stiftung Warentest.** Checkliste. Qualität in der Ernährungsberatung (2005). Im Internet: www.test.de/themen/bildung-soziales/weiterbildung/infodok/Anforderungsprofil-Qualitaet-in-der-Ernaehrungsberatung-1306756–2306756/; Stand: 24.07.2011

[266] **Stiftung Warentest.** Weiterbildung zur Ernährungsberatung. Was ein Kurs leisten sollte (2005). Im Internet: www.test.de/themen/bildung-soziales/weiterbildung/infodok/Anforderungsprofil-Qualitaet-in-der-Ernaehrungsberatung-1306756–2306756/; Stand: 24.07.2011

[267] **Stiftung Warentest.** Selbständige – Die besten Tipps für Freiberufler und Kleinunternehmer. Finanztest Spezial; 2010

[268] **Szameitat D.** Public Relations in Unternehmen. Ein Praxisleitfaden für die Öffentlichkeitsarbeit. Berlin Heidelberg: Springer; 2003

[269] **Tanita.** Im Internet: http://www.tanita.de/; Stand: 26.07.2011

[270] **Todo-Liste.** Übersichtliche Arbeitshilfe für zu erledigende Tätigkeiten. Im Internet: http://www.todo-liste.de/; Stand: 30.07.2011

[271] **Töpfer A.** Wirkungen von Kundenbegeisterung (2007). Im Internet: http://www.gruendung.tu-berlin.de/fileadmin/user_upload/veranstaltungskalender/Ringvorlesung/TU_RingVorlesung_EntrePship_PRint_071218.pdf; Stand: 12.08.2011

[272] **Tünnermann L.** Gesundheitsförderung und Prävention: Risikofaktoren und protektive Faktoren in der Krankheitsentstehung. Ernährungsmedizinische Aspekte bei Erwachsenen, Senioren, Migranten. Vortrag im Rahmen der ärztlichen Fortbildung der ÄKWL am 08.04.2011 in Münster

[273] **Tünnermann L.** Abrechnung ernährungsmedizinischer Leistungen aus der Sicht des Kassenarztes. E & M 2010; 25: 35–37

[274] **U.S. Bureau of Labor Statistics.** Occupational Outlook Handbook (2010). Im Internet: http://www.bls.gov/oco/; Stand: 20.08.2011

[275] **Ulusal S.** Recht in der Naturheilpraxis: Kompaktwissen für Heilpraktiker. Stuttgart: Haug; 2011

[276] **united domains.** Im Internet: www.united-domains.de; Stand: 22.07.2011

[277] **Universität Hohenheim.** ErnährungsInformationsSystem. Im Internet: https://www.uni-hohenheim.de/wwwin140/info/info.htm; Stand: 26.07.2011

[278] **Unternehmer.de.** Alte Hasen helfen jungen Unternehmern aus der Krise. Im Internet: www.unternehmer.de/alte-hasen-helfen-jungen-unternehmern-aus-der-krise-655; Stand: 22.07.2011

[279] **Verband der Diätassistenten – Deutscher Bundesverband e. V. (VDD).** Streitfall: Entsteht durch Visitenkarten-Übergabe ein Haustürgeschäft? Diät & Info 2011; 4: 24–25

[280] **Verband der Diätassistenten – Deutscher Bundesverband e. V. (VDD).** Fit für den Erfolg. Praxis-Leitfaden für Diätassistenten. Essen: Eigenverlag; 2007

[281] **Verband der Diätassistenten – Deutscher Bundesverband e. V. (VDD).** Im Internet: www.vdd.de; Stand: 24.07.2011

[282] **Verband der Diätassistenten – Deutscher Bundesverband e. V. Diätassistent.** Ein Beruf mit Zukunft. Lebensnah. Medizinisch geschult. Partnerschaftlich. Essen: Eigenverlag; 2011

[283] **Verband der Diätassistenten – Deutscher Bundesverband e. V. (VDD).** Dokumentation und Arbeitshilfen zum Formular Dokumentation. Im Internet: http://www.vdd.de/fileadmin/downloads/Formulare_Freiberuflichkeit/04_VDD-Dokumentation.pdf; Stand: 24.07.2011

[284] **Verband der Diätassistenten – Deutscher Bundesverband e. V. (VDD).** Exklusiv für VDD-Mitglieder: Premium-Versicherungspaket. Im Internet: http://www.vdd.de/index.php?id=news&tx_ttnews[tt_news]=237&tx_ttnews[backPid]=1&cHash=74c35af2d20612ddcbcb2b5c91dc40c1; Stand: 21.08.2011

[285] **Verband der Diätassistenten – Deutscher Bundesverband e. V. (VDD).** Forderungen an Politik und Akteure im Gesundheitssystem zur Verbesserung der gesundheitlichen Versorgung der Bevölkerung und Weiterentwicklung des Berufs der Diätassistentin/des Diätassistenten in Deutschland (06.05.2011). Im Internet: http://www.vdd.de/fileadmin/downloads/Forderung_VDD_2011_.pdf; Stand: 03.09.2011

[286] **Verband der Diätassistenten – Deutscher Bundesverband e. V. (VDD).** Projekt Heilmittel. Im Internet: http://www.vdd.de/index.php?id=102. Stand: 24.07.2011

[287] **Verband der Diätassistenten – Deutscher Bundesverband e. V. (VDD).** VDD-Leistungskatalog für Diätassistenten (Teil I), VDD-Qualitätsstandards (VDD-Leistungskatalog Teil II),

VDD-Leistungskatalog (Teil III). Im Internet: http://www.vdd.de/index.php?id=2; Stand: 24.07.2011

[288] **Verband der Oecotrophologen e. V.** Berufsordnung für Oecotrophologen (2008). Im Internet: http://www.vdoe.de/pressemeldung+M5dd6461f18b.html; Stand: 24.07.2011

[289] **Verband der Oecotrophologen e. V. (VDOE).** Honorarempfehlungen für die Ernährungsberatung und Ernährungstherapie. Bonn: Eigenverlag; 2009

[290] **Verband der Oecotrophologen e. V. (VDOE).** Erfolgreich als Unternehmer – Informationen für Selbständige und Existenzgründer (2010). Im Internet: http://www.vdoe.de/s-ordner.html; Stand: 24.07.2011

[291] **Verband der Oecotrophologen e. V. (VDOE).** Örtliche Gruppen (2011). Im Internet: http://www.vdoe.de/vdoe-oertliche-gruppen.html; Stand: 24.07.2011

[292] **Verband der Oecotrophologen e. V. (VDOE).** Vorteile der Mitgliedschaft (2011). Alle Leistungen für Mitglieder zum Download. Im Internet: http://www.vdoe.de/leistungsuebersicht.html; Stand: 21.08.2011

[293] **Verband der Oecotrophologen e. V. (VDOE).** Zertifikat „Ernährungsberater/in VDOE". Im Internet: http://www.vdoe.de/zertifikat-ernaehrungsberater0.html; Stand: 01.08.2011

[294] **Verband der Privaten Krankenversicherung e. V. (2011).** Rechtsquellen (2011). Im Internet: http://www.pkv.de/recht/rechtsquellen/; Stand: 09.08.2011

[295] **Verband für Ernährung und Diätetik e. V. (VFED).** Im Internet: www.vfed.de/index1.htm; Stand: 30.07.2011

[296] **Verband für Ernährung und Diätetik e. V. (VFED).** Honorarempfehlungen für die Diät- und Ernährungsberatung (für Diätassistenten und Diplom Oecotrophologen). Aachen: Eigenverlag; 2011

[297] **Verbraucherzentrale Bayern.** Pressemitteilung 21.12.2010: Richtig versichert beim Wintersport. Im Internet: http://www.verbraucherzentrale-bayern.de/UNIQ131291513208129/link823291A.html; Stand: 09.08.2011

[298] **Vereine für unabhängige Gesundheitsberater (UGB).** Im Internet: www.ugb.de; Stand: 22.07.2011

[299] **Vereine für unabhängige Gesundheitsberater (UGB).** Foliensatz Ernährung auf CD-Rom. 3. Auflage. Bestellung im Internet: http://www.ugb.de/ugb-medien/foliensatz-ernaehrung/; Stand: 22.07.2011

[300] **Vereine für unabhängige Gesundheitsberater (UGB).** Seminare (2011). Im Internet: http://www.ugb.de/seminare/; Stand: 01.08.2011

[301] **Verlag des wissenschaftlichen Instituts der Steuerberater GmbH.** Kommentierte Checkliste zur Umsatzsteuer bei Heilberufen. Informationen für Berater und Mandanten. Berlin: DWS; 2010

[302] **Verwaltungsberufsgenossenschaft (VBG).** Im Internet: http://www.vbg.de/; Stand: 18.08.2011

[303] **Verwertungsgesellschaft Wort.** Im Internet: http://www.vgwort.de/; Stand: 25.08.2011

[304] **Watzlawick P, Beavin JH, Jackson DD.** Menschliche Kommunikation: Formen, Störungen, Paradoxien. 12. Aufl. Bern: Huber; 2011

[305] **Wehrlin U. Betriebsgründung.** Studienheft Nr. 068. Betriebsgründung im Gesundheitswesen mit Controlling. (aktualisiert und ergänzt von Dr. Stefan Razik). Diploma – Fachschule Nordhessen University of Applied Sciences. 2. Aufl.; 2005

[306] **Werbegeschenke.de.** Im Internet: http://www.werbegeschenk.de/lustige-pluesch-fruechte-p-6594.html; Stand: 26.07.2011

[307] **Wikipedia.** Arzt. Im Internet: http://de.wikipedia.org/wiki/Arzt; Stand: 24.07.2011

[308] **Wikipedia.** Berufliche Weiterbildung. Im Internet: http://de.wikipedia.org/wiki/Berufliche_Weiterbildung; Stand: 24.07.2011

[309] **Wikipedia.** Facebook. Im Internet: http://de.wikipedia.org/wiki/Facebook; Stand: 30.08.2011

[310] **Wikipedia.** Institut. Im Internet: http://de.wikipedia.org/wiki/Institut; Stand: 26.07.2011

[311] **Wikipedia.** Liste von Gedenk- und Aktionstagen. Im Internet: http://de.wikipedia.org/wiki/Liste_von_Gedenk-_und_Aktionstagen; Stand: 14.08.2011

[312] **Willburger A, Habert P.** Eine ernährungsmedizinische Schwerpunktpraxis stellt sich vor. Ernährungs-Umsch 2009; 8: 482

[313] **Winckler K.** Ernährungsteams – Schwerpunktpraxis: Kostenerstattung, Erfahrungen mit Kostenträgern. Vortrag Frankfurt; 2004

[314] **Winckler K, Buchholz D.** Ernährungsmedizin in der Arztpraxis, Teambildung, Patientenführung und Abrechnung. In: Biesalski HK, Bischoff SC, Puchstein C,Hrsg. Ernährungsmedizin. 4. Aufl. Stuttgart: Thieme; 2010

[315] **WISO Software.** Buchhaltung. Im Internet: http://www.wiso-buchhaltung.de/; Stand: 22.07.2011

[316] **Woerner Shop.** Dekoartikel online. Im Internet: www.decowoerner.de; Stand: 22.07.2011

[317] **XING Business Network.** Im Internet: http://www.xing.com/; Stand: 10.08.2011

[318] **XING.** Die Mitgliedschaften im Vergleich. Im Internet http://www.xing.com/help/hilfe-und-faq-2/funktionalitaten-auf-xing-53/mein-konto-bezahlung-und-rechnung-64/allgemeine-fragen-zu-mitgliedschaft-rechnung-468; Stand: 11.09.2011

[319] **yasni®.de.** Personensuche. Im Internet: http://www.yasni.de/; Stand: 11.09.2011

[320] **Zegenhagen S.** Wie mache ich mich als Ernährungsberater selbständig? Würzburg: Miracle Media; 2009

[321] **ZellTec diagnostics.** Futrex®. Im Internet: www.vicmedic.com; Stand: 24.07.2011

[322] **Zimpel.** PR- und Mediendatenbank. Massgeschneiderte Presseverteiler mit dem Zimpel Verteilerservice (2011). Im Internet: http://zimpel.de/produkte/verteilerservice/verteilerservice.html; Stand: 12.08.2011

[323] **Zitate-online.de.** Zitate von Kurt Tucholsky. Im Internet: http://www.zitate-online.de/autor/tucholsky-kurt/; Stand: 30.07.2011

[324] **zweiblick // kommunikation, Hrsg.** Kommunikations-Toolbox für Selbstständige im Ernährungs- und Gesundheitssektor. München: Eigenverlag; 2008

[325] **zweiblick // kommunikation, Hrsg.** Fünf Thesen: Food-Kommunikation heute und morgen. // So kommuniziert die Lebensmittelindustrie – Bestandsaufnahme und Trends der nächsten fünf Jahre. München: Eigenverlag; 2011

19 Sachverzeichnis

Kapitel